KB261566

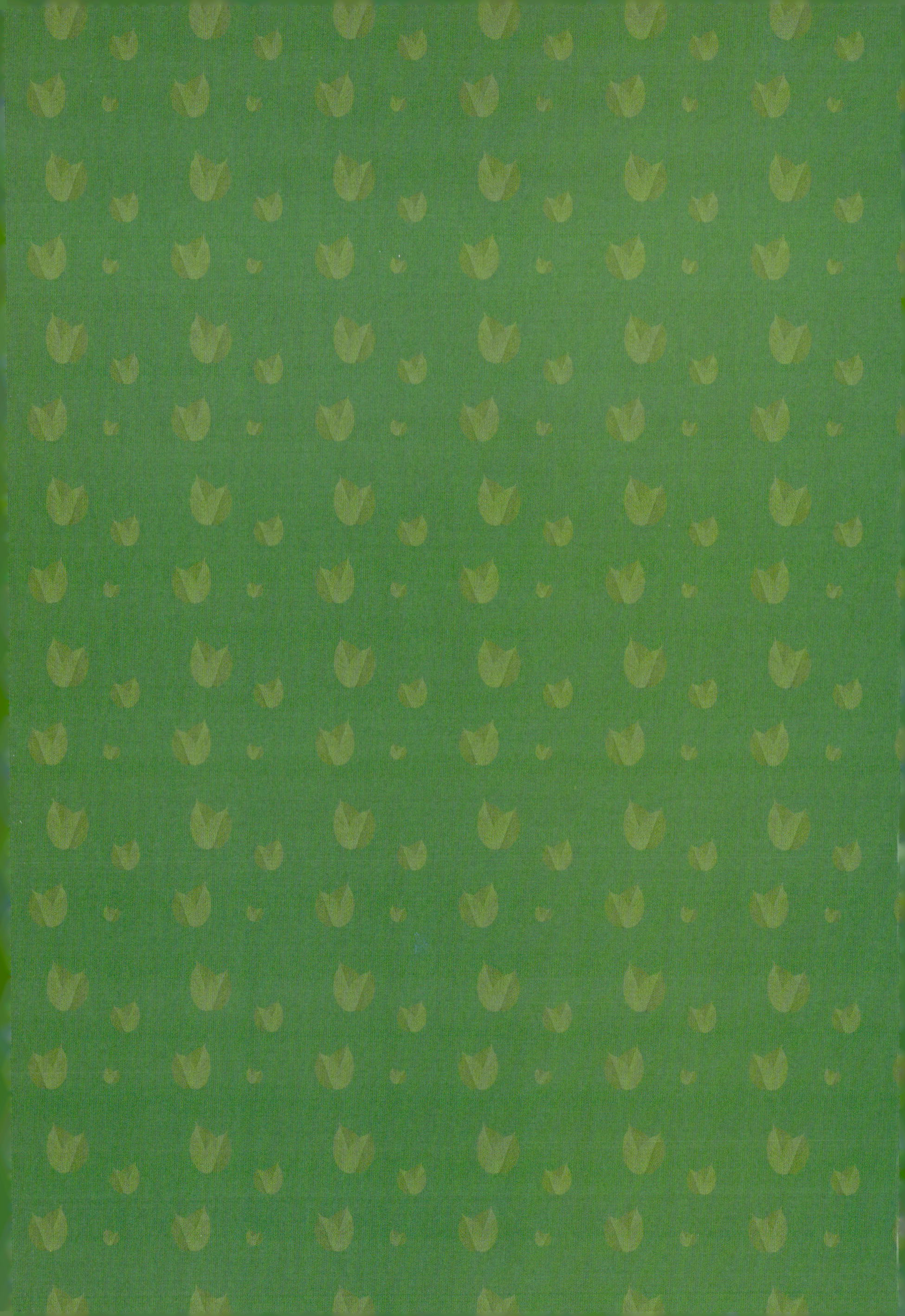

봐라! 피었다
산야초 효소

초판 1쇄 발행 2012년 8월 25일
초판 6쇄 발행 2020년 11월 5일

지은이 여여 스님
펴낸이 양동현
펴낸곳 아카데미북
  출판등록 제13-493호
  02832, 서울 성북구 동소문로13가길 27
  전화 02) 927-2345 팩스 02) 927-3199

ISBN 978-89-5681-139-0 13570

www.iacademybook.com

봐라! 피었다
산야초 효소

🌼 일러두기

1. 이 책에 나오는 108가지 산야초의 이름과 학명은 국립수목원에서 운영하는 홈페이지 '국가생물종지식정보시스템'을 기준으로 삼아 큰 제목으로 넣었고, 본문에는 다르게 불리는 이름도 적었습니다. 국가생물종지식정보시스템에 없는 것은 서울대학교출판부에서 출간한 《한국의 야생화와 자원식물》을 참고하였습니다.

2. 다년생초본, 2년생초본, 1년생초본은 각각 여러해살이풀, 두해살이풀, 한해살이풀로 적었습니다.

3. 차례에서는 이 책에 가나다순으로 수록된 108 산야초를 찾아볼 수 있고, 책 말미의 '생약명 찾아보기'에서는 가나다순으로 정리된 108 산야초의 생약명을 찾아볼 수 있습니다.

4. 이 책에 수록된 108 산야초 효소를 치료 목적으로 사용할 경우 반드시 의사와 상의해야 합니다.

봐라! 피었다
산야초 효소

여여 스님 지음

아카데미북

오늘도 여느 날과 다름없이 새소리에 새날을 맞는다.

방문을 여니 멀리 내려다보이는 호수 위로 운무雲霧가 산을 타고 올라가고 산뜻한 새벽바람이 코끝에 산향山香을 실어다 준다.

마당엔 옹기종기 진홍빛으로 피어난 패랭이꽃 위로 아! 하늘나리가 말간 주홍빛 얼굴을 막 이슬에 씻고 하늘을 바라보고 활짝 웃고 있다. 참 떳떳한 꽃이다.

호수는 떠오르는 아침 햇살에 신이 나게 반짝인다. 건강한 이 한 날의 아침이 몇 겹의 고통을 지워 버린다.

모두가 날마다 좋은 날 되기를 지극한 마음으로 머리 숙여 합장한다.

눈부시게 푸른 날에 如如 合掌

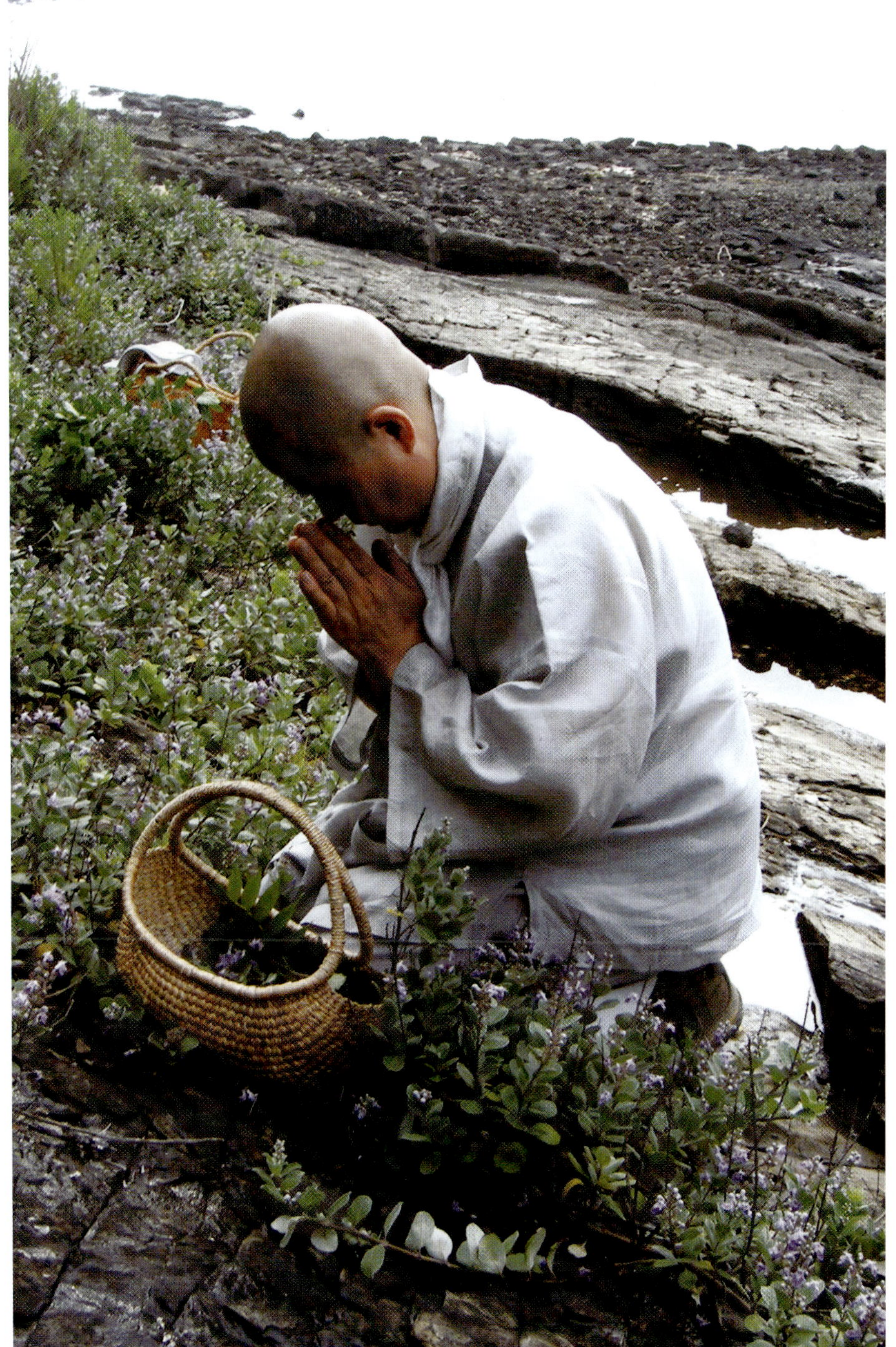

차례

3장 108 산야초 효소

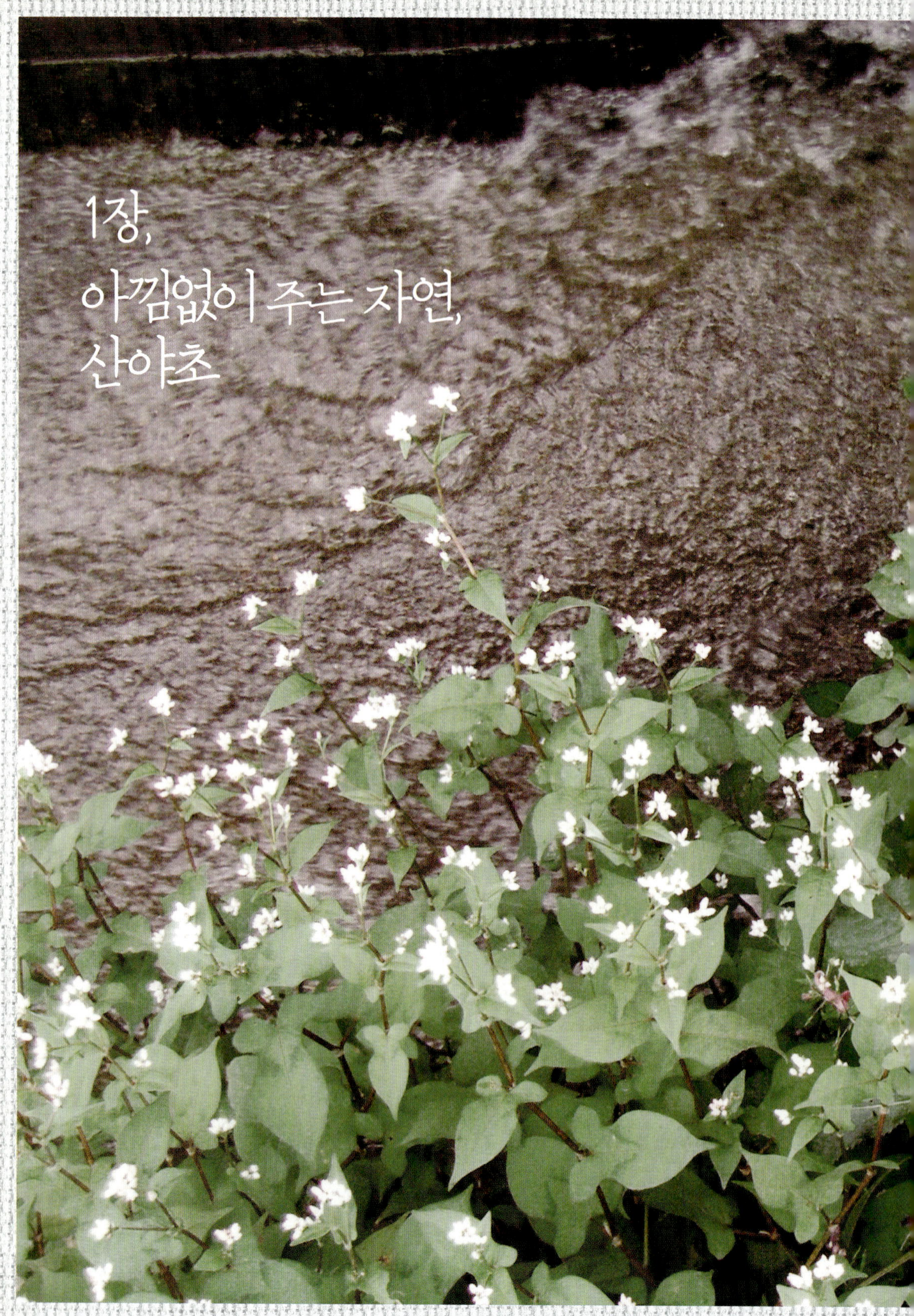

1장,
아낌없이 주는 자연,
산야초

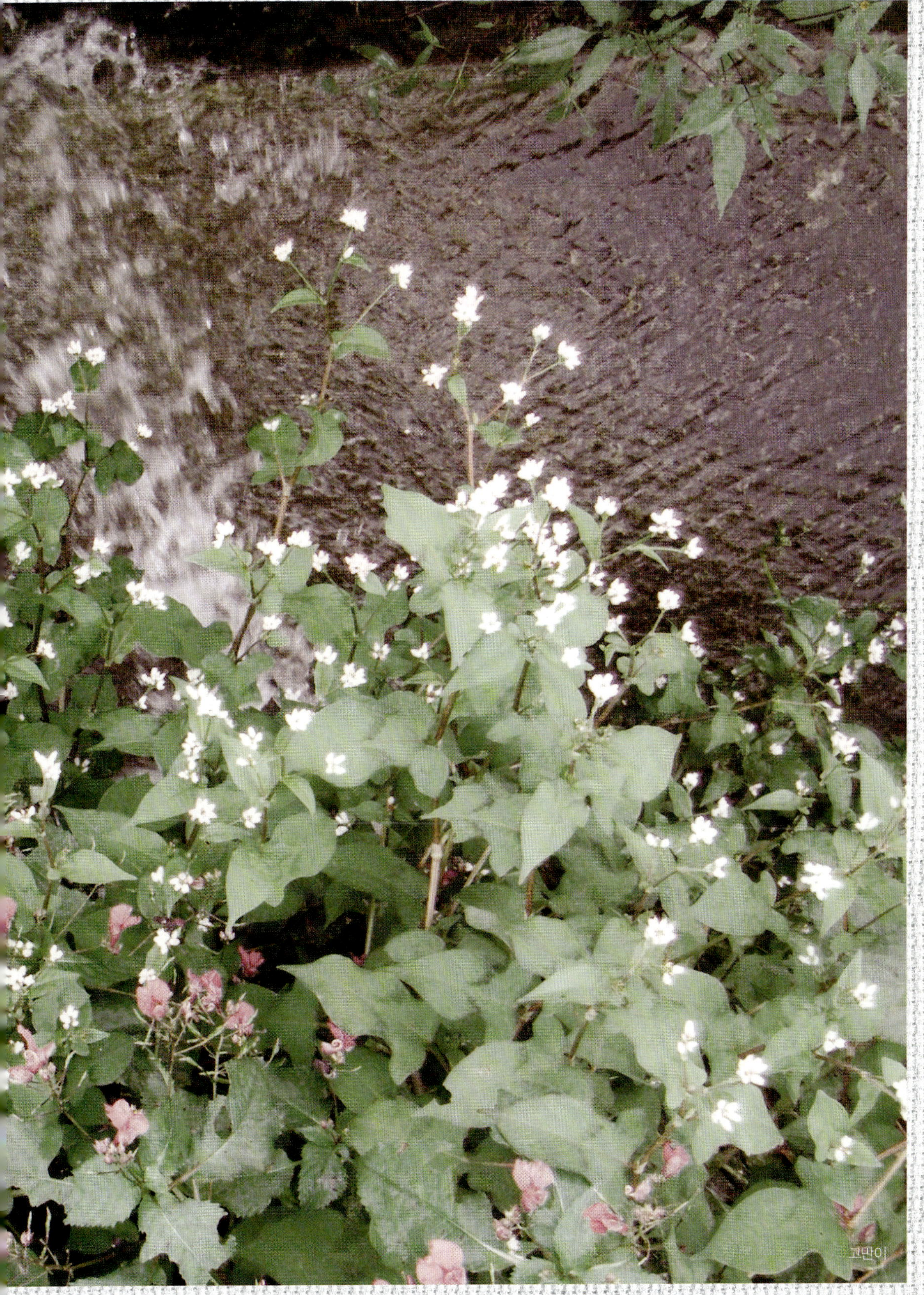

고만이

산야초는
대자연이 주는 생명 에너지

'산야초'란 산과 들에서 저절로 자라는 풀을 말한다. 내가 이 책에서 다루려고 하는 것은 재배하지 않고 야생으로 자란 청정 지역의 산야초들이다. 재배한 산야초와 야생의 산야초는 그 효능이 인삼과 산삼의 차이라고 하면 이해가 쉬울 듯하다.

어떤 곳이 청정 지역인가? 지금은 해발이 높다고 해서 청정 지역도 아니고, 산이 깊고 경관이 수려하다고 해서 청정 지역도 아닌 것 같다. 정보가 너무나 빠른 시대라서 경관이 빼어나면 소문이 삽시간에 퍼지고, 많은 사람들이 한꺼번에 몰려와 금방 펜션이 생기고 장사꾼들이 몰리는 실정이다. 오히려 경관이 빼어나지 않은 오지가 사람들의 발길이 적고 오염되지 않아 깨끗하게 남아 있다.

내가 사는 처소에서 자동차로 40~50분 거리에 가야산·덕유산·지리산이 있다. 어제는 가야산, 오늘은 덕유산, 내일은 지리산, 이렇게 다니는 것이 봄부터 가을까지의 나의 일상이다. 한 주간에 다섯 번 정도 간다면 덕유산 세 번, 지리산 한두 번, 가야산 한 번 정도로 다닌다.

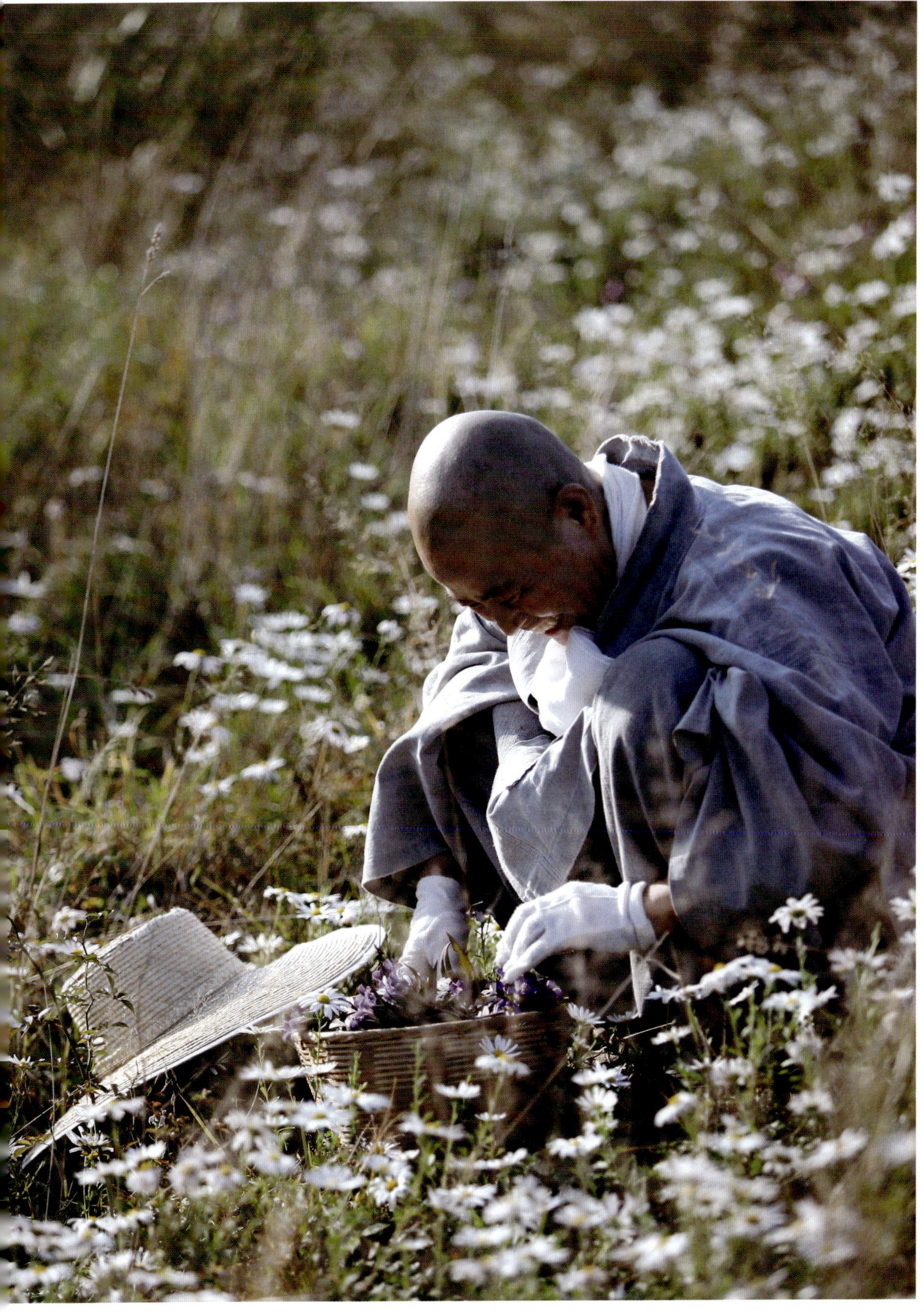

가야산과 지리산은 사람들이 너무나 많이 다니고, 무주 리조트 쪽이 아닌 남덕유산은 한적하고 참으로 매력적이다. 등산로를 비켜 인적 없는 오지의 산길은 1㎞만 들어가도 차 소리는 들리지 않는다. 산야초 채취를 위해서 나는 길 없는 오지의 산으로 간다.

사람이 먹을 수 있는 가장 좋은 음식

산야초는 오늘날까지 알려진 것에 의하면 지구상에는 55만 종 이상의 식물이 존재하고 3,000여 종은 식용하고 있으며, 250여 종은 식용으로 재배된다. 우리나라에는 9,000여 종의 식물이 자생하고 있으며, 이 가운데 약용식물이 900여 종, 식용 가능한 식물은 480여 종이다.

이러한 수치들은 언제든 변할 수 있다. 세계 각지에서 오지의 식물 탐험과 연구가 계속되고 있기 때문에 그 효능이 밝혀진 것은 빙산의 일각이라고 생각된다. 우리나라에서도 여러 대학과 단체에서 산야초의 효능에 대해서 활발한 연구를 하고 있으며, 우리 산야초가 우수한 항암 효과가 있다고 계속 발표되고 있다.

내가 수없이 들어 온 질문이 108가지나 되는 산야초를 어떻게 채취하느냐는 것이다. 그러나 산에 가 보면 아는 산야초보다 모르는 산야초가 더 많아 대자연의 무한 공급과 풍요로움에 한없는 고마움을 느끼게 된다.

내가 잘 아는 산야초를 먹자

효능이 우수하며 먹을 수 있는 산야초만 해도 평생 다 맛보지 못할 만큼 많은데, 굳이 모르는 산야초까지 먹을 필요는 없다. 산야초 효소를 담그기 위해서는 독초를 먼저 공부해야겠지만, 내가 자신 있게 아는 것부터 담가도 시간이 없어서 못하지 재료가 없어서 담그지 못하지는 않는다.

요즘은 인터넷이 발달하여 산야초에 대한 정보를 쉽게 접할 수 있고, 자연식품을 먹어야 한다는 것도 알고, 자연식품을 먹기 위해서 애쓰는 시대가 되었다. TV

에서는 하루도 빠지지 않고 자연
식품과 웰빙^{well-being}에 대한 이야기
가 방영되고 있다. 다행히 우리
나라는 어디에나 산이 있고 깨끗
한 물이 있고, 금수강산이라 불
리는 천혜의 조건을 갖춘 축복
받은 나라이다. 도심에 인접한
강과 바다는 많이 오염되었으나
숲 속의 계곡물은 아직까지는
마음껏 마실 수가 있다.

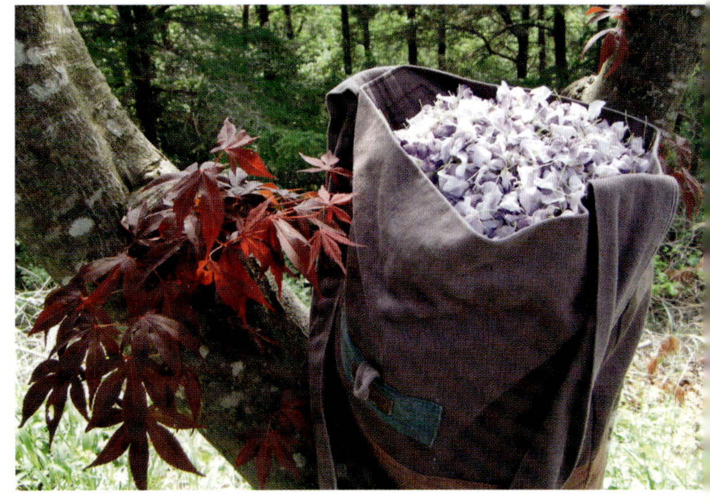

차 소리가 들리지 않는 산속의 산야초는 대자연이 주는 생명의 에너지를 담뿍
지니고 있다. 깊은 산 바위틈에서 자란 산야초는 좋은 조건에서 자란 산야초보다
더 좋은 효능을 갖고 있다. 모진 비바람을 이겨 낸 강인한 생명력을 그대로 가지고
있기 때문이다. 무엇이든지 원종에 가까운 것, 야생에 가까운 것이 그 식물 고유의
특성을 많이 지니고 있는 법이다. 감보다는 고욤이, 배보다는 돌배가, 복숭아보다
는 돌복숭아가, 옻보다는 개옻이, 장미보다는 찔레가, 포도보다는 머루가 더 효능
이 우수하다.

또한 이름 앞에 '돌', '개', '쇠'자가 붙은 것이 토종에 가깝다. 돌양지꽃·개다래·쇠
비름·개모시풀·개뽀리뱅이·개여뀌·개질경이 등 이러한 산야초들은 재배한 식물보
다 훨씬 뛰어난 효능과 성분을 가지고 있다. 각종 효소·무기질·비타민·엽록소·섬
유질·지질·탄수화물 등 고농도의 영양소가 다량 함유되어 있다.

무엇보다 산야초는 뿌리를 통한 삼투압 작용과 잎의 광합성 작용으로 신선한 땅
의 생명력과 하늘의 에너지가 농축되어 있어 재배식물보다 잘 시들지도 않는다. 또
한 우수한 항암 효과와 뛰어난 혈액 정화 능력으로 신진대사를 왕성하게 하고, 사
람의 기운을 대자연의 원기로 되돌리는 데 탁월한 효과가 있다. 산야초는 인간의

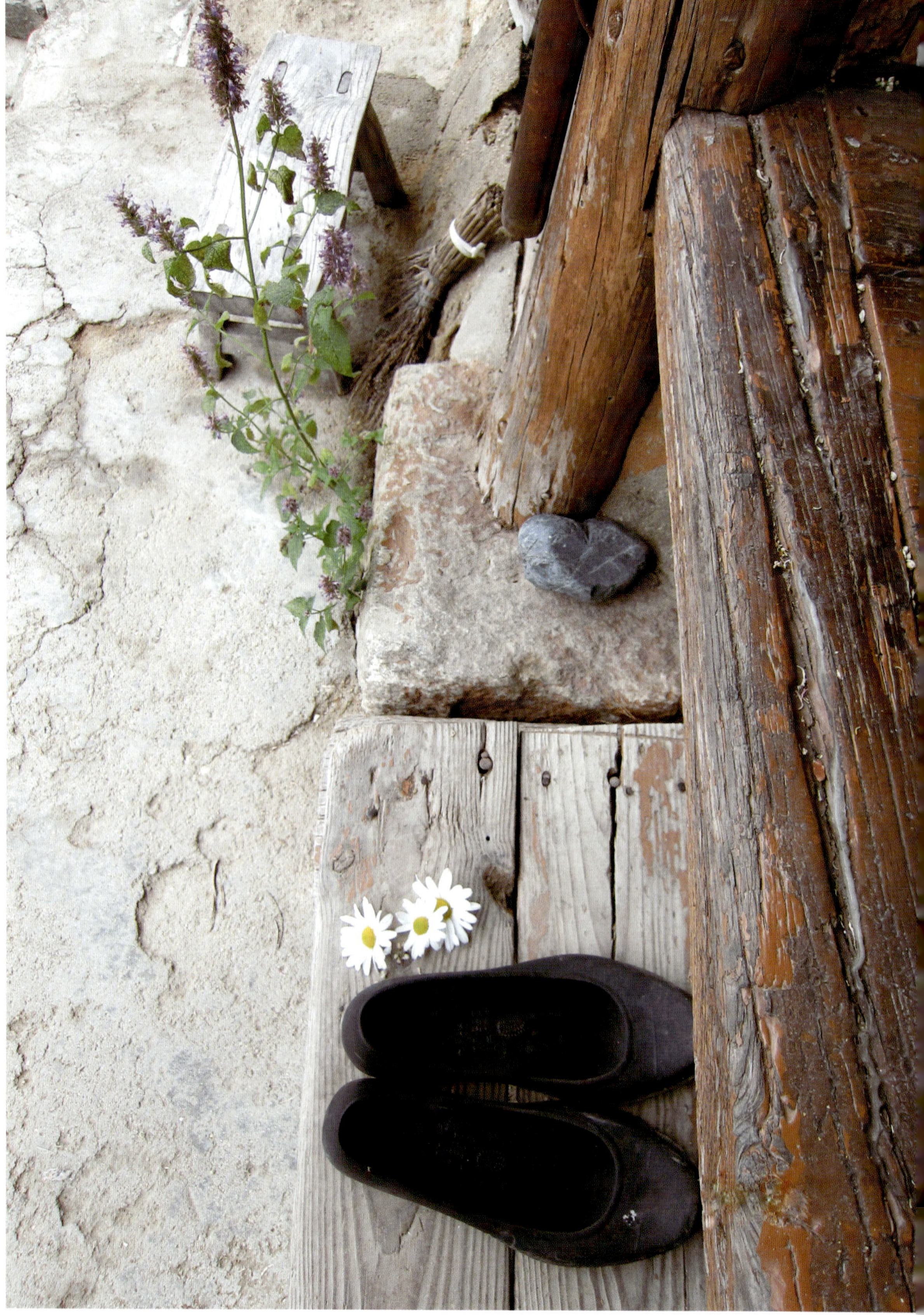

모든 질병을 예방하고 고칠 수 있는 힘을 갖추고 있으며, 다양한 맛과 효능을 가지고 있다. 산삼만이 영약靈藥이 아니다. 약이 되지 않는 식물은 없으며, 그 쓰임과 필요에 따라서 영약이 되는 것이다.

나는 이 책에서 대부분의 사람들이 귀찮은 잡초로 여기는 것들을 소개하려고 한다. 오지의 숲 속에 있는 개망초·질경이·환삼덩굴·사위질빵·청미래덩굴 같은 것들은 우수한 약이다. 그러나 아무리 좋은 약초라도 도로변이나 도시의 공원, 오염된 땅에서 자란 것은 약이 아니라 독이 된다. 지금은 얼마나 청정한 곳에서 채취했느냐가 가장 큰 관건일 것이다.

요즘의 세상은 음식을 맛있게 요리하려고 지지고, 볶고, 삶고, 기름과 열을 가한다. 이렇게 하면 효소는 완전히 파괴되고, 오히려 체내 효소까지 고갈시키는 먹거리로 변질되고 만다. 효소가 풍부한 음식이 가장 좋은 웰빙 음식이다. 청정 지역의 신토불이 산야초를 발효시킨 산야초 효소야말로 사람이 먹을 수 있는 가장 좋은 음식이다. 산야초 효소는 보관하기 좋고, 맛있고, 오래 둘수록 약성이 배가된다. 또 100가지 이상의 산야초 효소로 만든 '백초효소'는 사람이 먹어야 하는 양분을 거의 다 가지고 있다.

악순환의 원인이 된 GMO 농산물

대량생산과 가공상의 편의를 위하여 개발되었지만 벌레도 죽이는 이러한 농산물을 사람이 계속 먹으면 어떻게 되겠는가? 미국산 옥수수·콩·감자는 95% 이상이 GMO[Genetically Modified Organism, 유전자 변형 농산물] 식품이다. 성장기에 있는 우리의 아이들이 먹는 과자나 청량음료·통조림·패스트푸드·인스턴트식품들에 들어 있는 식품첨가물은 결국 아이들까지도 성인병에 걸리게 만든다. 또 GMO 농산물로 만든 사료를 먹여 대량 사육한 가축들이 배출한 배설물의 질산염은 물을 오염시키고 바다에 녹조 현상을 일으키는 원인이 되었다.

식약동원食藥同源의 지혜

의학의 아버지라 불리는 히포크라테스는 음식으로 고치지 못하는 병은 약으로도 고칠 수 없다고 하였다. 이는 동양에서 말하는 식약동원[食藥同源 또는 藥食同源], 즉 약과 음식은 근원에서 같다는 말과 상통한다. 그래서 우리 조상들은 밥이 보약이라고 했던 것이다.

음식을 약으로 먹으려면 다음의 방법으로 먹어야 한다.

첫째, 신토불이 음식을 먹는다

'신토불이'는 몸과 태어난 땅은 하나[身土不二]라는 뜻이다. 제 땅에서 산출된 것이라야 체질에 잘 맞고 우리 농산물이 으뜸이라는 말이다. 이 말은 중국 원나라 때 보도普度 법사가 펴낸 《노산연종보감盧山連宗寶鑑》에서 비롯되었다. 스님이 이 책의 〈신토불이〉라는 게송을 통해 '신토본래무이상身土本來無二相', 즉 흙과 몸은 본래 두 가지 모습이 아니라고 한 것이 널리 쓰이게 된 것이다.

요즘에는 외국의 유기농 식품들이 많이 들어오고 있다. 그러나 아무리 우수한

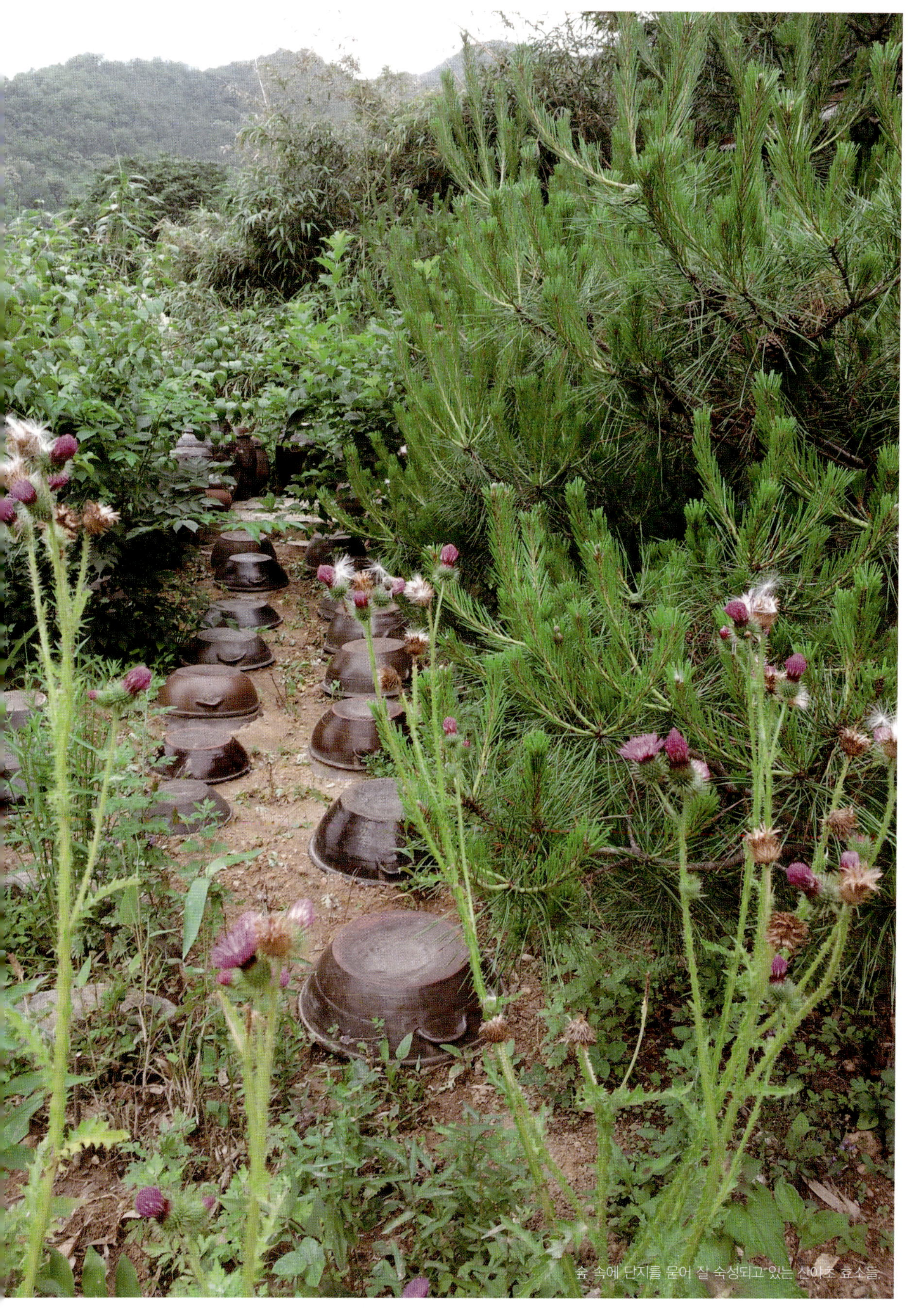
숲 속에 단지를 묻어 잘 숙성되고 있는 산야초 효소들.

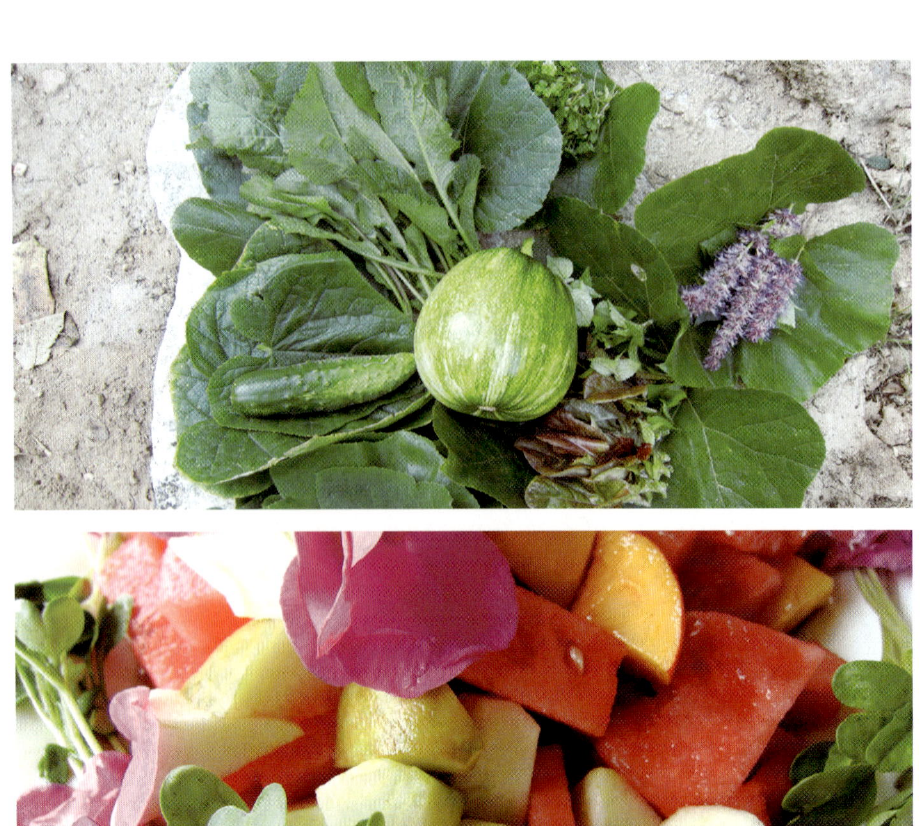

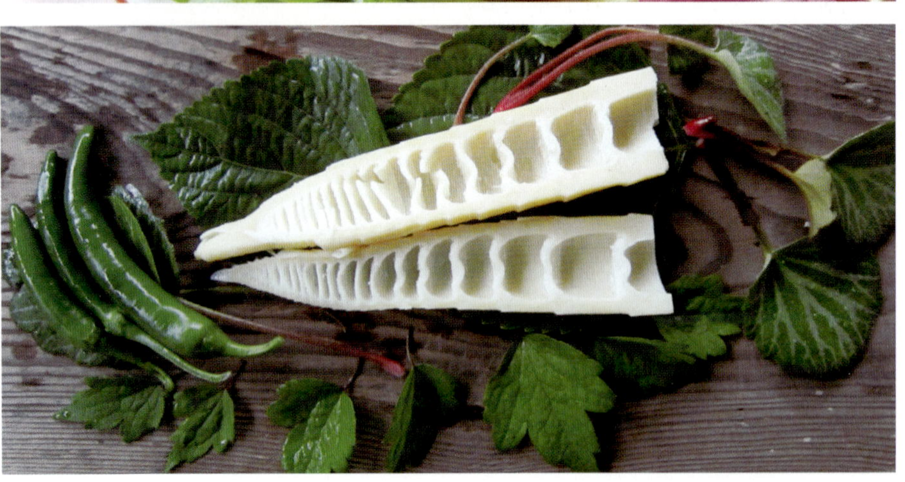

제품이라 해도 외국의 것보다는 우리나라에서 난 것이 낫고, 또 자신이 사는 지방의 특산품이 체질에 더 유익하다.

둘째, 제철 음식을 먹는다

제철에 난 음식이라야 그 음식의 영양분을 제대로 섭취할 수 있고 맛도 훨씬 좋다. 예를 들어 수박을 겨울에 먹으려면 하우스 재배를 해야 하고 그만큼 많은 약품 처리가 필요하다. 또 오래 보관하기 위해서 데치거나 말리거나 가공을 한다면 효소와 비타민 등은 파괴되고 만다.

최대한 천연에 가깝게 조리하는 것이 영양 손실이 적다. 하얀 쌀밥이 맛있지만 영양이 풍부한 배아는 모두 떨어져 나가고 신경계·심혈관계·소화기 계통을 침범하는 결핍성 질환인 각기병을 만들었다.

제철 음식이라도 냉동고에 들어가면 조직이 파괴되고 단백질이 변성되는 등 천연의 특성은 보존되지 못한다. 결국 제철에 난 음식을 신선한 상태로 먹어야 약이 된다고 할 수 있다.

셋째, 있는 그대로 먹는다

식품을 있는 그대로 뿌리부터 껍질까지 통째로 먹는 식습관을 '매크로바이오틱macrobiotic'이라고 한다. 이 식습관은 동양의 자연 사상과 음양 원리에 뿌리를 두고 있는 것으로 신토불이·일물전체一物全體 등의 원칙을 지키며 유기농 곡류와 채식 중심으로 식사할 것을 권한다. 일물전체란, 식물의 뿌리와 껍질까지 모두 섭취하는 것을 말하는 장수 건강식이다.

살고 있는 지역의 음식과 제철 음식을 골고루 먹고, 친환경적인 음식을 가능한 통째로 껍질과 씨까지 함께 거친 날것으로 먹는 것이 좋다고 전문가들은 조언한다. 튀기는 것보다 끓이는 것이, 이보다는 굽는 것이, 이보다는 찌는 것이, 이보다는 날것이 좋다. 조리를 최소화하는 것이 좋은 것이다.

우리의 몸과 환경은 결국 하나라는 원칙은 이러한 바른 식생활을 실천하는 데 있다.

넷째, 오색오미 음식을 먹는다

오색五色과 오미五味를 두루 갖춘 음식은 오장과 정신까지도 건강하게 만든다. 오색은 붉은색·청색·황색·백색·흑색을 말한다. 붉은색은 심장과 소장에 좋으며 쓴맛이 나는 식재료, 청색은 간肝과 담膽, 근육과 힘줄에 작용하며 신맛이 나는 식재료이다. 황색은 비위脾胃와 입에 작용하며 단맛이 나는 식재료, 백색은 폐와 대장, 코에 좋으며 매운맛이 나는 것, 흑색은 신장과 방광, 뼈와 귀, 모발에 좋으며 짠맛이 나는 식재료에 작용하므로, 다양한 색과 다양한 맛의 음식을 골고루 먹어야 한다.

요즘은 다양한 채소와 과일들이 나와 무지개 색으로 식탁을 건강하고 예쁘게 꾸밀 수 있다. TV나 책 등을 통해 식생활의 중요성을 많이 알리고 있고, 유기농이나 천연 식품 매장이 늘어나고 있으므로 좋은 식재료들을 쉽게 구할 수 있을 것이다.

다섯째, 신선한 산나물을 많이 먹는다

앞에서 말한 항암 효과가 뛰어난 산나물 외에도 청정 지역의 산야초는 우리가 잡초라 여기는 것일수록 생명력이 강하고 독이 없어서 먹을 수 있는 것들이 무궁무진하다. 천혜의 대자연에서 자라는 산야초와, 고온 건조기에 말리고 압력 밥솥 같은 중탕기에 몇 시간씩 달인 한약재를 비교할 수 있을까?

어느 식물이든 자연에서 강한 자외선을 이겨 내기 위해 항산화 물질을 만들어야 한다. 또한 해충으로부터 자신을 지켜 내기 위해 여러 가지 화학물질을 만들어 내야 살아갈 수 있다는 것을 감안할 때, 항암 성분이 없는 산야초를 찾아내기가 항암 성분이 있는 산야초를 찾아내기보다 훨씬 어려운 일일 것이다.

아무리 좋은 약초 산나물일지라도 이런 만고풍상을 이겨 낸 산야초의 성분과는 비교가 되지 않는다.

　이러한 보약인 잡초 산나물은 날것으로도 먹고 데쳐서도 먹고 여러 가지 방법으로 맛있게 먹을 수 있다.

날것으로 먹으면 맛있는 산야초

개불알풀 · 고들빼기 · 골담초 · 곰취 · 까마중 · 꽃다지 · 냉이 · 다래 · 달맞이꽃 · 닭의장풀 · 돌나물 · 들국화 · 매화 · 머위 · 미나리 · 바위취 · 뱀딸기 · 복분자딸기 · 봄맞이 · 사위질빵 · 산딸기 · 쇠비름 · 신선초[명일엽] · 오디 · 인동덩굴 · 제비꽃 · 진달래 · 찔레꽃 · 참나물 · 참취 · 청미래덩굴 · 칡 · 토끼풀 · 환삼덩굴 등

날것으로 먹을 수 있는 산야초들은 순과 꽃을 다 먹을 수 있으며, 제철 과일과 곁들여 신선한 샐러드로 만들어 먹는다.

데쳐서 먹으면 맛있는 산야초

가락지나물 · 가시오갈피 순 · 개망초 · 개미취 · 갯방풍 · 거북꼬리 · 고들빼기 · 고비 · 고사리 · 곤드레나물[고려엉겅퀴] · 곰취 · 꾸지뽕나무 잎 · 꿀풀 · 냉이 · 노루귀 · 다래 순 · 더덕 순 · 두릅 · 머위 · 명아주 · 모시풀 · 미나리 · 미역취 · 민들레 · 방가지똥 · 별꽃 · 비름 · 뽕잎 · 소리쟁이 · 쇠뜨기 · 쇠무릎 · 수리취 · 수영 · 신선초[명일엽] · 씀바귀 · 얼레지 · 음나무 순 · 엉겅퀴 · 오이풀 · 원추리 · 으름덩굴 순 · 자운영 · 질경이 · 참나물 · 참취 · 칡 잎 · 화살나무 순 등

위 산야초들은 데쳐서 나물로 먹거나 한 해 묵혀서 묵나물로, 된장국이나 수제비, 튀김 등 다양한 요리로 만들어 먹을 수 있다.

나의 자편赭鞭은
정성된 마음

신농神農은 고대 중국의 전설상의 임금이다. 불로써 관리를 다스렸다고 하여 '염제炎帝 신농'이라고도 불린다. 신농이란 또한 신의 경지에 이른 '농사의 대가'라는 뜻이다. 신농이 작성한 365종의 약초에 관한 기록은 후대에 식물 의학의 기초가 되었다고 한다. 그에게는 '자편赭鞭'이라는 신기한 붉은 채찍이 있었는데, 이것으로 식물을 쳐서 독이 있는지 없는지, 차가운 성질인지 뜨거운 성질인지 알아냈다고 한다. 신농은 하루에 100가지의 풀을 먹고 70여 가지 독에 감염되기도 했는데, 이것은 그가 식물을 얼마나 소중히 여기고 지극히 대했는지 알 수 있는 일화다.

나에게도 자편이 있는데, 바로 선방禪房의 스님들이다. 특히 몸이 상하여 음식에 아주 민감한 스님들에게 산야초 효소를 드시게 하고, 그 맛과 효능에 대하여 자주 묻고 조언을 받았다. 새로운 효소를 만들 때마다 "스님, 이것은 어떻습니까?", 또 "저것은 어떻습니까?" 물으면서, 스님의 몸이 건강해질 수 있게 정성을 다했다. 내가 만든 효소가 아픈 이들의 기력을 돕는 좋은 음식이 되었으면 하는 바람이다.

"스님의 효소 만드는 비법은 무엇입니까?"

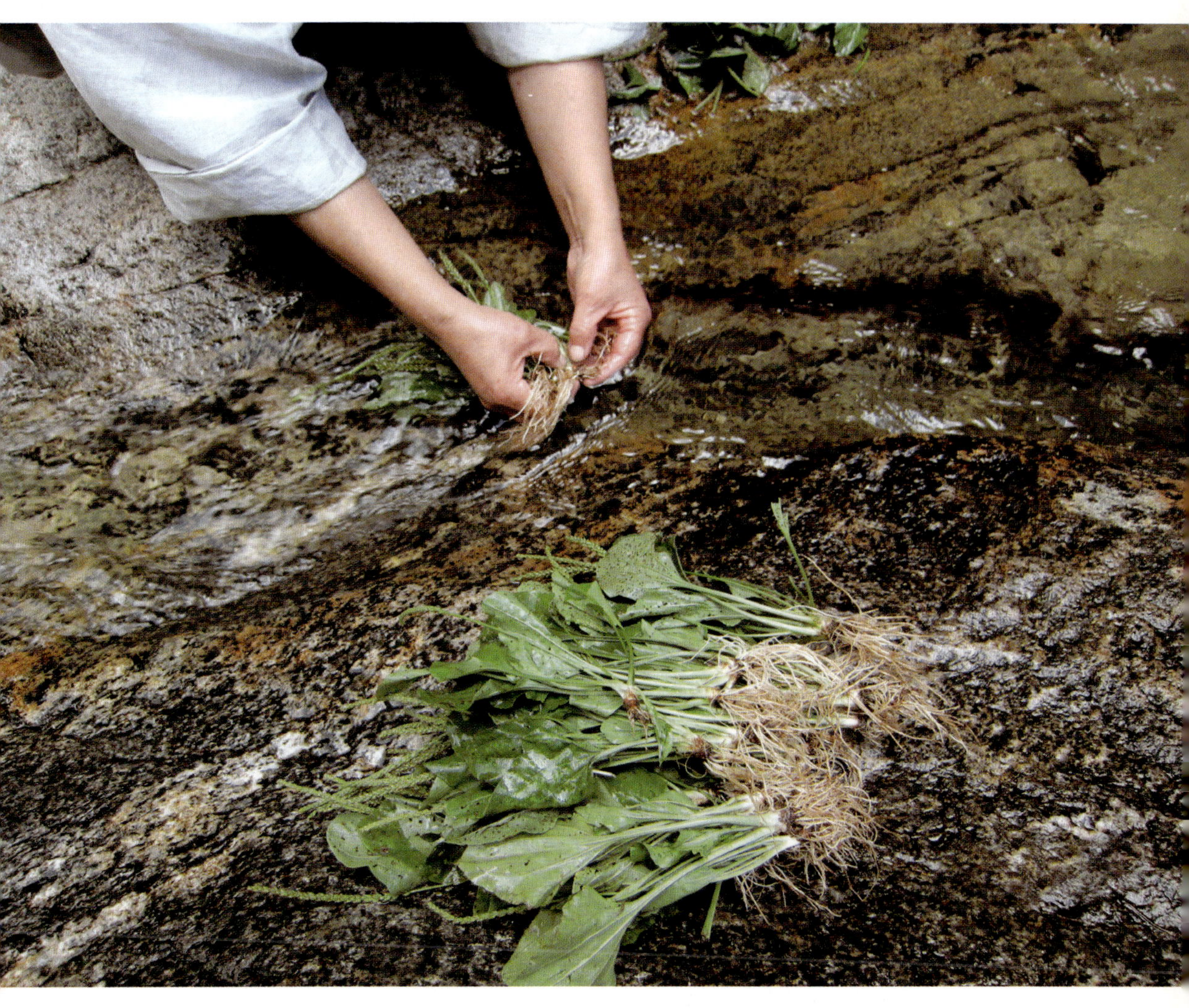

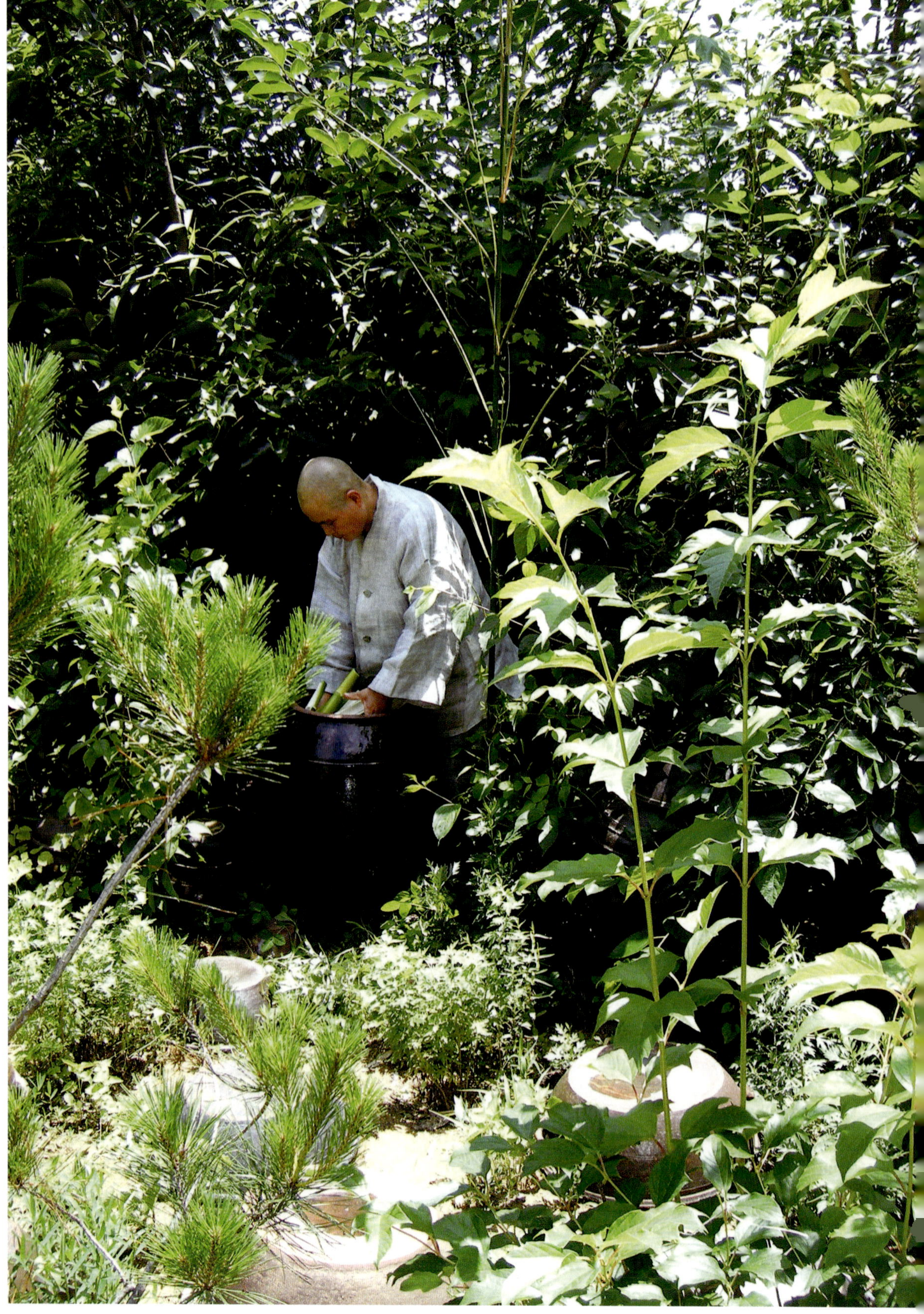

어느 잡지사의 기자가 나를 찾아와서 이렇게 물었다. 이 기자뿐 아니라 여러 사람에게서 수없이 들어온 질문이다. 나에게 비법이 있을까? 비법이 있긴 하다. 바로 지극한 정성이다.

부처님은 2,500년 전에 이미 식물에도 마음이 있다고 하셨다. 오늘날의 과학이 그것을 증명한다. 식물에도 암수 성性이 있고, 느낌이 있다. 요즘은 화초나 가축들에게도 음악을 틀어 주어 키우는 시대다. 사랑과 미움을 확실히 느끼는 것이다. 사랑 없이 어떻게 지극정성이 나오겠는가? 사랑 없이 어찌 수없는 세월 한 가지만 생각하고 다루겠는가?

꽃을 사랑하고 나무를 사랑하고, 온 마음을 다해 지극정성으로 수십 년 꽃과 나무를 만지고 다루면, 비법은 저절로 터득하게 된다. 나의 경험으로 볼 때 10년은 부족하고 20년은 되어야 식물과 교감을 할 수 있다고 생각한다.

한 가지 일에 10년 정도 몰두하면 이제 다 아는 것 같아서 가르치려 드는 마음이 생긴다. 그러나 또 수없는 시행착오를 거치며 20년의 세월이 지나면 교만했던 마음이 잠잠해진다. 장인들을 보라! 그들은 오랜 세월 묵묵히 한 일에 정성을 다하고 몰두해 스스로 체득하여 뭔가를 이루어 낸 사람들이다. 30년, 40년, 50년……나 또한 그렇게 장인들처럼 한평생을 꽃과 나무들과 함께 하려 한다.

수십 년 꽃과 나무들을 사랑하다 보니 이제는 꽃이 나를 부르고 꽃이 내게로 온다. 그리고 홀로 신으로 가서 꽃과 나무와 하나가 된다.

하지만 나는 식물학자도 아니고 영양학 박사도 아니다. 단지, 어렸을 적부터 피부 알르레기가 심해서 구급차에 두 번이나 실려 갈 정도로 고생이 심했다. 어머니는 온갖 좋다는 약초들로 감주를 만들어 먹이고, 목욕도 시키고 하셨다. 환도 만들어 먹이고 탕약도 먹이셨다. 그러나 20대가 되도록 별 효과도 없이 알르레기에 시달렸다.

30대부터는 단식을 하면서 산야초 효소를 먹기 시작했다. 체질이 바뀌었고 나는 효소의 위력을 알게 되었다. 그래서 나는 스스로 산야초 효소를 만들어 먹기 시작

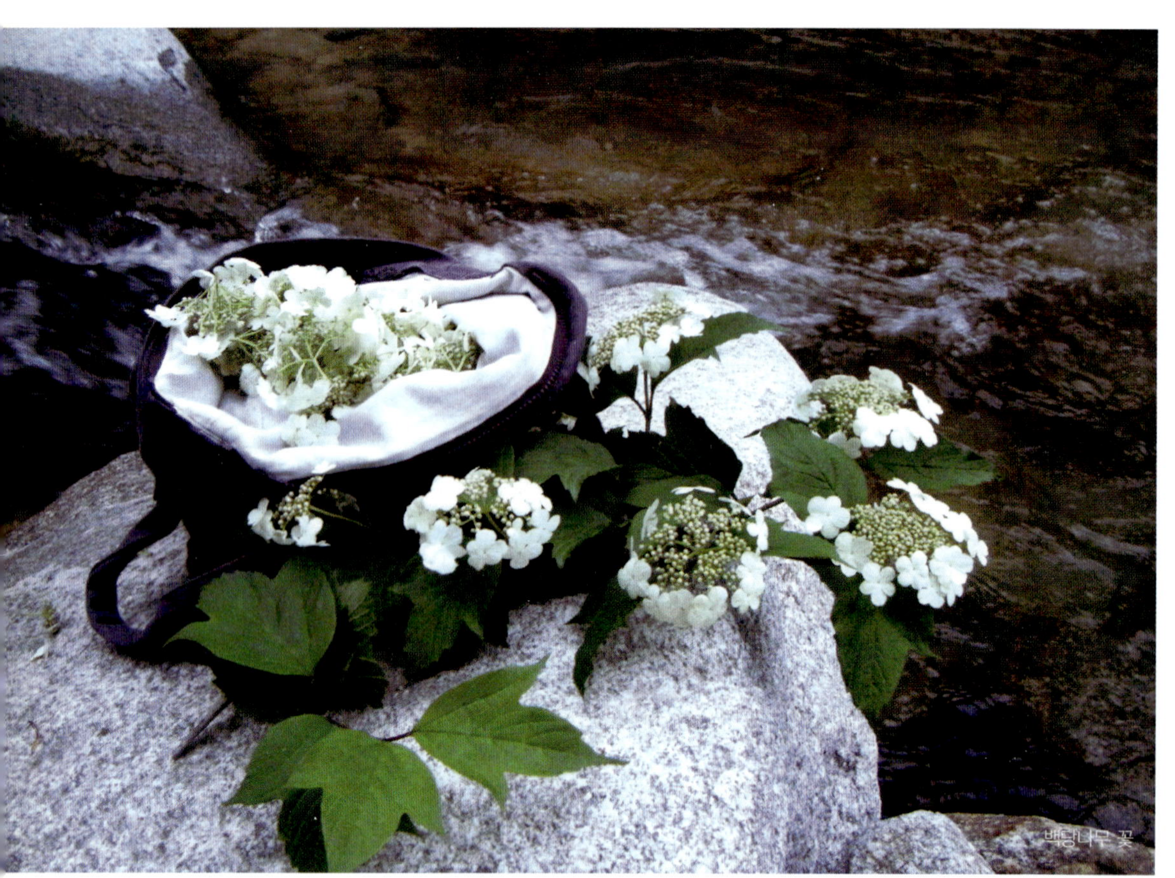
백당나무 꽃

한 것이다. 요즘은 온갖 단체에서 효소와 관련한 건강 캠프를 개최하고, 다양한 정보들을 책과 TV, 그리고 인터넷을 통하여 홍보하고 있다. 현대인은 효소를 밥처럼 먹어야 하고, 생로병사가 효소에 달려 있으며, 효소 대란이 일어날 것이라고까지 한다. 이제 효소의 중요성을 많은 사람들이 알고 있다. 문제는 얼마나 청정한 지역의 산야초로 효소를 담그느냐이다. 조금 힘들더라도 발품을 팔면 오지의 깨끗한 산야초로 건강을 지킬 수 있다고 나는 믿는다.

자연이 주는 선물 산야초 효소

지금의 환경에서 우리가 안심하고 먹을 수 있는 것으로 산야초만 한 게 어디 있겠는가? 청정 지역의 산야초로 만든 효소 발효액이야말로 현대인들이 먹을 수 있는 최고의 음식이라 할 수 있다.

하지만 우리의 식탁에 오르는 대량 재배 농산물, 그리고 건강과 치료의 목적으로 쓰는 한약재조차 농약과 중금속 검출 농도가 심각한 것이 요즘의 실정이다. 중국산 당귀를 염산에 담가 표백시킨 것을 일부 한의사들이 그대로 쓰고, 한약재를 달일 때 고온 고압으로 단시간에 약재를 끓이는데 재료의 유효 성분이 제대로 우러나겠는가? 살균은 되겠지만 약재의 효과가 있을지 의문이다.

청정 지역의 신선한 산야초로 효소를 만들어 먹는 것은 자연이 우리에게 주는 선물이며, 내 몸에 내자연의 생기를 불어 넣는 가장 좋은 방법이다.

꽃이
나를 불러서

내가 사는 처소에서 가야산·덕유산·지리산이 차로 40~50분 거리에 있다. 어제는 가야산, 오늘은 덕유산, 내일은 지리산, 꽃이 피기 시작하면 이렇게 산으로 가는 것이 봄부터 가을까지의 나의 일상이다.

일주일에 두 번, 꽃이 만발하면 세 번씩 노고단을 넘기도 한다. 노고단을 넘어서 섬진강을 지나고, 서포대교[사천대교]를 건너 남해 다랭이 마을로 해서 한 바퀴를 돌면 해 동무하여 처소로 돌아온다. 처소에서 20분쯤 거리에 황매산이 있고, 합천호를 끼고 오가는 길은 더없이 아름답다.

합천호가 내려다보이는 산 중턱 대숲에 둘러싸인 오막살이가 나의 수행처이다. 10년 동안 방치하여 방구들은 내려앉고, 지붕은 낡아 비가 새는 폐가였지만, 6년 전 일월산에서 이사 와 손을 보고 깨끗이 청소해 채전菜田을 일구고, 꽃과 나무도 심었다. 방문을 열면 호수를 훤히 내려다볼 수 있는데 아침에는 호수 뒤쪽 산에서 해가 떠오르는 것을 마주 볼 수 있고, 그 호수를 보면서 차를 마시는 것이 이곳 처소에서 사는 가장 큰 기쁨이다. 벚꽃 만발하는 봄이면 합천호를 빙 둘러 꽃 등불

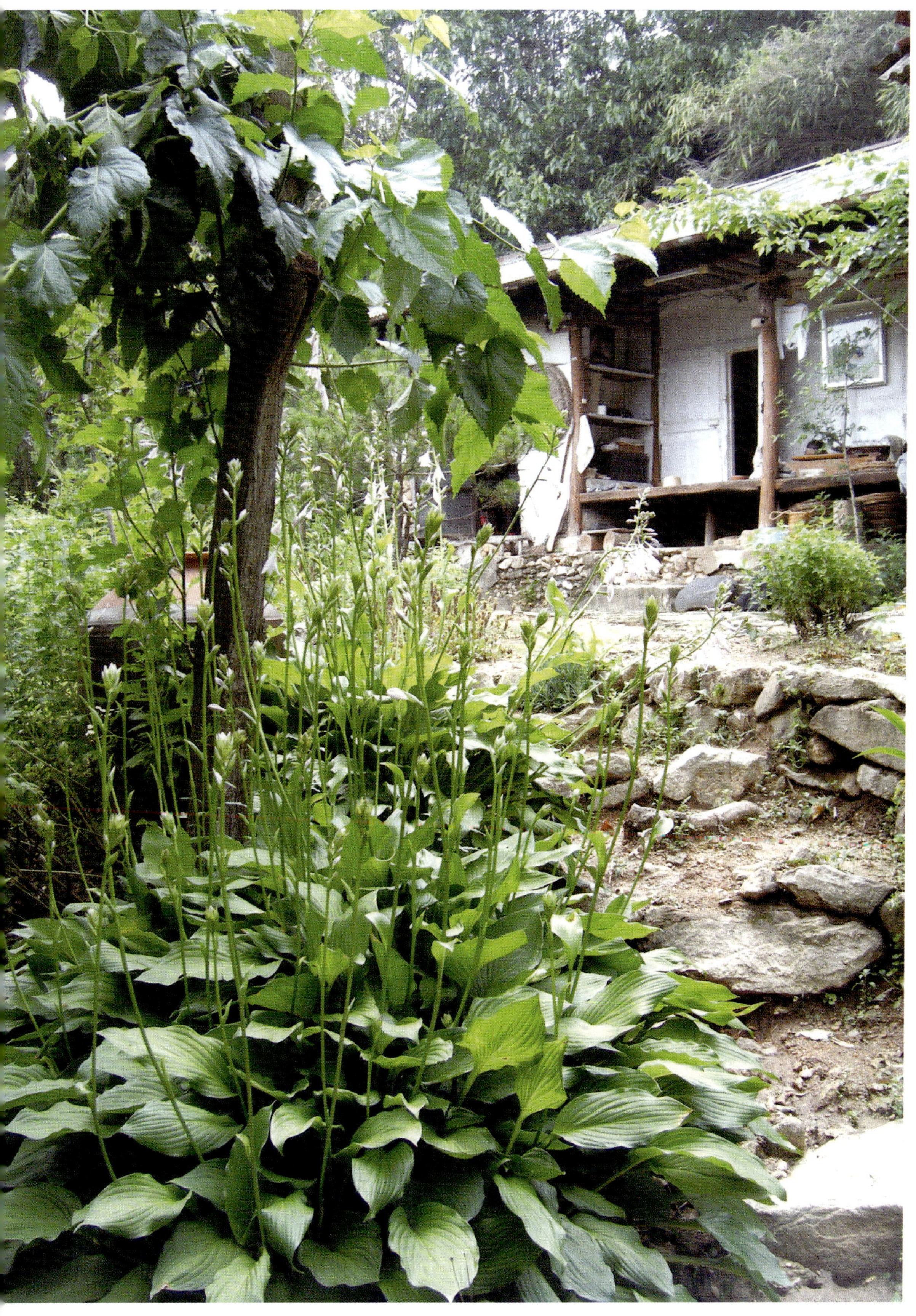

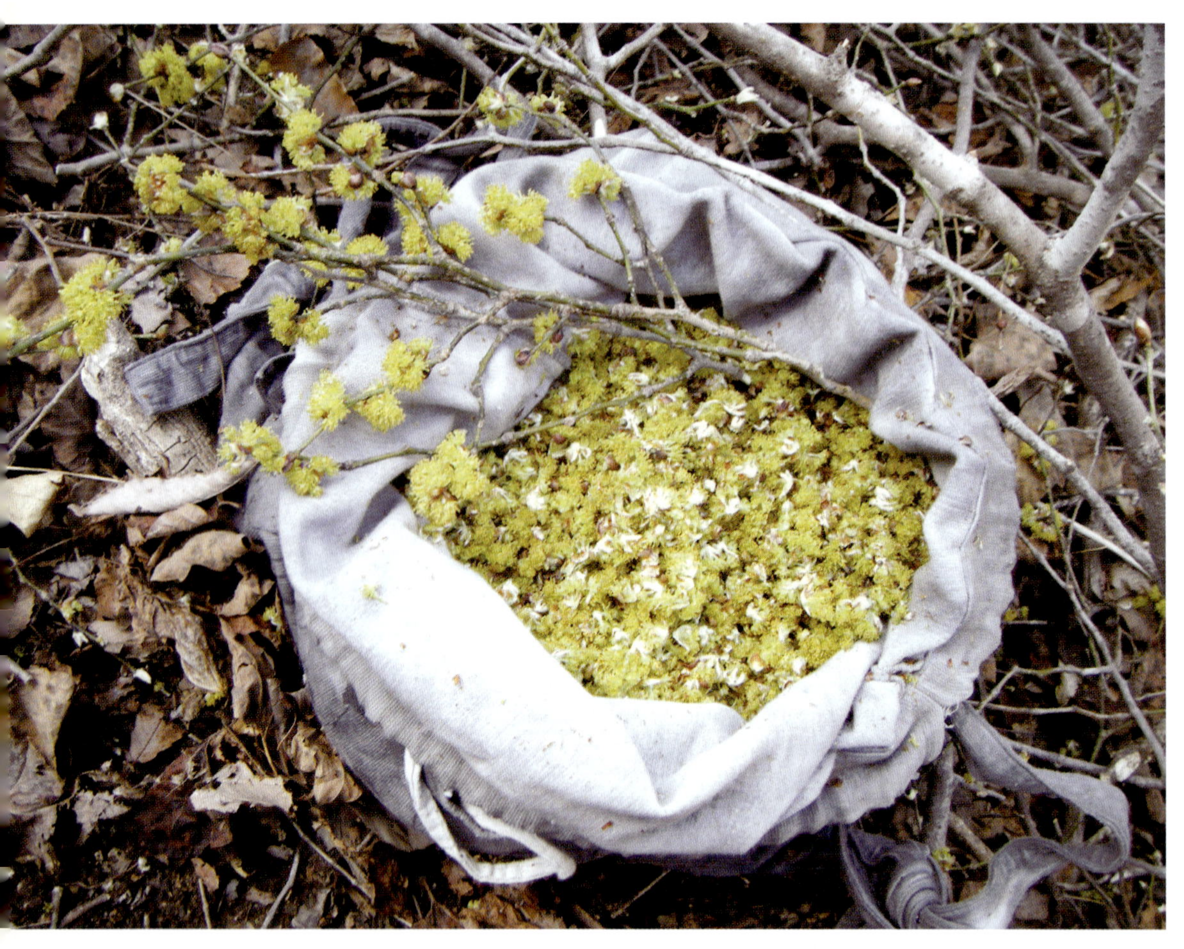

이 켜지고 '백리 벚꽃 축제'도 열린다.

　이제 심어 놓은 산수유나무와 매실나무가 열매를 달기 시작하고 타래난·꿀풀·

골담초·은방울꽃·으름덩굴 꽃이 다투어 피어나고, 여름이 가까워지면 타래붓꽃·

노랑붓꽃·범부채·둥굴레·방아풀꽃·봉선화[봉숭아]가 앞다투어 피어나 내가 사는

처소는 어느새 꽃밭이 된다.

　가을이면 산국, 감국이 온 마당을 황금빛으로 꾸며 놓고, 구절초와 물매화 향기

가 한 해를 갈무리한다. 마당에 묻어 둔 효소 단지는 은은한 약내를 풍기며 익어 간다.

3월, 숲은 아직 말라 있지만 언 땅속에서 새싹들이 쏙쏙 고개를 내밀고 있다. 광대나물이 길쭉이 진홍색 꽃잎을 내밀고, 꽃다지가 나지막하게 앉아서 노랗게 웃는다. 산까치가 더욱 요란하게 봄소식을 알리고 마당의 산수유가 노란 꽃망울을 터뜨리면 여지없이 숲 속에선 생강나무 꽃이 화답한다. 숲 한 켠에선 햇빛을 고스란히 받으면서 보랏빛 제비꽃도 피어난다. 남해와 통영의 양지쪽에선 매화가 벌써 폈다. 그러나 이곳은 생강나무 꽃이 한창 피어야 매화가 핀다.

3월도 한창이 되면 봄맞이 꽃이 하얀 눈을 반짝 뜨고 봄을 맞이하고, 양지꽃이 대지를 노랗게 수놓아 간다. 매화 향기가 온 산천을 향기로 물들이면 쑥·냉이· 달래·씀바귀·얼레지·지칭개·방가지똥·뽀리뱅이·민들레·쇠뜨기 등 온갖 것들이 다투어 싹이 나고, 머위도 싹을 내고 돌나물도 마디마디 돋아난다. 3월의 막바지 가 되면 진달래도 이제 참지 못하고 아련한 분홍 꽃잎을 쏘옥 내밀고 온갖 산야초 들의 새순으로 효소를 만들 수 있다.

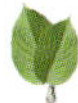

3월의 효소 재료

꽃다지·냉이·달래·돌나물·배암차즈기·산수유 꽃·생강나무 꽃·소리쟁이· 수영·쑥·쑥부쟁이 순·씀바귀·칡. 그리고 독이 없는 나무의 새순과 뿌리는 3월 초순에 캔다.

4월, 이제 응달에도 싹이 나고 꽃이 피고, 산수유 마을, 매화 마을들은 축제가 한창이다. 꽃을 시샘하는 바람이 이 고장엔 식목일 전후로 어김없이 함박눈을 몰 고 온다. 내가 딴 생강나무 꽃, 진달래꽃은 눈을 맞고 따기 시작한 꽃이다. 벚꽃이 처소 앞 호수를 빙 둘러 꽃 등불을 켜기 시작하고, 개나리도 한창이다.

노고단을 넘어 섬진강을 돌아 남해를 한 바퀴 돈다. 이젠 민들레·제비꽃·참꽃마리·꽃다지·냉이 등 온갖 꽃들이 봄의 향연을 벌인다. 질경이도 아기 손바닥만큼 자랐고, 어느새 목련이 진한 향내를 내며 피기 시작한다.

4월이 깊어 가고 봄비가 오면 이윽고 매화가 지고, 진달래꽃이 온 산천을 붉게 수놓는다. 한적한 산소가에는 솜나물이 살포시 고개를 들고, 할미꽃은 양지쪽에 옹기종기 모여서 피고, 숲 속의 나무들은 순들이 한 뼘 두 뼘 쑥쑥 돋아 오른다. 산 귀퉁이 커다란 귀룽나무는 하얗고 자잘한 꽃송이들을 수도 없이 소담스레 늘어뜨린다. 여기저기 산벚꽃 무리들 사이로 산복사꽃이 진홍빛으로 무늬를 만든다. 그 밑에 각시붓꽃이 수줍게 웃으며 남빛 고운 꽃잎에 노란색 무늬를 내며, 하늘 높이 조팝나무는 가지 가득 꽃을 달다 못해 가지가 하얗게 휘었다.

그 밑에서는 등심붓꽃이 한 뼘씩 순을 내고, 여기저기서 현호색이 보랏빛, 푸른빛으로 무더기무더기 피어 있다. 그 신비스런 빛깔을 어떻게 표현할까? 주변을 유심히 살펴보니 일곱 가지의 각각 다른 모양의 잎을 가지고 있다. 꽃 색깔도 조금씩 달라 어떤 것은 푸른빛이 더 많고, 어떤 것은 보랏빛이 더 많아 연하고 진한 변화무쌍한 대자연의 빛깔을 어떻게 문자로 쓰고 그릴 수가 있겠는가! 그지없이 아름답고 신비스러울 뿐이다.

골담초가 노란 꽃잎을 내밀고 으름덩굴 꽃이 주렁주렁 달리면 엉겅퀴가 붉은빛으로 꽃을 맺고 지칭개 꽃도 땡땡 여문다. 숲 속엔 고사리가 올라오고 두릅 순은 마침맞게 나오고, 음나무, 오가피 순도 맛있게 올라온다. 참취·곰취·개미취·미역취·바위취·수리취·수영·원추리·참나물 할 것 없이 산은 산나물 천지다.

황매화와 죽단화가 피어나고, 숲에는 병꽃나무가 수도 없이 노르스름한 꽃을 달기 시작한다. 목이 긴 솜방망이가 해맑은 노란 꽃을 올망종말 달았고, 잦은 봄비에 벚꽃은 우수수 하얀 꽃눈을 내린다. 이때쯤이면 덕유산 가는 길에 있는 오지 마을 가로수 길엔 수양버들처럼 늘어진 수양벚나무가 어사화처럼 가지를 늘어뜨리고 분홍 꽃을 끝도 없이 피워 댄다. 이 가로수 길은 거창의 '임불'이라는 곳에 있는데, 벚

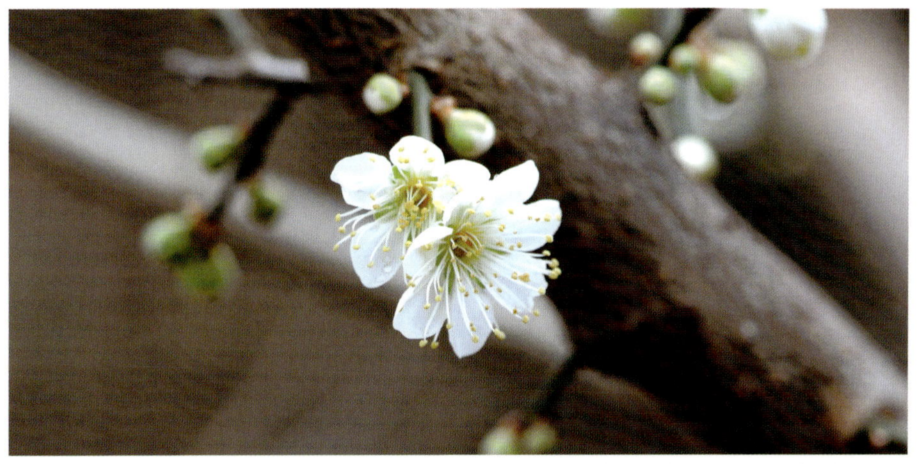

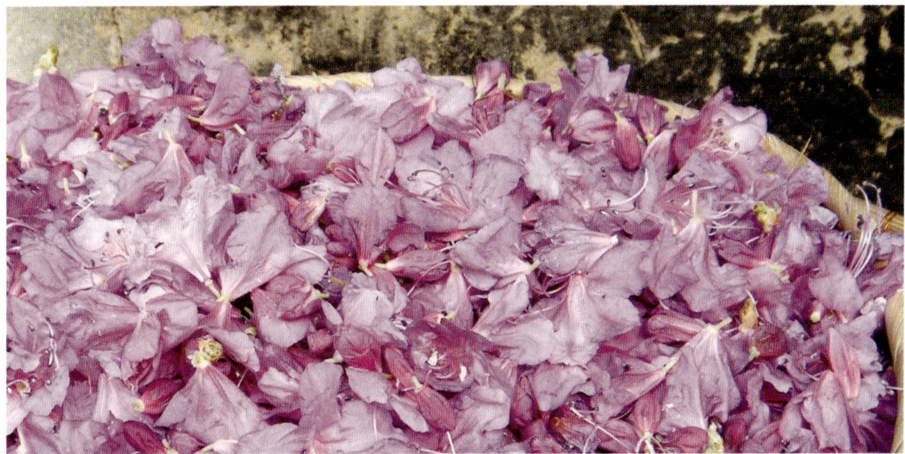

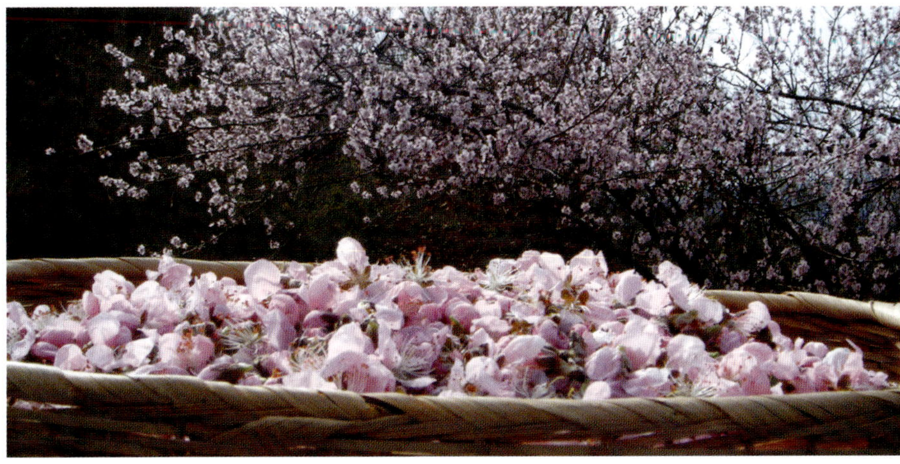

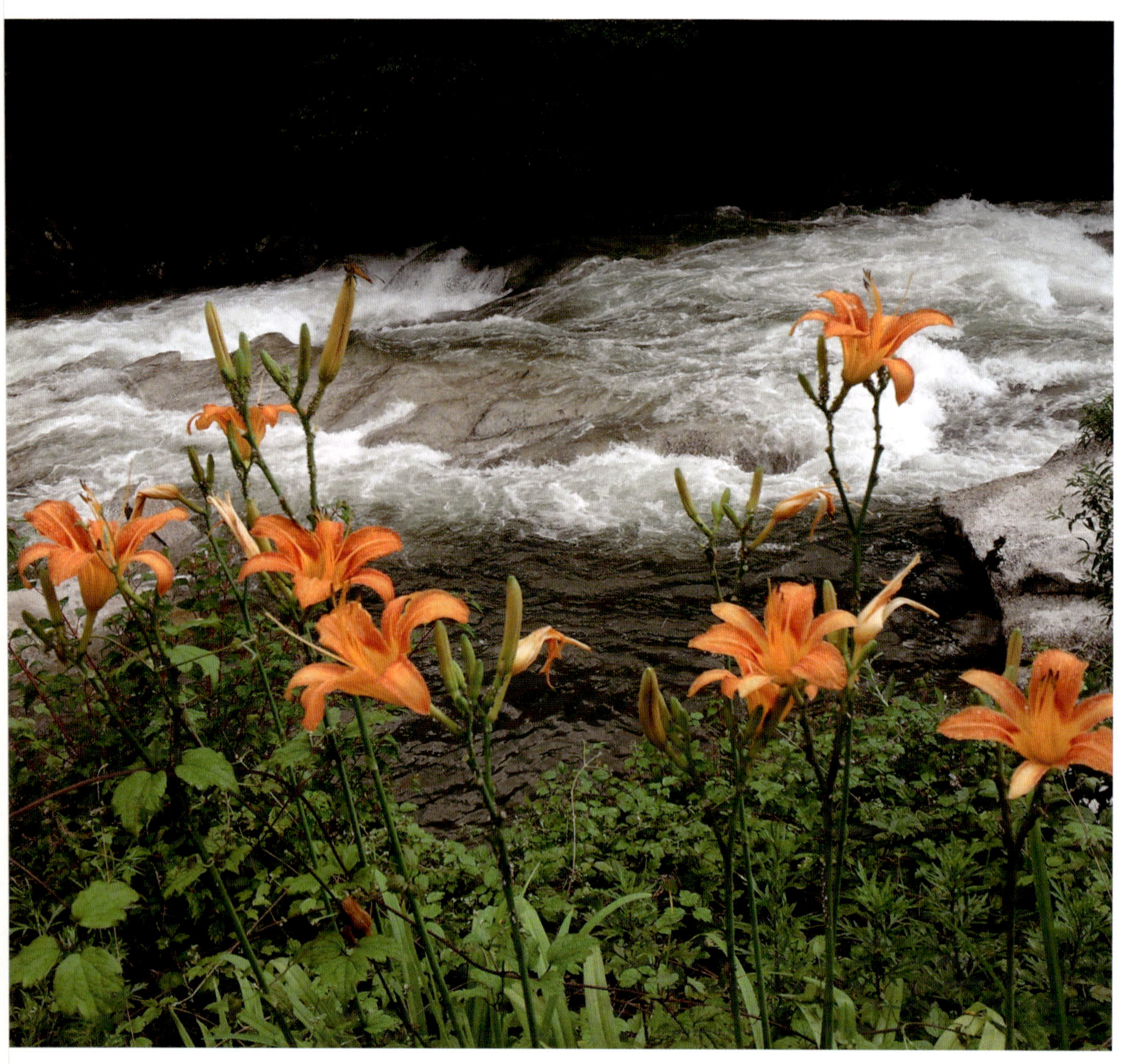

걸망 한가득 대자연의 풍요를 담고 가만히 앉아 하늘을 보니 구름이 무심히 흘러가고 산들바람이 싱그러운 산향山香을 실어다 준다. 물소리 새소리가 마음을 씻어 주고 대자연의 품이 편안한 휴식을 가져다 준다. 어느새 나는 꽃이 되고 물이 되고 바람이 되어서 함께 흐른다.

5월의 효소 재료

기린초·꾸지뽕나무 잎·꿀풀·꿩의다리·도라지 순·독활 순·돌나물·두릅·머위·명아주·바위채송화·방아풀·붉은토끼풀 꽃·비수리·사철쑥·삼지구엽초·소리쟁이·솔 순·수영·아까시 꽃·엉겅퀴·오갈피나무 순·오동나무 꽃·오이풀·우산나물·원추리·음나무 순·인동덩굴 꽃·잔대 순·죽순·지칭개·질경이·찔레꽃·참나물·칡 순·토끼풀 꽃. 그리고 4월보다 조금 더 큰 순, 독이 없는 온갖 산나물과 덩굴, 나무순들.

6월, 아까시 꽃 지는 향내 속으로 덜꿩나무 꽃, 때죽나무 꽃이 한창이다. 꿀풀도 이제 꽃을 피운다. 용추사 골짜기로 해서 기백산을 굽이굽이 돌아 남덕유산으로 간다. 이 코스에는 없는 것이 없다. 온갖 산야초와 나무와 약초들이 있다. 약초골·산청·함양·거창·합천 골짜기에 인접해 있는 산들이다. 천 미터 고지가 넘는 황석산·기백산·황매산들은 거기서 거기나. 기백산엔 붉은병꽃나무가 온 산을 붉게 물들이고, 향내 좋은 쥐다래 꽃도 이파리 끝에 찍힌 하얀 무늬 뒤로 작고 예쁜 꽃들을 달았다. 층층나무, 노린재나무 밑으로는 족도리풀이 숨어서 가만히 꽃을 피웠다. 은대난초가 긴 대 끝에 하얀 꽃 서너 개를 달았다. 천남성도 여기저기 푸른 꽃을 피워 올리고 귀한 앉은부채도 군락을 지어 널따란 이파리를 펼치고 점잖게 앉아 있다.

질경이·큰까치수염·꿩의다리도 지천이다. 바디나물은 쑥쑥 키를 키우고 백당나무도 수국 같은 꽃을 하얗게 피우고 있다. 6월이 깊어 가고 산딸기·빈도리·고광나무·물참대가 하얗게 하얗게 온 산을 물들인다. 높은 곳엔 이제야 아까시 꽃, 쪽동 백꽃, 함박꽃이 핀다. 이파리 끝을 흰색과 분홍색으로 치장한 개다래가 그윽한 향 기를 담고 흰 꽃을 피우며 산을 휘감는다. 온 산천이 이제 보물 창고다.

6월이 깊어 가면서 익을 대로 익은 오디는 땅바닥이 시꺼멓게 떨어지고 산딸기 와 머루도 주렁주렁 달렸다. 수피樹皮가 비단 같은 노각나무는 동백꽃 닮은 하얀 꽃을 수도 없이 피웠다. 노란 모감주나무 꽃과 깃털 같은 자귀나무 붉은 꽃은 잘 도 어울리며 산천을 색칠한다. 뻐꾸기는 내내 울어 대고 원추리도 주황색으로 온 산을 색칠한다. 꽃대를 길게 올린 땅나리는 빨갛게 작은 얼굴로 땅만 내려다보고 있다. 하늘을 보고 있는 하늘나리는 말간 주황색 얼굴로 한 점 부끄럼 없다는 듯 당당한 웃음을 띠고 있다. 연보랏빛 노루오줌은 계곡을 따라 길게 무리 지어 피어 나고 온갖 꽃들이 앞다투어 동시에 피어난다.

이제 산과 들은 꽃과 열매로 정신없이 가득 차서 찾을 것도 없이 그냥 만나는 것

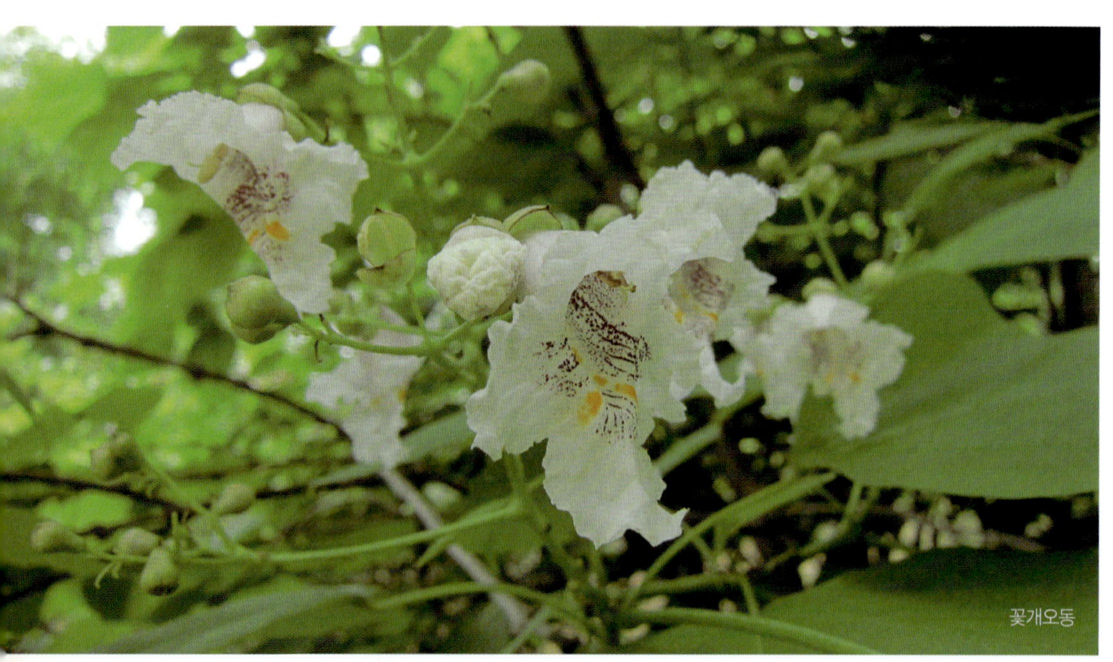

꽃개오동

이 다 보약이다. 온 산천이 향기로 가득 차고 대자연의 향연이 벌어졌다. 무논엔 개구리가 합세하고 처소 앞마당엔 꿀풀이 넓게 보랏빛 융단을 깔았다. 키 작은 풀꽃, 참골무꽃도 진보랏빛 향내를 뿜어 댄다.

개망초가 온 산천을 흰 꽃으로 물들이고 짚신나물도 꽃 피울 준비를 마쳤다. 덕유산의 오미자도 이제 붉은 빛을 띠기 시작하고 참빗살나무엔 조랑조랑 열매가 달렸다. 돌배는 땡글땡글 여물어 가고, 산딸나무는 꽃 떨군 자리에 딸기 같은 열매를 달았다. 백당나무도 산사나무도 초록으로 열매를 달기 시작했다. 산딸기는 빨갛게 익어 가고 감도 달리기 시작한다. 버찌도 빨갛게 달렸는데, 벌써 까맣게 익은 것도 보인다. 초피나무와 산초나무도 초록 열매를 달고 사상자도 하얀 꽃을 피웠다. 황매산 한쪽 기슭에서는 궁궁이들이 군락을 지어 힘차게 키를 높이고 있다.

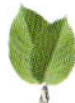 ## 6월의 효소 재료

개망초 꽃·고광나무 꽃·꿀풀·노각나무 꽃·돌복숭아[산복사]·딱총나무 열매와 잎·매실·물참대 꽃·백당나무 꽃·뱀딸기·버찌·뜰보리수 열매·비목나무 잎·빈도리 꽃·산딸기·쇠비름·오동나무 꽃·오디·자귀나무 꽃·질경이·짚신나물·쪽동백나무 꽃·함박꽃·함초. 그리고 독이 없는 온갖 꽃들.

7월, 함양을 지나 노고단을 넘어서 남해로 간다. 함양의 나지막한 야산에 개오동이 예쁘게 꽃을 피웠다. 그 밑으로 메꽃이 연보라 꽃을 피우고 큰 까치수염도 함께 피었다. 땅 바닥엔 온통 나지막한 땅빈대 천지다. 남미에서는 암의 명약으로 쓰이는 약초인데, 우리나라의 낮은 산에 지천인 산야초다. 아침 이슬을 머금고 싱싱하게 온 산을 잔디처럼 덮고 있는 이 풀은 만병에 다 쓰인다.

달궁을 지나니 미역줄나무가 얼굴만 한 큰 꽃송이를 달고 나무들을 휘감고 만첩빈도리는 희디흰 꽃들을 엄청 달았다. 사이사이 고광나무 흰 꽃도 향기를 더한다. 남해 가천 다랭이 마을에 오니 막 해가 뜨려고 바다가 빨갛다. 차에서 내려 해가

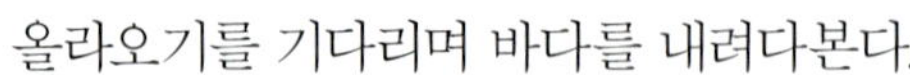

올라오기를 기다리며 바다를 내려다본다.

'아침바다 갈매기는 금빛을 싣고 고기잡이배들은 노래를 싣고 희망에 찬 아침 바다 노 저어 가요.'

동요 가사 꼭 그대로의 풍경이다. 오늘 일찍 남해에 온 것은 하늘타리를 보고 싶어서이다. 남해의 시골 마을 돌담엔 하늘타리 꽃이 골목골목마다 그림같이 피어 있다. 다랭이 마을의 정경은 꼭 그림책을 펼쳐 놓은 듯하다. 이곳에서 나는 하늘타리의 상태를 점검하고, 하늘타리 열매가 열릴 때면 숲에 들어가서 쓸 만큼만 채취한다.

지리산 둘레길 웅석봉, 아침재를 지나 산야초 답사를 마치고 경호강을 따라 청계 계곡으로 꼬불꼬불 오는 길에 대원사 계곡을 들렀다. 대원사 계곡은 시원스런 계곡과 큰 바위들로 가득 찬 멋진 곳이다. 노각나무 꽃들이 한창이고 오미자도 탐스럽게 주렁주렁 열렸다.

함양으로 해서 처소로 돌아오는 길에 참당귀를 만났다. 잡초들 속에서 고고한 자태로 우뚝 서 자색의 고귀한 꽃을 피웠다. 너무나 반갑고 기쁘다. 내 키만큼 자라서 씩씩하고 건강하다. 내년엔 내가 사는 처소에서 꼭 키워 보리라. 낮은 산길에는 벌개미취가 한창이다.

또 하루가 시작되었다. 오늘은 기백산을 넘어서 남덕유산으로 간다. 바디나물은 아직 꽃이 피지 않았고, 장맛비에 한껏 자란 질경이가 온 산에 지천이다. 산 중턱에도 계곡가에도 온통 질경이다. 장맛비 뒤에 땅이 물러져 쑥쑥 잘도 뽑힌다. 꽃대도 건강하게 올라와 효소 담그기에 딱 맞다. 흙을 잘 털어 내고, 진 잎은 따 버리고 덕유산 통바위 계곡 맑디맑은 물에 깨끗이 씻는다. 계곡가엔 새머루가 아직 익지 않아 파랗게 달려 있고, 물소리 새소리 시간 가는 줄 모른 채 질경이와 물장난을 하고 논다. 하얀 뿌리 사이사이 흙이 물에 씻기고 가지런히 놓고 보니 참 예쁘기도 하다. 처소로 와서 한 단지 가득 담고 보니 30kg이 넘는다.

오늘은 가야산이다. 등산로가 없는 산 중턱을 살핀다. 하늘말나리, 멸가치 군락이 수두룩하다. 향기로운 비목나무와 노란 꽃술을 길게 늘어뜨려 흰 꽃을 피우는 박쥐나무, 고추나무 군락들이 있다. 천남성도 바위 사이사이 많이도 피었다. 사람의 발길이 닿지 않아 수북이 쌓인 낙엽에 발이 쑥쑥 빠진다.

고요한 숲 속 어디에선가 소리가 들린다. 이 외진 곳에서 창을 연습하는 소리꾼인가 보다. 양지쪽으로 돌아가면 노루오줌, 꼬리조팝나무가 한창 꽃피어 있고, 또 한 켠은 온통 쇠뜨기 초원이다. 비수리·땅빈대·차풀도 한자리 차지하고 있다.

오전 11시가 지났는데도 이슬이 지지 않아 바짓가랑이가 흠뻑 젖었다. 부처님의 품속 같은 가야산은 내가 사는 처소에서 가깝고 해인사가 있어서 언제 와도 마음이 편안하다. 처소 뒷산을 올라 보니 큰 소나무 높이 머루가 주렁주렁 열렸다. 산초나무 꽃도 탐스럽게 피고 왕고들빼기는 내 키만큼이나 자랐다.

숲이 우거져 이제 길도 없고 눈앞에 있는 딸기도 따기가 힘들어졌다. 아래쪽 늪지대엔 부처꽃이 엄청난 군락을 이루었다. 그 밑에 미나리도 지천이고, 여기저기 노란 달맞이꽃이 피었다. 닭의장풀이 노란 수술을 달고 그 신비스런 푸른 꽃을 피웠다. 참나리는 있는 대로 키를 키워 얼굴 가득 검은 점을 찍고는 뒤로 젖혀 웃어댄다. 동자꽃은 동그랗게 방긋 웃고, 물레나물은 노란 물레를 돌리는 데 여념이 없다.

산을 한 바퀴 도니 좀작살나무는 횡으로 길게 연보랏빛 꽃을 피우기 시작했다. 때죽나무는 끝도 없이 주렁주렁 열매를 달았다. 이제 범부채도 피어나고 원추리는 온 산에 주홍 물을 들이고 있다.

모감주나무가 뭉게구름을 뒤로 하고 큰 무리를 지어 하늘을 노랗게 수놓은 듯하다. 꿩의다리도 꽃을 피웠고 맥문동도 보랏빛 고개를 쏙쏙 내밀기 시작한다. 벌개미취는 보랏빛 단정한 자태로 피었고, 구릿대는 대장군 같은 모습으로 씩씩하게 꽃을 피운다. 온갖 꽃들이 피고 지고 고광나무는 열매를 달았다. 황벽나무도 구슬 같은 열매를 주렁주렁 달았고 골등골나물, 벌등골나물도 꽃을 피우기 시작했다.

숲은 날로 짙어 가고 새들은 제 세상을 만난 양 목청껏 지저귄다. 풀벌레도 매미
와 함께 장단을 맞춘다. 숲의 대 교향악이다.

7월의 효소 재료

고삼·기린초·노각나무 꽃·노루오줌 전초·달맞이꽃·닭의장풀·돌나물·딱총
나무 잎과 열매·땅빈대·미나리·박쥐나무 잎·박하·방아풀·복분자딸기·부처
꽃·비목나무 잎과 열매·비수리·사위질빵·산초나무 꽃·솔나물·쇠비름·오이
풀·원추리 꽃·질경이·짚신나물·차풀·하늘타리 꽃줄기·환삼덩굴 등.

8월, 백일홍·범부채·달맞이꽃이 한창이다. 뒷산 골짜기 습지대의 부처꽃은 해
마다 자리를 넓혀 간다. 산돼지가 비비고 간 웅덩이가 여기저기에서 보인다. 개모
시풀, 거북꼬리도 기다란 꽃을 달았고 땅빈대는 장맛비 속에 부드럽게 자랐다. 환
삼덩굴은 이제 말릴 수도 없고 사위질빵은 하얀 꽃봉오리를 맺었다. 조용한 골짜
기 아무도 없는 습한 한 켠에서 물매화가 동그란 이파리 속에 하얀 꽃봉오리를 숨
기고 가만히 올라온다. 그 주위로 마타리가 휘도록 키를 키워 노란 꽃망울들을 달
았다. 골등골나물, 벌등골나물도 다투어 피어나고, 수리취도 삐죽삐죽 고슴도치
같은 가시를 세우고 꽃망울을 맺었다.

구절초도 쑥쑥 올라오고, 쑥부쟁이·물레나물·조팝나무·산초나무·초피나무·
복분자딸기·청미래덩굴·개다래·다래·머루 등 없는 것 없이 아름다운 골짜기는
나의 효소 단지를 채워 주는 보물 창고이다. 심심할 때마다 나와서 보는, 아무도
모르는 나의 놀이터이다!

이제 백당나무는 빨갛게 열매를 달고 뚱딴지도 노란 꽃을 피웠다. 멸가치도 긴
대를 세워 꽃을 피웠다. 박주가리도 연보랏빛 털 융단 같은 꽃을 덩굴 따라 길게
피워 댄다. 자기들끼리 덩굴을 휘감으며 잘도 뻗어 간다. 며느리배꼽은 초록색 방

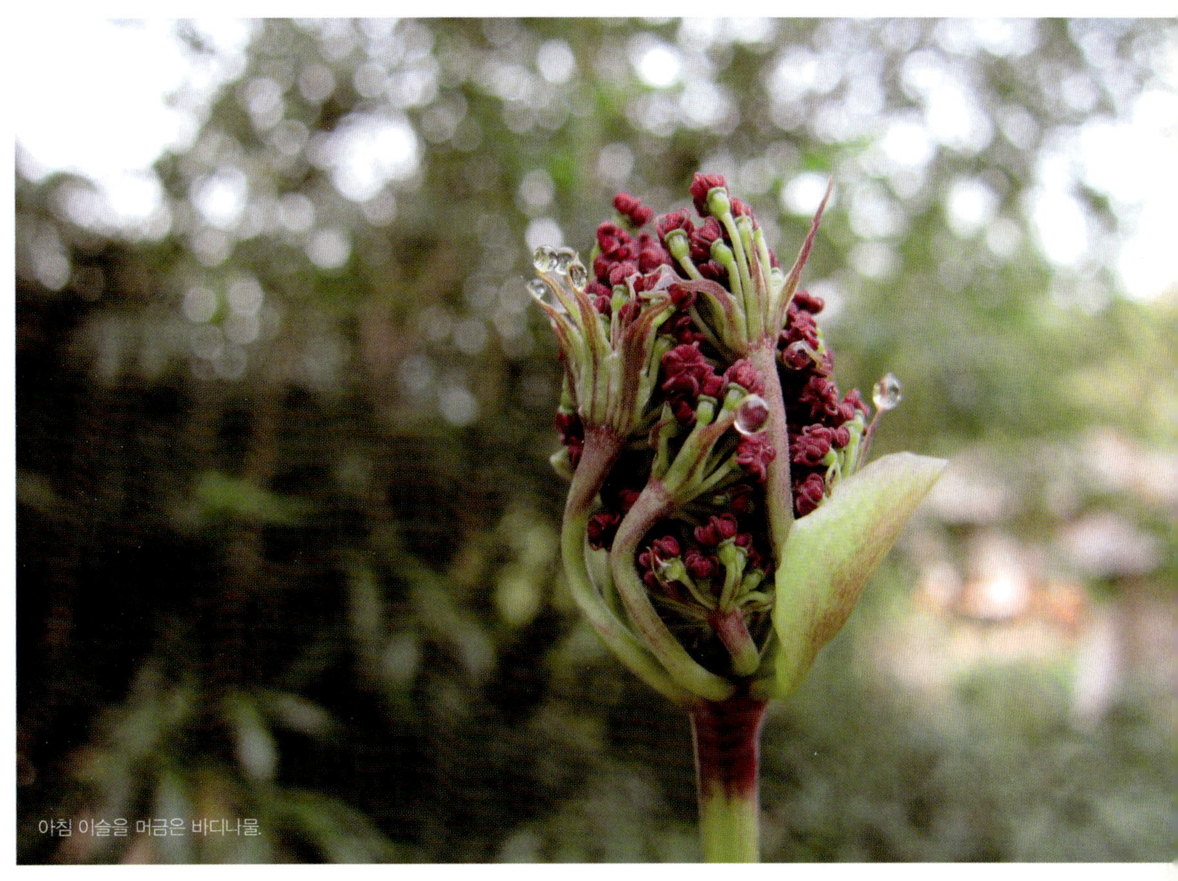

울을 달았다. 칡넝쿨이 숲을 휘감아 덮어 가고 탐스런 꽃들을 주렁주렁 내려뜨리고 있다.

　처소 마당엔 봉선화가 작은 숲을 이루었고, 대밭 옆에선 바디나물이 늘씬하게 자라 자줏빛 꽃을 피웠다. 막 터진 꽃송이는 꽃받침에 담긴 모습이 꽃바구니 같다. 키가 2m나 되는 바디나물의 고귀한 꽃은 표현할 길이 없다. 참당귀가 단정함이라면 바디나물은 자유로운 신비로움이랄까? 아무튼 바디나물과 참당귀는 고귀한 꽃이다. 아침 이슬을 머금고 피어나는 바디나물 꽃은 천상의 것이다. 날마다 몇 시간

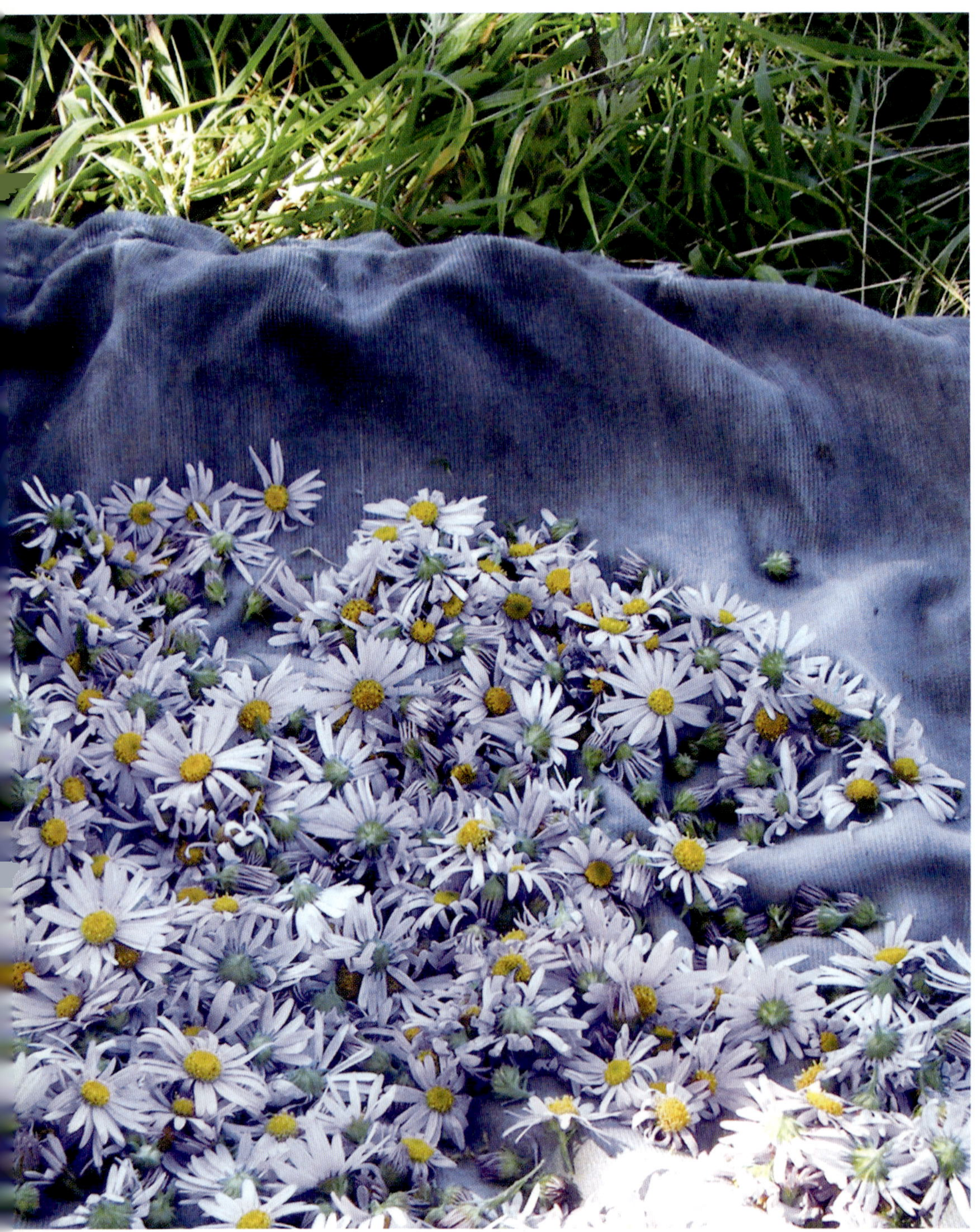

씩 사진기로 이 꽃의 모습을 찍고 찍어도 싫증이 나지 않는다.

8월이 깊어 가고 숲에선 산사나무 열매가 빨갛게 익었다.

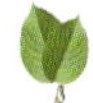 8월의 효소 재료

개머루·까마중·꽃향유·노루오줌 전초·달맞이꽃·도꼬마리·땅빈대·머위·며
느리배꼽·물봉선·바디나물 꽃·비목나무 잎·비수리·사위질빵 꽃·산사나무
열매·새머루·석잠풀·싸리 꽃·오동나무 열매·오이풀·왕고들빼기·좁쌀풀 꽃·
진득찰·차풀·청미래덩굴 열매·칡꽃·풋감·하늘타리 꽃줄기·환삼덩굴 꽃 등

9월, 산비장이가 표현할 길 없는 신비스런 보랏빛으로 피어 가을을 알린다. 작
살나무는 말간 보랏빛 열매를 길게 달았다. 마가목 열매도 익어 가고 오갈피나무
는 동글동글 동그라미를 그리며 꽃을 피운다. 기백산으로 해서 덕유산으로 간다.
깊은 골짝엔 개다래가 길쭉한 열매를, 참다래는 동글동글한 열매를 달았다. 개다
래 덩굴과 얽혀 오미자도 익었다. 가을을 알리는 깨끗한 참취 꽃이 희고도 개운하
다. 아! 정영엉겅퀴 군락을 만났다. 이 꽃이 얼마나 신비로운지 내 서툰 말로는 표
현할 길이 없다. 꼭 정령 같은 모습이라고 할까? 우아, 개구릿대의 위풍당당한 자
태! 개구릿대는 흰 꽃을 피우는데 그 모습이 바디나물과 비슷하다. 개구릿대는 독
초이지만 너무나 아름답다. 향도 최상급이다. 구릿대가 대장군이라면 개구릿대는
여장군 같다. 숲 속에서 마음껏 자라 당당하고 생생하고 볼수록 신기하다.

온 산에 개발나물·뚝갈·물봉선·노랑물봉선·마타리가 한창 어울려 가을을 수
놓기 시작한다. 개여뀌·이삭여뀌·장대여뀌·고마리 등 습한 계곡 옆으로는 풀꽃들
이 한가득이다. 자주꿩의다리가 여린 줄기 위로 보랏빛 어여쁜 꽃을 동그마니 달
았다. 익모초도 사방팔방으로 팔을 힘껏 벌리고 씩씩하게 꽃을 피웠다. 층층잔대
도 앙증맞은 보라색 등을 수도 없이 달았다. 덕유산 한 켠에 자잘한 까실쑥부쟁이
와 고운 개미취, 키 큰 나래가막사리도 노란 꽃을 피우며 엄청난 군락을 이루었다.

싱싱한 무릇 꽃은 연보라색 꽃대를 쑥쑥 올리고 구기자가 별같이 예쁜 꽃을 길게 늘어뜨려 피어 있다. 크게 자란 비목나무에 빨갛게 열매가 익어 간다. 풀명자[명자나무]는 작은 모과 같은 열매를 달았다.

9월이 깊어 가고 이 산 저 산에 구절초가 피어난다. 가을 하늘은 청명하고 별은 총총하고 은하수가 흐른다. 밤에 보는 구절초 군락은 꼭 눈이 온 것 같다. 마음에 그윽한 꽃물이 든다.

9월의 효소 재료

개다래·골등골나물·구절초·나래가막사리 꽃·다래·벌등골나물·비목나무 열매·석잠풀·수리취 꽃·쑥부쟁이 꽃·어수리 뿌리·오동나무 열매·오미자·익모초·풀명자 열매 등.

10월, 산에는 온갖 열매들이 익었다. 마가목·백당나무는 빨갛게, 계곡 습한 곳엔 물매화가 청초하기 그지없는 흰 꽃을 단정하게 피웠다. 물매화는 구절초가 필 때 습한 곳에서 꽃을 피우는데, 이 꽃만큼 예쁜 꽃도 없는 것 같다.

온 산에 쑥부쟁이다. 가을은 깊어 가고 억새는 바람에 흔들리고 산국은 이제 곧 터질 것만 같다. 산딸나무 열매도 빨갛게 익었다. 보름달이 뜨고 호수는 달빛에 반짝이고, 호수 건너마을의 불빛은 물 위에 예쁜 꽃무늬를 만든다. 처소 마당에 모닥불을 피우고 고구마를 굽는다. 정겨운 가을이다. 10월의 막바지, 산과 들에 산국이 노랗게 피어난다. 마당에 온통 산국이 피어 집 안 가득 향기가 그윽하다. 나의 처소는 이제 황금집이 되었다.

가을비가 오고 말갛게 씻긴 단풍잎이 더욱 빨갛다. 오갈피나무 열매는 잘 익어 가고 뒷산 모과나무에 모과가 노랗게 익었다. 온 산이 단풍으로 물들고 처소 위쪽 키 큰 은행나무도 노랗다. 호수를 돌아 합천의 유명한 악견산嶽堅山 단풍나무 가로수 길을 따라가면 큰 바위들로 가득하다. 그래서 이름이 악견산일까? 큰 나무를

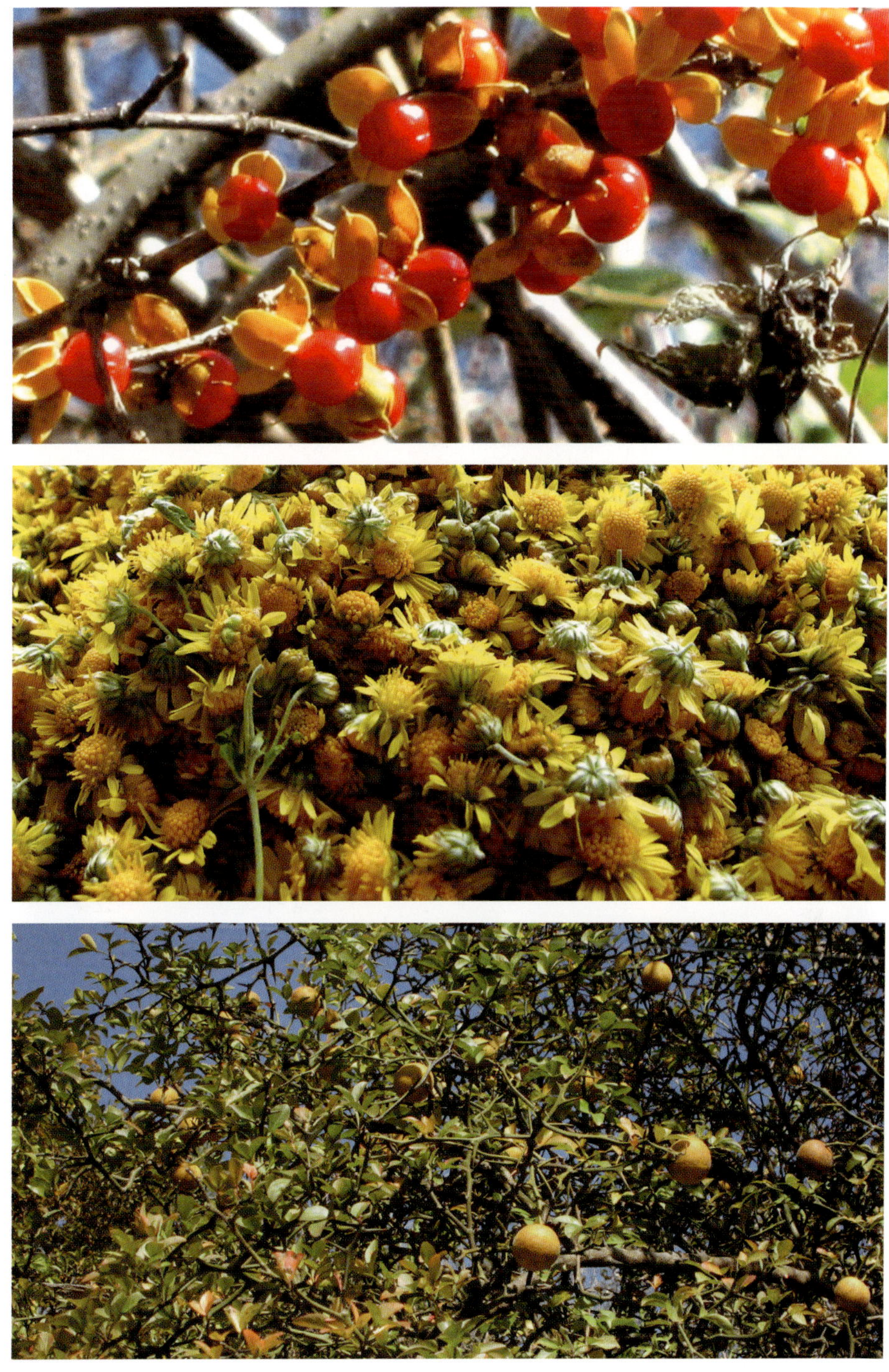

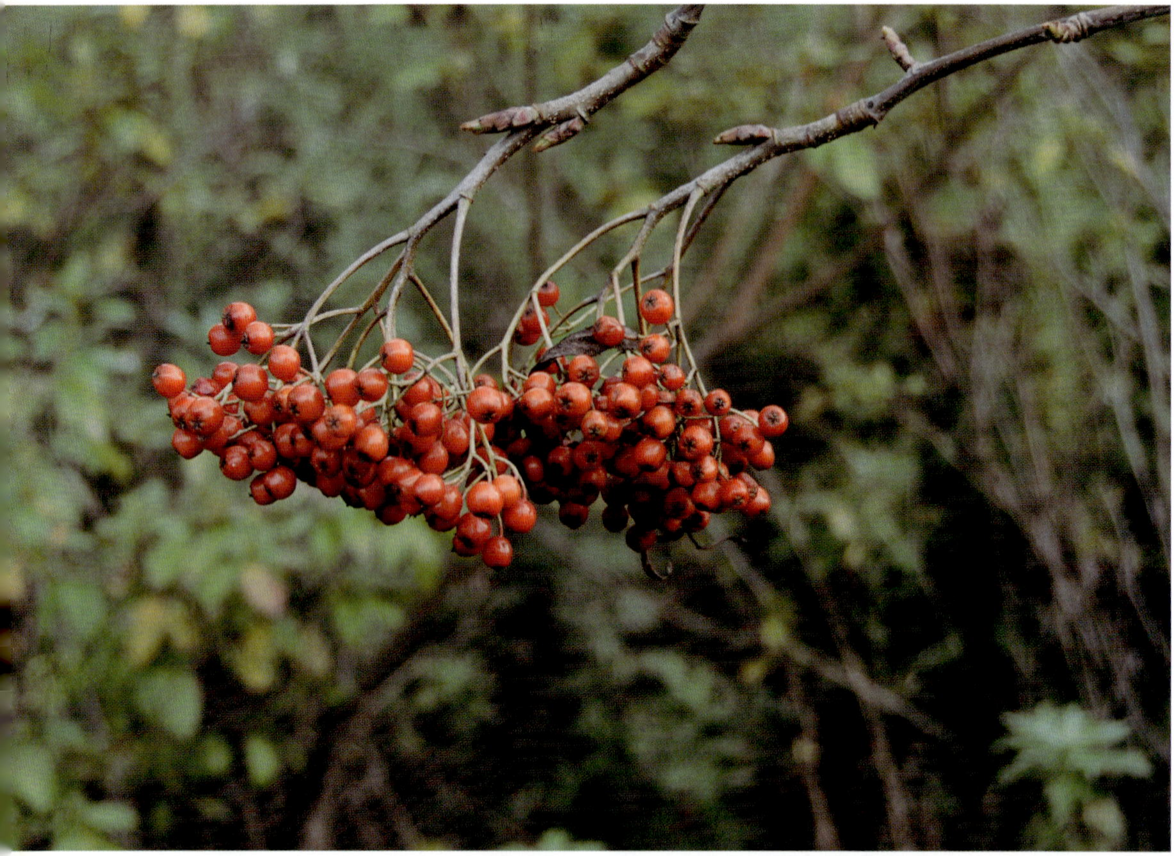

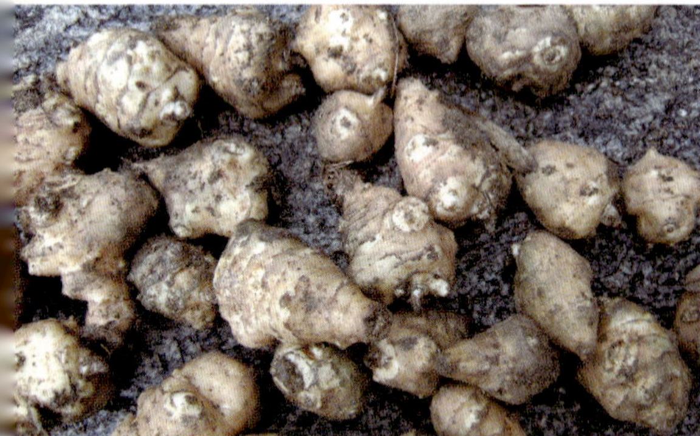

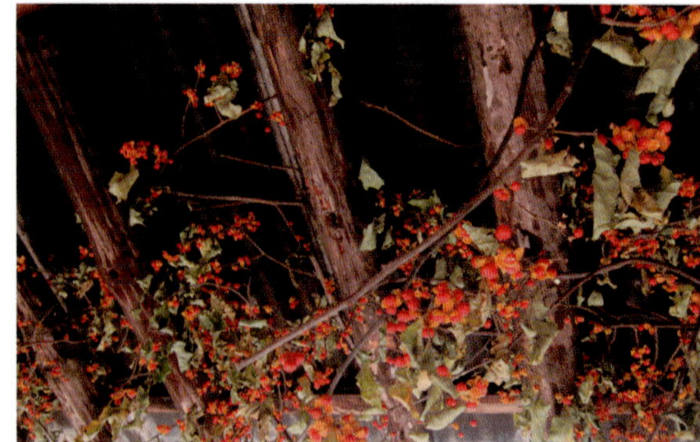

휘감고 엄청난 노박덩굴이 있다. 한 차 가득 싣고 와서 처마 밑에 쭉 매달아 둔다. 겨우내 산까치와 새들의 먹이가 될 것이다. 방문을 열고 새들이 처마 밑의 열매를 따 먹는 모습을 보는 것이 겨울 즐거움의 하나이다. 마당엔 산국이 만발하고, 처마 밑에 빨간 노박덩굴 열매가 가득하고, 오막살이 처소가 궁전이 되었다.

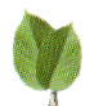 ## 10월의 효소 재료

감국·고욤·구절초·까마중 열매·꾸지뽕 열매·더덕·도라지·돌배·둥굴레 뿌리·뚱딴지 뿌리·산국·쇠무릎 뿌리·쑥부쟁이·어수리 뿌리·오미자·으름·탱자. 그리고 독이 없는 온갖 열매와 뿌리들.

11월, 산뜻한 가을바람이 불고 남덕유산 계곡에는 백당나무 열매가 빨갛다. 비목나무 열매도 빨갛고 산딸나무 열매도 빨갛다. 잎이 다 져 버린 가을 산에 온갖 열매들이 빨갛다. 잎 떨어진 산에 노박덩굴 열매는 더욱 빨갛다. 연일 따뜻했던 날씨 탓에 벚꽃이 피었다. 한 그루 두 그루 여러 그루, 어! 진달래꽃도 피었네. 제비꽃이 피고, 냉이와 꽃다지가 봄이 왔는지 착각하고 돋아 나온다. 지구도 아마 정신이 없을 것이다. 그러나 나의 가을은 평화롭고 풍요롭기만 하다.

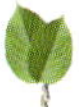 ## 11월의 효소 재료

감국·구기자·뚱딴지 뿌리·마가목 열매·산국·산수유·쇠무릎 뿌리·쑥 뿌리·오갈피나무 열매·지치·칡 뿌리. 그리고 온갖 독이 없는 뿌리들.

12월, 1월, 2월은 땅이 얼어 있지만 산속의 약초 뿌리들은 캐서 담글 수 있다.

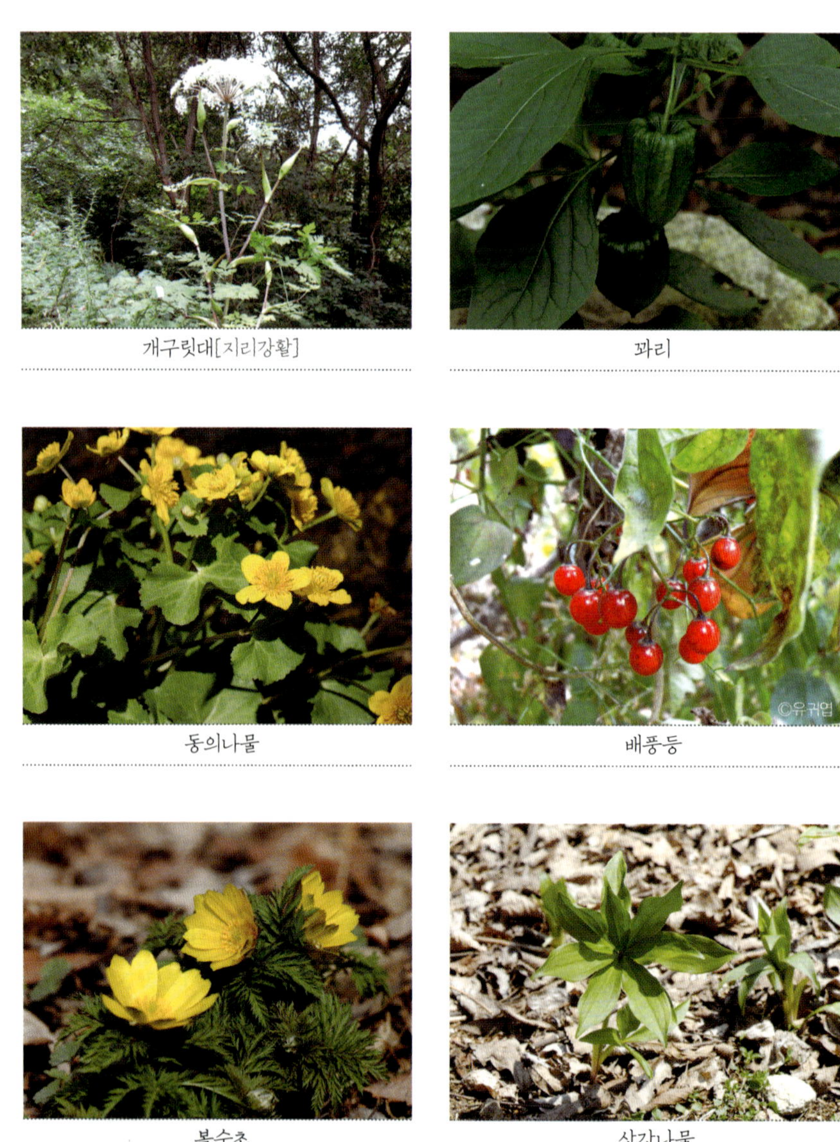

개구릿대[지리강활]	꽈리
동의나물	배풍등
복수초	삿갓나물

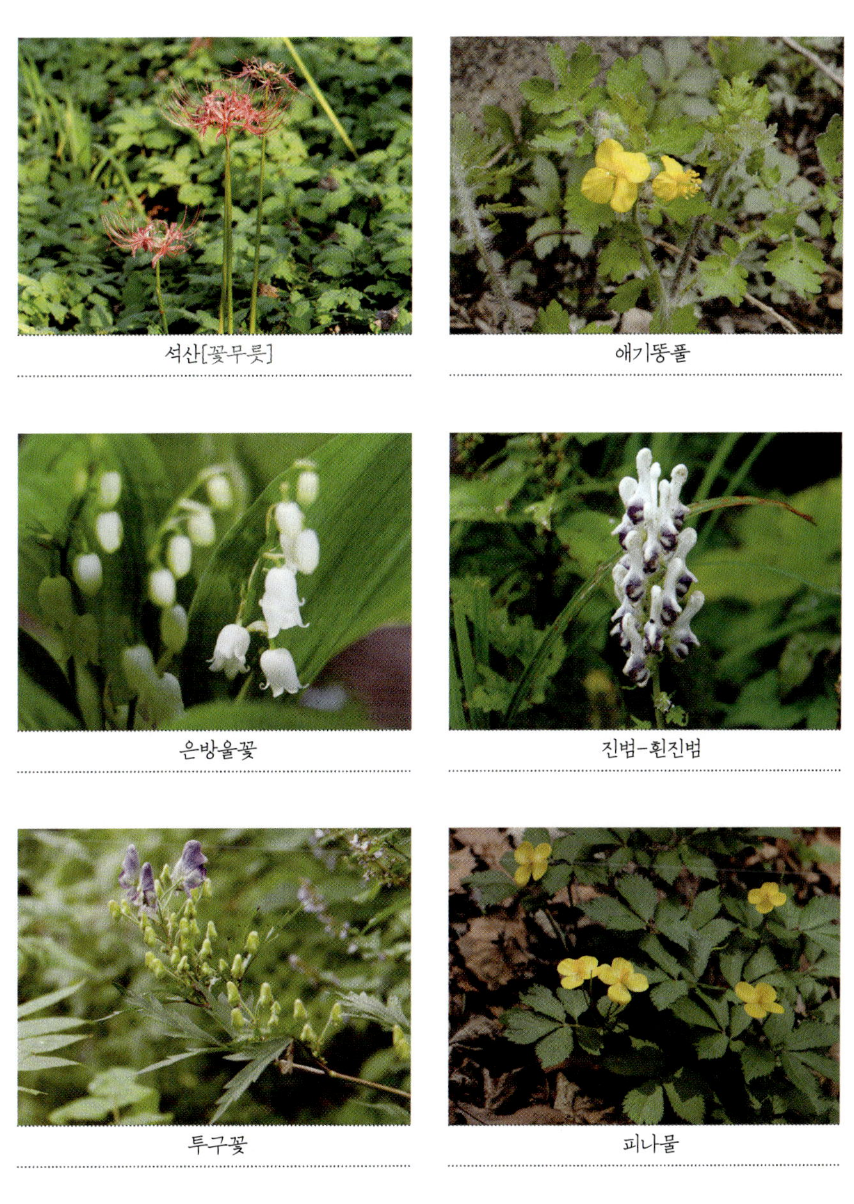

석산[꽃무릇]	애기똥풀
은방울꽃	진범-흰진범
투구꽃	피나물

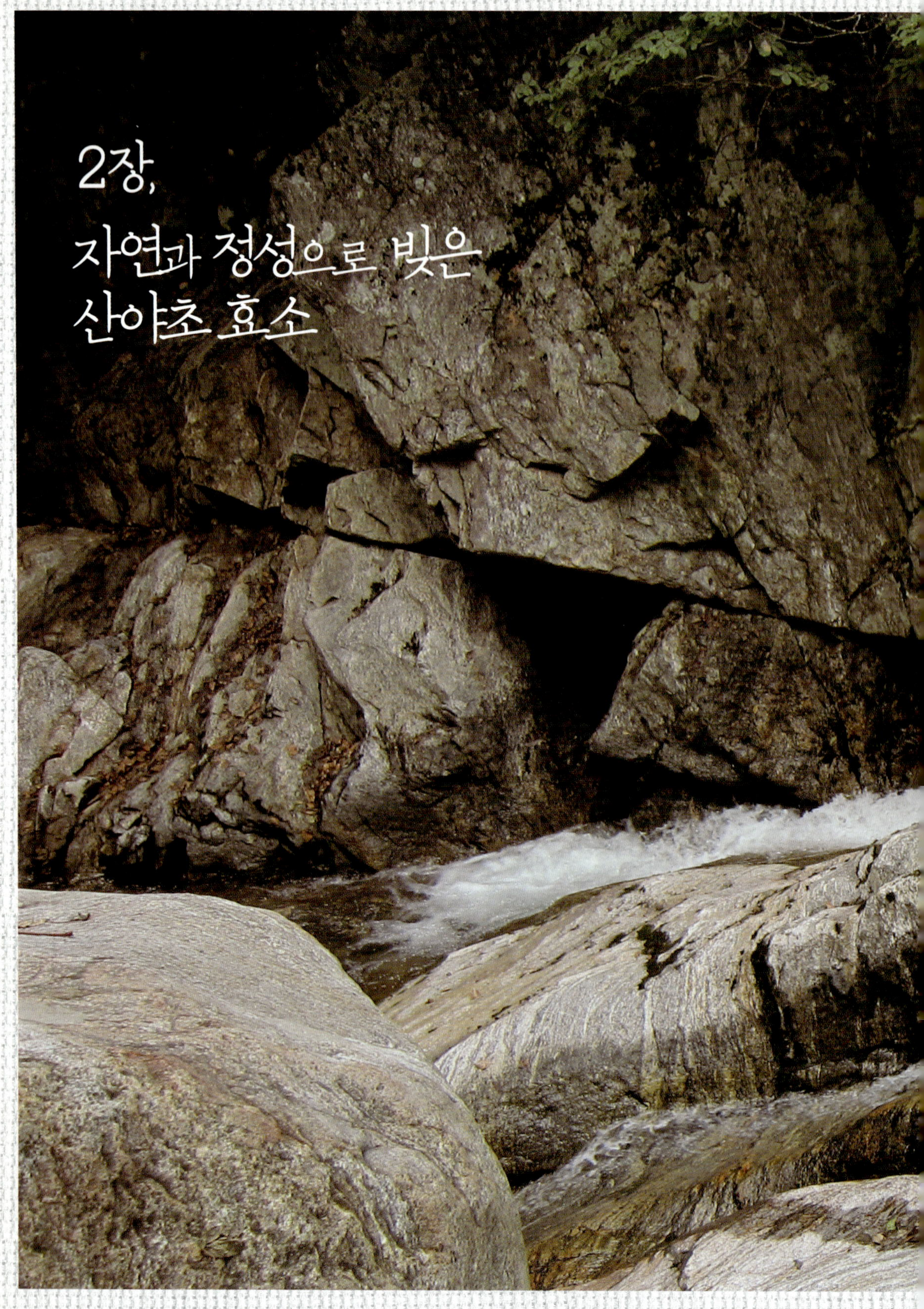

2장,
자연과 정성으로 빚은
산야초 효소

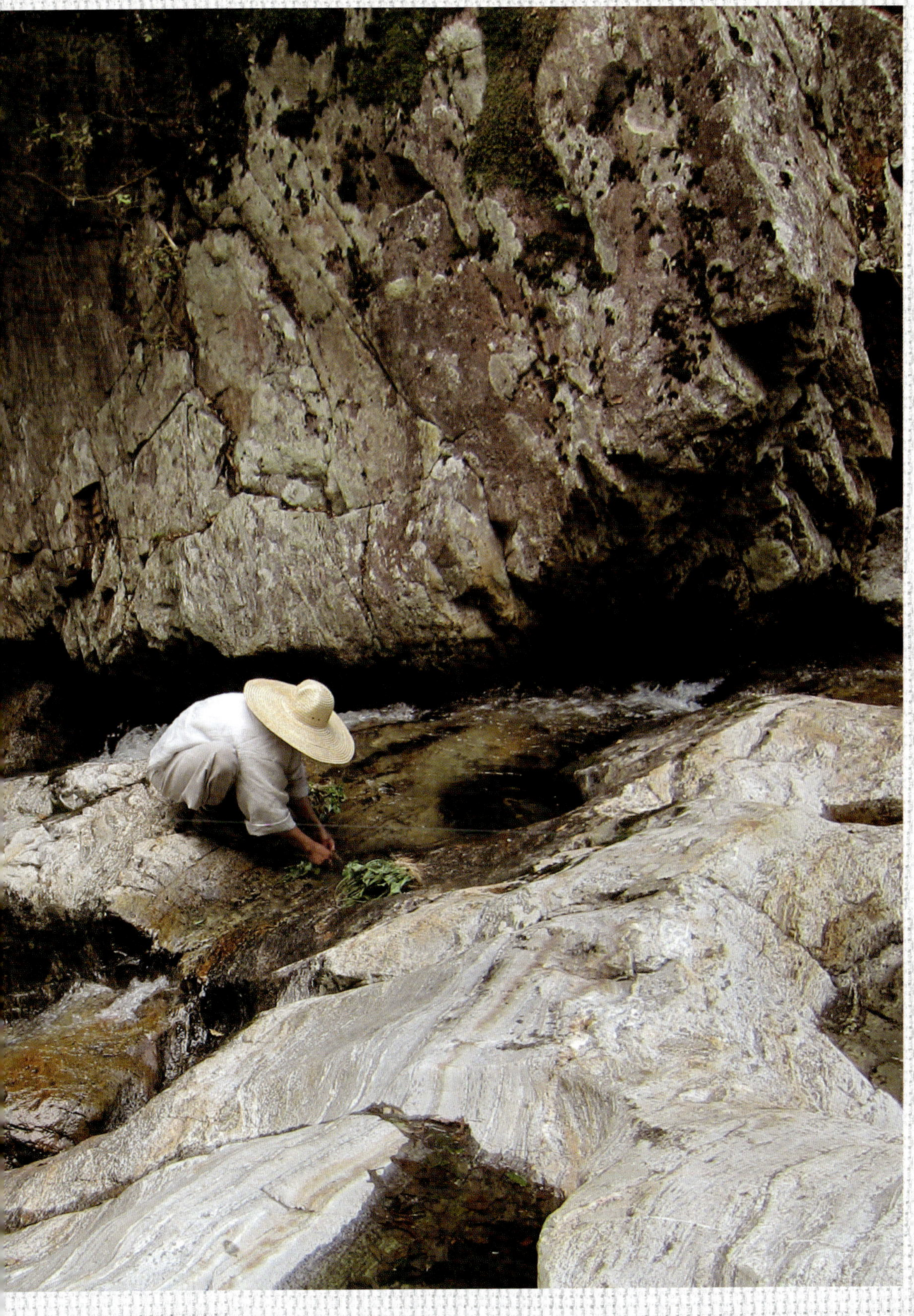

왜 산야초 효소를
먹어야 하는가

유전자 변형 농산물인 GMO 식물들은 크고 신선해 보이지만 결국은 인체와 환경에 나쁜 영향을 미친다. 농산물에 제초제와 화학 살충제 사용은 점점 늘어나, 당장 눈에 보이지는 않지만 심각한 위험이 잠재되어 있는 실정이다. 현재 우리가 먹고 있는 곡물의 절반 이상이 제초제에 대한 저항성을 갖도록 조작되어 있다. 이 것은 점점 더 큰 악순환을 부른다. 해충에 내성이 있는 GMO 식물은 처음에는 살충제 사용을 감소시키겠지만, 이 내성이 그 곡물을 먹는 해충에 전달되어 신종 해충이 출현하고, 결국은 더 강한 살충제를 사용할 수밖에 없다. 현대의 삶은 자신도 모르는 사이에 어쩔 수 없이 이런 위험천만한 식생활을 할 수밖에 없도록 인공적인 것들에 둘러싸여 있다.

또한 정신병, 공해병, 성인병 같은 현대병의 가장 큰 원인은 발효 식품과 생야채, 과일, 해조류 등에 풍부한 효소를 충분하게 섭취하지 않는 식습관 때문이다.

일생 동안 만들어지는 체내 효소는 한계가 있고 하루에 만들어지는 효소의 양도 정해져 있다. 효소가 부족하면 부족한 만큼 다른 곳에서 먼저 빌려서 사용하는

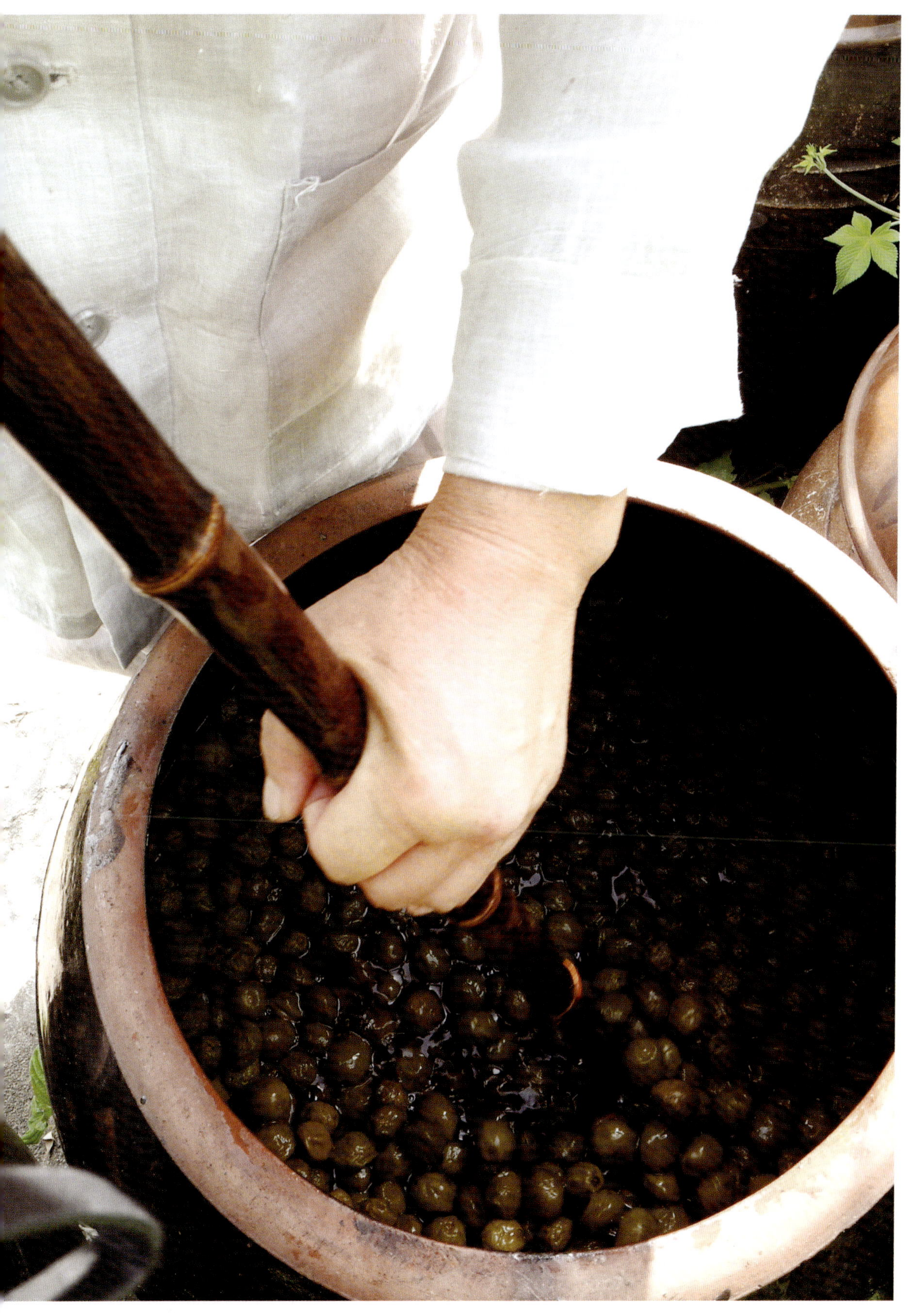

데, 이 악순환이 계속되면 에너지 부족으로 만성피로가 유발되고, 세포의 노폐물 과다로 현대병을 일으킨다.

이렇듯 부족하기 쉬운 체내 효소를 보충하는 방법이 발효 식품을 생으로 먹는 것이다. 하지만 발효 식품이라고 해도 김치찌개나 된장찌개처럼 열처리를 해서 요리를 하면 그 속에 들어 있는 효소는 전부 파괴된다. 효소는 45℃가 넘으면 파괴되기 때문이다. 건강하게 장수하려면 효소가 풍부한 식품을 많이 먹어야 한다.

효소酵素는 동식물과 미생물의 생명체 내에서 각종 화학 반응의 촉매 역할을 하는 활성 단백질이다. 효소는 체내 효소와 체외 효소가 있다. 체내 효소는 소화효소와 대사 효소가 있고, 체외 효소는 식품 효소가 있다. 체내 효소는 끊임없이 체외 효소로 보충되어야 유지된다. 체내 효소의 보충이 적어지면 면역력이 떨어지고 병에 걸리며, 수명도 단축된다. 우리 몸속에 효소가 부족하면 외부로부터 효소를 추가로 섭취해야 하는데, 이때 투여 가능한 효소가 미생물 발효 효소이다. 청정 지역의 산야초 효소만큼 우수한 미생물 발효 효소도 없다.

효소는 신체 내에서 소화 흡수·분해 배출·혈액 정화·해독 살균·항염 항균·세포 재생 작용을 해 생명을 유지하는 데 필수적인 존재이다.

산야초 효소의 작용과 특징

그러면 산야초 효소는 우리 인체에서 어떤 작용을 하는지 알아보자.

첫째, 해독과 정화 작용을 한다. 산야초 효소는 피를 깨끗이 해 주어 신진대사로 생긴 노폐물을 중화시키고 조직을 생성하는 데 탁월한 효과가 있다.

둘째, 면역력을 증가시킨다. 산야초 효소는 비타민·미네랄·효소·과당을 담뿍 가지고 있어 산과 알칼리의 균형을 바로잡아 주고, 고른 영양 공급이 필수인 성장기 어린이에게 꼭 필요하다. 산야초 효소는 천연 약용 물질과 식물성 성장 호르몬 및 면역 물질이 들어 있어서 아이들의 면역력 강화와 체질 개선, 성장 촉진에 큰 도움

효소의 6대 작용	
1. 소화 흡수 작용	흡수되기 쉬운 상태로 각종 영양소를 분해하여 세포의 영양분과 장기의 에너지로 흡수시킨다.
2. 분해 배출 작용	세포에 쌓여 있는 각종 노폐물을 분해하여 땀이나 소변으로 배출시킨다.
3. 혈액 정화 작용	혈중에 있는 독소와 노폐물을 분해·배출시키고 혈중 콜레스테롤을 조절하여 알칼리성의 건강한 혈액으로 만든다.
4. 해독 살균 작용	간 기능을 강화시켜 독성을 분해하고 해독시킨다.
5. 항염·항균 작용	염증이 생기면 효소가 백혈구를 운반하고 그 활동을 도와 치유력을 높여 주고, 소염 작용을 돕는다.
6. 세포 재생 작용	세포의 대사 기능을 활성화해 늙은 세포와 새로운 세포로 신속히 교체시킨다.

이 된다.

셋째, 노화 방지 역할을 한다. 산야초 효소에 들어 있는 유기 미네랄 중 칼슘·칼륨·규소는 조직과 세포의 생화학적 미량 원소의 균형을 바로잡아 주는데, 이러한 미량 원소가 부족하면 세포는 빨리 늙고 병든다.

넷째, 장내 유익균을 증식시킨다. 산야초 효소에 들어 있는 갖가지 효소는 장내에 있는 이로운 균을 활성화시켜서 독소를 재빨리 몸 밖으로 내보내는 역할을 한다. 유산균이나 비피더스균 등은 장내 유익균으로, 인체에 해로운 물질과 발암물질이 장내에 생기는 것을 막아 주며, 장의 운동을 도와서 배변을 쉽게 할 수 있도록 도와준다.

다섯째, 산야초 효소는 지방 분해·변비·비만 해소 및 체질 개선에 도움을 준다. 비타민·미네랄·효소가 다량 함유된 산야초 효소를 꾸준히 먹으면 체내 균형이 맞

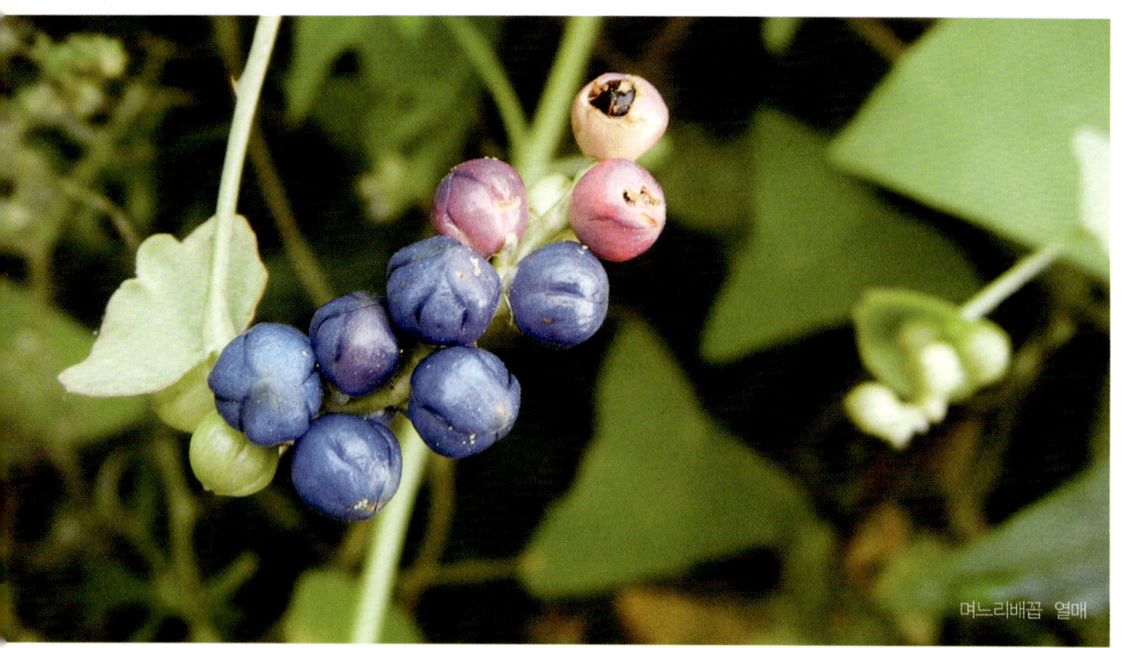

취지고, 발효 효소에 들어 있는 천연 당인 과당이 지방을 분해하며, 효소 작용에 의해 배변 활동을 도와 장 내부의 찌꺼기가 청소되어 각종 성인병에 노출된 현대 인의 체질 개선에 더없이 좋다.

여섯째, 산야초 효소는 우수한 항암 효과를 지니고 있다. 더욱이 우리나라에서 나는 각종 산야초는 항암 물질의 활성률을 80% 이상 억제하는 것으로 나타났다. 청정 지역의 산야초 효소는 더없이 좋은 항암 식품이다.

체내 효소를 고갈시키는 것들

생명을 유지하기 위해서는 섭취한 영양소가 에너지가 되어야 하는데, 이 에너지 는 인체를 구성하는 100조 개나 되는 하나하나의 세포의 신진대사로 만들어지고, 이 신진대사는 효소에 의해서 만들어진다. 잘못된 식습관은 암·당뇨병·고혈압·

중풍·심장병·비만 등 심각한 병을 유발한다.

가열 조리된 음식·술·담배·커피·청량음료·수돗물의 염소·약 등은 인체의 효소를 고갈시키므로 가급적 삼가는 것이 좋다. 또한 식품첨가물·인공색소·농약 뿌린 식료품·인스턴트식품·과자류·고지방 식품·고단백 식품·정제된 탄수화물도 인체의 효소를 고갈시킨다. 백미·흰 밀가루·설탕처럼 정백 가공한 식품을 삼간다. 이러한 식품은 정백을 하는 가운데 식품이 원래 가지고 있던 효소·비타민·미네랄·섬유질 등이 거의 파괴된다.

체내 효소를 많이 소모시키는 음식은 결국 생명을 단축시키는 것이다.

누구에게나 좋은 산야초 효소

우리 몸은 소모된 효소를 계속 보충해야 하는데 현대인들은 화식 위주의 식사를 하기 때문에 효소의 소모가 많다. 물도 너무 많이 마시면 결국은 소화효소를 많이 소모하여 소변으로 배출시킨다. 물에 효소액을 희석해 마시면 인체에 효소가 공급되고, 몸에서 필요로 하는 효소가 충분히 보충되면 갈증을 느끼지 않는다. 만들기 쉽고 보관하기 쉬운 산야초 효소를 마시는 생활 습관을 가지면 우리는 건강을 지키고 장수할 수 있다. 물론 효소만 많이 먹는다고 건강이 유지되는 것은 아니다. 적당한 운동과 올바른 식습관은 필수이다.

아무리 좋은 신약이든 탕약이든 식후에 먹으라고 한다. 그러니 산야초 효소는 공복에 먹으면 좋고, 단식할 때 먹으면 더 효과가 있다. 필요 이상으로 많이 먹는다고 좋은 것이 아니므로 적당량을 먹으면 된다. 남녀노소 누구나 먹을 수 있는 안전한 자연식품 산야초 효소를 꾸준히 먹으면 건강에 좋고 체질이 개선된다.

효소를 희석해 만든 음료는 오래 두어도 상하지 않고 발효가 계속 진행된다. 발효균이 살아 있기 때문에 다른 부패균이 살지 못하는 것이다. 약초를 달인 물에 효소 액을 절반 정도 타서 두면 절대로 상하지 않는 것을 볼 수 있다.

또한 산야초 효소는 질병의 예방과 치료제로서 의학적 가치가 높다. 효소를 외

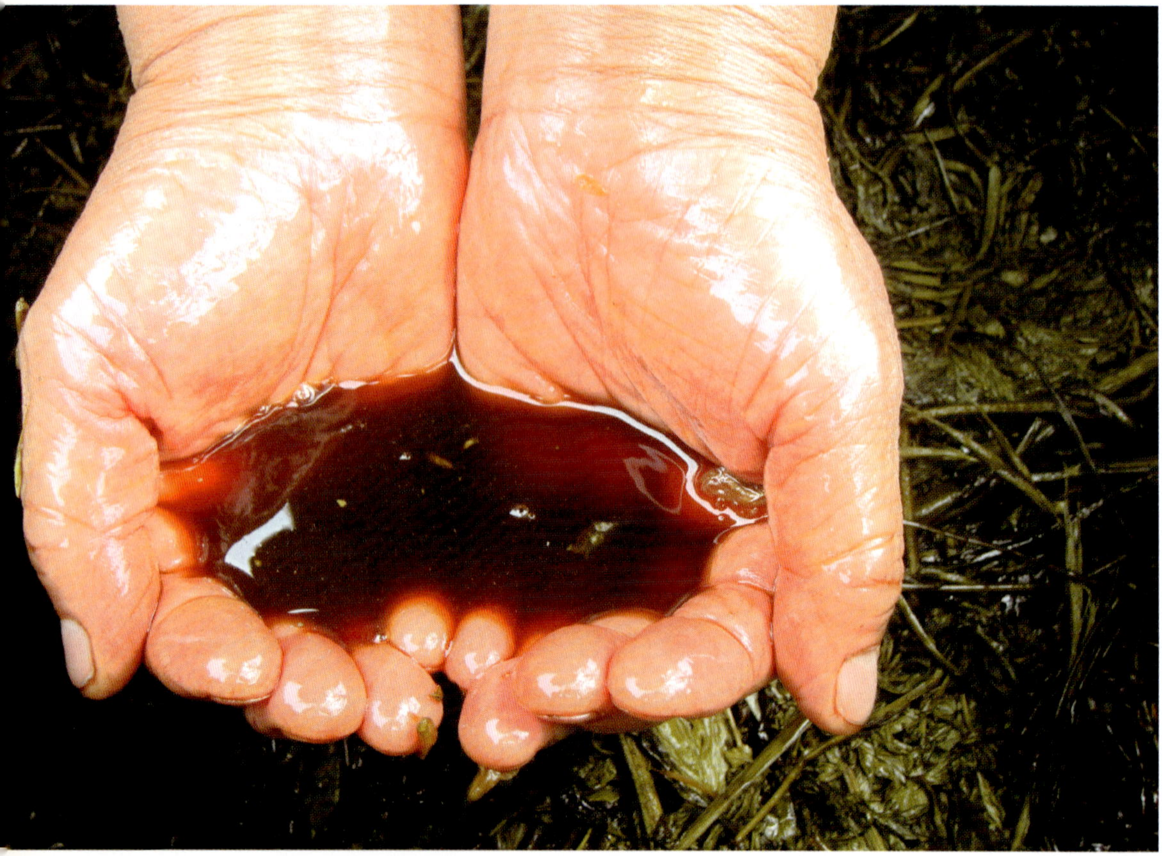

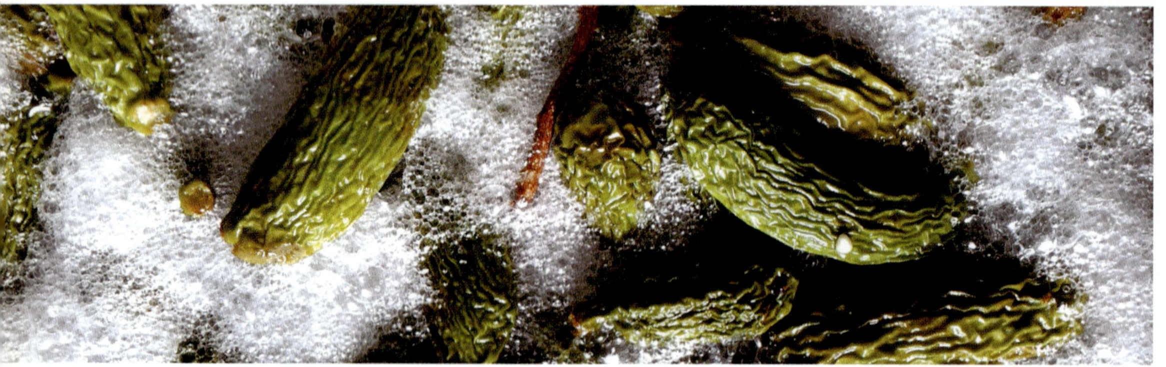

부에서 공급받으면 인체 내의 효소는 고갈되지 않기 때문이다. 특히, 한 가지 재료로 만든 효소와 독성이 있는 산야초 효소를 치료제로 사용할 수 있지만 체질과 병에 따라 반드시 의사와 상담해서 써야 한다.

한 가지 재료로 만든 산야초를 장복長服하는 것은 편식하는 것과 같으므로, 오늘은 오미자, 내일은 구기자, 다음 날은 돌배…… 이런 식으로 바꾸어 먹는 것이 좋다. 산야초를 30여 가지 이상 혼합해서 만들면 누구나 먹을 수 있는 좋은 효소가 된다. 미생물은 45℃에서 죽으므로 물에 희석할 때 온도에 주의한다.

효소로 몸에 좋은 물질을 만드는 발효

미생물이 자신이 가지고 있는 효소를 이용해 유기물을 분해시키는 과정을 '발효醱酵'라고 한다. 즉 특정한 환경에서 미생물을 이용해 우리 몸에 이로운 물질을 만들어 내게 하는 것이다. 우리가 즐겨 먹는 김치·된장·청국장·간장·고추장·식초 등은 발효를 이용해 만든 식품이다. 발효 과정을 거치면 영양분은 극대화되고, 소화 흡수도 잘 될 뿐 아니라 독성은 제거된다. 하지만 악취가 나거나 유해한 물질이 만들어지면 '부패'라고 한다.

발효 식품은 전 세계 사람들의 생활과 식문화에 중요한 부분을 차지하며, 각 나라의 고유한 식습관과 환경에 따라 다양한 종류가 있다. 발효 식품은 지역과 원료에 따라서 고유한 미생물·조직감·풍미를 가지며 저장성과 영양의 증진이라는 매우 중요한 의미를 갖는다. 일반적으로 고유한 발효 식품들에 존재하는 미생물들은 식용이 가능하다.

다양한 원료로 제조되는 발효 식품은 발효 형태에 따라 알코올 발효·젖산 발효·초산 발효·아미노산 발효·핵산 발효·유산균 발효 등이 있다. 발효에 유용한 미생물로는 효모·곰팡이·젖산균·초산균이 있다. 인간이 먹는 음식의 3분의 1이 발효 식품으로 김치·장醬·술·식초·빵·치즈·요구르트·젓갈·홍차·보이차·우롱차 등 다양한 식품이 발효 식품이다. 발효는 우리에게 우수한 먹거리를 제공하는 아주

세계의 대표적인 발효 식품	
김치	김치는 일반적으로 절임 채소를 말하는 것으로 배추·무·오이 등 여러 가지 채소로 만들 수 있다. 유산 발효로 만든다.
사워크라우트	사워크라우트Sauerkraut는 우리나라의 김치처럼 양배추를 신맛이 나게 발효시킨 것으로, 피클과 더불어 대표적인 서양 김치이다. 독일과 근처 여러 나라에서 만들어 먹는다.
치즈	동물의 유즙을 발효시켜서 만든다. 원료가 되는 유즙과 사용되는 미생물도 매우 다양하며, 전 세계적으로 500여 종류의 치즈가 만들어지고 있다.
요구르트	동물 유즙에 유산균을 혼합, 발효시켜서 만든다. 세계 각지에서 동물의 유즙과 지역 고유의 유산균으로 만들며, 제조 방법도 여러 가지이다.
와인	포도의 과피에 붙어 있는 천연 효모를 발효시켜서 만든다. 붉은 와인은 껍질과 열매를 혼합한 상태로 과즙을 발효하며, 흰 와인은 과즙을 짜서 발효시킨다.
어간장	어패류에 소금을 가하고, 물고기의 내장에 함유된 효소로 숙성시켜서 거른 액체 조미료이다. 베트남의 뇨크맘nuoc-mam, 타이의 남푸라nampla, 필리핀의 파티스patis 등이 있다.

유용한 방법이다.

효소 발효액을 만들 수 있는 식물의 종류는 3,000여 종이나 된다. 산야초에는 1㎠당 10만 마리 이상의 미생물이 살고 있다. 이 엄지손톱만 한 면적 안에 붙어 있는 어마어마한 미생물들을 설탕과 함께 발효시켜 우리 몸에 가장 좋은 음료로 만드는 것이 산야초 효소 발효액이다.

쉽게 찾는 산야초로 담근다

우리나라의 산과 들에는 9,000여 종의 식물이 살고 있고, 우리 주변에는 약이 되

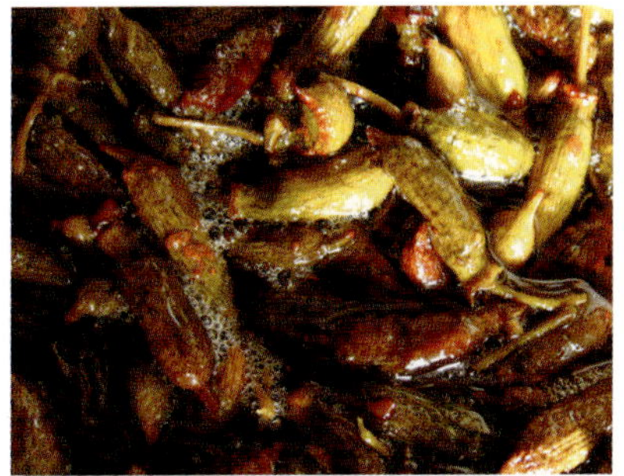

개다래 효소. 발효 중인 효소는 거품이 인다.

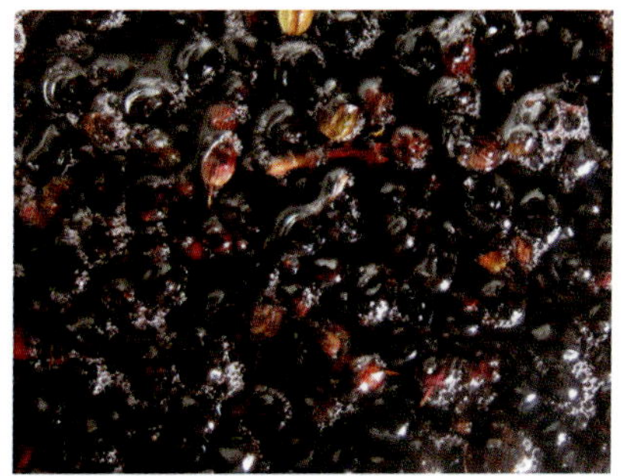

발효 중인 오갈피 효소.

◉ 1차 발효가 끝난 죽순과 뿌리 효소

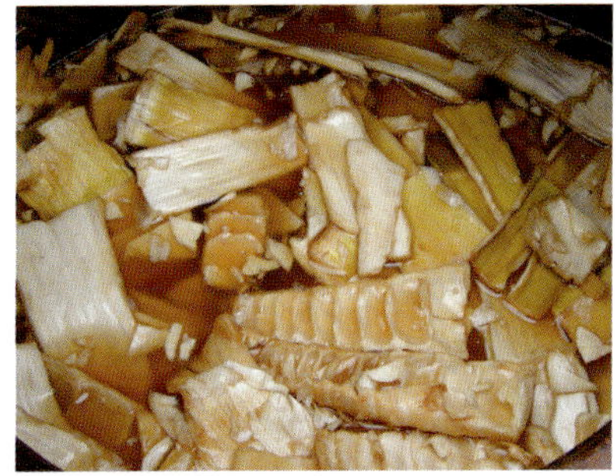

죽순 효소. 발효가 끝나면 거품이 없다.

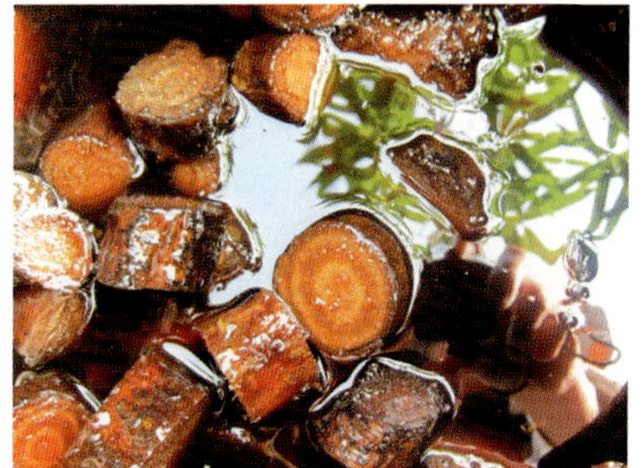

1차 발효가 끝난 칡 효소.

◉ 1차 발효가 끝난 잎 효소

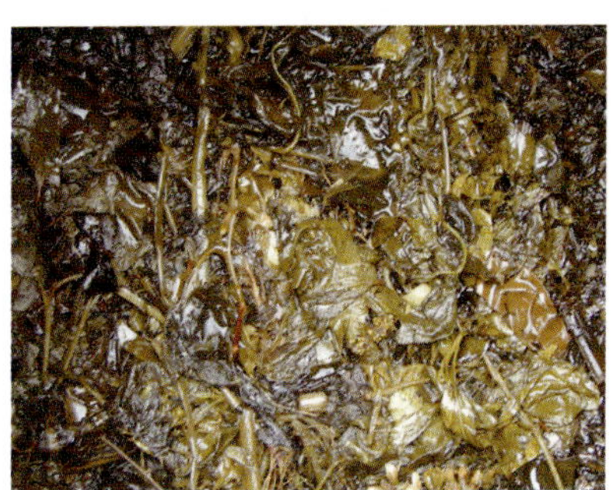

익모초

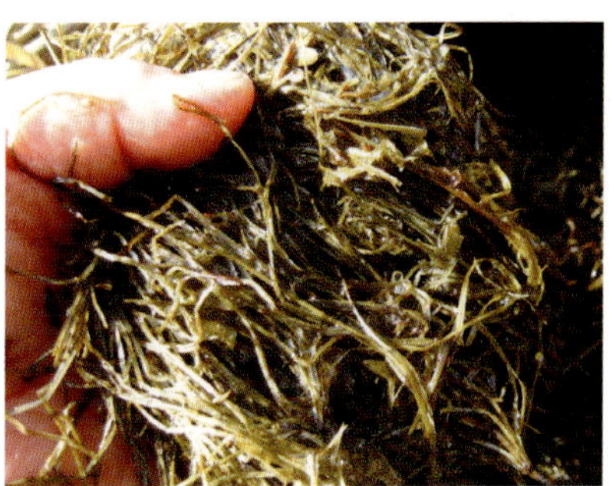

쇠뜨기

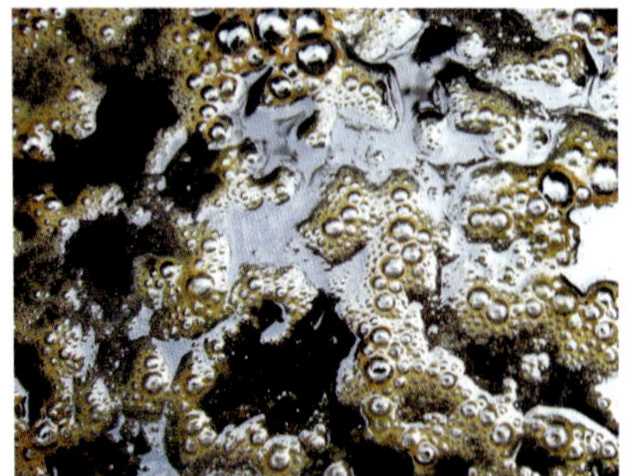

즙액을 걸러 내고 2차 발효가 시작된 백초.

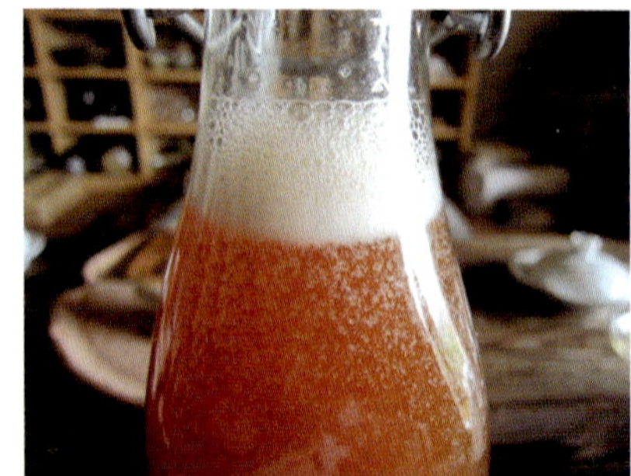

2차 발효 중인 다래. 황설탕을 쓰면 갈색빛이 난다.

◉ 2차 발효 중인 효소들

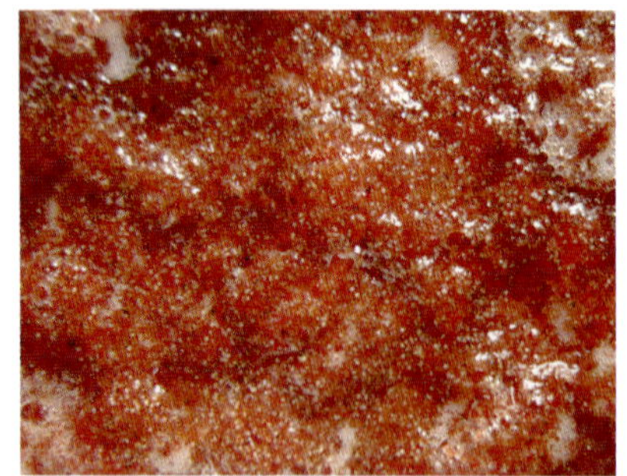

2차 발효 중인 산딸기

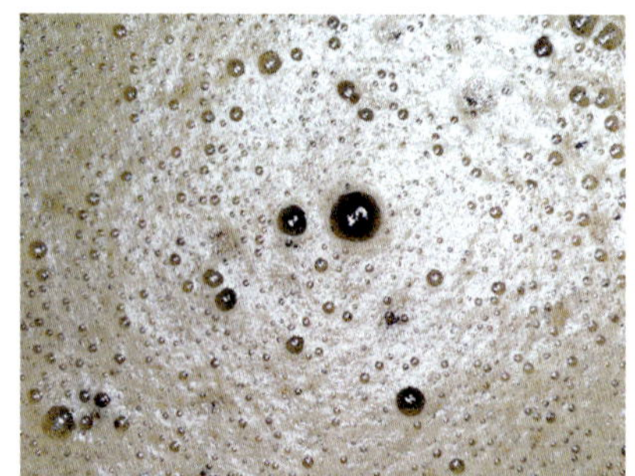

2차 발효 중인 솔순

◉ 2차 발효가 끝나고 1차 발효와 비교 모습

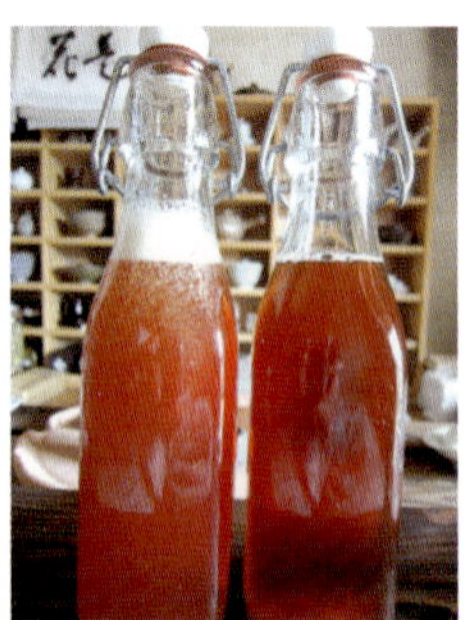

1차(왼쪽)와 2차 발효

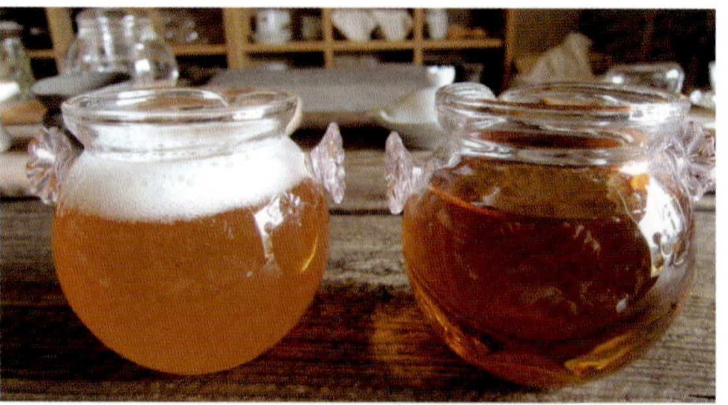

1차 발효(왼쪽)와 2차 발효. 발효가 끝나면 거품이 없다.

는 산야초들이 지천으로 널려 있다. 지혜로운 우리 조상들은 우리 산하의 우수한 산야초들을 이미 약으로, 민간요법으로 널리 써 왔다. 솔방울·뿌리·송진까지 하나도 버릴 것 없이 약으로 써 온 소나무를 비롯해서 우리 주위에는 보약인 산야초들이 수두룩하다. 무엇이든 시작이 반이다. 내가 자신 있게 아는 산야초를 채취하여 산야초 효소로 만들 수 있다.

고들빼기·고사리·곤드레나물·구기자나무·냉이·다래·달래·도라지·돌나물·돌배나무·두릅나무·매실나무·머루·머위·명아주·모과나무·민들레·벚나무·뽕나무·산초나무·쇠비름·쑥·씀바귀·아까시나무·은행나무·질경이·참나물·칡 등 비교적 쉽게 구별할 수 있는 산야초를 오지의 산으로 가서 채취하면 내 몸을 살리는 산야초 효소를 충분히 만들 수 있을 것이다.

한 가지보다는 여러 가지를 발효시키고 걸러 낸 다음 이 발효액을 섞어서 복용한다면 편식하기 쉬운 현대인의 식생활에 큰 도움이 될 것이다. 100여 가지 이상의 효소를 담근다면 사람에게 필요한 양분은 다 들어 있을 것이다. 산야초 순·독초·뿌리·열매 등은 각각 따로 담가서 의사의 처방을 받아 체질과 병에 따라 귀한 약으로 쓸 수 있다.

설탕을
먹고 자라는 효소

산야초 효소는 산야초와 설탕을 1:1 비율로 섞어서 담그고, 서늘한 그늘에서 100일 정도 발효시키고 걸러 낸 다음 1년 이상 숙성시켜 먹는 것이 기본 방법이다. 그러나 재료나 온도, 환경에 따라서 담그는 방법이 약간씩 다르다.

산야초 효소에 설탕을 넣는 것은 설탕이 미생물들의 먹이가 되기 때문이다. 산야초에 붙어 있는 미생물들은 설탕을 먹고 엄청나게 번식하고, 또 설탕을 잘게 잘라 발효 과정에서 설탕을 포도당으로 변화시킨다. 설탕은 삼투압 작용으로 산야초 속에 들어 있는 즙으로 녹아들어 가고, 산야초에 들어 있는 좋은 영양소들은 녹아 나온다.

이것이 산야초 효소 발효액인데, '산야초 효소'라고 부른다. 공장에서 대량으로 만들어 내는 획일적인 발효 식품들은 먼저 화학 살균 처리를 거치고, 일정한 온도에서 발효균을 철저하게 통제해서 만드는 것이다. 이런 획일적인 발효효소와 자연 발효효소를 어떻게 비교하겠는가?

발효 미생물들은 적응력이 아주 뛰어나므로 기본 방법만 알면 어떤 발효 식품이

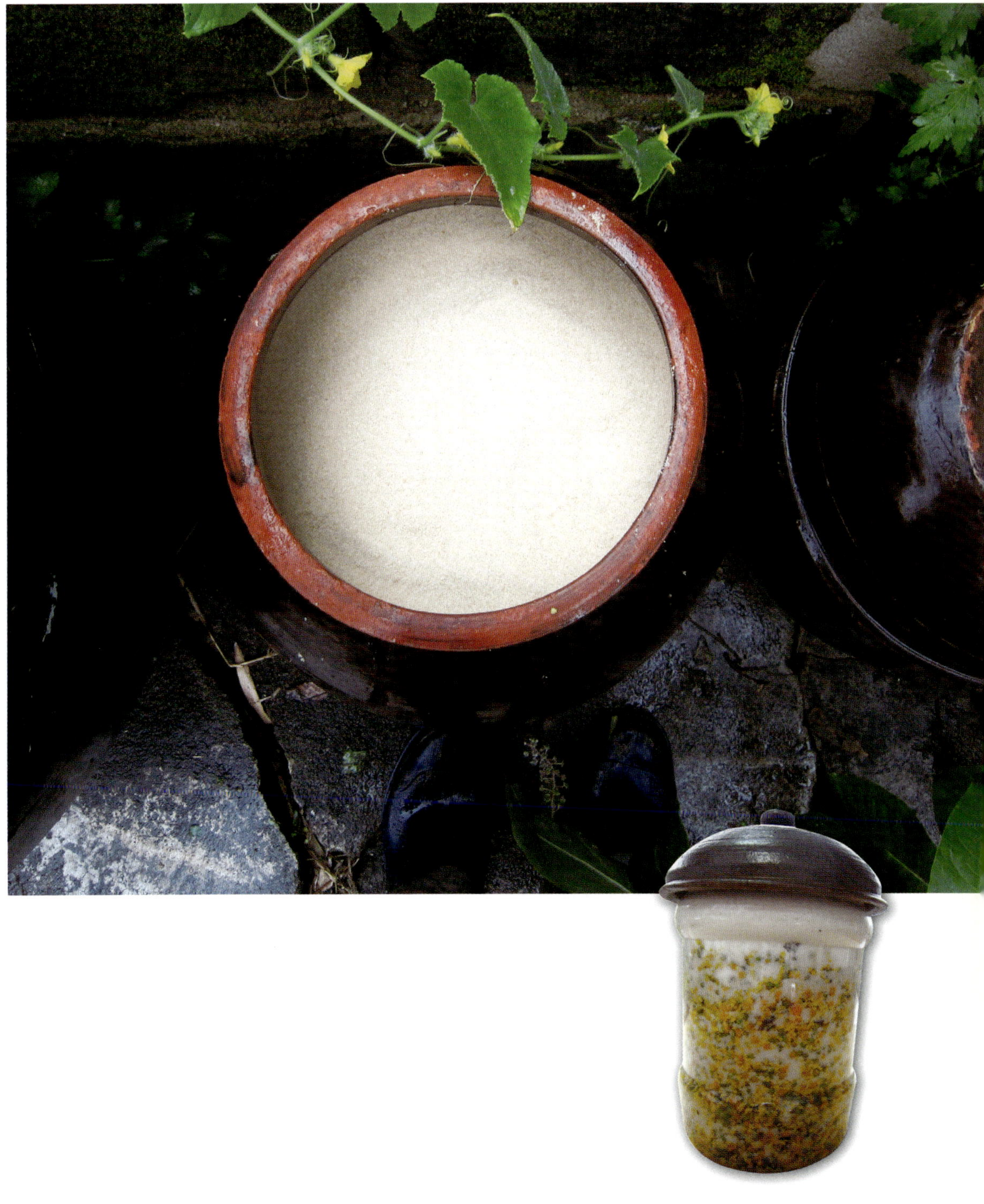

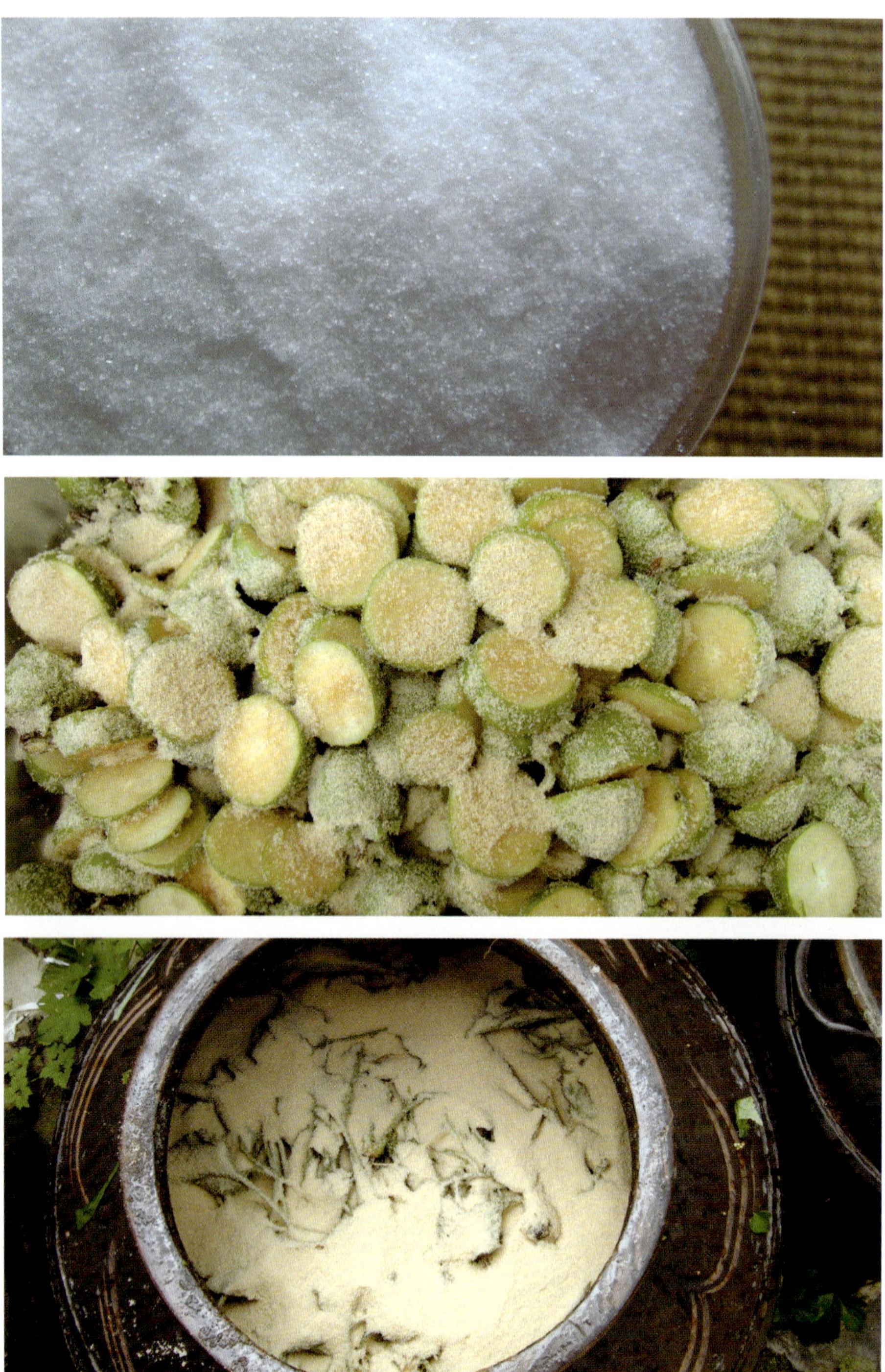

라도 가정에서 쉽게 만들 수 있다. 문제는 얼마나 청정한 곳의 재료를 사용하느냐이다.

설탕 삼총사 백설탕·황설탕·흑설탕

설탕雪糖은 '자당蔗糖', 또는 '서당'으로도 불리며, 사탕수수나 사탕무를 원료로 한다. 설탕 제조는 정제 → 결정화 → 분밀의 3단계 공정으로 이루어진다.

우리나라는 사탕수수를 정제한 원료당을 수입하여 정당을 해서 설탕을 대량생산한다. 제일 먼저 나오는 것이 백설탕이고, 몇 번 더 정제 과정을 거치면 황설탕이 되는데, 정제 과정 중에 열이 가해져 황색을 띤다. 그 다음 단계에 생기는 것이 흑설탕이다. 색깔에 따른 각각의 설탕들의 영양학적 차이는 거의 없고, 용도에 따라서 구분해서 쓴다.

백설탕은 담백한 맛을 낼 때 사용하며 제과·제빵·각종 요리·디저트·음료 등에 사용하고, 황설탕은 쿠키 종류에 많이 쓴다. 캐러멜을 첨가해서 만드는 흑설탕은 제과·호두파이·약식 등을 만들 때 사용한다.

설탕이 사탕수수 속에 들어 있을 때에는 식물 속의 과당으로서 효소가 살아 있는 당분이다. 그러나 열을 가해 추출하는 과정에서 당분은 효소가 죽어 버린 설탕인 자당으로 변한다.

효소가 없어진 당분인 설탕을 먹으면 소화 과정에서 많은 소화효소를 필요로 하기 때문에 체내의 비타민과 칼슘 같은 미네랄을 소모해 효소를 고갈시킨다. 그렇기 때문에 설탕을 과다 섭취하면 건강에 치명적인 해를 끼칠 수 있다.

그러나 효소가 살아 있는 산야초와 설탕을 섞으면 발효를 통해 다시 효소가 살아 있는 천연 당인 과당으로 바뀐다. 즉, 발효→ 설탕(이당류)→ 포도당·과당(단당류)으로 분해되어 설탕의 독성이 사라진다. 이것이 설탕과, 설탕을 넣어 발효시킨 발효액의 차이이다.

하지만 과일 통조림에 들어 있는 설탕은 살균 과정에서 유익한 균인 발효균도 죽어 있는 상태로, 발효 없는 그냥 설탕이다. 이러한 것들을 많이 먹어서 좋을 것은 없다.

백설탕이 좋다, 황설탕이 좋다는 말은 맞지 않고 흑설탕은 0.23%의 캐러멜을 첨가하여 만드는 제조사가 있다. 캐러멜 첨가 여부는 설탕을 구입할 때 포장지의 성분 표기를 잘 살펴보면 될 것이다. 흑설탕의 캐러멜 색소 첨가 논란으로 2011년 8월 이후로 캐러멜을 첨가하지 않는 제조사도 있으니 참고하기 바란다.

산야초 효소를 만들 때 사용하는 설탕은 유기농으로 재배한 원당을 쓰면 금상첨화이다. 유기농 재배 원당이라 해도 여러 군데에서 수입을 하기 때문에 유기농으로 재배한 것인지 꼼꼼히 살펴서 구입해야 한다. 원당이라고 해도 대량생산을 위해서 농약을 사용한 사탕수수가 많기 때문이다.

현대인은 너무 많은 설탕을 먹는다

현대인의 식생활은 알게 모르게 다량의 설탕을 섭취하게끔 되어 있다. 무가당 음료수에도 이온 음료수에도 심지어 담배에까지도 설탕이 들어 있다. 커피·껌·과자·청량음료·라면·가공유·두유·케첩·마요네즈·피클 등 우리가 먹는 대부분의 식품에 어떤 형태로든 설탕이 들어 있다.

이러한 식습관을 단번에 고치기는 어렵지만, 심각하게 고민해 봐야 할 문제이다. 어떤 당을 만들어 내든 유전자 조작 농산물을 사용하고, 열을 가해 표백하면 몸에 이로울 리 없다.

이러한 식습관의 위험성을 인식하고 일부 유치원이나 어린이집, 학교 급식에서도 익히지 않은 채소와 과일을 먹게 하는 곳이 생겨나고 있다. 자라나는 청소년들의 식생활 문제는 정부 차원에서 관심을 가지고 개선해 나가야 할 것이다. 선진국들은 이미 이러한 식품들의 위험성을 인식하고 정책적으로 개선해 나가고 있다.

이제 현대병의 위험에 노출되어 불안한 우리들의 식생활에 신선한 채소와 과일을 조리하지 않고 그대로 먹는 식탁의 변화가 절실하게 요구되는 시점이다. 아래의 사항들을 다시 되새겨 보면서 우리의 식생활에 산야초 효소를 초대해 보자.

- 산야초는 우리 주변의 산과 들에 지천으로 있다.
- 산야초 효소는 누구나 쉽게 만들 수 있다.
- 산야초 효소는 탕약처럼 쓰지 않아서 맛있게 먹을 수 있다.
- 산야초 효소는 보관하기 쉽다.
- 산야초 효소는 지나친 화식으로 고갈되어 있는 체내 효소를 보충할 수 있는 최고의 명약이다.
- 산야초 효소는 단식할 때도 먹을 수 있으며, 남녀노소 누구에게나 안전한 음식이다.

대자연의 생기를 불어넣는
산야초 효소 담그기

우리가 자주 쓰는 '손맛'이라는 말은 언뜻 비과학적으로 들릴지 모르나, '손맛'은 지극히 과학적인 표현이라고 할 수 있다. 사람의 눈물 속에는 감정 농도에 따라서 분비량이 크게 달라지는 '로이시닌케팔린'이라는 성분이 있는데, 고추나 양파를 만졌을 때 나는 눈물에는 이 성분이 없고, 슬퍼서 울 때 나는 감정적인 눈물에는 이 성분이 분비된다고 한다. 아무리 좋은 재료라 할지라도 지극한 정성이 없으면 좋은 효소가 될 수 없다.

그렇다면 어떻게 담근 것이 우수한 산야초 효소일까? 나는 아래의 사항을 철저하게 지켜서 산야초 효소를 담근다.

첫째, 지극한 정성으로 산야초 효소를 담근다.
둘째, 청정한 지역의 깨끗한 산야초만 사용한다.
셋째, 100가지 이상의 우수한 산야초를 엄선한다.

넷째, 산야초에 따라서 100일 내에, 1년 혹은 2년 내에 1차 발효를 시킨다.

다섯째, 잘 걸러진 효소액을 청정 지역 숲 속에 항아리를 묻고 3년 3개월간 2차 발효와 숙성을 시켜 가장 좋은 맛을 유지시킨다.

여섯째, 효소를 숨 쉬는 항아리에 담아 일정한 온도를 유지하는 땅속에 묻고 대자연에게 맡긴다. 물소리 바람 소리를 들으며 긴 세월이 지날수록 더 명품 발효액이 되어 그 맛과 향이 오묘하기 그지없다. 사람이 먹을 수 있는 최고의 음식이다!

자, 이제 청정 지역의 만고풍상을 이겨 낸 산야초들로 명품 산야초 효소를 만들어 보자. 청정한 지역의 산야초는 우리의 지친 몸에 생기를 가득 불어넣어 줄 것이다!

1. 산야초 채취하기

찻길에서 1㎞ 정도 떨어진 오지, 이것이 힘들다면 적어도 차 소리가 들리지 않는 청정한 지역에서 산야초를 채취한다.

2. 산야초 씻기

채취한 산야초는 잘 손질하여 흐르는 물에 깨끗이 씻는다.

3. 산야초 자르기

물기가 가시면 적당한 크기로 자른다. 새봄의 연한 순은 그냥 쓰고, 부드럽고 수분이 많은 것은 크게, 수분이 적고 단단한 것은 2~3㎝ 정도로 잘게 자른다.

4. 설탕에 버무리기

큰 대야에 산야초와 설탕을 담고 골고루 섞는다. 대야는 환경호르몬이 없는 스테인리스나 알루미늄 대야를 사용한다. 설탕은 유기농 설탕이 제일 좋고, 산수유·오

미자·구기자·진달래 등 예쁜 색깔의 재료로 소량의 효소를 만들 때는 백설탕을
쓰면 재료의 색깔이 그대로 우러나 예쁜 색깔을 음미할 수 있다.

5. 항아리에 담기

산야초와 설탕을 섞을 때 열매, 수분이 적고 단단한 뿌리류 산야초는 항아리 윗
부분에 설탕을 많이 부어 준다. 매실이나 돌배는 전체 설탕의 30% 이상을 항아리
윗부분에 부어 준다.

설탕이 골고루 버무려진 재료를 잘 눌러 가면서 항아리에 채워야 설탕이 재료의
표면에 달라붙어서 즙액이 잘 빠져 나온다. 윗부분은 산야초 재료가 보이지 않을
정도로 설탕을 부어서 마개를 한다. 이는 재료의 산화와 유해균의 침입을 막기 위
해서이다. 항아리의 80% 정도만 채워야 발효시 넘치는 것을 예방할 수 있다.

6. 덮고 기록하기

깨끗한 비닐(가끔 나는 비닐 코팅 처리가 된 설탕 포대를 재활용하기도 한다)로 덮개를
하고 만든 날짜와 재료를 기록해 놓는다. 한지나 천으로 덮개를 하면 발효 시 생
기는 열로 인해 곰팡이가 생겨 비위생적이다. 덮개는 고무줄로 단단히 조여 이물질
이 들어가지 않게 한다. 항아리로는 숨 쉬는 항아리가 최상급이다. 효소 음료를 만
드는 효모균은 산소가 있든 없든 잘 사는 통기성 세균이므로, 소량의 재료로 효소
음료를 만들 때는 유리병에 백설탕으로 재워서 발효 과정을 지켜보는 것도 좋다.
환경호르몬이 염려되는 플라스틱류는 쓰지 않는다.

7. 산야초 발효시키기

서늘한 그늘에서 100일 정도 발효시킨다. 온도는 20℃ 내외가 적당한데, 봄가을
의 바람 잘 통하는 숲 속 그늘의 온도가 최상급이다. 햇빛이 들지 않는 어두운 곳
이 좋다.

8. 산야초 뒤집어 주기

2~3일이 지나면 발효가 시작된다. 매실 같은 열매는 이미 설탕이 처져서 가라 앉기 시작하고, 산야초들은 향긋한 향이 나면서 설탕이 녹아든다. 이때부터 설탕이 완전히 녹을 때까지 2~3일에 한 번씩 열매는 저어 주고 산야초는 뒤집어 주면서 산소를 공급해 주면 미생물이 급격히 증가한다. 1개월 정도 이런 식으로 하면 설탕은 완전히 녹고, 산소 공급으로 미생물이 왕성하게 활동하고 수도 증가한다. 이 미생물들은 설탕을 먹고 잘게 쪼개서 우리 몸에 이로운 포도당으로 만든다.

9. 산야초 즙액 짜기

좋은 약성이 우러나오도록 기다렸다가 100일 정도 지나 충분히 발효되면 걸러 준다. 먼저 깨끗한 쑥물에 삼베 자루를 넣고 푹푹 삶아 소독한다. 소독한 삼베 자루에 항아리 안에 있던 산야초와 즙액들을 모두 넣고 큰 돌로 꾹 눌러 즙액을 충분히 짠다. 그 외 다양한 방법을 써서 청결하게 즙액을 짜 낸다.

10. 보관하기

걸러진 발효액은 숨 쉬는 항아리에 보관하고 재료에 따라서 6개월 이상 숙성시켜서 먹는다. 오래 숙성시킬수록 맛은 부드럽고 유용한 물질이 다양해지며 일반적으로 얻을 수 없는 효능들이 생겨난다. 오래된 포도주가 비싼 이유가 바로 여기에 있다.

효소는 땅에 묻어서 보관하는 것이 가장 좋다. 시간이 지나 항아리 주변에서 풀이 자라면 항아리가 자연과 하나가 되어서 최상급 품질의 효소 발효액이 되는 것이다. 황토방이나 숲 속의 나무 그늘, 계곡 옆이라면 일정한 바람이 있고 일교차가 커서 맛이 한층 좋아진다. 도회지라면 햇빛이 들지 않는 어두운 곳에 보관한다.

개다래

1 개다래를 잘 씻어서 물기를 뺀다.

2 개다래와 설탕 1:1 비율 중 70%의 설탕으로 잘 버무리고, 나머지 30%의 설탕을 윗부분에 부어 준다.

3 마개를 하고, 효소 재료와 날짜를 기록한다.

4 열매는 설탕이 밑으로 처지므로, 완전히 녹을 때까지 2~3일에 한 번씩 잘 저어 준다.

5 100일 정도 지나면 발효가 끝난다.

6 소독한 삼베 자루에 개다래를 걸러 내고 즙액을 짠다.

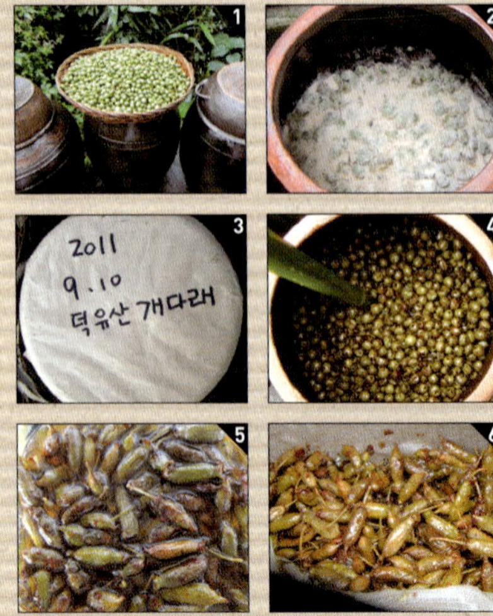

꿀풀

1 꿀풀 전초를 채취해 흐르는 물에 잎과 뿌리를 깨끗하게 씻는다.

2 바구니에 가지런히 담아서 물기를 뺀다.

3 꿀풀을 적당한 크기로 자른다.

4 설탕을 1:1 비율보다 조금 덜 써서 잘 버무린다.

5 산야초 재료가 보이지 않을 정도로 윗부분에 설탕을 붓는다.

6 비닐로 덮고 고무줄로 조여 마개를 한 다음 재료와 날짜를 기록한다.

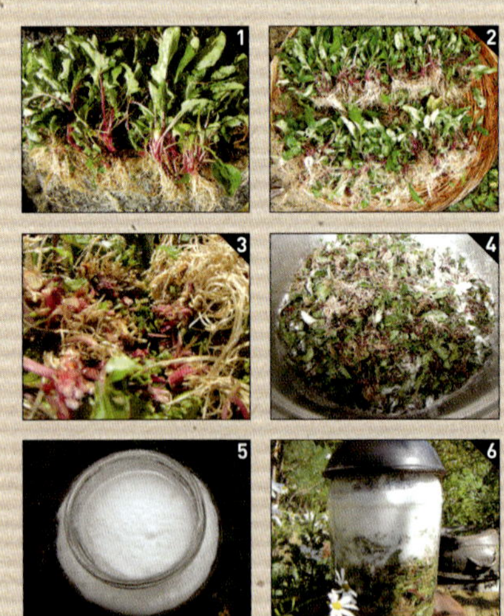

쇠무릎 [우슬]

1 쇠무릎 뿌리의 흙을 잘 털어내면서 씻는다.

2 씻은 뿌리의 물기를 말린다.

3 뿌리를 적당한 크기로 자른다.

4 큰 대야에 쇠무릎 뿌리와 1:1 비율의 설탕 중 70%를 넣고 버무린다.

5 버무린 쇠무릎 뿌리를 항아리에 잘 담고. 나머지 30%의 설탕을 윗부분에 부어 준다.

6 마개를 하고 재료와 담근 날짜를 기록한다.

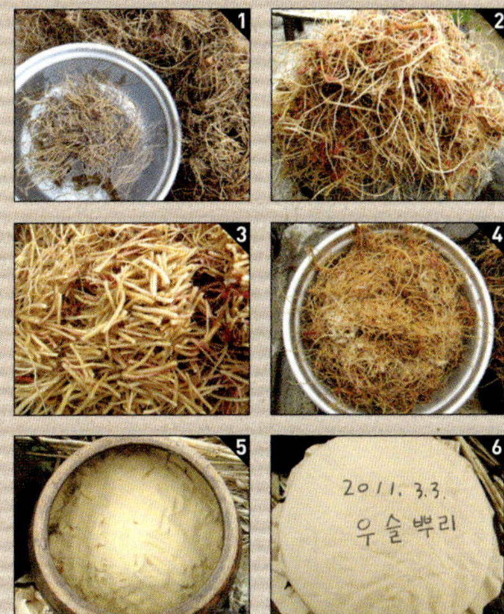

뜰보리수

1 산속의 뜰보리수 열매를 깨끗이 따서 씻지 않고 그대로 사용한다.

2 설탕을 1:1 비율보다 조금 덜 써서 잘 버무린다.

3 항아리에 담아 마개를 하고 재료와 날짜를 적는다.

4 발효가 진행되면서 흰 거품이 인다.

5 발효가 끝나면 더 이상 거품이 일지 않는다.

6 쑥물에 삶아 소독한 삼베 자루 안에 재료를 넣고 즙액을 짠다. 돌로 눌러서 짜기도 한다.

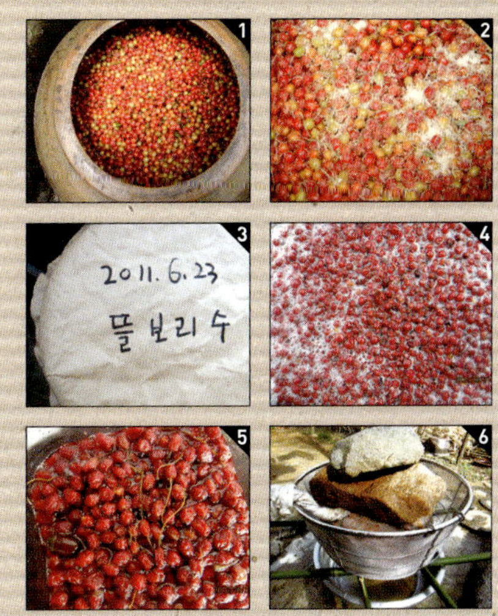

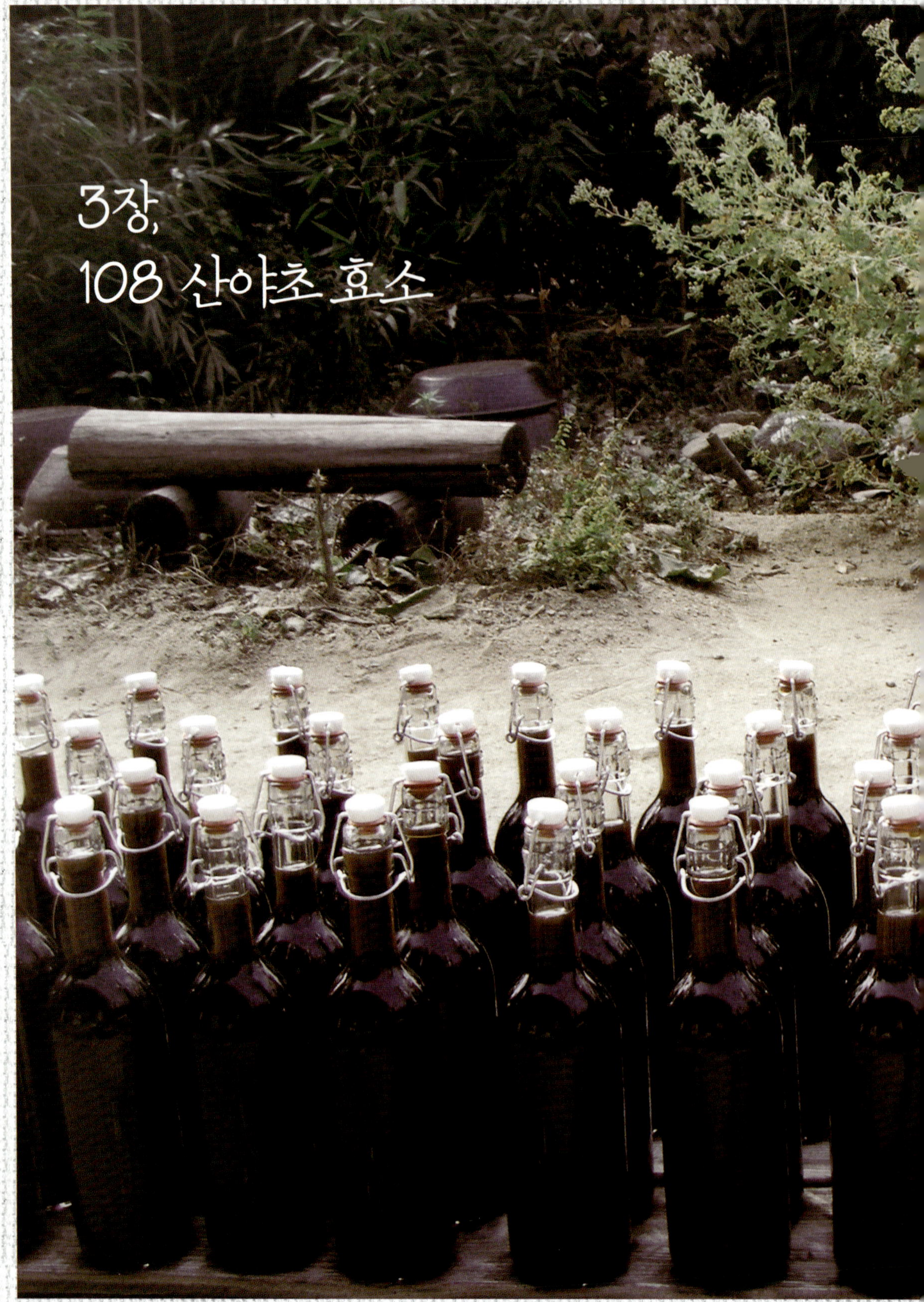
3장,
108 산야초 효소

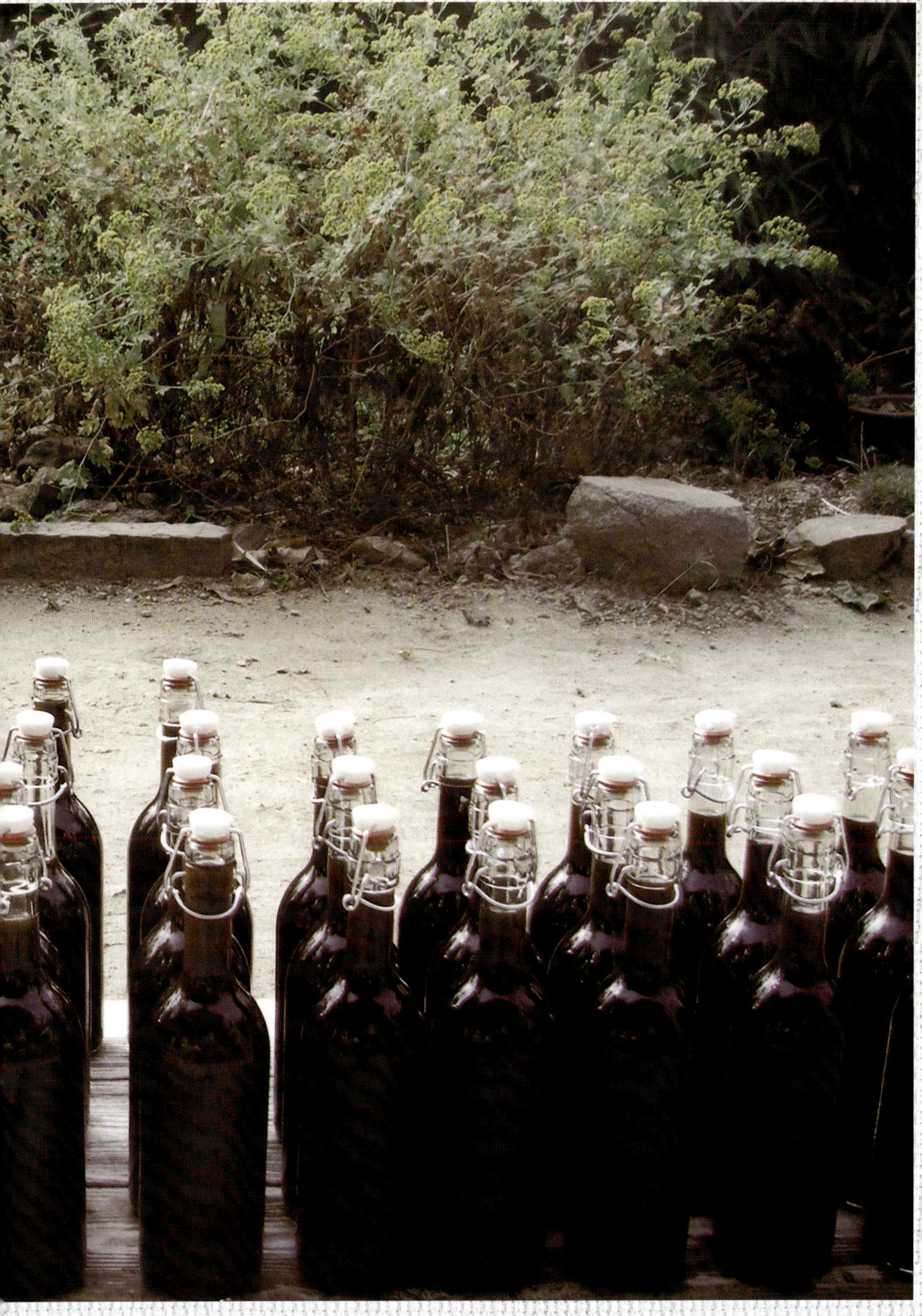

청정한 자연이 만든
108 산야초 효소

내가 108가지의 산야초로 효소를 담그는 까닭은 수행자로서 내 나름의 간절한 원력願力이 있어서이다. 아무 음식이나 먹지 못하는 민감성 알르레기 체질 때문에 죽을 고비를 여러 번 넘겼기 때문에 "부처님, 사람이 먹을 수 있는 가장 좋은 음식을 만들게 해 주십시오"라는 기도를 하며, 한 가지씩 먹을 때마다 번뇌도 하나씩 떨어져 나가라는 염원을 담았다.

사람이 식용할 수 있는 3,000여 종의 식물 중에 108이라는 수는 그리 많은 수는 아니다. 산에 갈 때마다 언제나 아낌없이 온몸을 내어 주는 꽃과 열매, 그리고 뿌리까지도 다 내어 주는 초목들에게 감사하고 배우며 채취를 한다.

산야초 중 어느 것이 더 귀하다고 말할 수는 없다. 사람마다 체질이 다르고 성향도 다르며 병도 제각각이다. 경우에 따라서 어떤 이에게는 쇠비름이나 환삼덩굴이 산삼보다 더 명약이 될 수도 있다. 또 아무리 좋은 것이라도 과하면 해가 될 수 있다.

나는 내가 살고 있는 주변에서 가장 청정하게 자라고 있는 산야초부터 채취하는 것을 원칙으로 한다. 내가 강원도나 제주도에서 살게 된다면 품목 몇 개가 또 달라질 것이다.

이 책에서 다루지 않은 산야초 중에서 옛날부터 우수한 보약으로 여겼던 것들이 많이 있다. 예를 들면 강활·구기자나무·궁궁이·대추나무·더덕·맥문동·모과나무·무화과나무·방풍·살구나무·삼백초·삼지구엽초·삽주·생강·수세미오이·아주까리·앵두나무·약모밀·왜당귀·우엉·작약·천궁·치자나무·하수오 등이 있는데, 이러한 것들은 야생보다는 재배하는 것들이 많고 민가에 인접해 있다. 이것들이 산속에 야생으로 있다면 물론 나도 채취할 것이다. 그러나 신토불이와 청정지역의 산야초를 채취하는 것이 나의 산야초 효소 담그기의 최우선 원칙이다.

지금은 효소의 우수성이 많이 알려져서 위의 것들도 많이 담그고, 양파나 과일, 여러 가지 다른 채소들도 담그는 추세이다. 각 가정의 지혜로운 주부들이 손쉽게 구할 수 있는 유기농 과일과 채소들로 효소를 담근다면, 탄산음료나 주스·우유·유산균음료에 비하겠는가.

공장에서 대량생산한 것들에는 무조건 식품첨가물이 들어 있다는 것을 명심하고, 스스로 건강을 지키는 지혜가 필요한 시대이다.

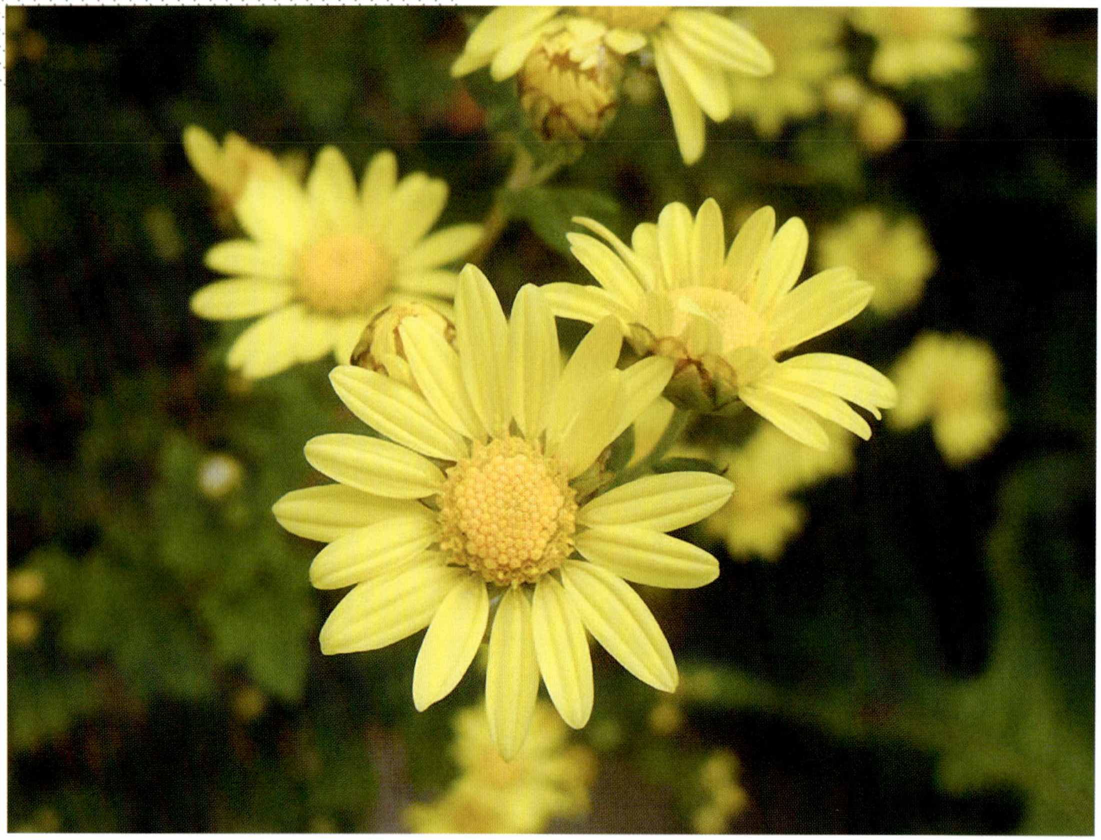

감국

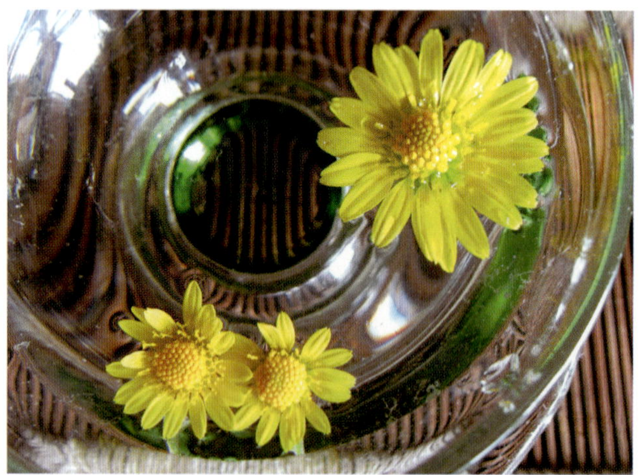

감국(위)은 산국(아래)보다 꽃 색깔도 연하고 크기는 배나 크다.

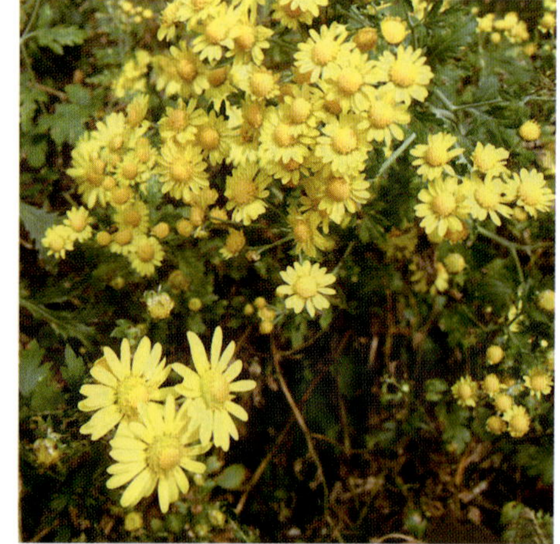

감국(아래 큰 꽃)과 산국(위쪽의 조그만 꽃송이들)

감국 감국화甘菊花·감국甘菊

국화과 • 여러해살이풀 • 키 30~80㎝

학명 *Dendranthema indicum* (L.) DesMoul **분포지** 우리나라와 아시아의 산·들·해안가 **개화** 9~11월에 황색 꽃 **결실** 10~11월 **효능** 고혈압·폐렴·위염·장염·기관지염·신경통·복통·현기증·눈병·기침·연주창連珠瘡·아토피·풍습風濕·어혈·종기·가슴이 답답할 때 쓴다. 해독·해열·소염 작용을 한다.

감국은 성질이 평하고 독이 없다. 꽃잎을 씹으면 그윽한 향과 단맛이 난다고 하여 '감국甘菊', '단국화'라고도 한다. 또 여러 가지 요리를 만들어 먹는다고 하여 '요리국料理菊'이라고도 한다.

《동의보감東醫寶鑑》에는 장과 위를 편하게 하고, 오맥五脈을 좋게 하여 팔 다리를 잘 놀리게 하며, 풍으로 어지러운 것과 두통에 쓴다고 하였다. 또 눈의 정혈精血을 돕고 눈물이 나는 것을 멈추게 하며, 머리와 눈을 시원하게 해 풍습으로 신체가 저리고 감각이 없어지는 풍습비風濕痺를 치료한다고 하였다.

감국은 가을이 깊어 가면 온 산과 들에 황금색으로 무리 지어 피어서 향기를 뿜어 대는 꽃이다. 산국과 비슷하게 생겼지만 감국 꽃이 더 크고 귀하다. 술로 담가서 먹거나 차로 만들어 마신다.

효소 담그기

금방 핀 생생한 꽃을 따서 설탕과 1:1 비율로 담근다. 꽃은 깨끗이 잘 따서 씻지 않는다. 물에 씻으면 화분이 빠져 나가기 때문이다. 꽃은 발효가 빨리 일어나므로 두 달 정도 이따가 걸러 준다. 아파트 실내라면 1~2주일 만에 발효될 수 있으므로 상황에 따라 잘 살펴서 거른다. 1년 이상 숙성시켜서 먹는다.

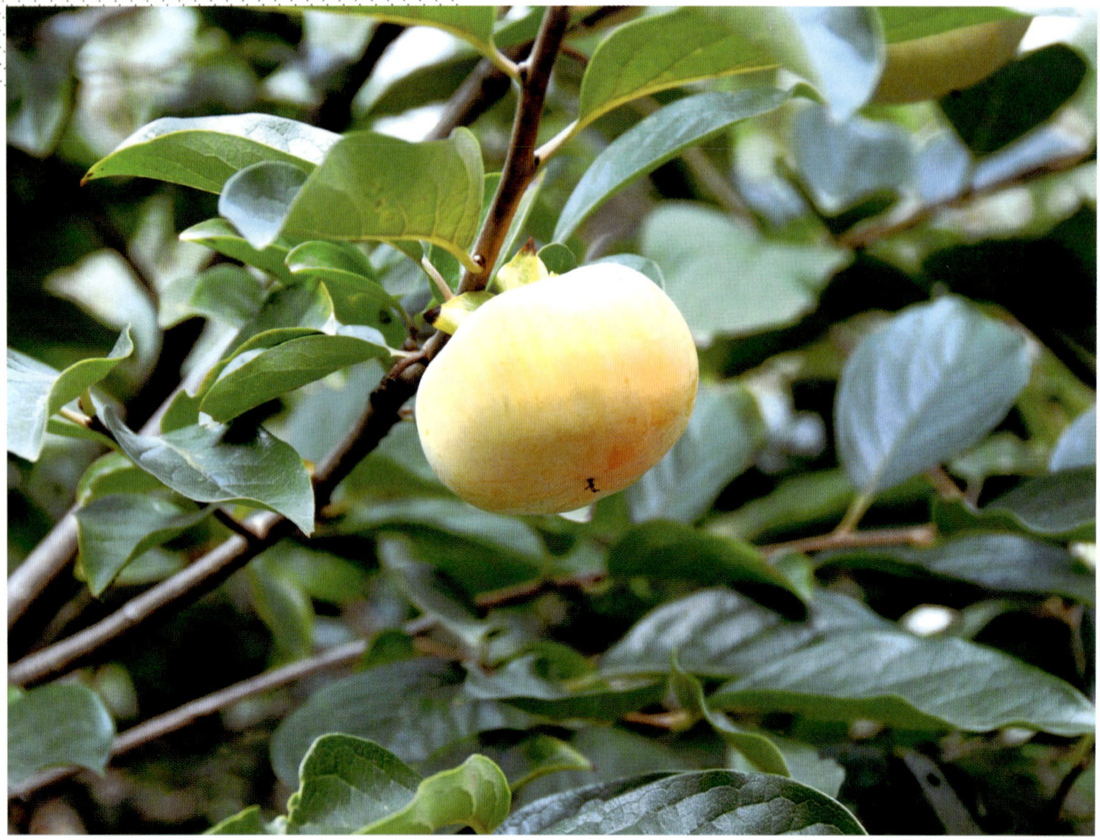

감이 초록빛에서 주홍빛으로 익어 가고 있다.

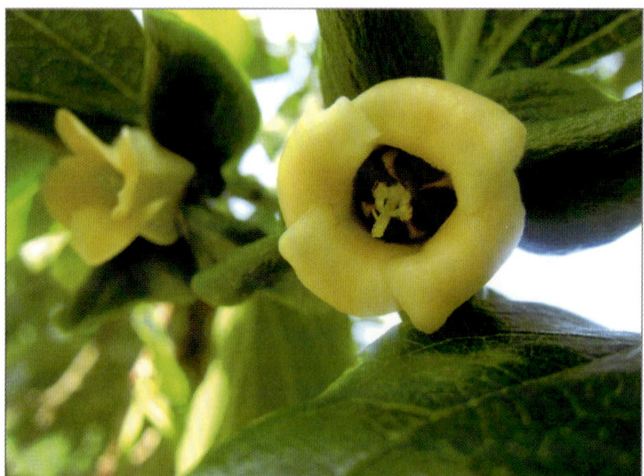

5~6월에 담황색의 꽃이 핀다.

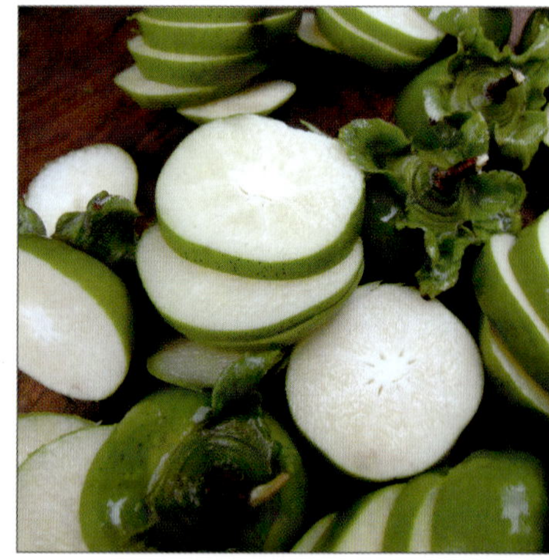

감 효소는 단단한 풋감을 적당히 잘라서 사용한다.

감나무 시柿·시체柿蒂

감나뭇과 • 낙엽 활엽 교목 • 키 4m 내외

학명 *Diospyros kaki* Thunb. **분포지** 우리나라의 중부 이남 지역과 아시아 **개화** 5~6월에 담황색 꽃 **결실** 9~10월에 황록색 열매 **효능** 암 예방·중풍·고혈압·눈 건강·멀미에 좋다. 피부 미용·숙취 해소·면역력 강화·독충에 물렸을 때도 쓴다.

감나무의 학명은 'Diospyros'인데 'Dios'는 신, 'pyros'는 곡물이란 뜻으로, 서양에서는 '과실의 신'이라 불리는 최상급의 나무이다. 떫은 감즙은 중풍의 명약으로 민간에서 널리 쓰여 왔다. 감은 비타민 A와 비타민 C·탄닌^{tannin}·칼륨·마그네슘 등을 풍부하게 갖고 있어서 피부 미용에 탁월한 효과가 있다. 또한 감의 탄닌 성분은 알코올 해독에 좋고, 크립토크산틴^{cryptoxanthine}이라는 성분은 카로틴보다 암을 예방하는 효과가 5배나 높다. 특히 폐암·췌장암 예방에 우수한 효과가 있다. 또 감의 베타카로틴^{betacarotene}이라는 성분은 비타민 C와 함께 신체의 면역력을 키워 준다.

〈주의〉 감 효소가 숙취에 좋으나 술과 함께 마시면 더 취하므로 주의한다. 바닷게와 같이 먹으면 배가 아프거나 토사吐瀉가 날 수 있다.

효소 담그기

감잎은 새순이 돋을 때부터 무성해질 때까지 효소로 담글 수 있다. 즙액은 새순이 많지만, 양분은 잎이 무성할 때 더 많다. 익은 감을 효소로 담그면 물러서 잼처럼 되므로, 풋감이나 익기 전의 단단한 것을 쓴다. 적당히 자른 감을 설탕과 잘 버무려서 항아리에 담고 설탕의 30% 정도를 남겨 두었다가 항아리 윗부분에 붓는다. 감은 즙액이 많이 나오므로 설탕을 1:1 비율보다 조금 더 쓴다. 2~3일에 한 번씩 저어 주고, 100일 정도 지나서 걸러 낸다. 서늘한 곳에서 1년 이상 숙성시켜서 먹는다.

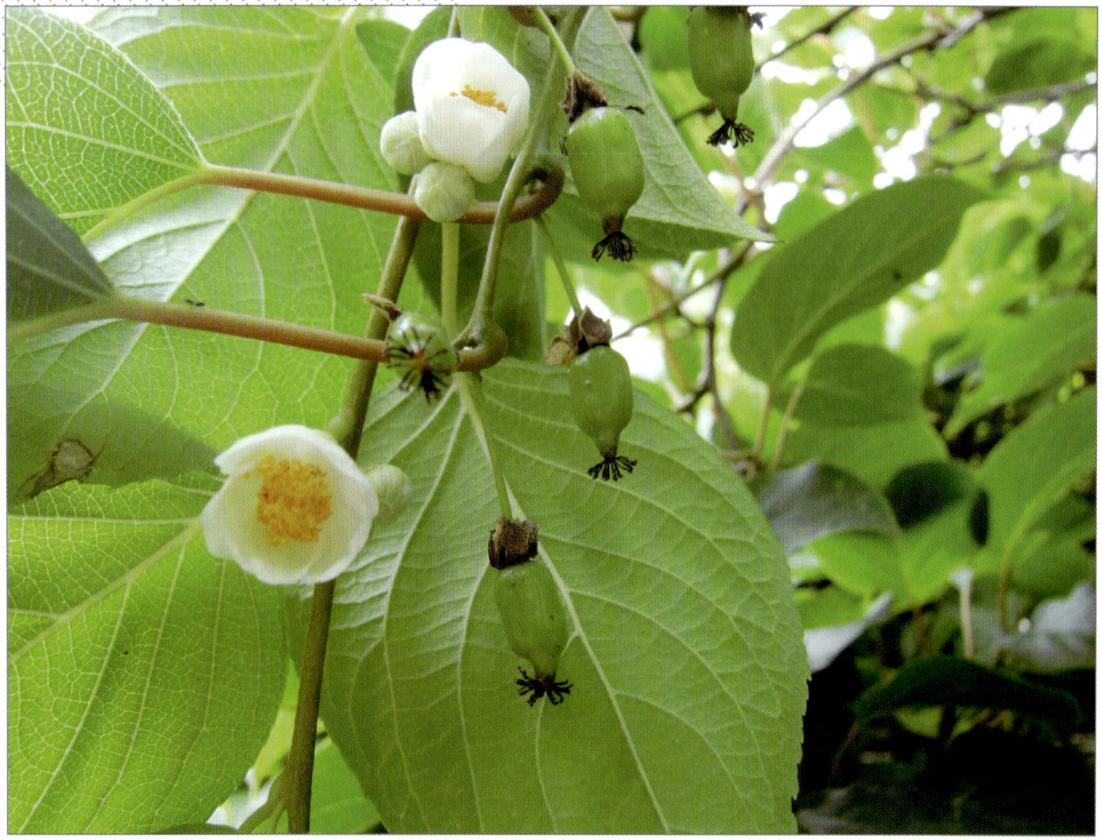

개다래 꽃

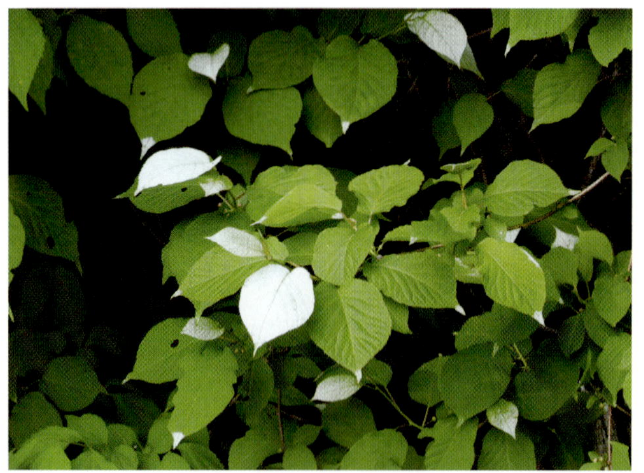

개다래는 잎끝이 흰색이지만 쥐다래는 희거나 분홍빛이다.

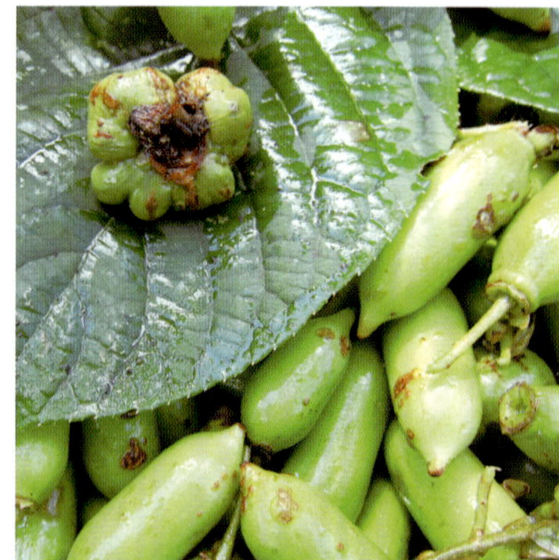

개다래와 충영. 잎. 충영은 모양이 울퉁불퉁하다.

개다래 목천료 木天蔘

다래나무과 • 낙엽 활엽 덩굴성 • 길이 5m 내외

학명 *Actinidia polygama* (Siebold & Zucc.) Planch. ex Maxim. **분포지** 우리나라의 전국 산지·일본·중국 **개화** 5~6월에 매화와 비슷한 흰 꽃 **결실** 8~9월에 황색으로 익음 **효능** 통풍에 특효가 있다. 관절염·류머티즘·복통·요통·월경 불순·안면 신경마비·보온·진통·여성의 하반신 통증에 좋으며, 신장을 튼튼하게 한다.

개다래는 여름에 잎끝, 혹은 전체가 흰색으로 변한다. 열매는 맵고, 쓰고, 떫고, 시며, 톡 쏘면서 혀가 타는 듯한 맛 때문에 먹을 수가 없다. 벌레 먹어서 혹이 생겨 울퉁불퉁한 모양의 열매를 약으로 쓰는데, 이 벌레 주머니를 '충영[벌레혹, 蟲廮]', 또는 '목천료'라 부른다. 개다래 담은 술을 '천료주'라 하며 민간에서 널리 쓰인다.

개다래는 특히 통풍·중풍·관절염의 명약으로 알려져 있다. 달이거나 끓이면 약효가 떨어지므로 효소로 담그는 것이 약성을 고스란히 우러나게 하는 방법이다. 개다래는 '말다래'라고도 하며, 개다래와 비슷하게 생긴 쥐다래도 있다. 쥐다래는 개다래에 비해 꽃의 수가 엉성하고 꽃받침에 자색이 있다. 꽃잎의 가장자리는 물결 모양을 띠며, 잎끝이 분홍이나 흰색인 데 반해 개다래는 흰색만 있다.

쥐다래 열매는 '목천별자', '쥐젖다래'라고 부르는데, 맛이 달고 먹기에 좋다. 쥐다래 열매는 기다랗게 생겼으며 끝이 뭉툭한 반면, 개다래는 끝이 뾰족하다. 한편, 다래는 둥글고 익어도 녹색이다. 양다래는 외국에서 들여와 재배하는 키위이다. 산에서 개다래와 다래를 따는 재미는 산야초 효소 담그기의 큰 기쁨 중 하나이다.

효소 담그기

개다래와 설탕을 1:1 비율로 섞는다. 열매 효소는 설탕이 밑으로 처지므로 설탕 30% 정도를 남겼다가 항아리 윗부분에 부어 준다. 2~3일에 한 번씩 설탕이 완전히 녹을 때까지 잘 저어 주고, 100일 정도 지나면 걸러 낸다. 1년 이상 숙성시켜서 먹는다.

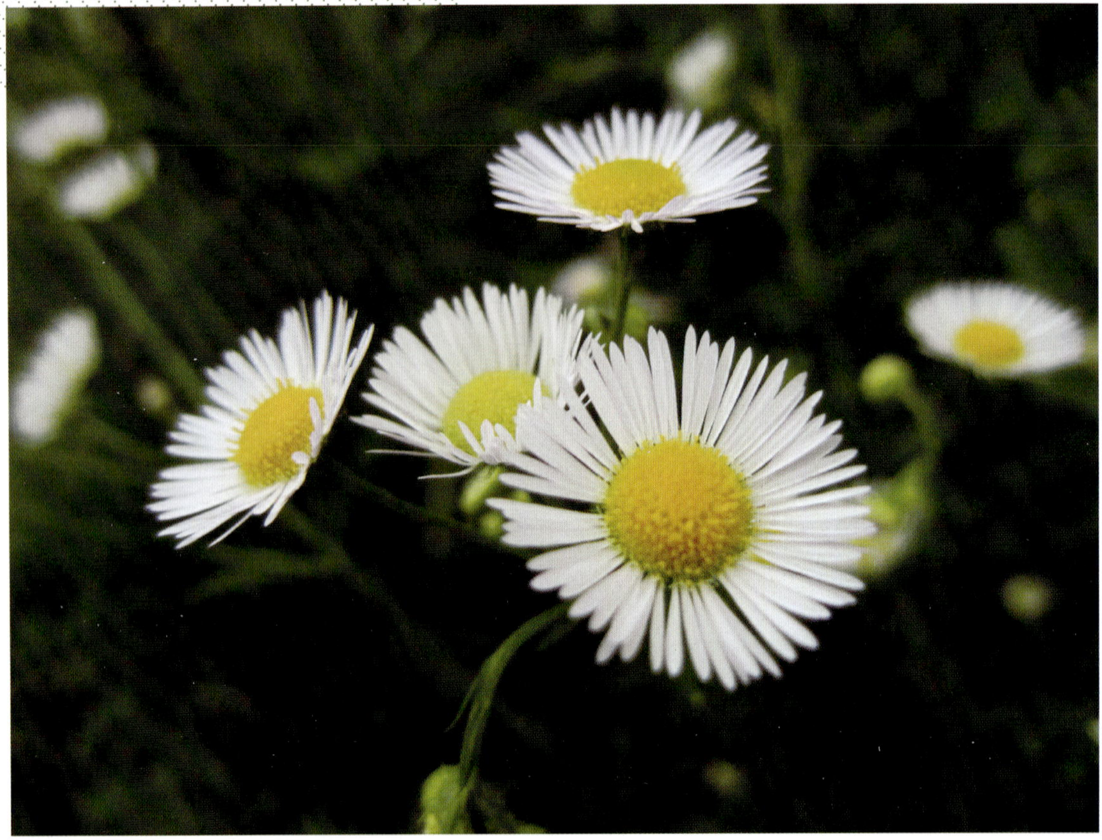

개망초는 꽃 핀 모양이 계란 프라이와 닮아서 '계란꽃'이라고도 부른다.

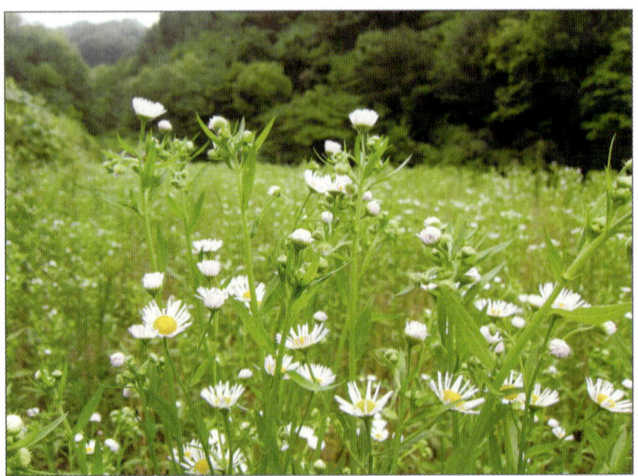

개망초는 생명력이 강해서 어디에서든 잘 자란다.

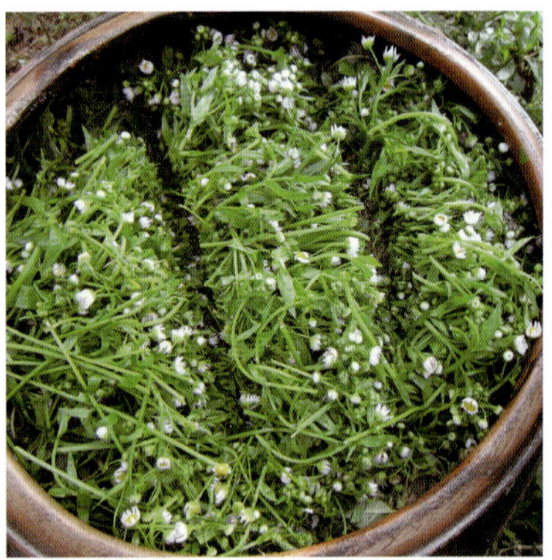

꽃이 한창 피었을 때 줄기째 채취해서 효소로 담근다.

개망초 일년봉一年蓬

국화과 • 두해살이풀 • 키 30~100cm

학명 *Erigeron annuus* (L.) PERS. **분포지** 우리나라·아시아·북아메리카의 산비탈·들·길가 **개화** 5~11월 **결실** 10~11월 **효능** 림프선염·급성 위장염·전염성 간염·장염·학질·감기·설사·혈뇨에 좋으며, 혈당 강화, 소화불량에도 쓴다. 해열·해독 작용을 한다.

여름부터 가을이 끝날 때까지 온 산천을 아련한 그리움으로 물들이는 꽃이 개망초이다. 향기도 은은하니 좋고 봄부터 가을까지 새로 나온 순이면 언제라도 먹을 수 있다. 꽃 핀 모양이 계란 프라이와 닮아서 '계란꽃'이라고도 불리는 개망초는 나물·된장국·생즙·묵나물·튀김 등으로 다양하게 요리해서 먹을 수 있다. 일제가 수확 물자 수송을 위해 우리나라에 철길을 놓을 때 침목에 개망초 씨앗이 묻어 들어와 철도가 놓인 곳을 따라 흰색 꽃이 피었는데, 일본이 조선을 망하게 하려고 씨를 뿌렸다고 생각하여 '망국초亡國草'라고도 불렀다. 그 외 배추나물·흰구름국화·일년봉·천장초·장모초·지백채·야호·왜풀 등 다양한 이름이 있다.

북아메리카가 원산지이며, 전 세계에 250여 종이나 되는 개망초는 그 생명력이 대단해서, 버려진 오지 마을의 밭에는 여지없이 개망초가 주인이 된다. 근처 숲 속까지 번져서 개망초 꽃이 필 때면 산골짜기는 환상의 물결이다. 이 깨끗한 오지 산골짜기의 개망초로 효소를 담그면 얼마나 맛있고 향기로운지 모른다.

최근 개망초의 꽃에 있는 퀘르세틴quercetin과 아피제닌apigenin이라는 생리 활성 물질이 각각 동맥경화와 알레르기, 암세포 증식 억제에 효과가 있는 것으로 밝혀졌다. 끊임없는 생명력이 만고풍상萬古風霜을 이겨 내고 청정 지역에 살아남았다면 그 에너지가 어찌 허술하겠는가? 우리는 그 에너지를 섭취하는 것이다.

효소 담그기

개망초 꽃이 한창 피었을 때 줄기째 잘라 설탕과 1:1 비율로 담근다. 2~3일에 한 번씩 설탕이 완전히 녹을 때까지 뒤집어 주고, 100일 정도 지나서 걸러 낸다. 1년 이상 숙성시켜서 먹는다.

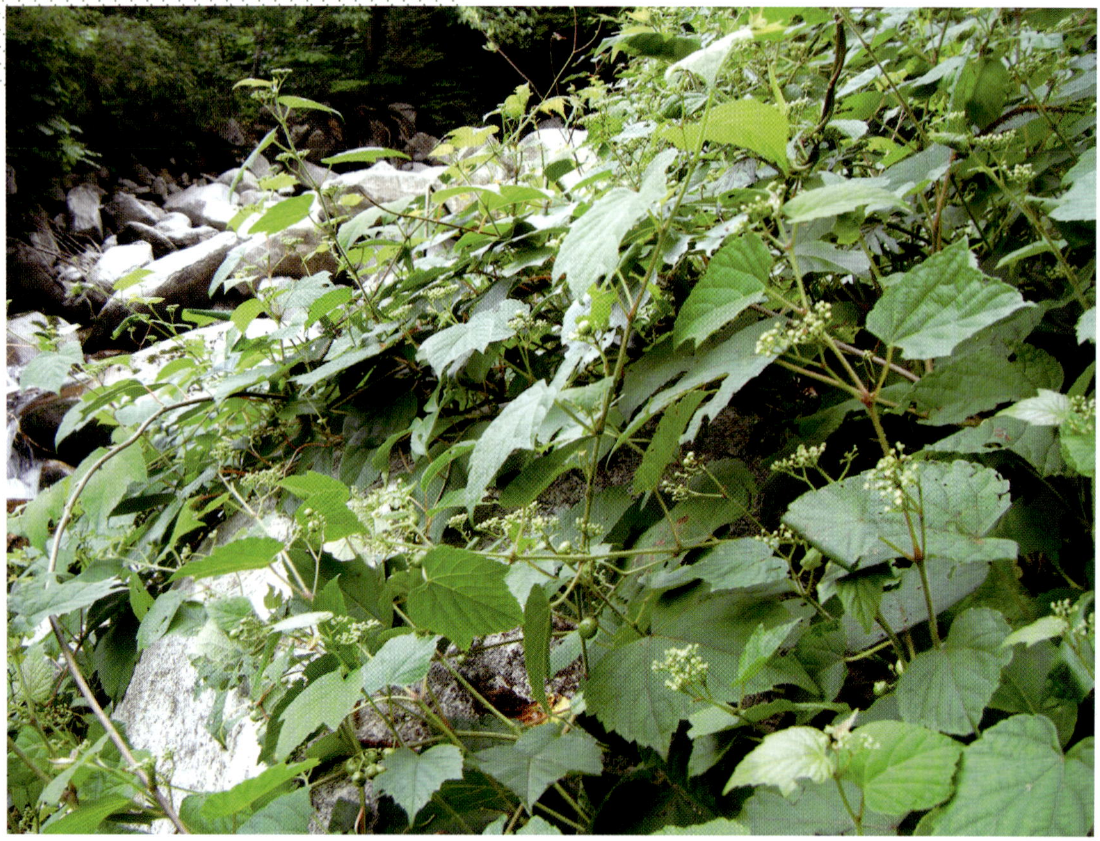

머루는 먹을 수 있지만 개머루는 먹지 않고 약으로 쓴다.

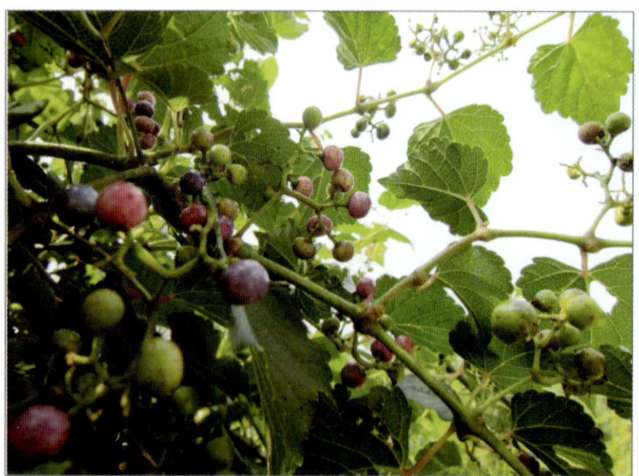
열매는 색깔이 일정하지 않아 자연스런 아름다움이 있다.

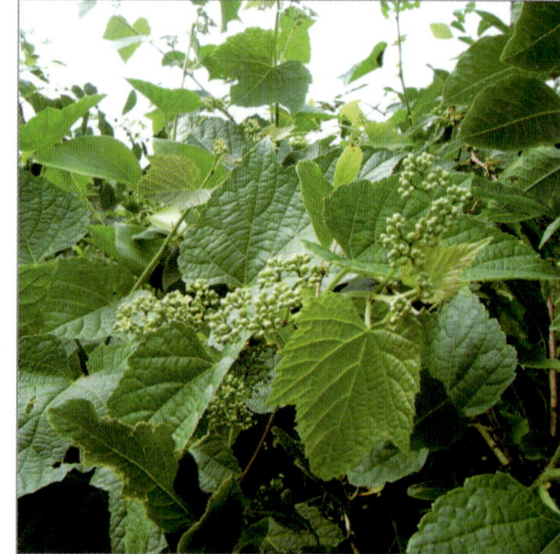
개머루는 6~7월에 연두색 꽃이 핀다.

개머루 사포도蛇葡萄·산포도山葡萄

포도과 • 낙엽 활엽 덩굴나무 • 키 5m

학명 *Ampelopsis brevipedunculata* (Maxim.) Trautv. **분포지** 우리나라와 아시아의 산과 들 **개화** 6∼7월에 연두색 꽃 **결실** 8∼9월에 흰색·파랑·보라·빨간색 열매 **효능** 간염·간 경화·부종·복수·신장염·방광염·맹장염·폐결핵·관절염·간질·구토·설사·위궤양·화상·창독·이뇨에 좋다.

개머루는 열매의 크기와 색깔이 일정하지 않다. 파랗던 열매가 하얗게 변했다가 보라, 빨강으로 변하고 마지막에 검푸르게 변한다. 다양한 크기의 열매가 달린 모양이 무척 아름답고 신비롭다.

머루는 맛있지만 개머루는 먹지 못한다. 개머루는 신장에 탈이 났을 때 특효약으로 쓰고, 민간에서는 간 질환에 널리 썼으며, 복수가 찼을 때도 신기하게 잘 든다.

효소 담그기

열매가 달렸을 때 열매와 줄기, 잎을 같이 쓴다. 잘게 잘라서 설탕과 1:1 비율로 담근다. 설탕이 완전히 녹을 때까지 2~3일에 한 번씩 뒤집어 준다. 100일 정도 지나서 걸러 주고, 1년 이상 숙성시킨 다음에 먹는다.

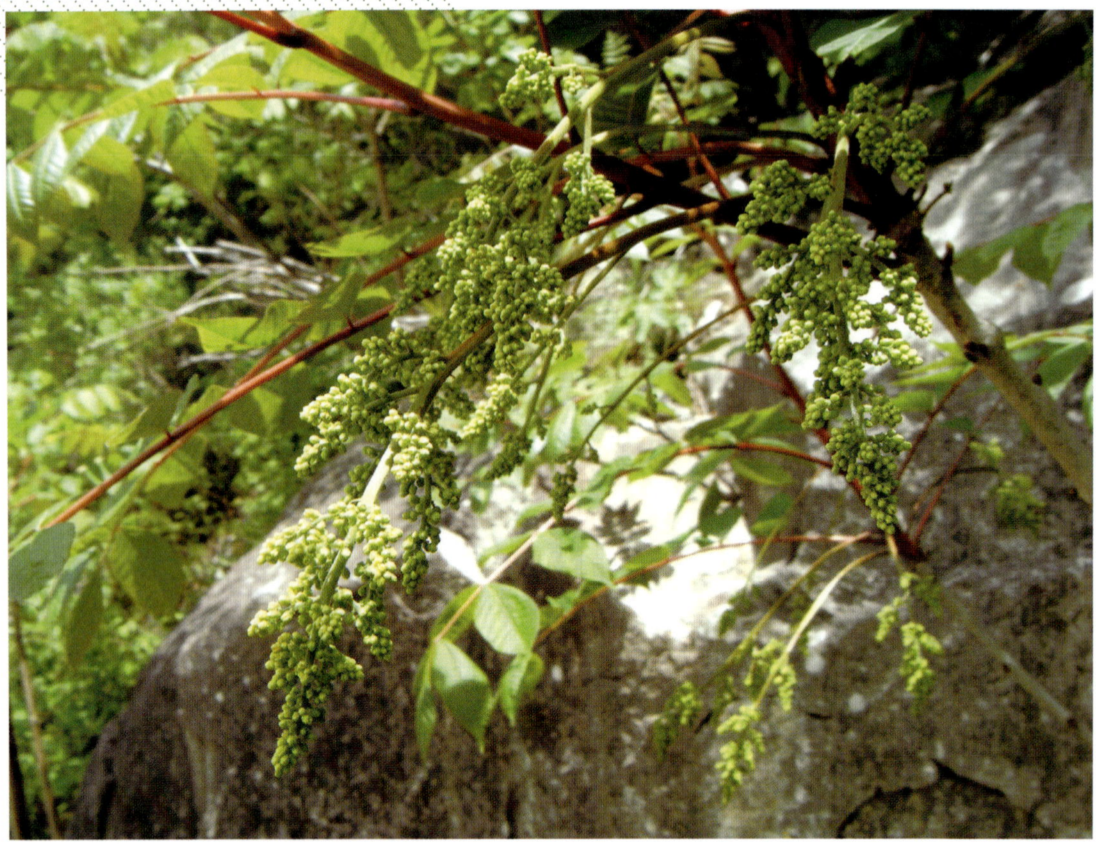

개옻나무는 황록색의 작은 꽃이 조밀하게 원뿔꽃차례로 달린다.

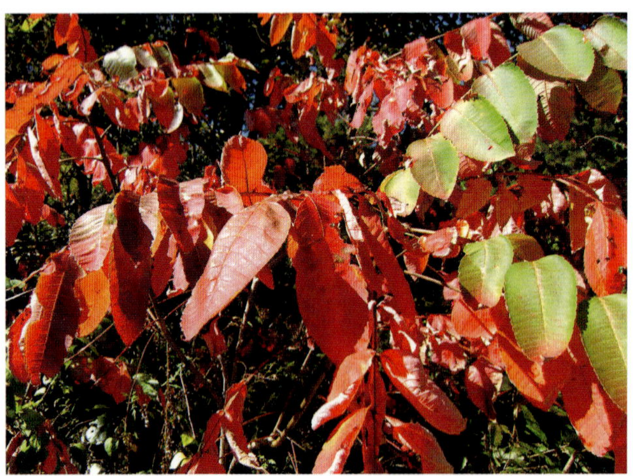

가을에 붉게 물든 개옻나무

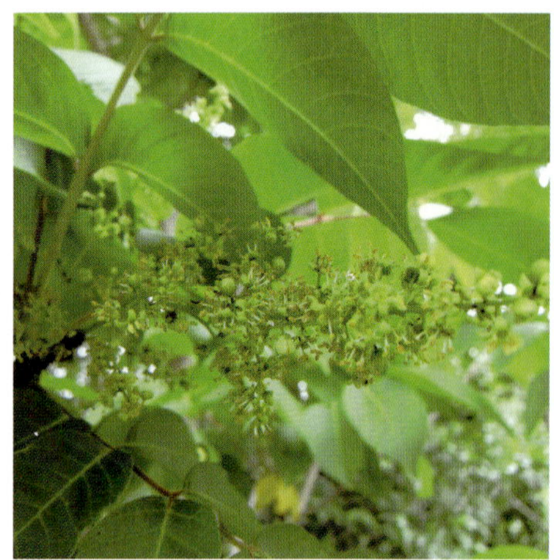

참옻나무 꽃

개옻나무 건칠乾漆·칠사漆査

옻나무과 • 낙엽 활엽 소교목 • 키 7m

학명 *Rhus tricocarpa* Miq. **분포지** 우리나라 토종으로 산 중턱에서 자람 **개화** 5~7월에 황록색 꽃 **결실** 10월 **효능** 통경약痛經藥으로 으뜸이다. 당뇨·위장병·신장병·관절염·늑막염·신경통·피부병·여성 질병·지방 간·수족 냉증·어혈에 좋으며, 항암 작용을 한다.

개옻나무는 '산칠수', '털옻나무', '진옻나무' 등으로도 불린다. 개옻나무는 수피에 세로줄 무늬가 있고, 참옻나무는 가로줄이 있어 구별된다. 참옻나무는 중국이 원산이고 개옻나무가 우리나라 토종으로, 산에서 만나는 개옻나무는 대개 토종이다. 참옻나무는 중국에서 재배용으로 들여와 산에서는 잘 보이지 않고, 마을 근처에서 자주 볼 수 있다.

개옻나무 새순은 데쳐서 나물로 먹는데, 새순이 날 때 가지 사이에서 꽃대와 꽃봉오리가 함께 나오고, 이때의 줄기는 붉은 빛을 띤다. 또 가을에는 빨갛게 단풍이 들어 가을 산을 아름답게 장식한다. 참옻나무보다는 약하지만 개옻나무도 옻이 오를 수 있으므로 주의한다.

옻나무는 가장 훌륭한 방부제이며 살충제이다. 수액은 고대로부터 고급 칠 재료로 쓰여 왔다.

효소 담그기

개옻나무 새순과 꽃대를 설탕과 1:1 비율로 담그고, 2~3일에 한 번씩 설탕이 완전히 녹을 때까지 뒤집어 준다. 100일 정도 지나서 걸러 주고, 1년 이상 숙성시켜서 먹는다. 열매도 같은 방법으로 담그는데, 열매를 담글 때는 설탕을 30% 정도 남겼다가 항아리 위쪽에 부어 준다. 참옻나무도 같은 방법으로 담근다. 옻이 오를 수 있으니 특별히 주의한다.

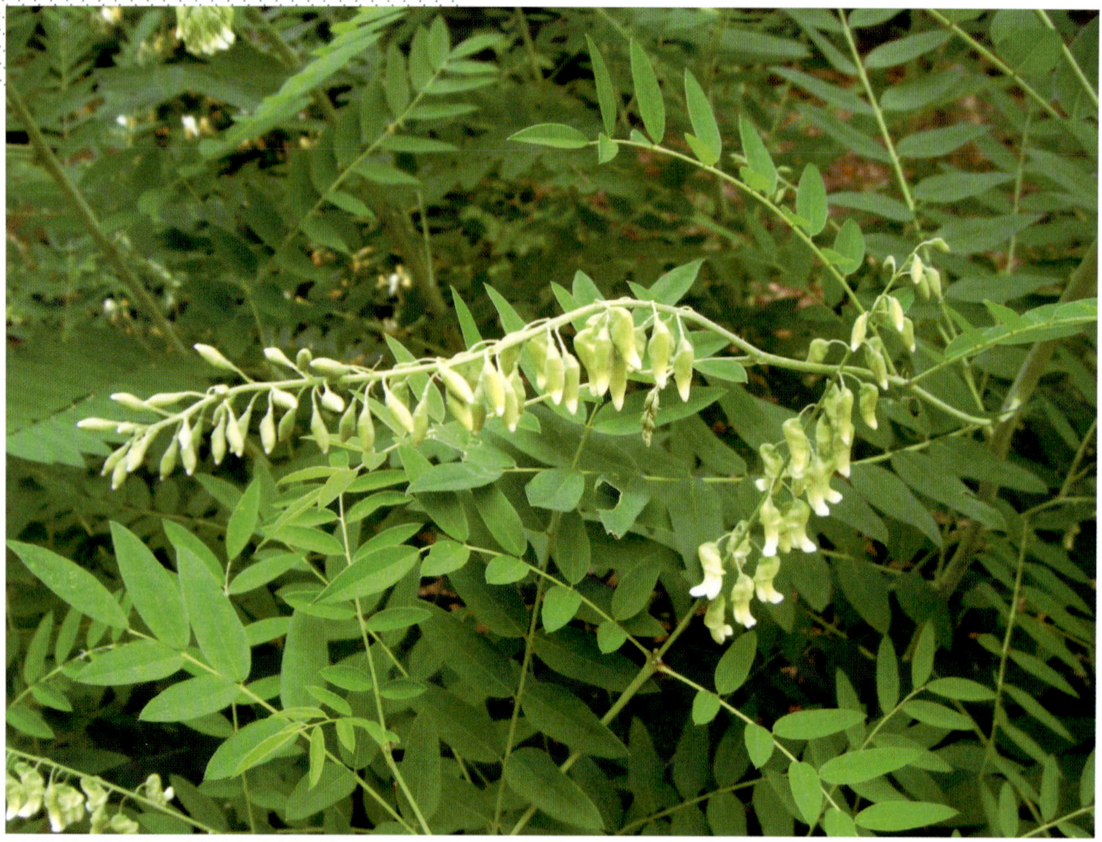

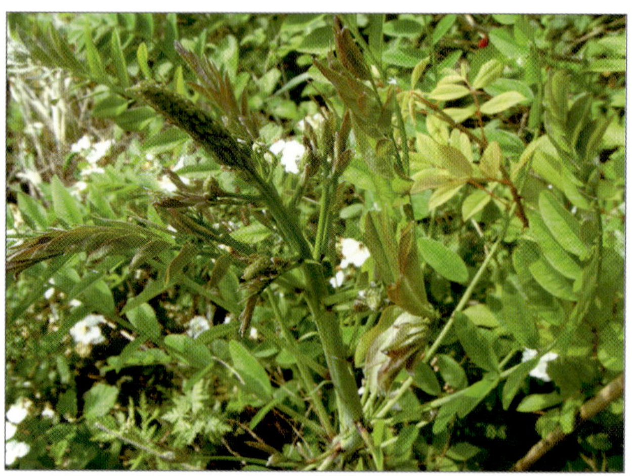

고삼은 연노랑 꽃이 꽃대에 길게 달려서 핀다.

고삼 어린순

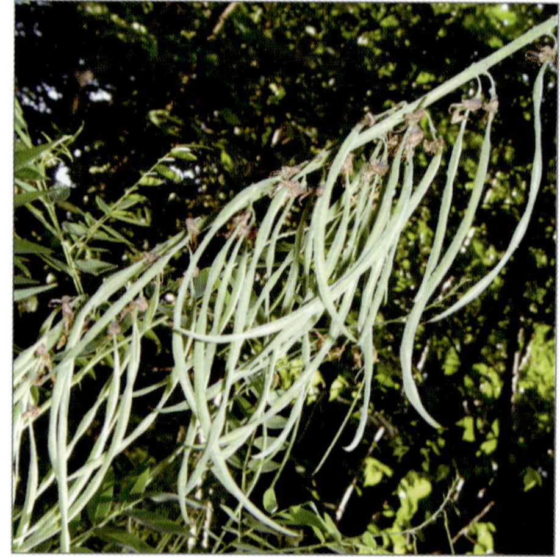

열매는 아래로 늘어지면서 열리고, 안에는 종자가 들어 있다.

고삼 ^{고삼苦蔘}

콩과 • 여러해살이풀 • 키 1m

학명 *Sophora flavescens* Solander ex Aiton **분포지** 우리나라·중국·일본·러시아 극동부의 산과 들 **개화** 6~8월에 연노랑 꽃이 꽃대에 길게 달려서 핌 **결실** 9~10월 **효능** 만성 간염·식도염·편도선염·천식·거담·황달·이질·대하·자궁 내막염·나병·피부병·화상·손목 관절염에 효능이 있고, 진통·진정·항염·항알레르기·항종양 작용을 한다.

고삼은 산이나 들, 길가 등 햇빛이 잘 드는 곳이라면 어디서나 잘 자라며, 다양한 활용 가치가 있는 우리나라 토종 산야초이다. 우수한 민간 약초로서 뿌리와 줄기, 잎을 말려서 가루를 내어 피부약으로 쓰고 달여서도 쓰며, 농약 살충제로도 쓴다.

고삼의 둥근 줄기는 푸른색이지만 어릴 때는 검은 빛이 돈다. 꼬투리 모양의 열매는 씨가 들어 있는 부분이 불룩 튀어나와 마치 염주를 닮았다. 고삼을 '도둑놈의 지팡이'라고도 부르는 것은 뿌리의 모양이 길고 굵으면서 괴상한 모양으로 구부러져서 붙여진 별명이다. 고삼 뿌리의 즙은 혀가 깜짝 놀랄 정도로 쓴맛이 난다. 어릴 때의 뿌리 모양이 인삼과 많이 닮고, 효능도 인삼과 같아서 쓴 인삼이라는 뜻으로, '고삼苦蔘'이라는 이름이 붙여졌다.

《동의보감》에서는 고삼의 다양한 효능을 소개하고 있다. 열독풍熱毒風으로 피부와 살에 헌 데가 생기고 눈썹이 빠지는 것을 치료하며, 심한 열을 내리고 잠만 자려고 하는 것을 낫게 하고 눈을 밝게 하며, 간담肝膽의 기를 보하고 잠복된 열로 생긴 이질과, 오줌이 황색이면서 적색인 것을 낫게 하며, 치통·악창惡瘡·문둥병을 낫게 한다고 했다.

효소 담그기

꽃이 막 피었을 때 줄기와 잎을 함께 잘라 담근다. 뿌리는 가을부터 초봄까지 담그고 설탕은 1:1보다 조금 덜 쓴다. 담그기는 기본 방법과 같다.

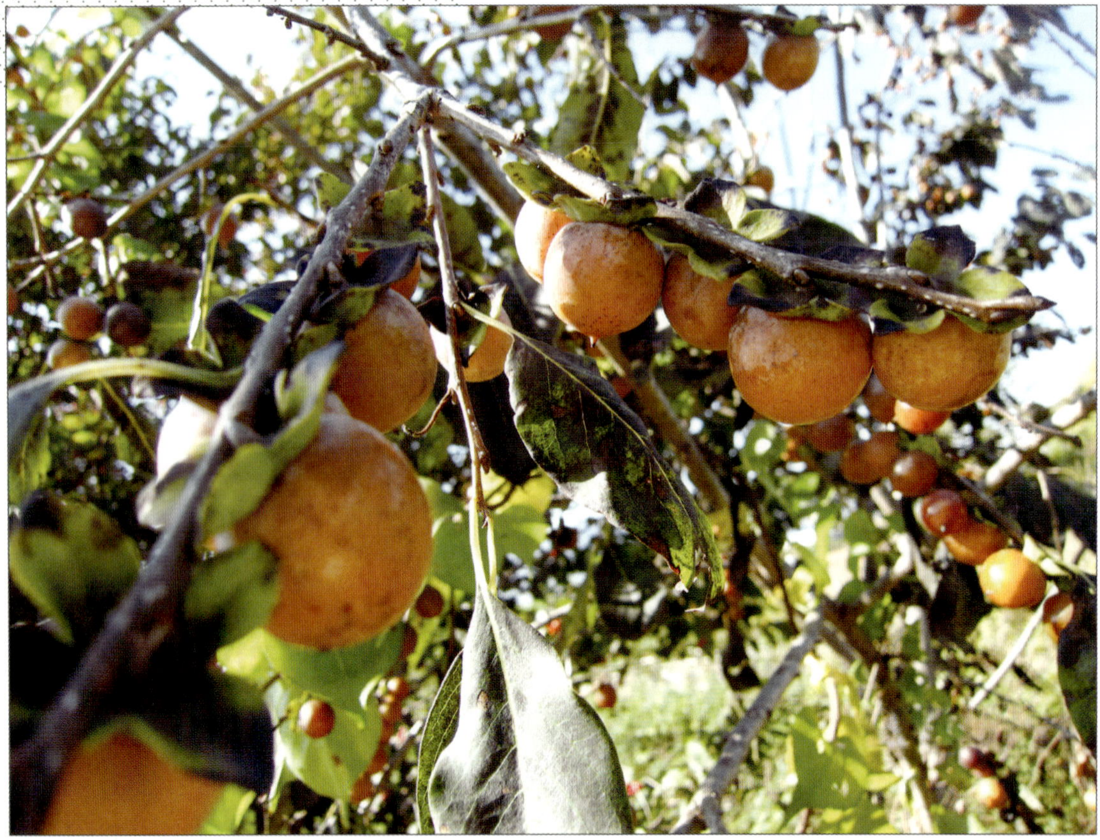

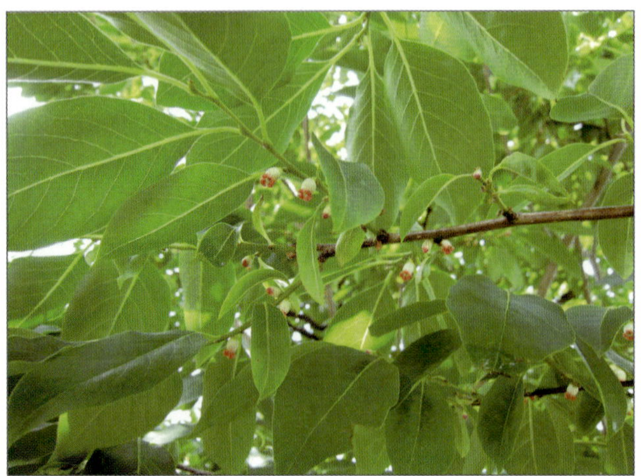

고용나무 잎과 꽃. 봄의 새순은 차로 만들어 먹을 수 있다.

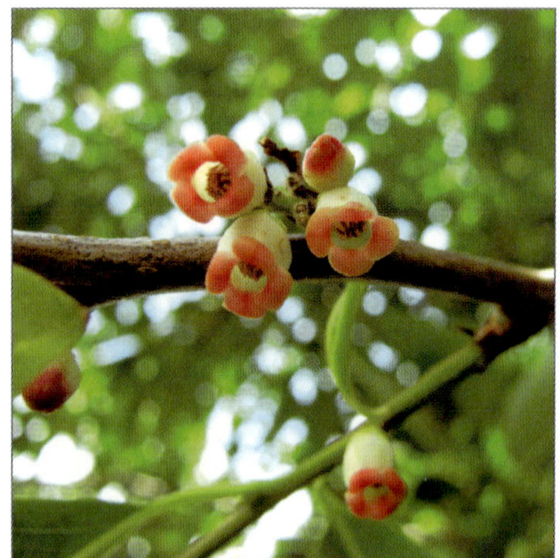

앙증맞은 종 모양의 고욤나무 꽃.

고욤은 감보다 약효가 훨씬 뛰어나다.

고욤나무 군천자裙欔子·소시小柿

감나뭇과 • 낙엽 활엽 교목 • 키 10m 내외

학명 *Diospyros lotus* L. **분포지** 우리나라의 경기 이남·일본·중국·유럽 남동부의 산 **개화** 5~6월에 황록색과 암자색 꽃 **결실** 9~10월에 황색과 암자색의 열매가 열림 **효능** 중풍·심장병·고혈압·당뇨·소갈消渴·위장병·결핵성 망막 출혈·두통·변비·불면증·습진·뾰루지·알레르기성 여드름·숙취·번열煩熱에 쓰며, 지혈·진정 작용을 한다.

감나무의 원조인 고욤나무는 감나무보다 우수한 영양소를 함유하고 있으며, 약효 또한 감나무보다 월등하다. 고욤나무는 감나무를 접목할 때 대목용臺木用으로 쓰며, 목재는 여러 가지 기구재器具材로 쓴다. 과일은 대체로 몸을 차게 하는 성질이 있는데, 특히 고욤은 몸을 차게 하는 성질이 더 강하다. 임산부는 너무 많이 먹으면 유산할 수 있다.

호메로스의 《오디세이》에 등장하는 환상의 음식이 바로 고욤이다. 추위에 강해 겨울에도 고욤이 나뭇가지에 달려 있는 것을 볼 수 있는데, 가을에 익은 열매를 항아리에 저장해 두었다가 추울 때 먹는 맛이 일품이다. 새순으로 감잎차를 만들어 먹으면 겨울철 비타민 C 섭취로 최고이다.

충북 보은 용곡리에는 300년 된 천연기념물 고욤나무가 있다.

〈주의〉 신경통·류머티즘·부인병·냉병에는 쓰지 않는다.

효소 담그기

꽃이 필 때 잎도 함께 설탕과 1:1 비율로 담근다. 열매는 익기 전 단단한 것을 쓰고, 설탕 30%를 남겨 두었다가 윗부분에 부어 준다. 2~3일에 한 번씩 설탕이 완전히 녹을 때까지 뒤집고 젓는다. 100일 정도 지나서 걸러 주고 1년 이상 숙성시켜서 먹는다.

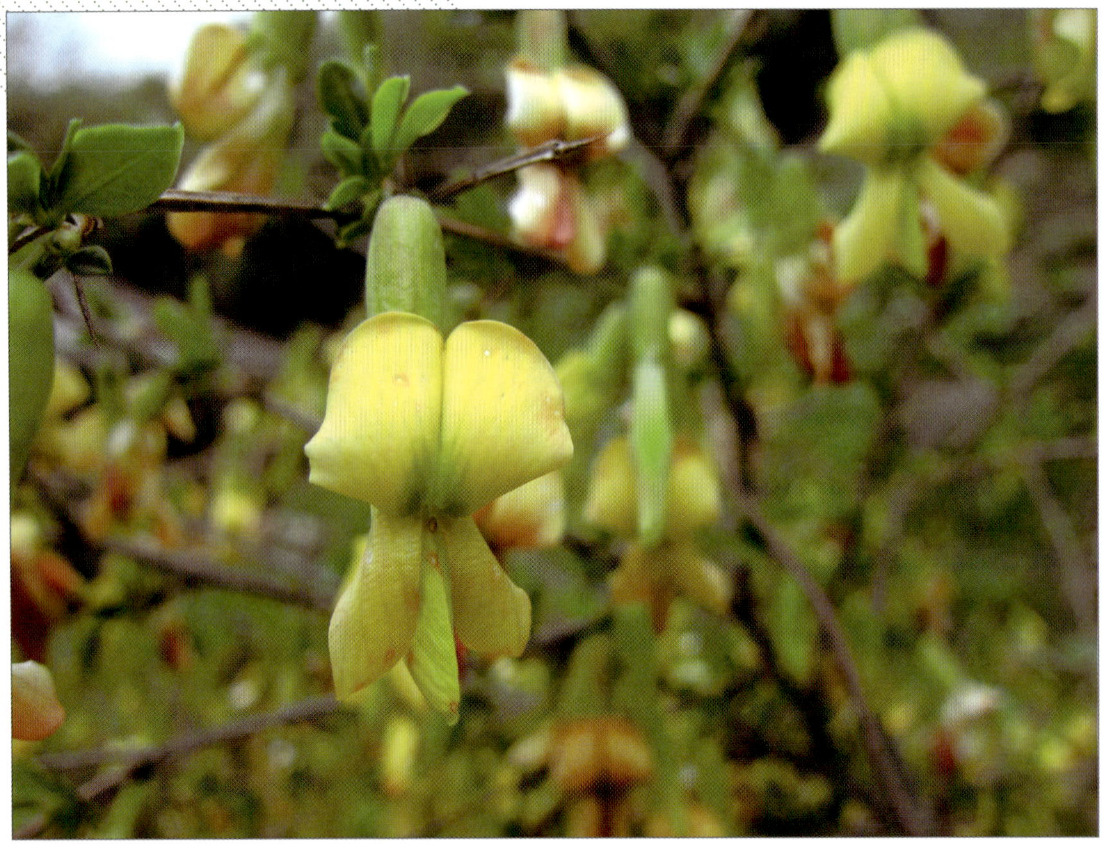

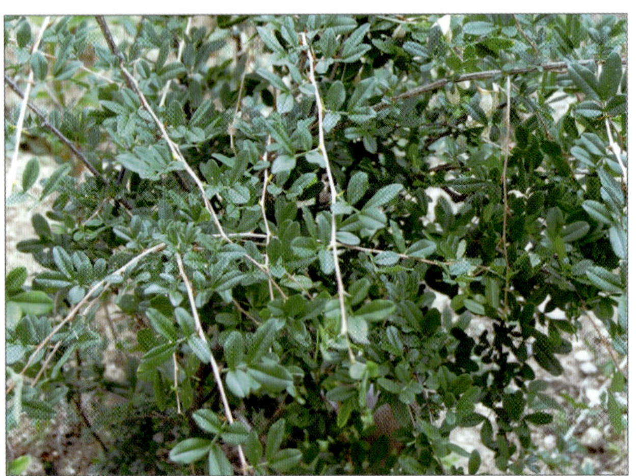

나비 모양의 골담초 꽃은 달콤해서 샐러드 재료로 활용할 수 있다.

골담초는 뼈 질환에 좋은 약초이다.

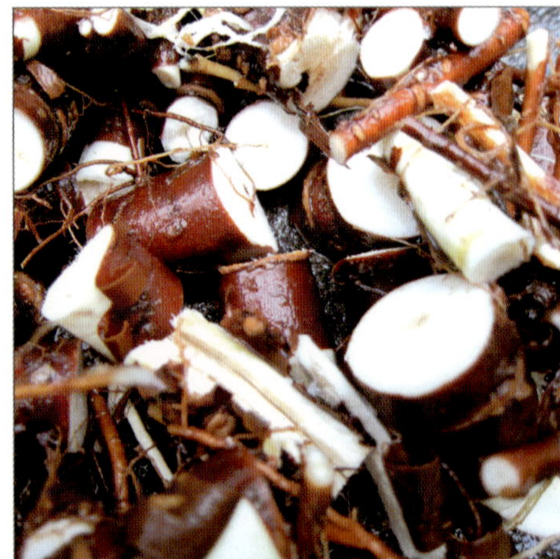

골담초 뿌리는 신경통과 관절염에 좋다.

골담초 금작근金雀根·골담근骨擔根

콩과 • 낙엽 활엽 관목 • 키 1.5~2m

학명 *Caragana sinica* (Buc'hoz) Rehder **분포지** 우리나라와 아시아의 산지 **개화** 4~5월에 나비 모양의 노란 꽃이 피었다가 시간이 지나면 붉게 변함 **결실** 9~10월 **효능** 고혈압·위장병·관절염·통풍·신경통·요통·수면 장애·감기·해수咳嗽·여성 질환·무월경·월경불순·어지럼증·허약 체질에 좋으며, 강장强壯·이뇨 작용을 한다.

골담초는 이름에서 말하듯 뼈 질환에 좋은 약초이다. 뿌리는 신경통과 관절염에 특효약으로 쓰이고, 꽃은 달콤해서 샐러드 재료로 좋다. 봄에 산뜻한 노란색 꽃을 차로 우려먹어도 맛있다. 온 가지에 주렁주렁 풍성하게 꽃이 달리고, 꽃이 질 때는 적갈색으로 변한다.

부석사를 창건한 의상 대사가 평소에 가지고 다니던 지팡이를 꽂은 것이 골담초가 되었다는 전설이 있다.

옛날에는 구황식물로 골담초의 꽃을 따 먹고 꽃떡과 꽃화채 등을 만들어 먹었다. 금작화·금계아·선비화·비래봉이라는 이름도 갖고 있다.

효소 담그기

금방 핀 노란 꽃을 깨끗이 따서 씻지 않고 설탕과 1:1 비율로 담근다. 여린 꽃이라 한 달이면 잘 발효되어 걸러도 된다. 뿌리는 가을부터 초봄까지 캐서 설탕과 1:1 비율로 담근다. 30% 정도의 설탕을 남겼다가 윗부분에 붓는다. 설탕이 완전히 녹을 때까지 2~3일에 한 번씩 뒤집고 저어 준다. 100일 정도 지나서 한 번 더 걸러 내고, 1년 이상 숙성시켜서 먹는다.

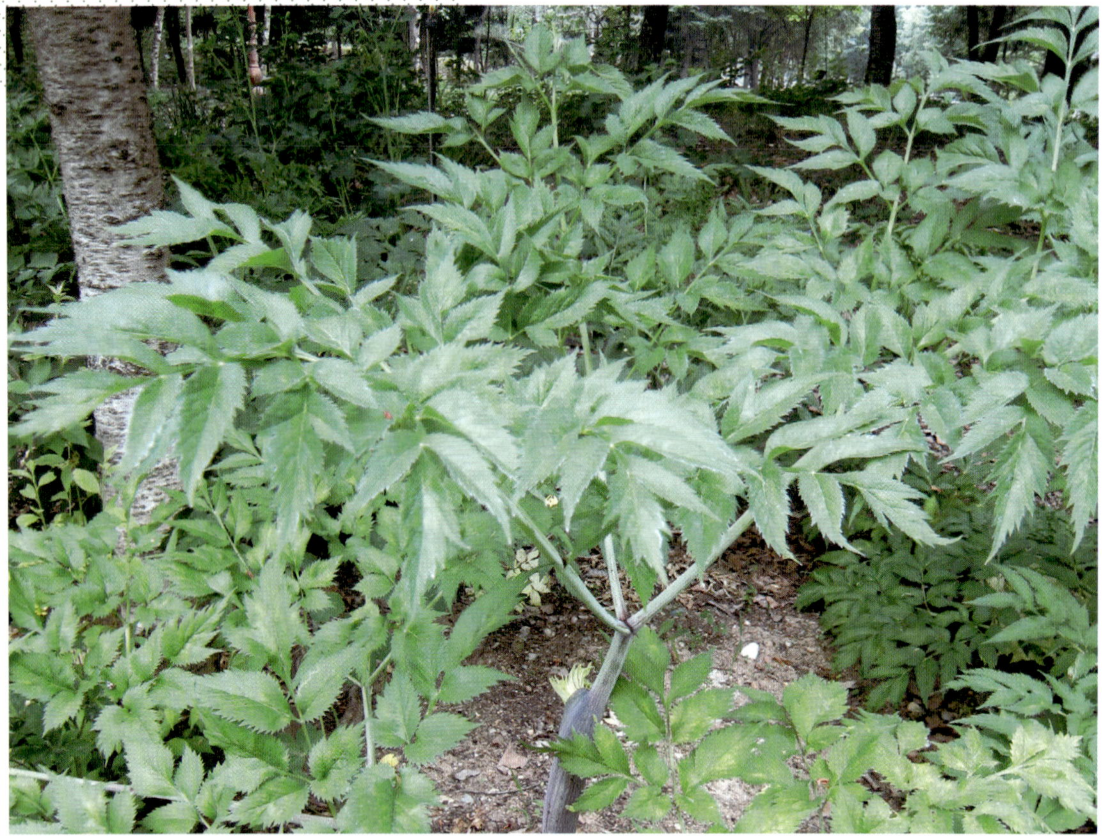

구릿대 잎 가장자리에는 톱니가 있다.

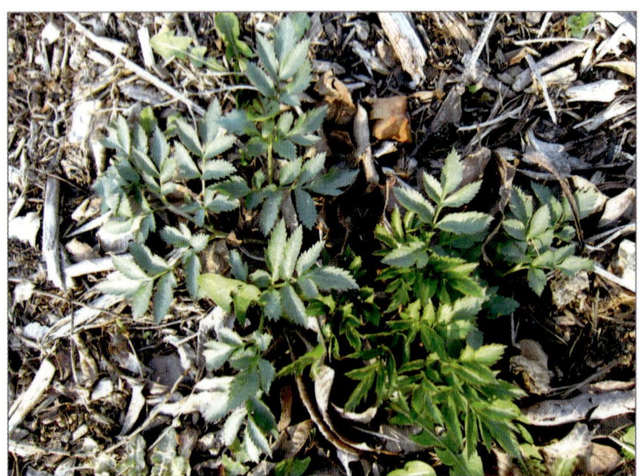

구릿대 어린순

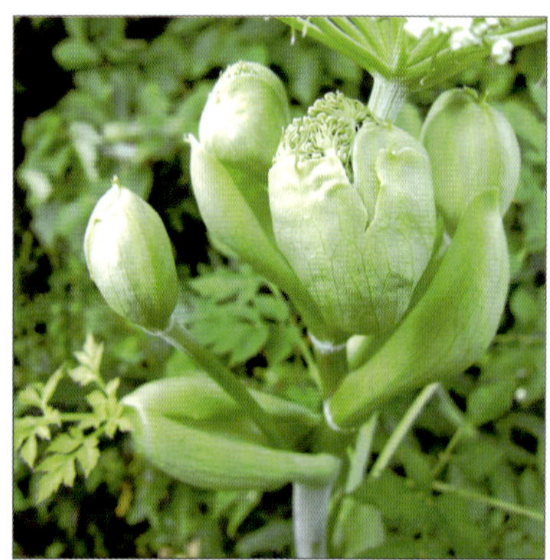

구릿대 꽃봉오리

구릿대 백지白芷

산형과 • 여러해살이풀 • 키 1~2m

학명 *Angelica dahurica* (Fisch. ex Hoffm.) Benth. & Hook. f. ex Franch. & Sav. **분포지** 우리나라와 동북아시아의 산·계곡 가장자리 **개화** 7~8월에 흰색 꽃이 우산살 모양으로 돌려서 핌 **결실** 8~9월에 2개의 쪽 열매 **효능** 풍·장염·소갈증·두통·치통·신경통·복통·요통·간질·안질·유선염·감기·빈혈·적백대하赤白帶下·옹종癰腫·장출혈·건위健胃에 좋고, 피부가 건조하고 가려운 데, 뱀에 물렸을 때 쓴다. 이뇨·정혈·진정·억균 작용을 한다.

구릿대는 백지·부리·백거·향백지·대활·향대활·구리대·금태지 등 다양한 이름을 갖고 있다. 잘 자란 구릿대는 키가 크고 잎이 무성해 나무처럼 보이기도 하는데, 여름 산에서 만나는 구릿대는 장군처럼 당당한 모습이다.

옛날에는 칼이나 화살에 입은 상처에 구릿대 뿌리를 씹어서 발랐을 만큼 쓰임새도 다양하고, 약효 또한 뛰어나다. 봄부터 여름까지 연한 잎자루를 생으로 먹거나 데쳐서 먹는다.

구릿대와 비슷한 식물로 개구릿대가 있는데, 구릿대는 줄기가 싱싱한 초록색이고 개구릿대는 자줏빛이 돌기 때문에 확연히 구별된다. 숲 속에 핀 개구릿대 꽃은 무척 아름다워서 눈에 잘 띈다. 덩치도 엄청 커서 만개했을 때 산에서 만나면 탄성이 절로 나지만, 개구릿대는 독초이다.

〈주의〉 '지리강활', '야당귀'라고도 불리는 개구릿대는 맹독성 식물이라는 것을 명심해야 한다. 특히 개구릿대는 참당귀와 잎이 비슷한데, 잘못 먹으면 사망할 수도 있으므로 각별히 조심한다.

효소 담그기

구릿대의 새순은 봄에, 꽃·줄기·잎은 여름에 무성할 때 담근다. 뿌리는 가을과 초봄에 담그는데, 뿌리를 담글 때는 설탕의 30% 정도를 남겼다가 윗부분에 부어 준다. 담그기는 기본 방법과 같다.

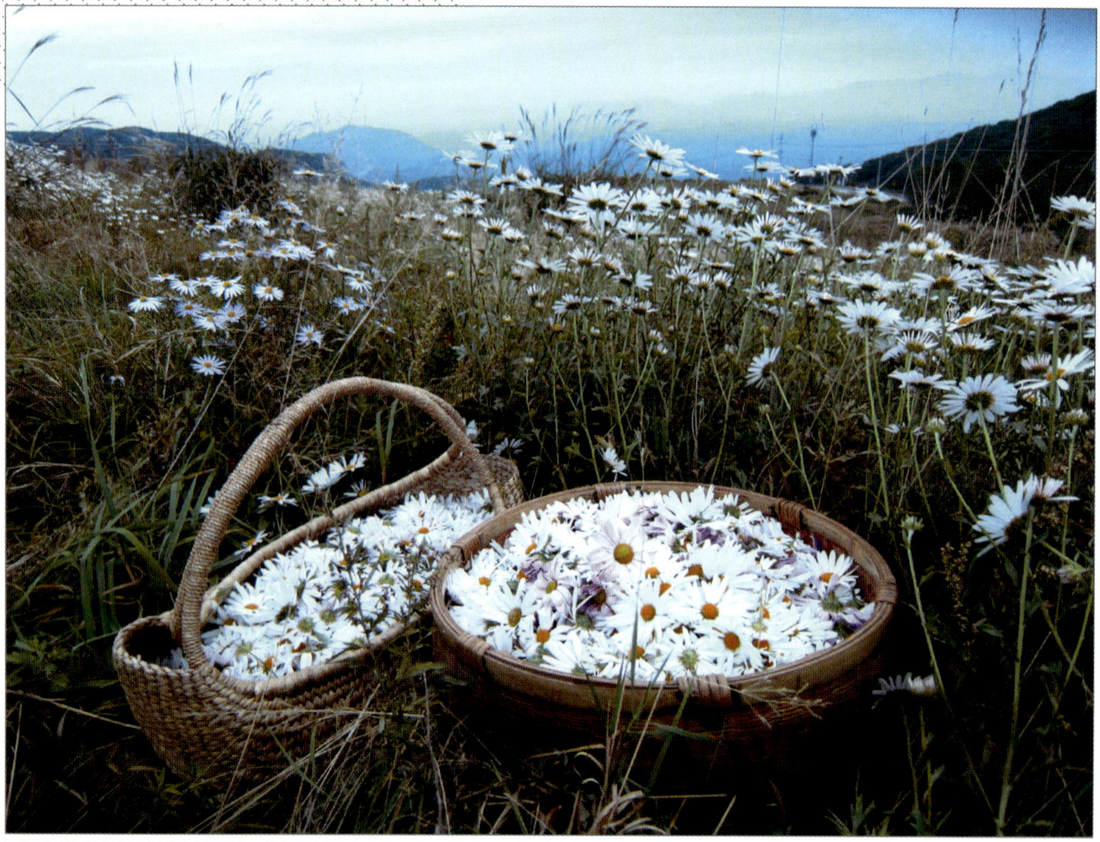

구절초 꽃은 말려서 차로 만들어 마시기도 한다.

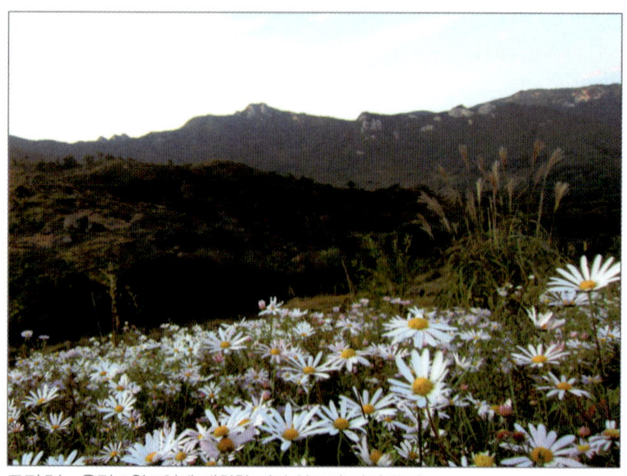

구절초는 음력 9월 9일에 채취한 것이 약효가 가장 좋다.

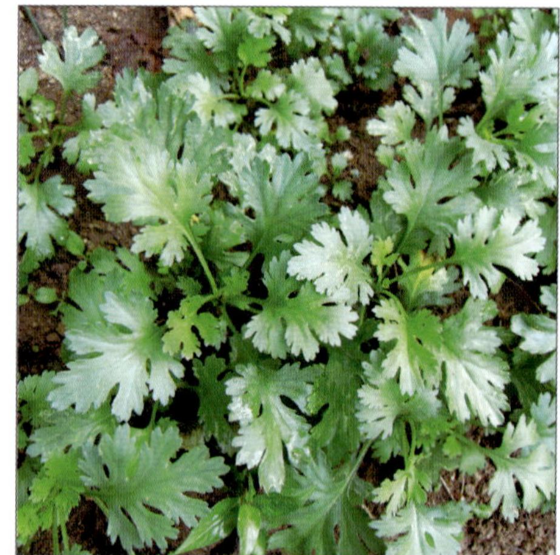

구절초 어린잎

구절초 선모초仙母草

국화과 • 여러해살이풀 • 키 50㎝ 내외

학명 *Dendranthema zawadskii* var. *latilobum* (Maxim.) Kitam.　**분포지** 우리나라와 아시아의 산기슭　**개화** 9~10월
결실 11월　**효능** 자궁출혈·월경불순·생리통 등 여성 질환에 특효가 있으며, 동맥경화·고혈압·신경통·위장 질환·감기·기관지염·두통·치통·비염·설사·수족 냉증·소화불량·혈액순환·정신 불안·비만·탈모에 좋다.

가을이면 말간 향기로 산행을 즐겁게 하는 대표적인 들국화이다. 흰 꽃 모양이 신선처럼 깨끗하다 하여 '선모초'라고 불리고, 음력 9월 9일에 약재로 쓰기 위해 꺾어 모은다 하여 '구절초九節草·九折草'라는 이름이 붙었다.

구절초는 예로부터 만병에 쓰여 온 고마운 산야초이다. 어렸을 적에 어머니께서 가을만 되면 구절초식혜를 만들어 주신 기억이 난다.

구절초 꽃을 잘 말려서 차로 우려 마시면 약간의 박하 향이 나는데, 그윽한 향과 개운한 맛이 서양의 카모마일^{Camomile}과는 비교할 수 없는 좋은 향이다. 구절초꽃차는 눈과 머리가 개운해지고 몸이 따뜻해지면서 혈액순환이 좋아져, 마음까지도 편안하게 해 준다.

효소 담그기

새순과 줄기, 꽃을 설탕과 1:1 비율로 담근다. 꽃은 막 피었을 때 깨끗이 따서 씻지 않고 담그고, 한 달 후에 걸러 준다. 즙액은 새순이 많이 나오지만, 양분은 크게 자란 억센 줄기와 잎에 더 많다. 2~3일에 한 번씩 뒤집어 주고 100일 후에 걸러 낸다. 가을에 꽃이 지고 나면 뿌리도 캐서 같은 방법으로 담근다. 1년 이상 숙성시켜서 먹는다.

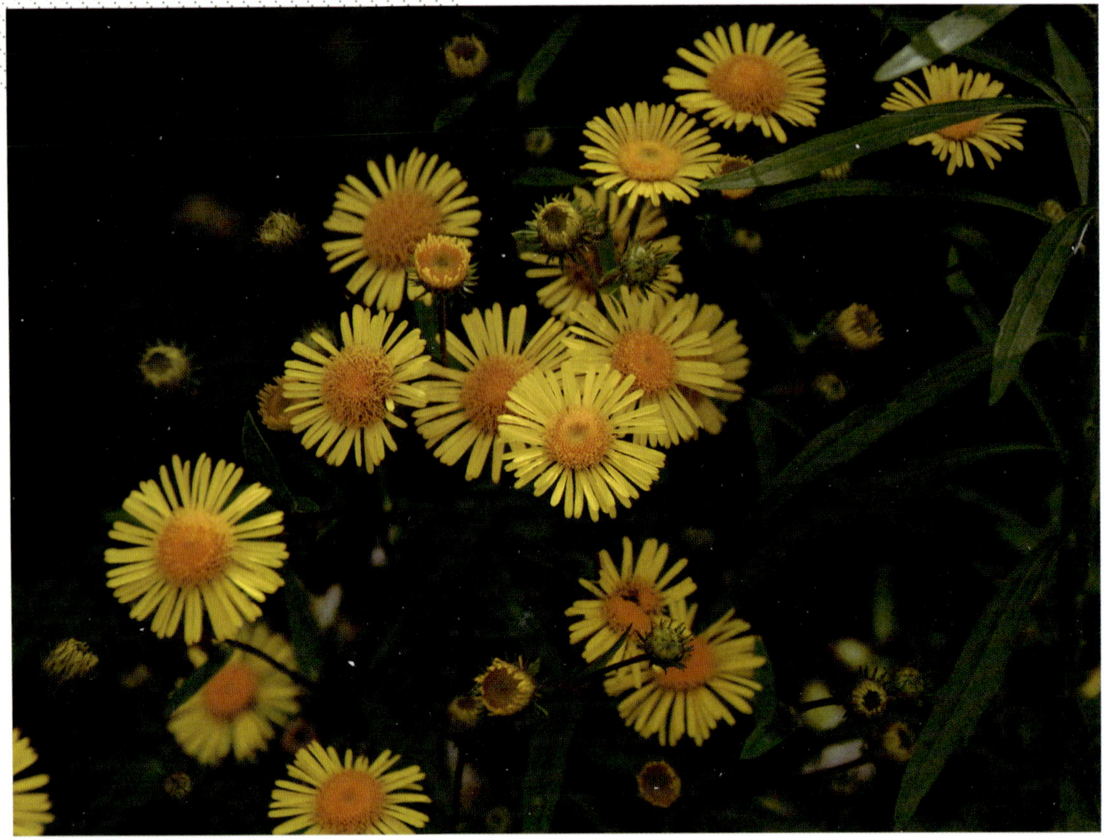

금불초는 7~9월에 샛노란 꽃을 피운다.

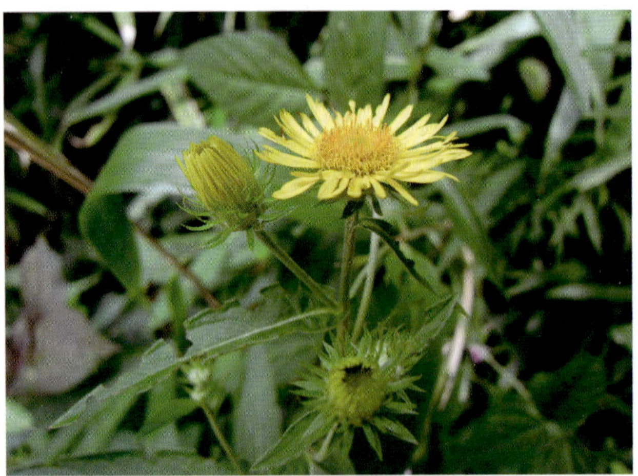

금불초는 햇빛을 좋아해 어디서든 잘 자란다.

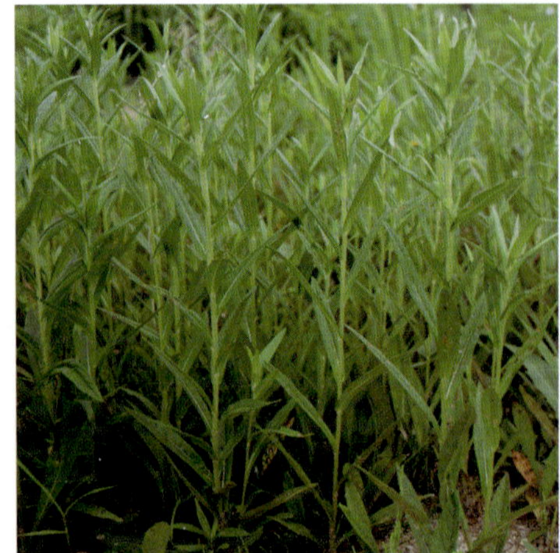

꽃이 피기 전의 금불초

금불초 선복화旋覆花

국화과 • 여러해살이풀 • 키 20~60cm

학명 *Inula britannica* var. *japonica* (Thunb.) Franch. & Sav. **분포지** 우리나라와 아시아의 약간 습한 곳 **개화** 7~9월 **결실** 9~10월 **효능** 입덧에 특효약이다. 유방암·위암·만성 기관지염·이질·건위·거담·상한上寒에 좋고, 메스껍고 가슴이 답답할 때, 트림, 딸꾹질에도 쓴다. 이뇨 작용을 한다.

국화향이 은은히 나는 금불초는 샛노란 색이 예쁘고, 한 포기만 심어도 땅속줄기로 끝없이 번진다. 활짝 핀 금불초는 얼마나 환한지 더위를 싹 잊게 한다. 금불초는 부처님의 얼굴처럼 평화롭게 보여서 '금불초金佛草'라는 이름이 붙여졌다고 한다. 부처님을 닮은 이 꽃을 나도 무척 좋아한다.

금불초는 햇빛을 좋아해 어디서든 잘 자라며, 땅속줄기가 옆으로 뻗으면서 새순이 나온다. 속명의 'Inula'는 라틴어의 '맑게 한다'는 뜻으로, 뿌리의 약효로부터 유래한 것이다.

금불초와 같은 속의 식물로 목향이 있는데, 꽃 모양은 비슷하지만 금불초보다 꽃송이가 약간 작고, 색깔도 조금 더 진하다.

효소 담그기

꽃이 금방 피었을 때 가지와 잎을 함께 넣고 설탕과 1:1 비율로 담근다. 뿌리는 꽃이 지고 난 가을에 캐서 담근다. 2~3일에 한 번씩 설탕이 완전히 녹을 때까지 잘 뒤집어 주고, 100일 정도 지나면 걸러 낸다. 1년 이상 숙성시킨 다음에 먹는다.

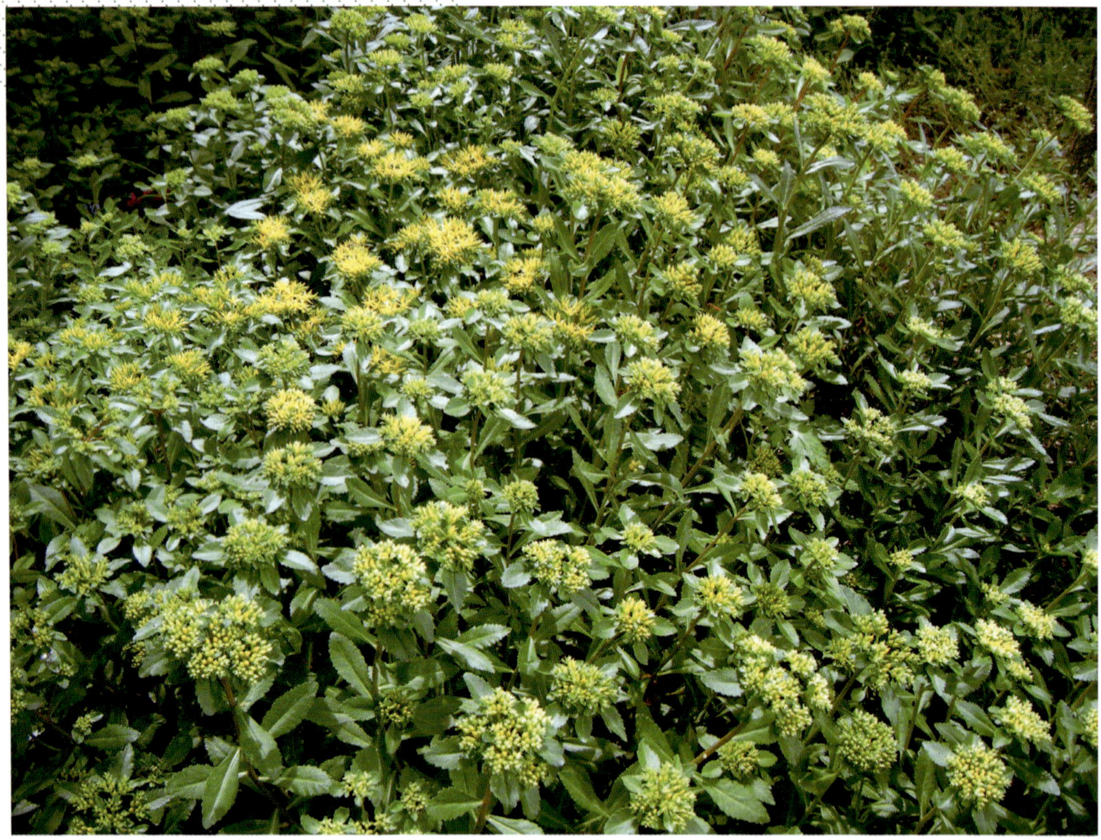

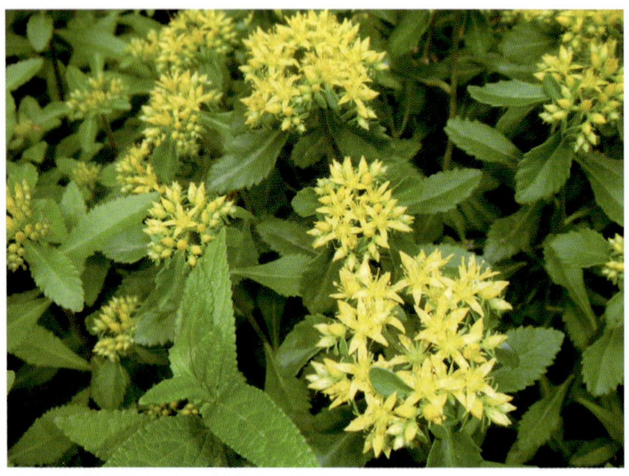
기린초 꽃은 샐러드 재료로 활용할 수 있다.

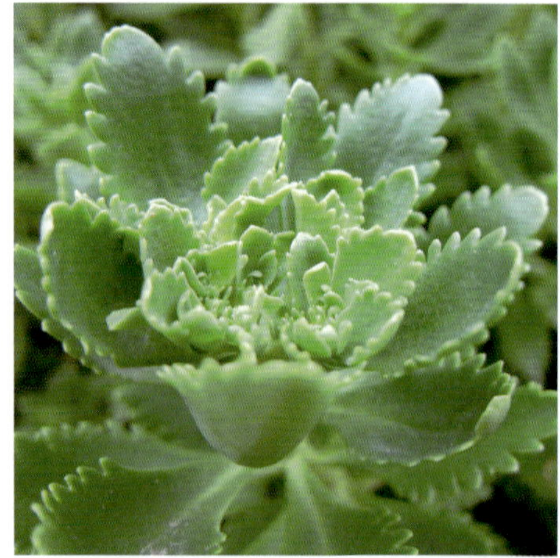
기린초의 잎은 다육질이며, 가장자리에는 톱니가 있다.

기린초는 6~8월에 노란 꽃을 피운다.

기린초 비채費菜

돌나물과 • 여러해살이풀 • 키 5~30cm

학명 *Sedum kamtschaticum* Fisch. & Mey **분포지** 우리나라와 아시아 산지의 바위 주변 **개화** 6~8월에 노란 꽃 **결실** 9~10월 **효능** 간 질환·콩팥 질환·위장 질환·고혈압·폐결핵·폐렴·관절염·각종 염증·종양·기침·가래·허약 체질에 좋다. 지혈 작용을 한다.

여름이면 산기슭 바위 사이로 노란색의 기린초麒麟草 꽃이 군락으로 핀다. 봄에는 여린 잎을 데쳐 나물로도 먹고, 김에 말아서 양념장에 찍어 먹으면 맛이 아주 좋다. 꽃은 좋은 샐러드 재료이며, 전초를 데친 후에 말려서 묵나물로 먹기도 한다.

기린초는 혈액순환을 좋게 하고, 정신을 안정시키는 효능이 있다. 또 벌레 물리거나 상처 난 데, 종기와 타박상 등에 생잎을 짓찧어 붙이고, 지혈 작용이 강해서 각혈·혈변·코피·토혈 등에 쓴다. 인삼과 비슷한 강장 효과를 가지고 있으며, 알로에와 비슷한 영양 효과가 있다.

효소 담그기

기린초 꽃이 금방 피었을 때 꽃·줄기·잎·뿌리 전초를 설탕과 1:1 비율로 담근다. 2~3일에 한 번씩 설탕이 완전히 녹을 때까지 잘 뒤집어 주고, 100일 정도 지나서 걸러 준다. 한 달 이상 숙성시켜서 먹는다.

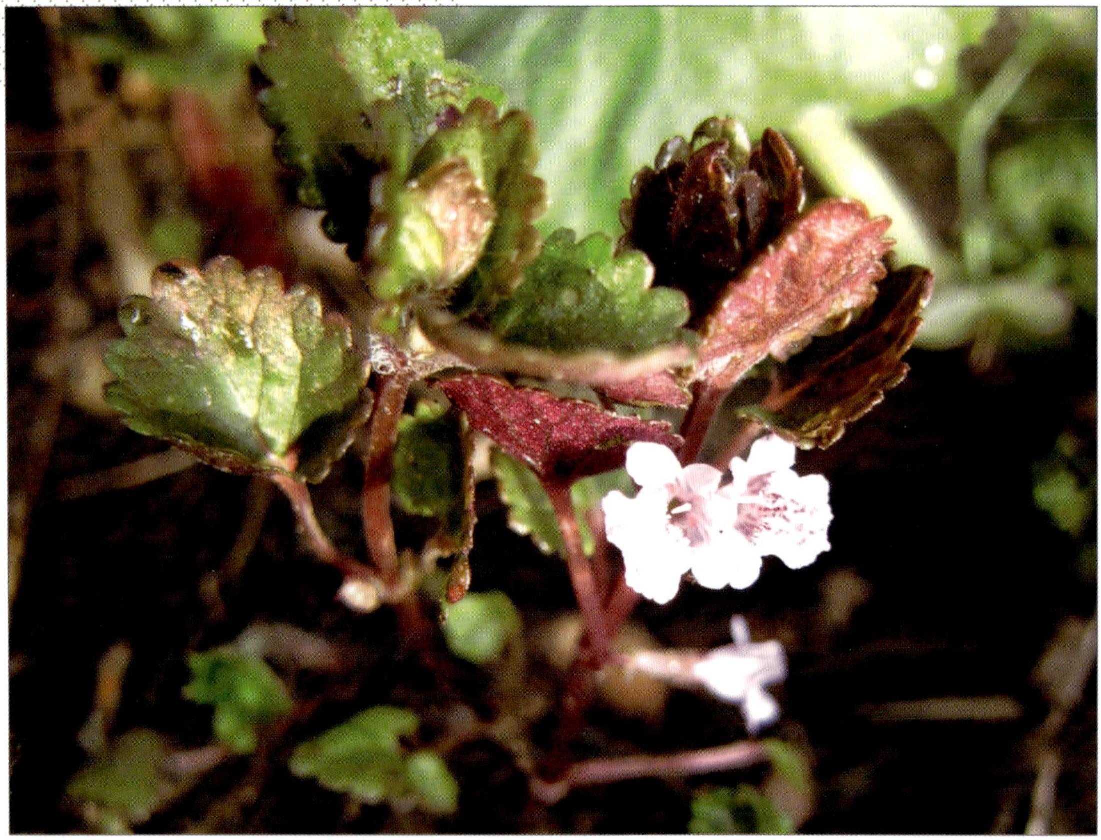

긴병꽃풀은 잎이 동전처럼 동그랗고, 꽃은 연보라색이다.

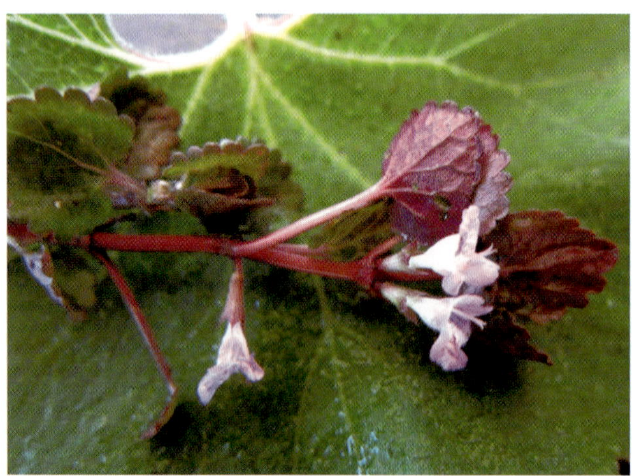

긴병꽃풀은 입술 모양을 닮은 작고 길쭉한 꽃을 피운다.

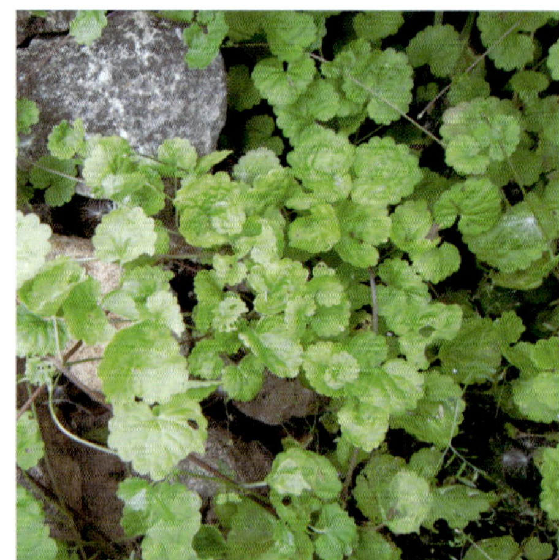

잎에서는 은은한 박하 향이 난다.

긴병꽃풀 금전초金錢草

꿀풀과 • 여러해살이풀 • 키 20㎝ 내외

학명 *Glechoma grandis* (A. Gray) Kuprian. **분포지** 우리나라와 중국의 양지바르고 약간 습한 곳 **개화** 4~5월 **결실** 6월 **효능** 고혈압·폐결핵·신장염·방광염·급성 결막염·나력瘰癧·류머티즘·방광 결석·학질瘧疾·황달·천식·신경성 두통·복통·축농증·화상·종기·타박상에 효능이 있으며, 복부 팽만·어린이 소화불량·지혈·토혈·하혈·기침·가래·월경불순·백대하에 좋다. 뱀에 물린 데, 음경이 붓고 아픈 데 쓰며, 진통·해열·해독·이뇨 작용이 뛰어나다.

긴병꽃풀은 잎이 동전처럼 동그랗고, 돈보다 더 귀한 약초라고 '금전초'라고도 불리며, 백이초·야박하·동전초·금전박하·연전초 등 많은 이름을 갖고 있다. 습한 양지에서 잘 자라므로, 산행할 때 개울물이 졸졸 흐르는 바위 사이에서 연보랏빛 꽃에 동전 같은 동그란 이파리를 달고 길게 뻗어 나가는 긴병꽃풀을 만날 수 있다.

긴병꽃풀은 서양의 허브에 뒤지지 않는 향과 효능을 지닌 산야초로, 이파리를 뜯어 향내를 맡으면 은은한 박하 향이 머리를 개운하게 한다. 나도 한 움큼 파 와 채전에 심었는데 이젠 감당할 수 없을 만큼 번졌다. 4월이 되면 연보라에 진보라의 점이 박혀 있는 꽃잎에 입술 모양을 닮은 작고 길쭉한 꽃을 피운다.

잘 번지고 향도 좋고 만병에 쓰이는 이 산야초를 마당에 심으면 우수한 신토불이 허브 차가 된다. 여러 효능이 있으므로 4~5월에 채취하여 그늘에서 잘 말려 둔다.

효소 담그기

꽃이 금방 피었을 때 신선한 줄기째로 잘라서 기본 방법으로 담근다.

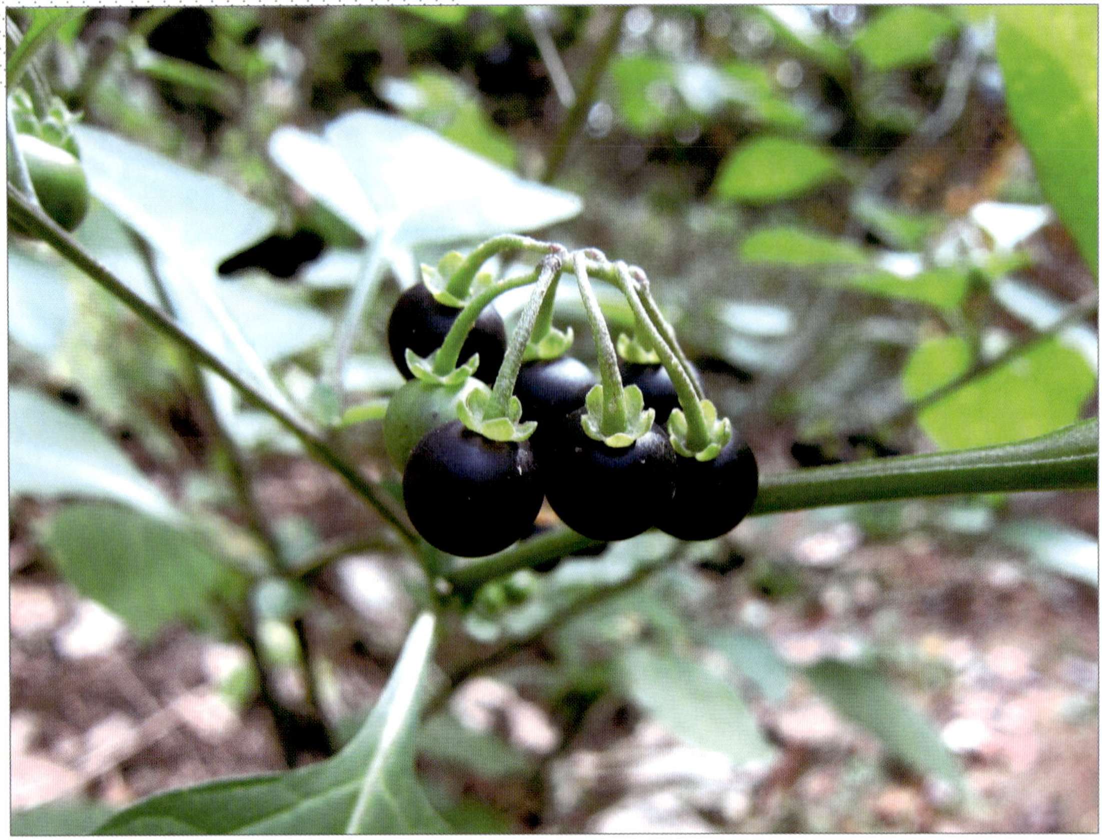

까마중의 둥글고 작은 초록색 열매는 점차 검은색으로 익는다.

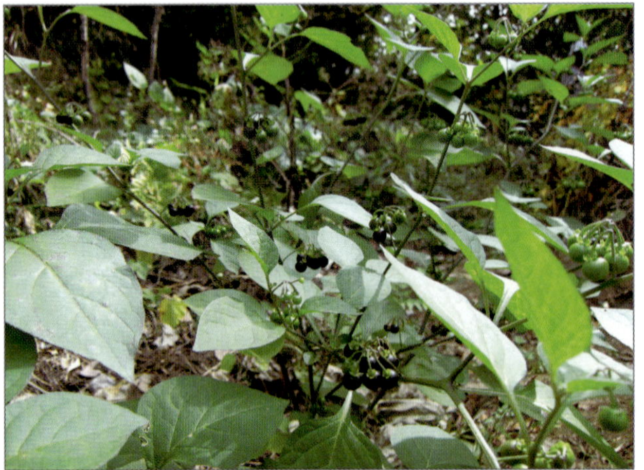

최근 까마중의 항암 효과가 알려지면서 관심을 받고 있다.

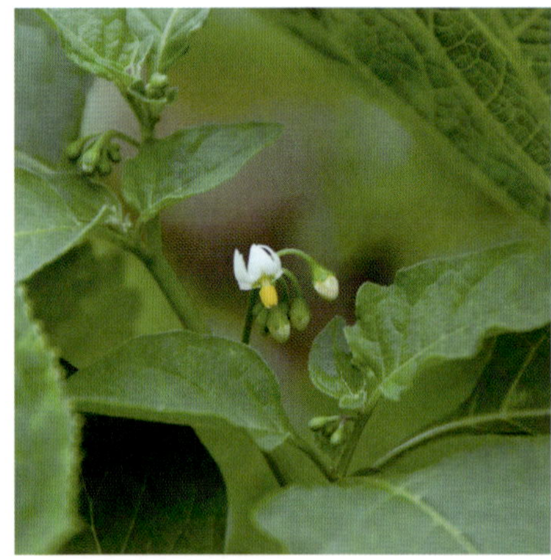

6~7월에 작고 흰 꽃이 핀다.

까마중 _{용규龍葵}

가짓과 • 한해살이풀 • 키 30〜90㎝

학명 *Solanum nigrum* L. *var. nigrum* **분포지** 우리나라와 아시아의 양지쪽 들과 길가 **개화** 6〜7월에 흰 꽃 **결실** 9〜10월에 포도색으로 익음 **효능** 암의 통증·백혈병·급성 대장염·급성 콩팥염·만성 기관지염·신장 결석·통풍·류머티즘·부인병·두통·치질·궤양·버짐·습진·뽀루지·타박상·중풍 예방에 좋다. 항암 작용이 뛰어나 모든 암에 쓰이며, 진통·이뇨 작용이 있다.

잡초라 여기던 까마중이 최근 항암 작용이 뛰어나다고 알려지면서 귀한 약초 대접을 받게 되었다. 까마중을 경상도 지방에서는 '개땡깔'이라고 부르는데, 어린 시절에 참 맛있는 간식거리였다. 양지쪽 어디서나 흔하게 잘 자라며, 민간에서는 발바닥 갈라진 데 생풀을 짓찧어 바른다.

어린순은 데쳐서 물에 담가 쓴맛을 빼고 나물로 해 먹으면 암 예방에 최고다. 그러나 솔라닌^{solanine} 성분이 있어서 장복하는 것은 좋지 않고, 여러 가지 산야초와 함께 효소로 담가 먹는 것이 가장 좋다.

효소 담그기

열매가 익어 갈 때 가지와 잎을 함께 잘라서 설탕과 1:1 비율로 담근다. 설탕이 완전히 녹을 때까지 2〜3일에 한 번씩 잘 뒤집어 준다. 100일 정도 지나서 걸러 주고, 1년 이상 숙성시킨 다음에 먹는다.

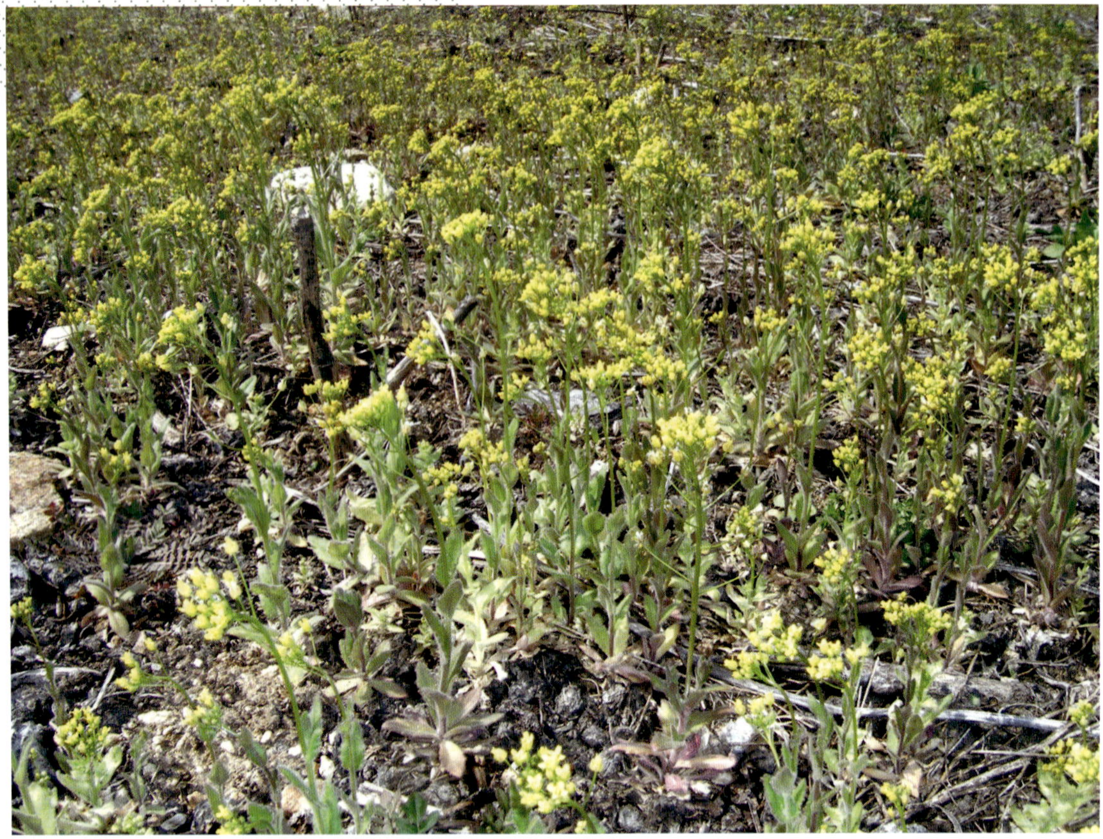

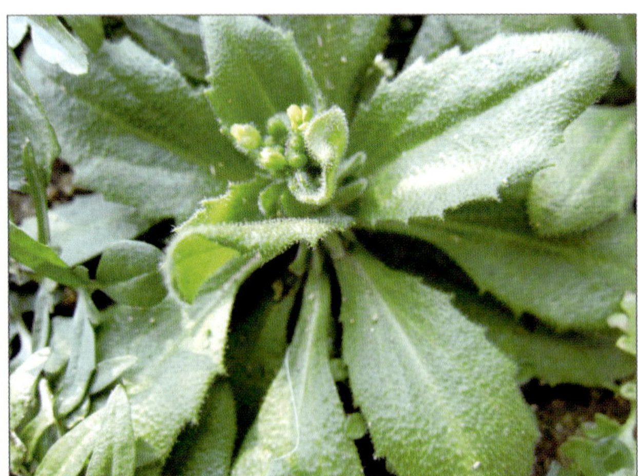

6월이 될 때까지 여리고 긴 꽃대를 올려 노란 꽃을 피운다.

꽃다지는 이른 봄에 피어 봄소식을 알리는 꽃으로, 풀 전체에 짧은 털이 나 있다.

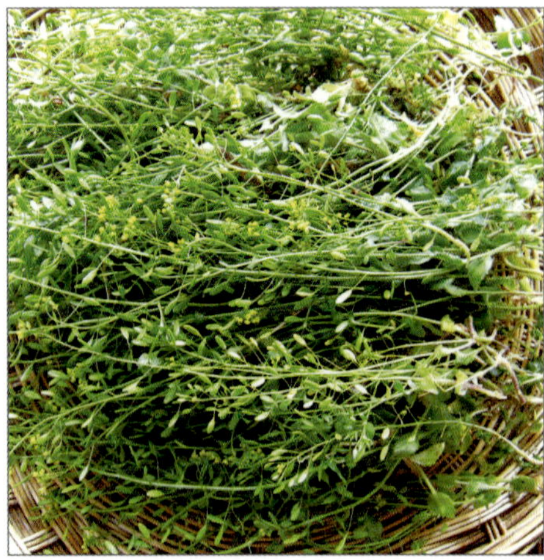

전초를 채취해 효소로 담근다.

꽃다지 정력자葶藶子

십자화과 • 두해살이풀 • 키 20㎝ 내외

학명 *Draba nemorosa* L. for. *nemorosa* **분포지** 우리나라와 아시아의 들, 밭의 양지바른 곳 **개화** 2~6월에 노란 꽃
결실 7~8월 **효능** 천식·부종·설사에 효능이 있으며, 가슴이 답답하고 숨이 찬 데, 몸 안에 쌓인 기로 인하여 덩어리가
생겨 아픈 적취積聚, 결기結氣에 좋다. 이뇨·한열 작용을 한다.

꽃다지는 언 땅을 뚫고 제일 먼저 봄소식을 알리는 예쁜 산야초이다.

6월이 될 때까지 여리고 긴 꽃대를 올려 노란 꽃을 피우며 산천을 물들인다. 양
지쪽 어디서나 잘 자라는 독이 없는 산야초이며, 어린순은 봄나물로 입맛을 돋우
는 데 그만이다. 콩가루나 들깨 가루를 넣고 국을 끓여 먹어도 맛있다.

어린잎은 수가 많고 방석 모양[로제트·rosette]으로 퍼진다. '모과정력', '코딱지나물'
이라고도 불린다.

효소 담그기

3~6월까지의 전초를 설탕과 1:1 비율로 담근다. 2~3일에 한 번씩 설탕이 완전히 녹을 때까지 잘 뒤집
어 준다. 100일 정도 지나서 걸러 내고, 1년 이상 숙성시켜서 먹는다.

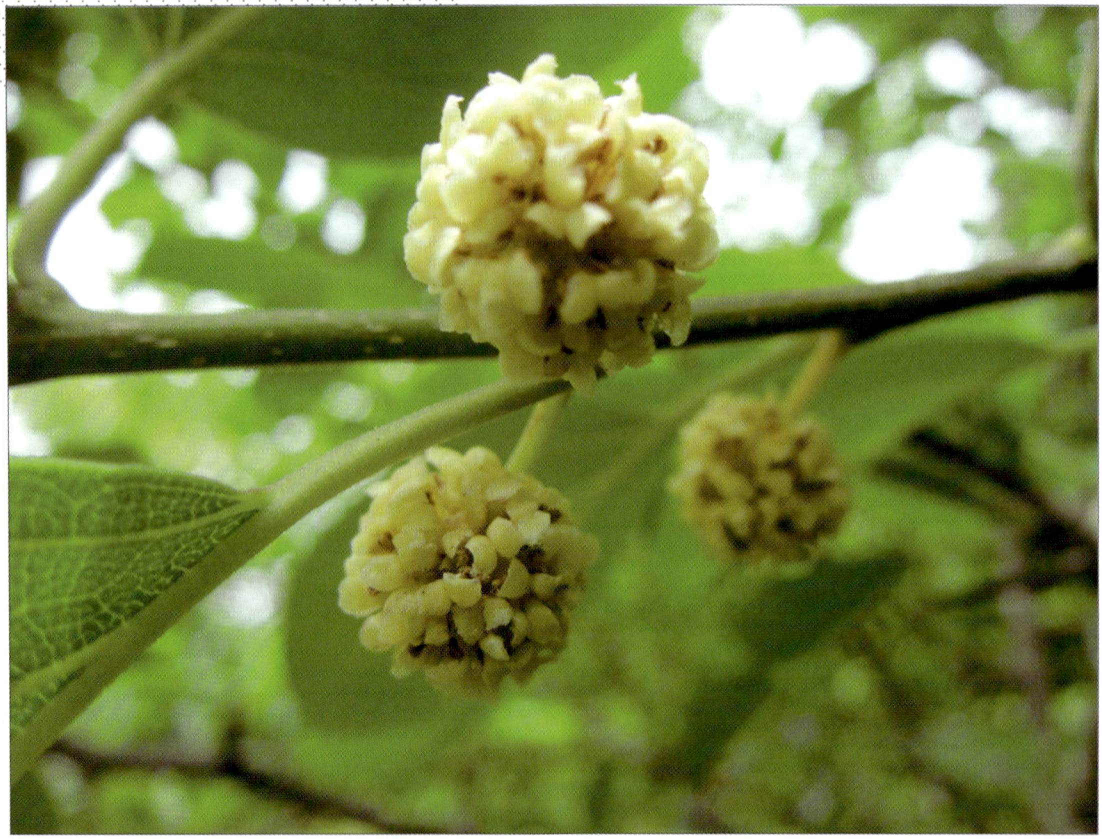

꾸지뽕나무의 꽃은 연노란색 공 모양으로 핀다.

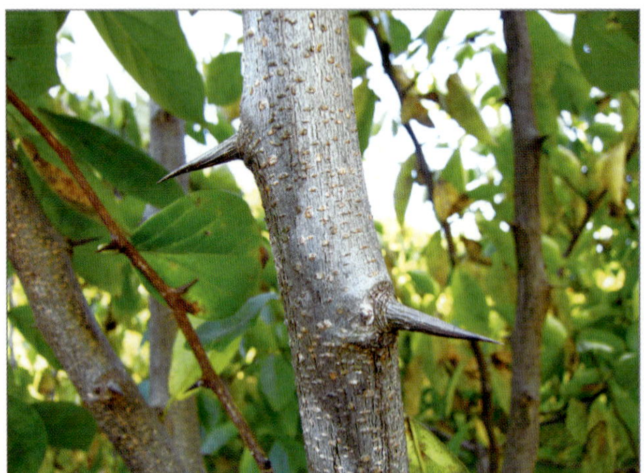

줄기에는 길고 날카로운 가시가 있다.

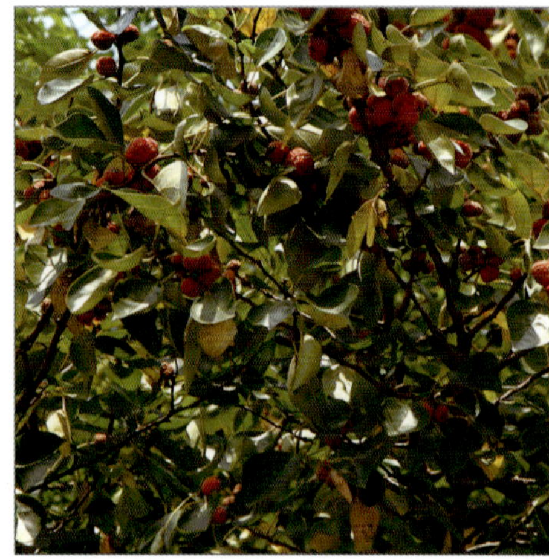

가을에 둥근 열매가 빨갛게 익는다.

꾸지뽕나무 _{자목栢木}

뽕나뭇과 • 낙엽 활엽 소교목 • 키 3m 내외

학명 *Cudrania tricuspidata* (Carr.) Bureau ex Lavallee **분포지** 우리나라와 아시아의 산기슭 양지와 마을 부근 **개화** 5~6월에 연한 노란색 꽃 **결실** 9~10월에 빨갛게 익음 **효능** 자궁암의 명약이며, 유방암·위암·식도암·간암·대장암· 폐암 등에도 잘 듣는다. 중풍·자궁 염증·관절염·신경통·신장 결석·신장 기능 강화에 좋으며, 머리와 수염이 검어지고, 어혈과 근육을 풀어 준다.

5대 항암제에 드는 귀한 약나무인 꾸지뽕나무는 생김새가 굳이(꾸지) 뽕나무를 닮았다 하여 '꾸지뽕'이라 이름 붙었다고 하며, 굿가시나무·가시돌뽕·돌뽕나무· 활뽕나무·가시뽕나무 등 여러 이름을 갖고 있다. 줄기에 길고 날카로운 가시가 있고, 딸기만 한 둥근 열매는 빨갛게 익으면 달고 맛있다.

나무의 재질이 질기고 탄력이 있으며, 은은한 황적색으로 빛깔과 무늬가 아름다워 그릇이나 가구, 지팡이를 만들어 쓰기도 한다. 또 옛날부터 민간에서 온갖 질병에 다 쓰여 왔다. 기를 순환시키고 통증을 완화하며, 어혈을 없애고 붓기를 내리는 작용을 한다. 근육과 뼈를 튼튼하게 하며 이명耳鳴에 특효가 있다. 꾸지뽕 기름은 명약으로, 갖가지 피부병·습진·무좀·부스럼·피부 궤양 등에 바른다. 잇몸 염증· 치주염·구내염·인후염·간 경화에도 좋다. 기름을 꾸준히 바르면 살결이 어린아이와 같이 고와지고 몸이 따뜻해진다.

최근에 꾸지뽕나무가 당뇨병과 고혈압에 특효가 있다는 연구 발표가 있었으며, 경상대학교 건강과학연구원에서도 겨우살이·꿀풀·와송·느릅나무와 함께 5대 항암 약초로 발표한 바 있다. 꾸지뽕을 효소로 담그면 맛도 좋고 보관하기도 쉽고, 오래 둘수록 보약이 된다.

효소 담그기

새순이 나올 때부터의 잎과 열매를 쓴다. 열매만 담글 때는 설탕을 조금 덜 쓴다. 담그기는 기본 방법과 같다.

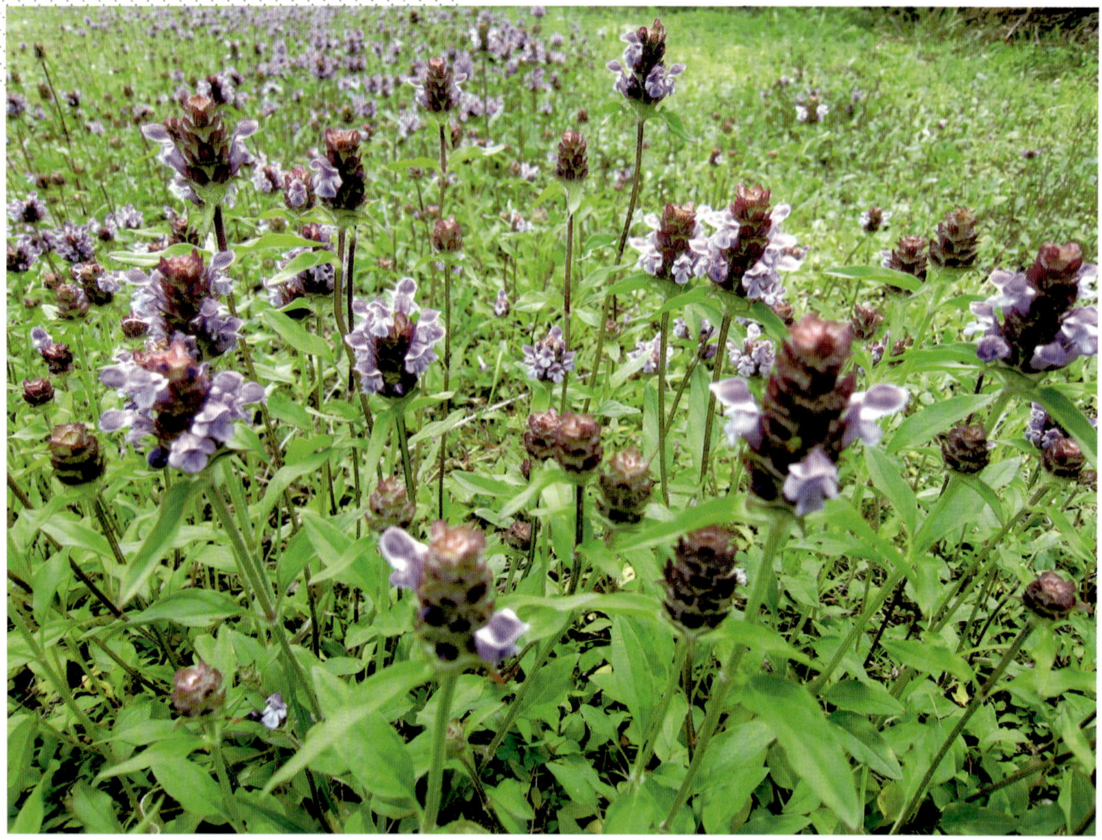

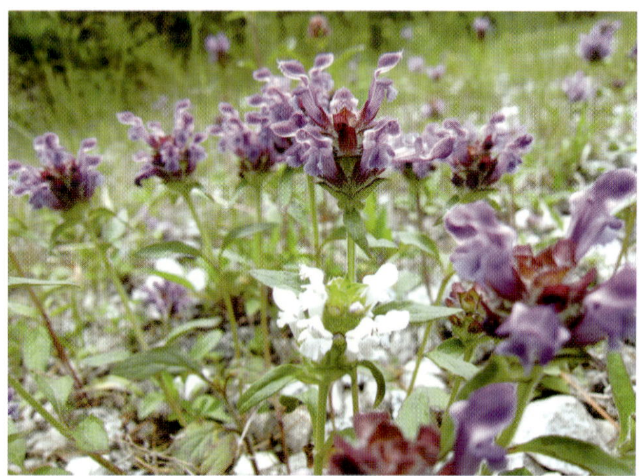

'하고초'라고도 불리는 꿀풀은 5대 항암 약초 중 하나이다.

꿀풀 꽃은 보라색이 많지만, 드물게 흰색과 분홍색도 있다.

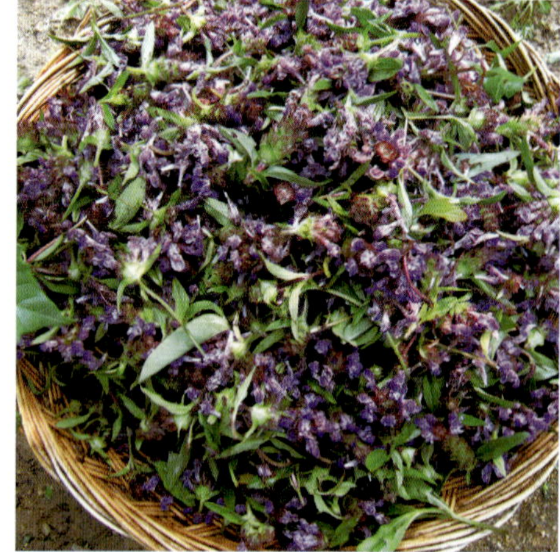

효소로 쓸 때는 꽃이 금방 핀 싱싱한 전초를 사용한다.

꿀풀 하고초 夏枯草

꿀풀과 • 여러해살이풀 • 키 20~30㎝

학명 *Prunella vulgaris* var. *lilacina* Nakai **분포지** 우리나라와 아시아의 산기슭 볕 바른 곳, 산소 주변 **개화** 5~7월에 이삭 모양의 보라색 꽃, 흰색과 분홍색도 있음 **결실** 8~9월 **효능** 유방암·고혈압·당뇨·결핵·나력·간염·위장염·유선염·자궁 수축·갑상선·이질·황달·관절염·디프테리아·호흡기 질환·임질·치질·설사·백대하에 좋다. 소염·종기·연주창·눈병·피부염·입안 염증·구안와사·감기·근육통·주하병 注夏病·오한·부스럼·소변 불통·소화불량에도 쓴다. 항암·한열·이뇨·진정 작용이 있다.

꿀풀은 꿀방망이·하고초·석구·내동·가지골나물·가지래기꽃 등 여러 이름이 있으며, 제주에서는 '모꽃'으로 불린다. 봄이 되면 산소 주변에서 흔히 볼 수 있으며, 보라색의 예쁜 방망이 모양의 꽃이 핀다. 양지에서는 어디에서나 잘 자라는 산야초라 마당 한 켠에 한 무더기만 심어도 봄부터 여름이 올 때까지 예쁜 꽃을 볼 수 있다.

꿀풀이 5대 항암 약초 중 하나로 뛰어난 효능이 알려지면서 경남 함양의 백전에서는 6월에 하고초 축제가 열린다. 옛날부터 민간에서 다양하게 쓰여 온 꿀풀은 간의 기능이 떨어졌을 때 사용하면 특효가 있다. 명나라의 명의 '누영'은 꿀풀이 눈의 통증 중 특히 밤에 통증이 심할 때 신기할 만큼 효과가 있다고 하였다.

또한 항암 작용이 있어 자궁경부암에 좋으며, 폐결핵·편도선염·고혈압 치료에도 효과가 크다. 꿀풀에 들어 있는 우르솔산 ^{ursolic acid}이라는 성분은 이뇨 작용을 해 신장염·방광염·부종 등으로 인한 붓기를 가라앉히는 데 쓰이며, 소염·살균 작용도 뛰어나다. 꿀풀도 잘 활용하면 또 하나의 만병통치약이 된다.

〈주의〉 기가 허한 사람이나 비위가 약한 사람, 임산부는 복용에 주의한다.

🫙 효소 담그기

5~7월경 꽃이 금방 피었을 때 싱싱한 전초를 채취해서 담근다. 설탕은 1:1 비율보다 조금 덜 쓰고, 담그기는 기본 방법과 같다. 꿀풀은 여러 산야초와 섞어서 효소로 담그기도 하지만, 꿀풀 효소 한 가지를 항암제로 쓸 때는 의사와 상의해서 쓰도록 한다.

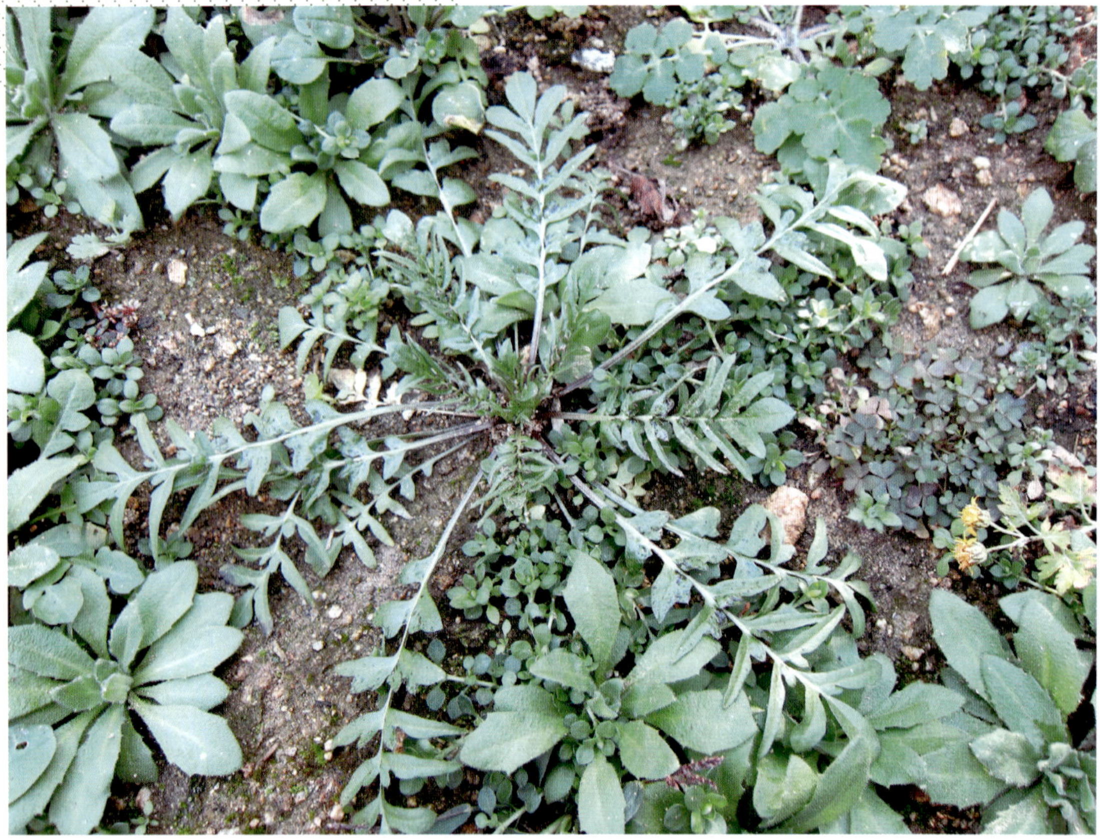

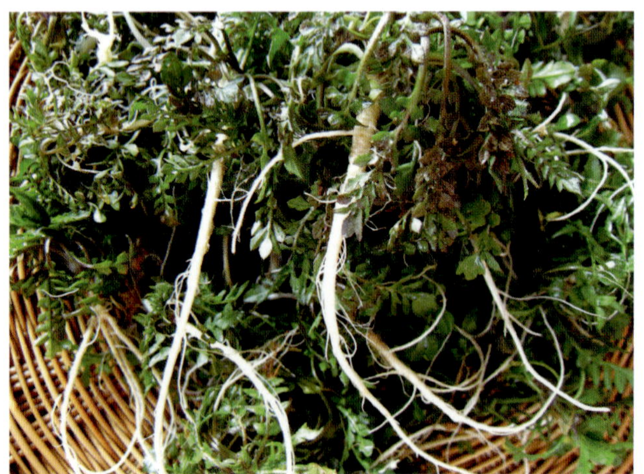

냉이는 뿌리까지 먹고 약재로도 쓴다.

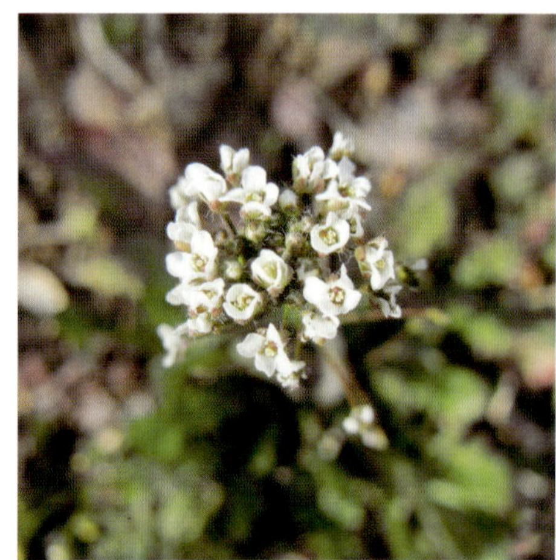

냉이 꽃은 흰색으로 핀다.

냉이는 달큰하고 향긋한 맛이 이른 봄 입맛을 돋우는 보약이다.

냉이 제채薺菜

십자화과 • 두해살이풀 • 키 10~50cm

학명 *Capsella bursapasoris* (L) L. W. Medicus **분포지** 우리나라와 전 세계의 산·들·길가·논밭 둑 **개화** 4~6월에 흰 꽃 **결실** 6~7월 **효능** 부종·이질·눈병·치통·명목明目·건위·거풍祛風에 좋다. 지사제·소화제로도 쓰며 보혈·지혈·이뇨 작용을 한다.

새봄에 냉이를 빼고는 우리네 밥상을 얘기할 수 없다. 향긋한 향과 달큰한 맛이 봄철 입맛을 돋우는 보약이다. 냉이는 지중해 지역이 원산지이나 지금은 전 세계에 다 퍼져 있다. 언젠가 폼페이 유적지를 여행하던 중에 군락 지어 피어 있는 냉이를 보았는데, 원산지에서 보니 참 반가웠다.

다양한 식재료로 사용할 수 있는 맛있는 냉이는 국·나물·튀김·샐러드 등 여러 가지로 요리할 수 있다. 냉이는 산야초 중 단백질의 함량이 가장 많고, 비타민 C와 A·칼슘·칼륨·철분·인이 많이 들어 있는 알칼리성 식품이다. 특히 냉이에 많이 들어 있는 칼륨 성분은 우리 몸속의 나트륨을 배출하는 데 도움을 준다. 또한 냉이에 들어 있는 아세틸콜린acetylcholine·타타르산tartaric acid·유기산·아미노산 등의 특수한 성분은 약재 효과가 뛰어나다.

냉이는 전초를 다 약으로 쓰는 친근한 산야초이며, 중국에서는 '제채薺菜'라고 해서 나물보다는 약초로 더 많이 이용해 왔다. 《동의보감》에는 냉이로 국을 끓여 먹으면, 피를 끌어다 간에 들어가게 하며 눈을 밝게 해 준다고 하였다. 《본초강목》에서는 경기驚氣를 하는 데 좋고, 뱃속을 고르게 하여 오장에 이롭고, 겨울에 냉이죽을 먹으면 혈액순환을 좋게 하며, 간을 도와 눈을 밝게 해 준다고 했다.

효소 담그기

봄의 전초를 쓰며, 여러 가지 봄나물과 산야초를 섞어서 설탕과 1:1 비율로 담근다. 담그기는 기본 방법과 같다.

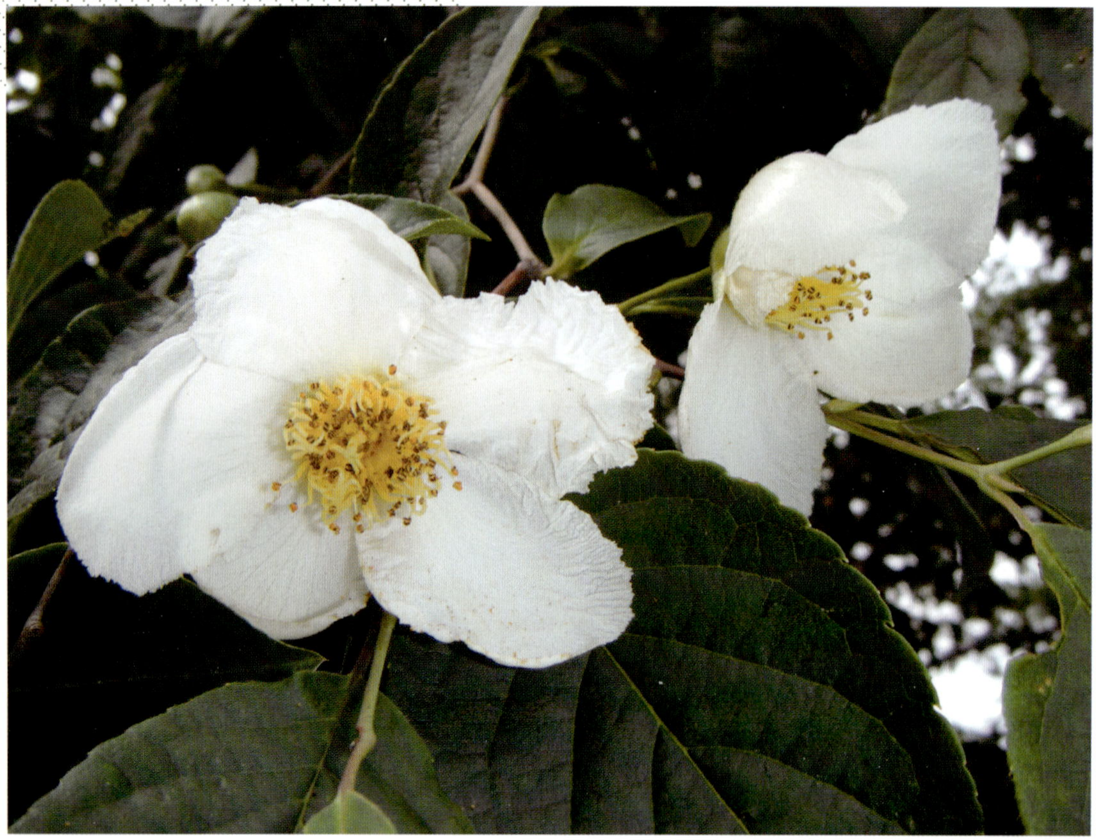

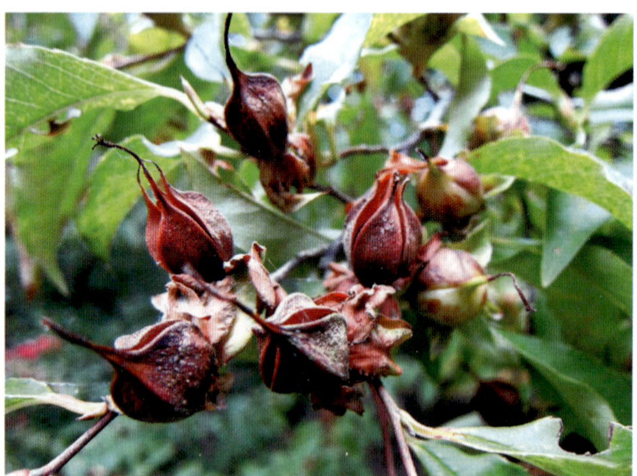

노각나무 꽃이 지고 꼬투리가 독특한 열매를 맺었다.

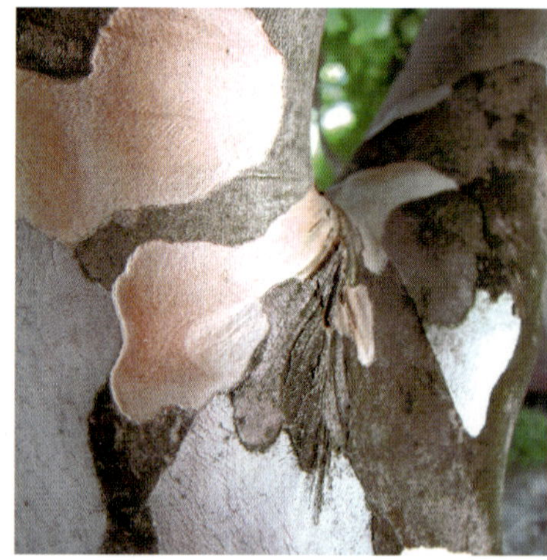

수피가 아름다워 '비단나무', '금수목'이라고도 부른다.

노각나무는 동백꽃 같은 흰 꽃을 피운다.

노각나무 모란帽蘭

차나뭇과 • 낙엽 활엽 교목 • 키 7~15m

학명 *Stewartia pseudocamellia* Maxim **분포지** 우리나라 토종으로, 충남 이남의 산 중턱 **개화** 6~7월에 동백꽃 같은 흰 꽃 **결실** 9~10월 **효능** 간염·간 경화·지방간 등 간 질환에 특효가 있으며, 위장병·관절염·신경통·근육통·타박상·알코올 중독·농약 중독·중금속 중독에 좋다. 어혈과 사지 마비를 풀고, 뼈를 튼튼하게 한다.

노각나무는 우리나라 토종 나무로, 매우 아름답다. 꽃은 동백꽃처럼 생긴 하얀 꽃이라서 '하동백夏冬柏'이라고도 한다. 여름 산행 때 나무 밑에 하얗게 떨어진 동백꽃 닮은 꽃을 만난다면, 바로 노각나무 꽃이다.

노각나무의 수피는 모과나무나 백일홍[배롱나무]과 비슷하지만, 노각나무가 훨씬 아름답다. 또 열매는 사슴뿔처럼 뾰족해서 '노각나무'라는 이름이 붙여졌다고 한다. 나무껍질의 얼룩무늬와 결이 고와서 '비단나무', '금수목'이라 부르기도 한다.

노각나무는 정원이나 공원 등에 많이 심고, 목재도 단단해서 가구용으로 쓰며, 약성도 뛰어나다. 수액은 식용할 수 있는데, 노각나무 수액을 마시고 100세까지 산 사람도 있다고 한다.

노각나무는 세계적으로 8종이 있는데, 우리나라의 노각나무가 가장 아름답다. 노각나무는 남부 지방의 산에 많이 자생한다. 추위와 병충해도 잘 견디고 그늘에서도 잘 자라므로 남쪽 지방에 가로수로 심으면, 거창에서는 국제 연극제도 해마다 열리니 외국인에게 우리 토종 나무를 자랑할 수 있을 것이다. 담양의 메타세쿼이아 가로수 길처럼 노각나무 거리가 만들어지길 기대해 본다.

효소 담그기

꽃은 금방 피었을 때 깨끗이 따서 씻지 않고 사용한다. 잎과 여물기 전 푸른 열매도 효소로 담글 수 있다. 담그기는 기본 방법과 같고, 꽃은 한 달쯤, 잎과 열매는 100일 정도 지나서 걸러 준다.

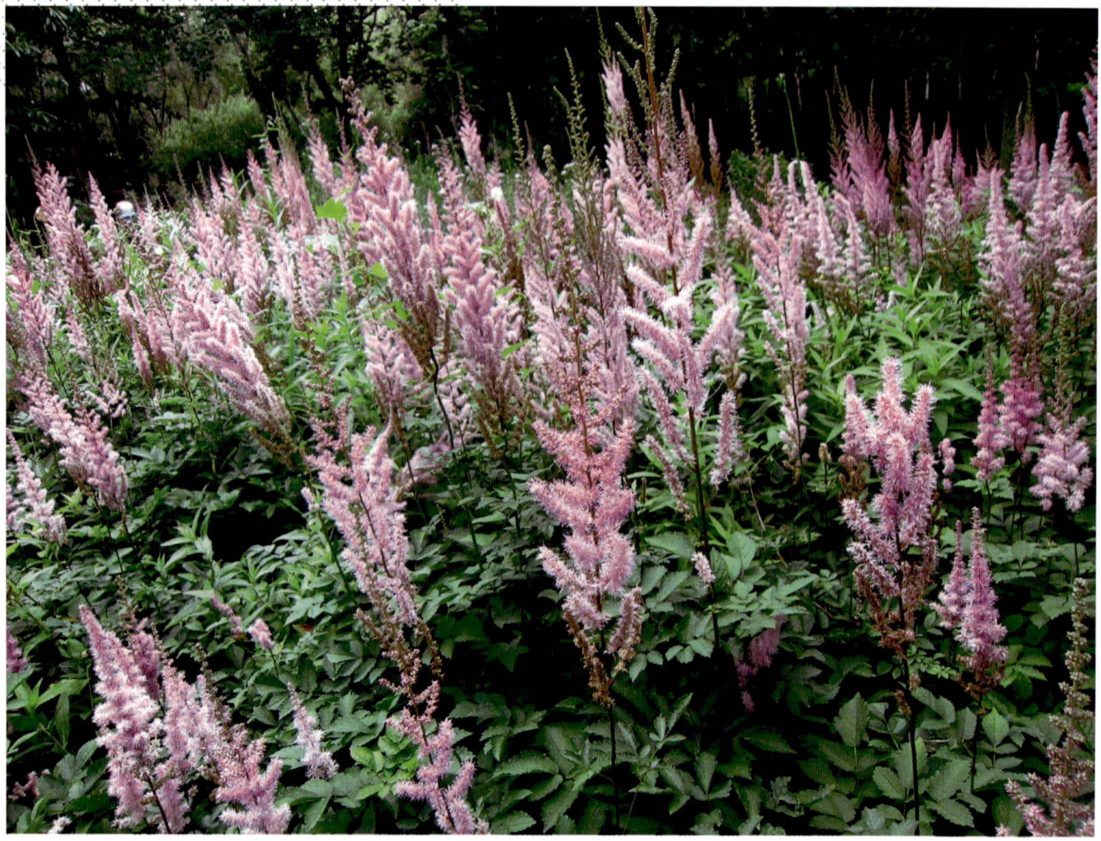

'노루오줌'이라는 이름은 뿌리에서 노루의 오줌 냄새가 난다고 해서 붙여졌다.

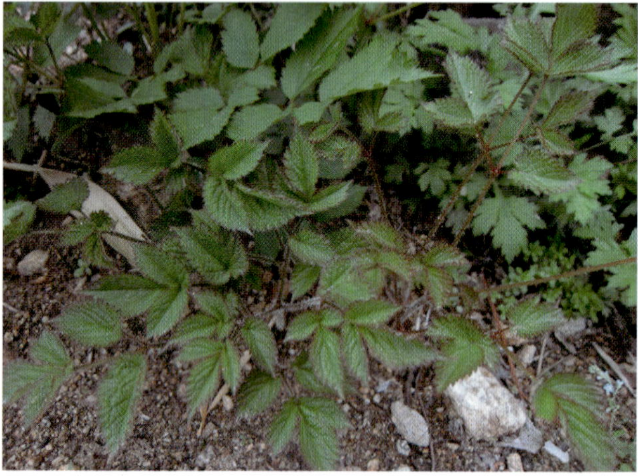

노루오줌 어린순

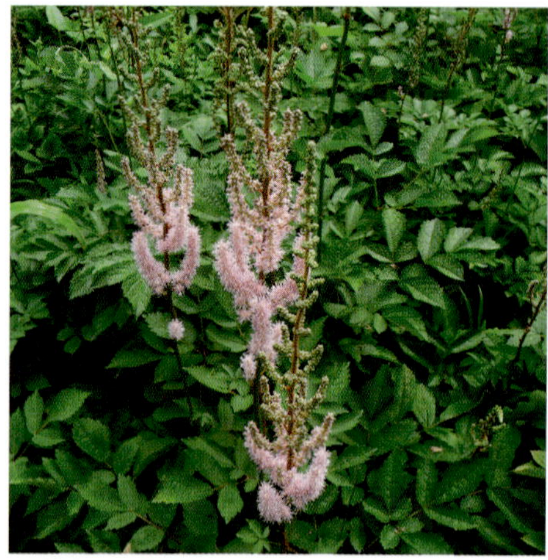

7~8월에 보랏빛 꽃이 줄기 끝에 달린다.

노루오줌 낙신부落新婦 · 소승마小升麻

범의귓과 • 여러해살이풀 • 키 30~70㎝

학명 *Astilbe rubra* Hook. f. & Thomson var. *rubra* **분포지** 우리나라와 아시아 산지의 냇가나 습한 곳 **개화** 7~8월에 보라색 꽃 **결실** 9~10월 **효능** 위궤양 · 십이지장궤양 · 두통 · 관절통 · 근육통 · 타박상 · 열 감기 · 기침 · 혈액순환에 좋으며, 진정 · 해독 작용을 한다.

노루오줌은 지상부와 지하부의 쓰임새가 매우 다른 약초이다. '노루오줌'이라는 이름은 뿌리에서 노루의 오줌 냄새가 난다고 해서 붙여졌다. 여름에 연보라색 꽃이 산지의 습한 곳에서 무리 지어 피는 모습이 무척 예쁜 꽃으로, 여름 산을 아름답게 장식한다.

민간에서는 신장 질환의 약으로, 또 장을 튼튼히 하는 데 쓰는 한편, 꽃이 예뻐서 교배 품종을 만들어 조경에도 많이 쓴다. 최근에는 미국이나 유럽에서도 '아스틸베'라고 부르며 많이 재배하고 있다.

효소 담그기

노루오줌 전초를 잘라 설탕과 1:1 비율로 담그고, 2~3일에 한 번씩 뒤집어 준다. 100일 정도 지나면 걸러 내고 1년 이상 숙성시켜서 먹는다. 꽃 · 잎 · 줄기는 여름에, 뿌리는 가을에 담근다.

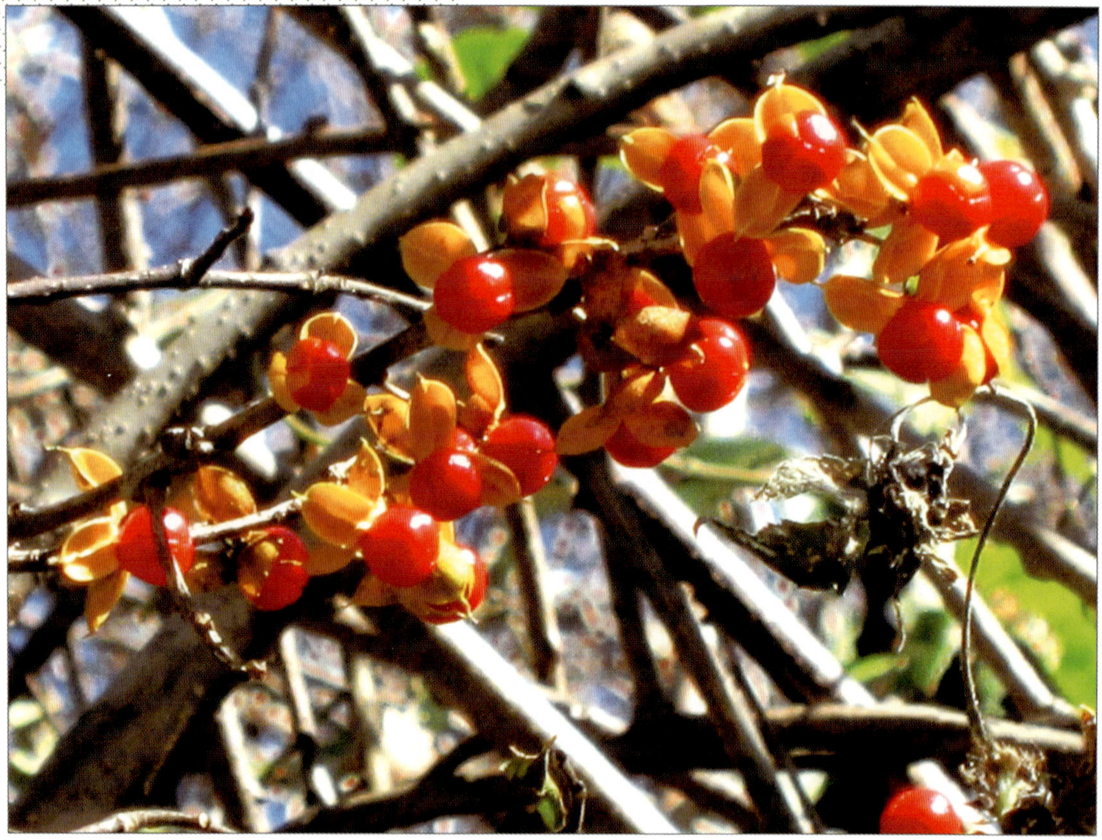

잎이 진 노박덩굴 열매는 독특한 모양과 색이 꽃보다 아름답다.

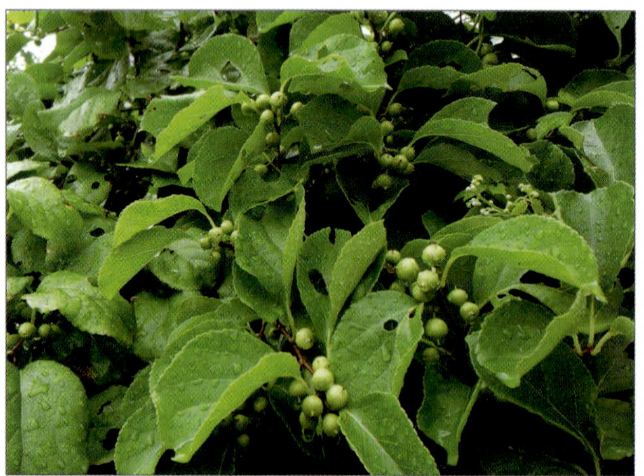

꽃이 피기 전 노박덩굴의 어린잎은 나물로 만들어 먹기도 한다.

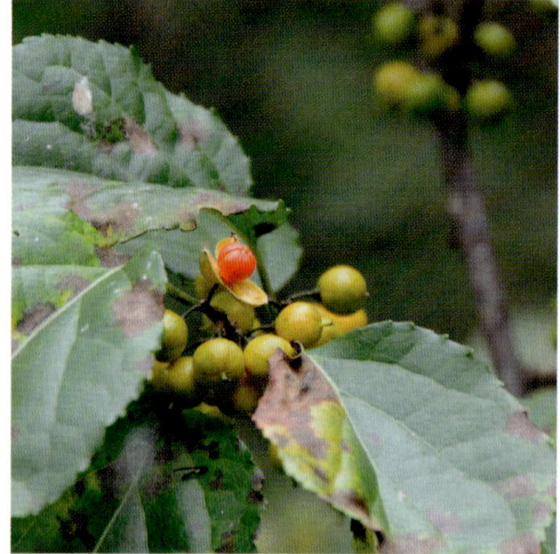

노박덩굴은 전초를 다 약용한다.

노박덩굴 남사등南蛇藤

노박덩굴과 • 낙엽 활엽 덩굴성 • 길이 10m

학명 *Celastrus orbiculatus* Thunb. **분포지** 우리나라와 아시아의 산과 들 **개화** 5~6월에 연녹색 꽃 **결실** 10월 **효능** 두통·복통·치통·요통·관절염·치질·이질·불면증·천식·구토·타박상·종기·화농성 피부염·혈액순환·신경쇠약·혈압 강하·사지 마비 증상에 좋으며, 생리통과 냉증에 특효가 있다. 항암·진정·해독 작용을 한다.

남사등·금홍수·지남사·백룡·과산룡 등 여러 이름을 갖고 있는 노박덩굴은 전초를 다 약으로 쓰는 우수한 약초다. 해독 작용이 뛰어나 뱀독과 아편 중독을 푸는 데도 쓴다. 가슴이 두근거리고 심장이 뛸 때, 오줌과 땀을 낼 때도 쓰고, 살충제로도 쓴다. 어린잎은 나물로도 먹는다.

가을에 빨갛게 익은 열매가 아주 예뻐서 꽃꽂이 재료로 많이 쓰인다.

노박덩굴의 열매에는 기름 성분이 5% 정도 들어 있는데, 강한 방부 작용이 있어서 식품이나 생선을 썩지 않게 보관하는 데도 사용한다.

효소 담그기

꽃이 피었을 때는 줄기와 잎을 잘라서, 가을에는 열매를 따서 설탕과 1:1 비율로 담근다. 2~3일에 한 번씩 잘 뒤집어 주고, 100일 정도 지나서 걸러 준다. 1년 이상 숙성시켜서 먹는다.

※ 노박덩굴처럼 즙액이 적게 나오는 재료를 담글 때 설탕 시럽을 붓는 경우가 있는데, 설탕보다는 먼저 담가 둔 것 중에 즙액이 많이 나온 것을 항아리가 자박자박할 정도로 채워 주는 것이 좋다.

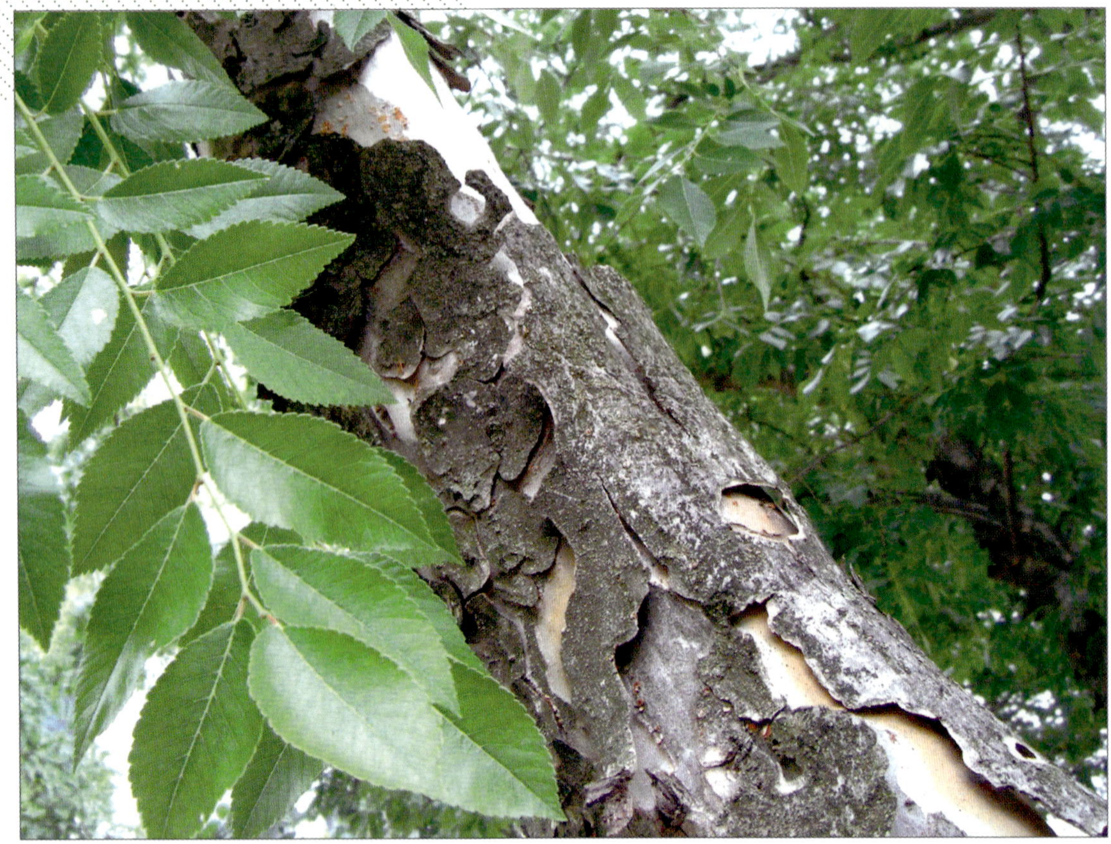

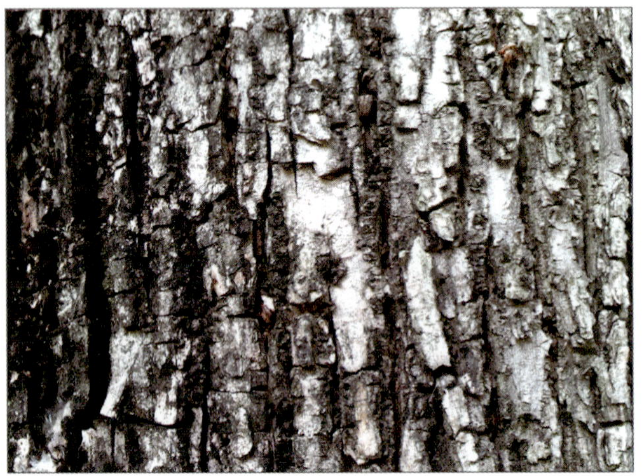
느릅나무 껍질은 세로로 깊이 갈라진다.

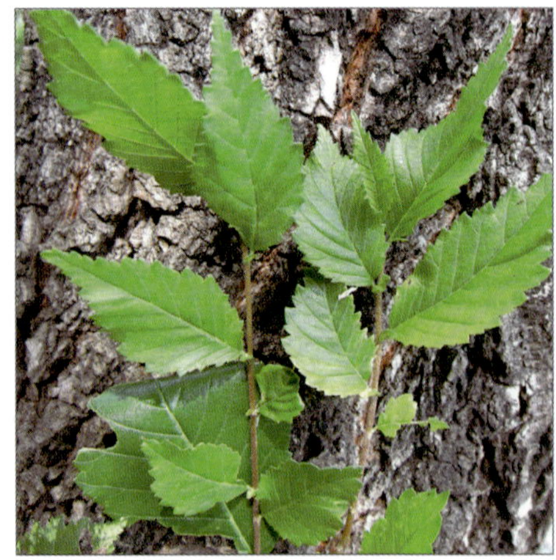
느릅나무. 잎 가장자리의 톱니가 참느릅나무보다 크다.

참느릅나무. 잎 가장자리의 톱니가 자잘하다.

느릅나무 유백피楡白皮 · 유근피楡根皮

느릅나뭇과 • 낙엽 활엽 교목 • 키 30m

학명 *Ulmus dabidiana var. japonica* (Rehder) Nakai **분포지** 우리나라와 아시아의 산지 **개화** 4~5월에 자잘한 황록색의 꽃 **결실** 5~6월 **효능** 위궤양·유선염·치통·비염·축농증·황달·부종에 좋으며, 혈뇨·치루·변비·화상·단독丹毒·악성 종기·악창·옴·부스럼에 효능이 있다. 항암·항균·이뇨·구충 작용을 한다.

느릅나무는 옛날부터 쓰여 오던 약재이며, 흉년이 들었을 땐 배고픔을 이겨 내게 한 귀중한 구황식물이다. 나무껍질과 뿌리껍질은 우려서, 어린순은 나물과 국으로 만들어 먹는다. 또 밥에도 섞어 먹으며, 튀김이나 떡으로도 해 먹는다. 민간에서는 위암·자궁암·유방암·간암 등 항암제로 널리 이용되었다.

느릅나무의 뿌리껍질을 '유근피'라고 하는데, 잘 말려서 각종 염증을 치료할 때 쓴다. 한방에서는 열매를 '무이蕪荑', '무이인蕪荑仁'이라 부르며, 뱃속의 기생충을 죽이는 약으로 쓴다.

느릅나무 열매는 여름에 익고, 참느릅나무 열매는 가을에 익는다. 느릅나무는 오랫동안 자라면 나무껍질이 세로로 깊이 갈라지고, 참느릅나무는 두꺼운 비늘처럼 떨어져 나간다. 두 나무의 약효가 비슷해서 약으로는 옛날부터 구별하여 쓰지 않았다.

〈주의〉 임산부는 주의하여 쓴다.

효소 담그기

잎과 열매를 설탕과 1:1 비율로 담근다. 설탕이 완전히 녹을 때까지 2~3일에 한 번씩 뒤집어 주고, 100일 정도 지나서 걸러 낸다. 1년 이상 숙성시킨 다음에 먹는다.

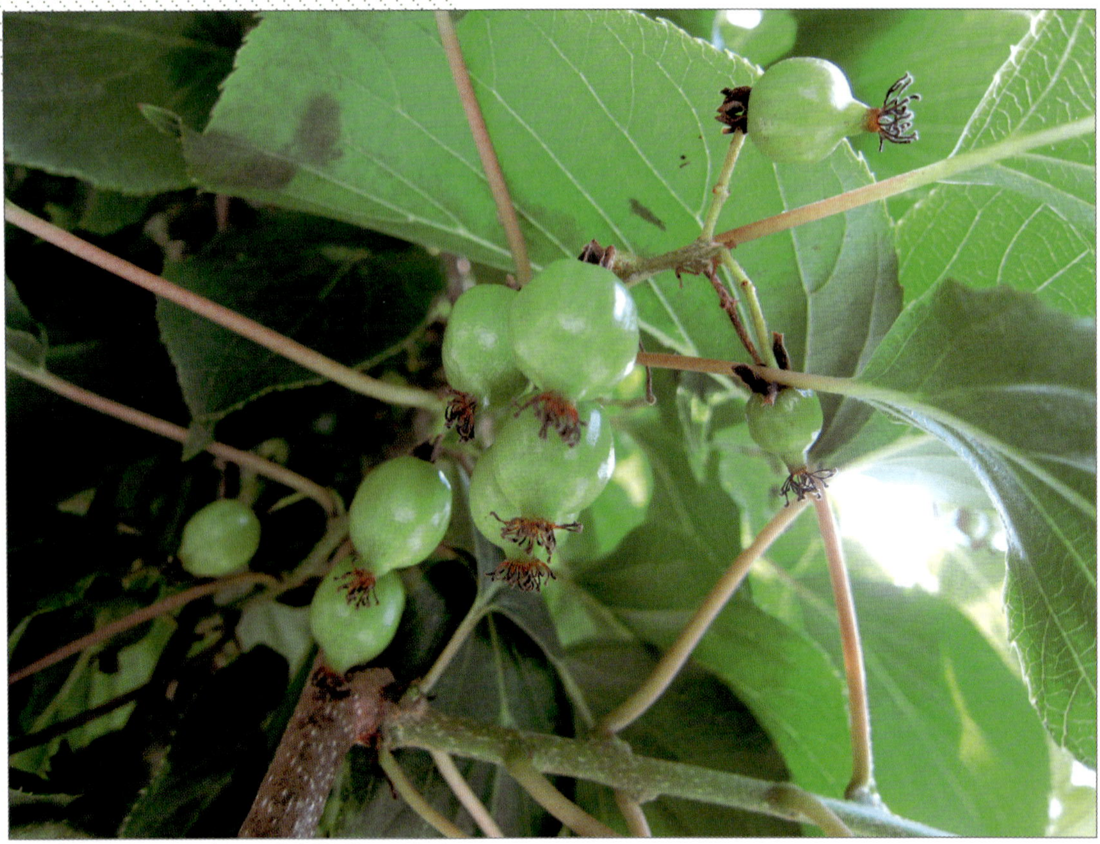

'미후도'라고 불리는 다래 열매는 10월에 황록색으로 익는다.

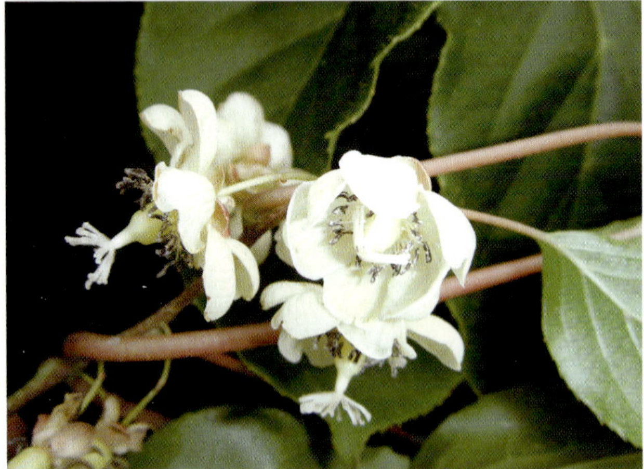

다래는 5월에 매화 같은 흰 꽃을 피운다.

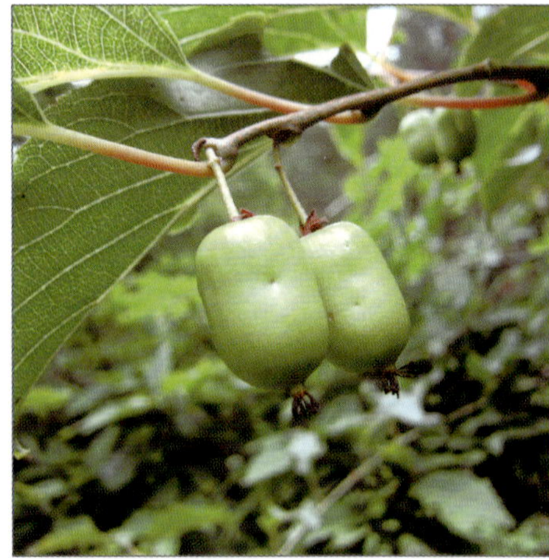

쥐다래는 열매가 타원형이다.

다래 미후도 獼猴桃 · 미후리 獼猴梨

다래나무과 • 낙엽 활엽 덩굴나무 • 길이 20m 내외

학명 *Actinadia arguta* (Siebold & Zucc.) Planch. ex Miq. var. *arguta* **분포지** 우리나라와 아시아의 깊은 산 **개화** 5월에 매화 같은 흰 꽃 **결실** 10월에 황록색 열매 **효능** 당뇨·신장염·황달에 효능이 있으며, 어깨와 무릎 관절, 갈증에 좋다. 항암·이뇨 작용을 한다.

다래는 한곳에 얽혀서 크게 번지고, 큰 나무를 타고 엄청난 군락을 만들기 때문에 숲 속에서 다래를 만나면 자연이 주는 풍요와 기쁨을 누리게 된다. 시원한 그늘을 만들기 위해 공원이나 정원에 심어 아치형으로 올리면 꽃도 예쁘고 열매도 예쁘다.

다래는 깊은 산골짜기 곳곳에서 자라며 추위에도 잘 견딘다. 어린순은 나물로 먹고, 열매는 달고 맛있어서 술로 빚기도 한다. 햇볕에 말린 다래를 '미후도'라고 부르는데, 당뇨병과 황달에 특효가 있고, 입맛이 없고 소화가 잘 안 될 때 먹으면 좋다. 《동의보감》에는 심한 갈증과 가슴이 답답하고 열이 나는 것을 멎게 하고, 결석을 치료하며, 장을 튼튼하게 하고, 열기에 막힌 증상과 토하는 것을 치료한다고 기록되어 있다.

다래는 예로부터 우리 조상들이 식용과 약용으로 애용해 온 대표적인 산열매이다. 특히, 곡우를 지나 나무의 활동이 왕성한 봄부터 다래 나무에 상처를 내어 수액을 받아 마시는 관습이 아직도 있는데, 수액은 항암 작용이 있으며, 피로 해소에도 좋다. 다래는 열매 모양이 둥글고, 쥐다래는 타원형이며, 개다래는 끝이 뾰족하다.

효소 담그기

다래를 효소로 담글 때는 무르기 전의 단단한 것을 쓴다. 익어서 물러지면 그냥 먹어도 달고 맛있다. 담그기는 기본 방법과 같다.

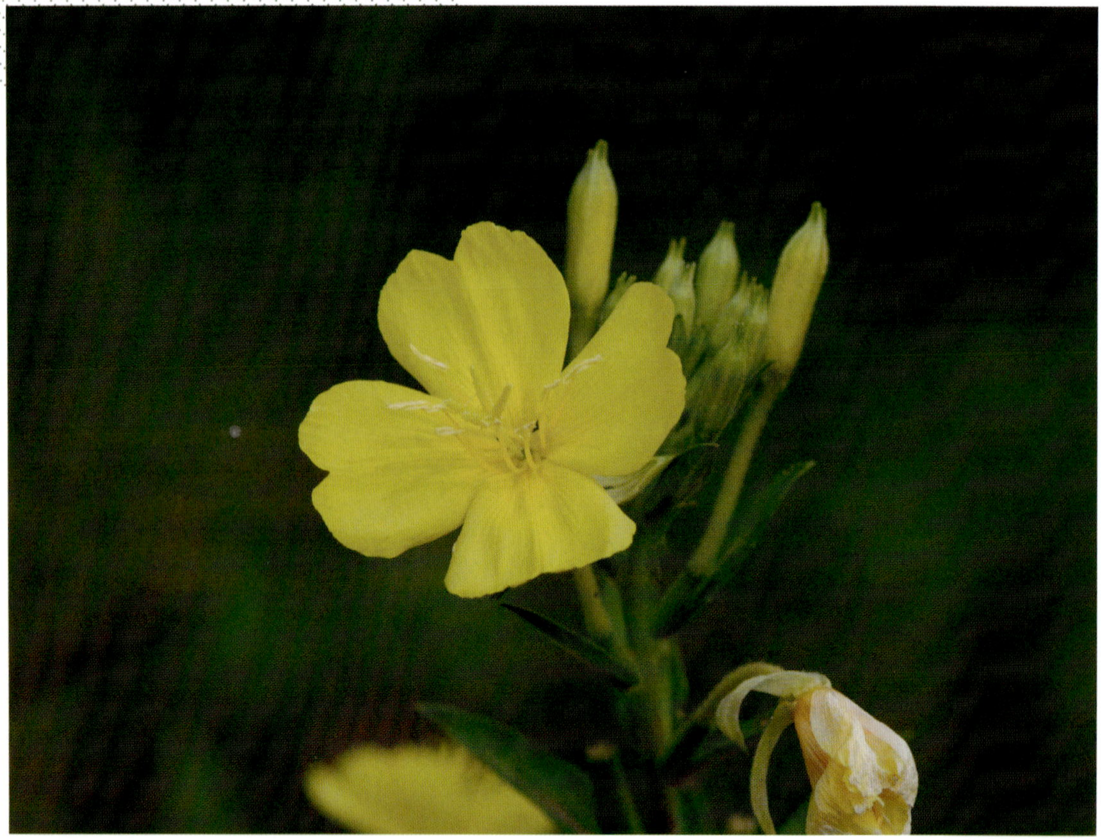

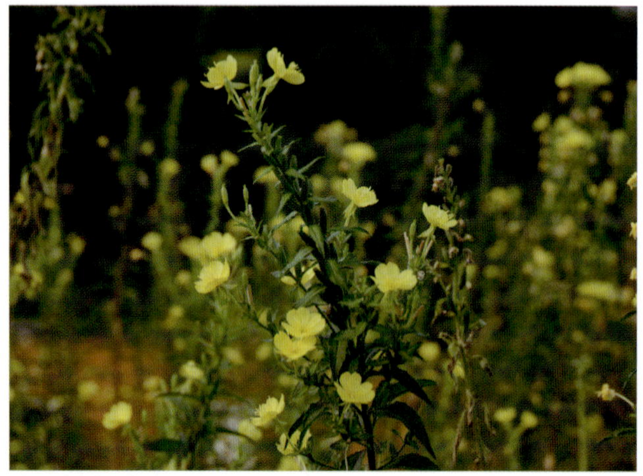

전국 어디서나 흔히 볼 수 있는 달맞이꽃

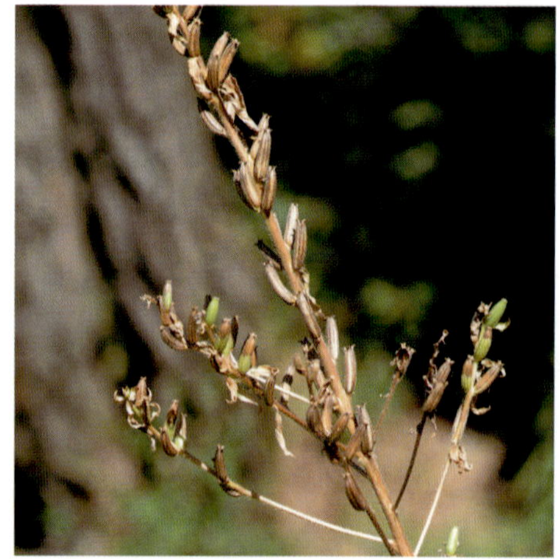

달맞이꽃 종자유는 갱년기 여성에게 도움이 된다.

달맞이꽃은 해가 질 무렵에 피어서 해가 뜨면 다시 시든다.

달맞이꽃 월견초月見草·월하향月下香

바늘꽃과 • 두해살이풀 • 키 50∼90cm

학명 *Oenothera biennis* L. **분포지** 우리나라·아시아·남미의 산·들·물가·길가 **개화** 7∼8월 **결실** 10∼11월 **효능** 여성 갱년기 장애에 특효가 있으며, 유방암·당뇨·동맥경화·고지혈증·생리통·관절염·인후염·화상·감기·설사에 좋다. 비만·혈액순환·체력 증강·소화불량에도 쓰며, 항암 작용을 한다.

해맑은 노란색의 달맞이꽃은 많은 시인들의 노래가 되었으며, 그리스 신화에도 등장한다.

옛날 그리스의 호숫가에 별을 사랑하는 요정들 사이에 달을 사랑하는 요정이 살고 있었다. 어느 날, 별을 사랑하는 요정들은 별이 떠 있는 밤에도 달을 사랑하는 요정이 있다고 제우스에게 일러바쳤다. 제우스는 화가 나서 그 요정을 달이 없는 곳으로 쫓아 버렸다. 달의 신 아르테미스가 이 일을 뒤늦게 알고 그 요정을 찾아 다녔지만 제우스는 아르테미스가 가는 곳마다 앞질러 가서 비와 구름으로 방해했다. 그 사이 달을 사랑하던 요정은 죽고 말았다. 아르테미스는 요정을 안고 울다가 언덕 위에 고이 묻어 주었다. 그 후 제우스는 미안한 생각이 들어, 죽은 요정을 달맞이꽃으로 만들어 달을 따라 꽃을 피우게 했다. 이 때문에 달맞이꽃은 달이 없는 밤에도 행여나 달이 뜰까 기다리며 홀로 외로이 꽃을 피운다고 한다.

달맞이꽃은 음陰의 약으로, 여성에게 잘 맞는 약초이다. 달맞이꽃 종자유에는 감마리놀렌산Gamma Linolenic acid이 함유되어 있는데, 이것이 여성 호르몬의 불균형을 조절해 신체 기능대사의 이상을 바로잡아 주기 때문에 갱년기 여성들에게 특효약으로 쓰인다.

달맞이꽃의 노란 꽃을 따서 수제비를 해 먹으면 맛이 일품이다.

효소 담그기

봄에는 새순을, 꽃이 필 때는 꽃대를 설탕과 1:1 비율로 담근다. 담그기는 기본 방법과 같다.

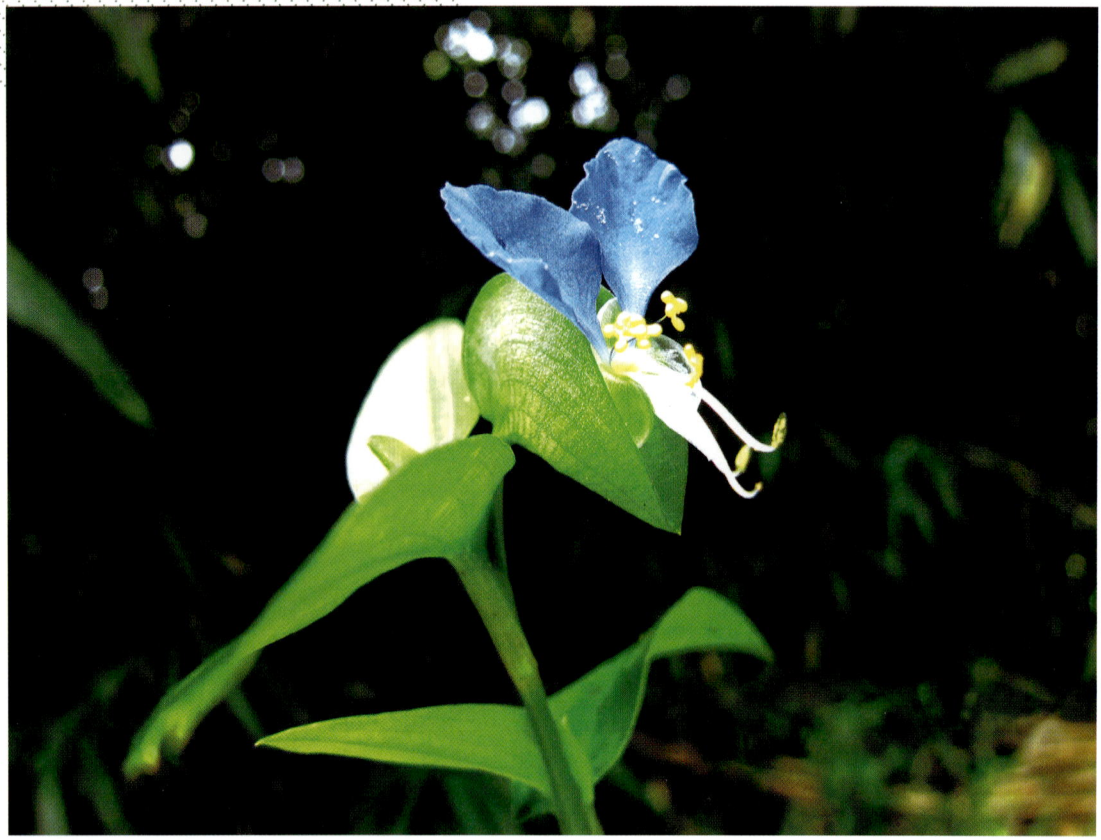

닭의장풀은 꽃 모양이 닭 벼슬을 닮았다.

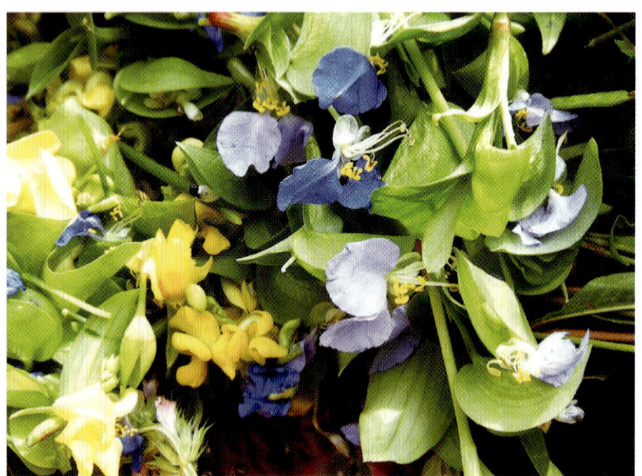

닭의장풀 꽃은 대체로 남색이지만, 연보라색도 있다.

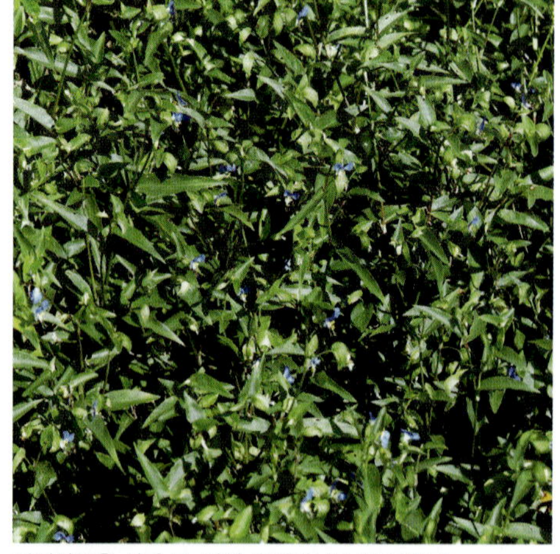

닭의장풀은 산과 들, 닭장 주변에서도 잘 자란다.

닭의장풀 압척초鴨跖草

닭의장풀과 • 한해살이풀 • 키 15~50㎝

학명 *Commelina communis* L. **분포지** 우리나라와 아시아·북미의 산·들·길가·풀밭 **개화** 7~8월에 남색 꽃 **결실** 9~10월 **효능** 심장병·당뇨·간염·관절염·신경통·부종·단독·종기·부스럼·다래끼·비만에 좋다. 해열·해독·이뇨·억균 작용을 한다.

닭의장풀은 산과 들 아무데서나 잘 자라는 풀이다. '닭의장풀'이라는 이름은 꽃 모양이 닭 벼슬 같아서, 또는 닭장 주변에서 자라기 때문에 붙여졌다고 한다. 그 밖에도 달개비·닭의밑씻개·닭의꼬꼬·달래개비 등 여러 이름을 갖고 있다.

꽃은 아주 해맑은 남빛으로, 노란 수술을 내민 모습이 아름답기 그지없다. 당나라의 시인 두보는 이 풀을 곁에 두고 길렀다고 하는데, 과연 두보가 즐겨 길렀을 만하다.

닭의장풀은 여름이면 여기저기서 무성하게 자라 잡초 취급을 받기도 하지만, 쓰임새가 많은 산야초이다. 나물로 먹고 차로도 만들어 마시며, 버릴 것 하나 없이 줄기·잎·꽃을 다 사용할 수 있는 이로운 산야초이다. 즙액도 많이 나오므로 효소 재료로도 아주 좋다. 모 제약 회사에서는 닭의장풀 추출물에 관한 국내 특허를 취득했다.

닭의장풀의 고운 남빛 꽃물은 예부터 비단에 물들여 썼다고 한다. 주위에서 흔하게 볼 수 있고 잘 자라므로, 다양하게 활용하고 연구해 볼 만한 산야초이다.

🫙 효소 담그기

꽃이 한창 필 때의 전초를 설탕과 1:1 비율로 담근다. 2~3일에 한 번씩 완전히 녹을 때까지 잘 뒤집어 주고, 100일 정도 지나서 걸러 낸다. 1년 이상 숙성시켜서 먹는다.

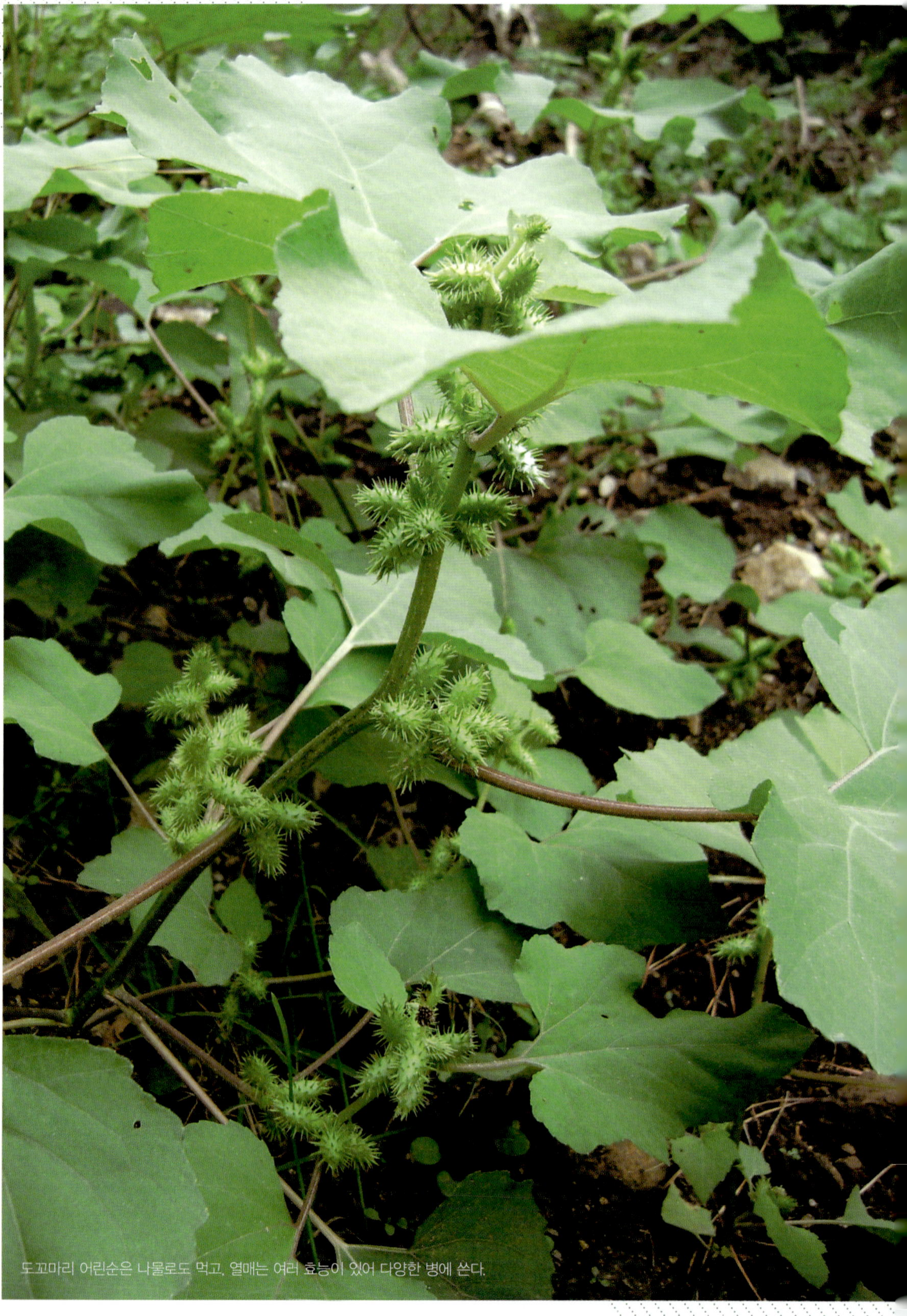

도꼬마리 어린순은 나물로도 먹고, 열매는 여러 효능이 있어 다양한 병에 쓴다.

도꼬마리 창이자蒼耳子

국화과 • 한해살이풀 • 키 1m 내외

학명 *Xanthium strumarium* L. **분포지** 우리나라와 아시아의 들과 길가 **개화** 8~9월에 노란 꽃 **결실** 10~11월 **효능**
갑상선암·중풍·나병·천연두·축농증·비염·관절염·악성 종양·궤양성 피부병·악창·종기·습진·백납[백반증]·부스럼·
검버섯·치통·두통·이질·치질·몸살·감기·눈병에 좋으며, 알코올 중독, 뱀이나 벌레 물린 데에도 쓴다.

　도꼬마리는 가장 흔하게 쓰는 민간 약초 중의 하나이며, 특히 축농증의 특효약이다. 그러나 씨앗의 독성이 강해서 주의해야 하므로, 안전하게 효소로 담가서 먹는 것이 좋다.

　길가에 흔하게 있고, 씨앗은 옷깃에 조금만 스쳐도 잘 달라붙는다. 도꼬마리 씨앗을 오래 복용하면 눈과 귀가 밝아지고, 골수가 튼튼해지며 무병장수한다고 해서 옛날부터 다양하게 쓰여 왔다.

효소 담그기

　열매가 익기 전 초록색일 때 전초를 잘라 설탕과 1:1 비율로 담근다. 2~3일에 한 번씩 설탕이 완전히 녹을 때까지 잘 뒤집어 주고, 100일 정도 지나서 걸러 낸다. 1년 이상 숙성시켜서 먹는다.

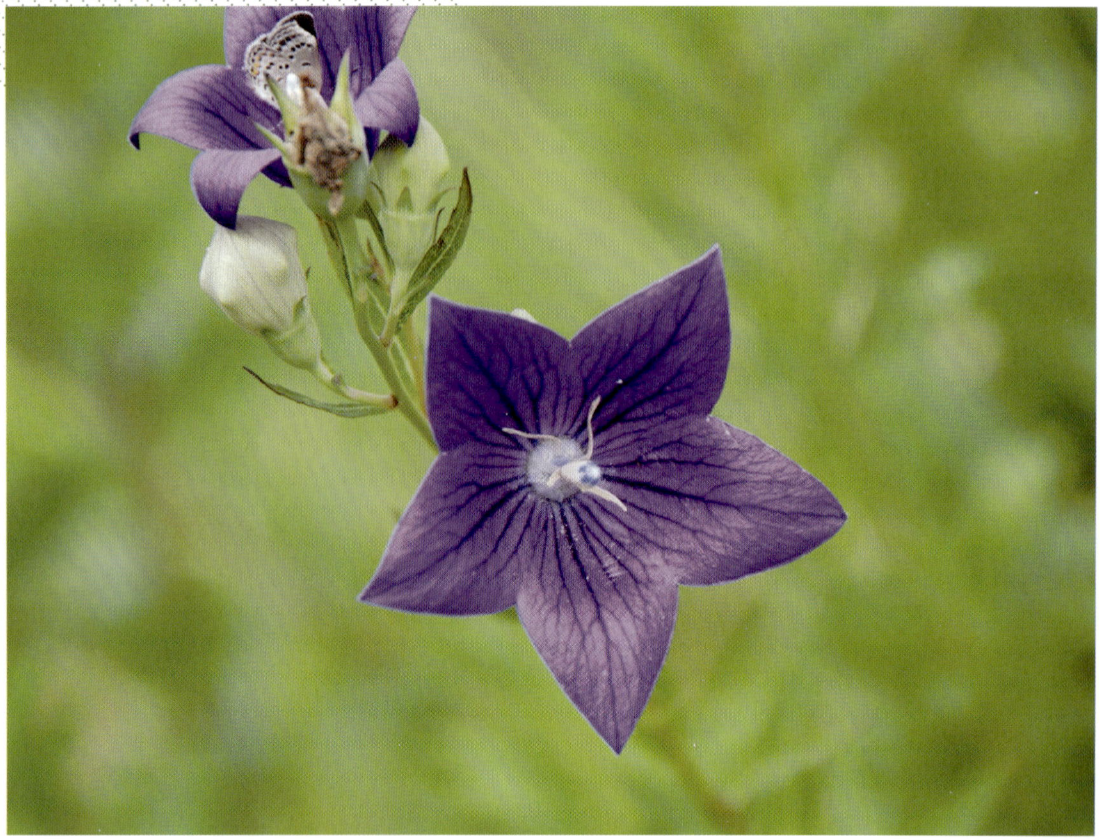

도라지는 7～8월에 보라색 또는 흰색의 꽃을 피운다.

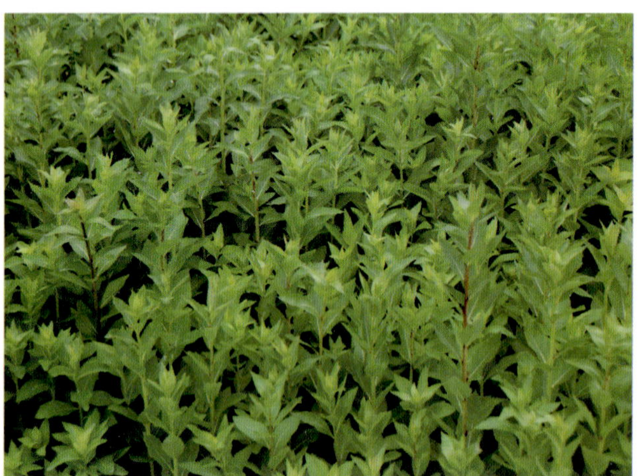

도라지는 호흡기 계통 질환에 특효가 있다.

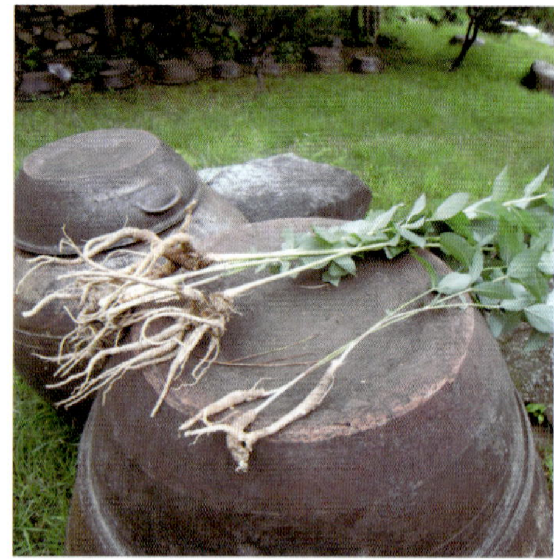

재배한 도라지와 산에서 자란 산도라지(아래)의 비교.

도라지 _{길경桔梗}

초롱꽃과 • 여러해살이풀 • 키 1m 내외

학명 *Platycidom grandiflorm* (Jacq.) A. DC.　**분포지** 우리나라와 아시아의 산　**개화** 7~8월에 흰색 또는 보라색 꽃
결실 9~10월　**효능** 기관지염에 특효가 있다. 편도선염·인후통·복통·폐농양肺膿瘍·산후병·부인병·냉병·기침·감기·
폐렴·이질·위산 과다·설사에 좋으며, 허리 근육 손상에도 쓴다.

　　도라지는 당질·섬유질·칼슘·철분 등이 풍부한 알칼리성 식품이다. 호흡기 계통 질환에 특효가 있다고 알려져 있으며, 약재로도 널리 쓰인다. 《동의보감》에 실린 3,000여 개의 약 처방 중 길경[도라지 말린 것] 처방 약이 300여 개나 된다고 한다.

　　도라지는 조선시대 때부터 궁중에서 사용되었으며, 각종 요리로 애용되어 왔다. 사포닌이 많이 함유된 야생 산도라지는 홀쭉하고 길이가 길며, 재배한 것보다 그 효능이 20배나 뛰어나다. 산백도라지는 산삼에 버금가는 효능이 있다고 한다.

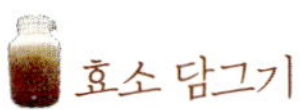 **효소 담그기**

　　재배한 도라지보다는 야생에서 자란 산도라지를 채취해 설탕과 1:1 비율로 담근다. 2~3일에 한 번씩 저어 주고, 100일 정도 지나서 걸러 낸다. 1년 이상 숙성시킨 다음에 먹는다.

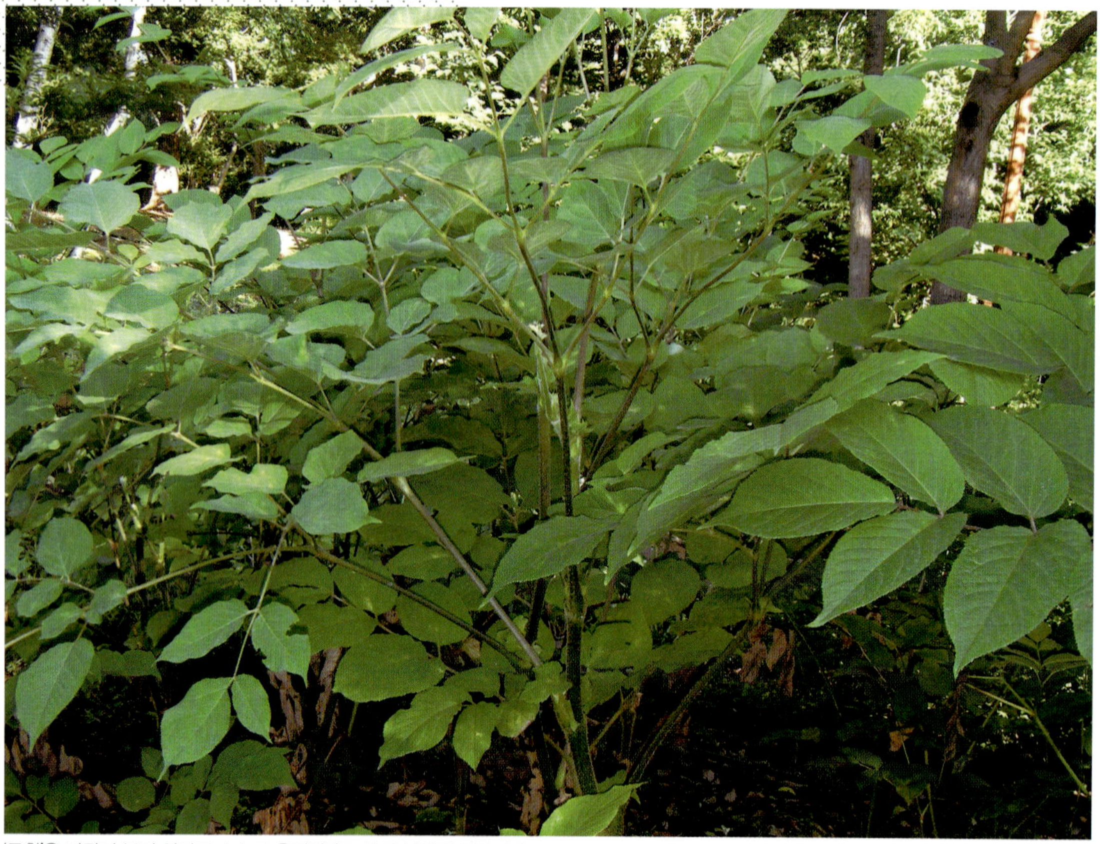

'독활'은 바람이 불지 않아도 스스로 움직인다고 해서 붙여진 이름이다.

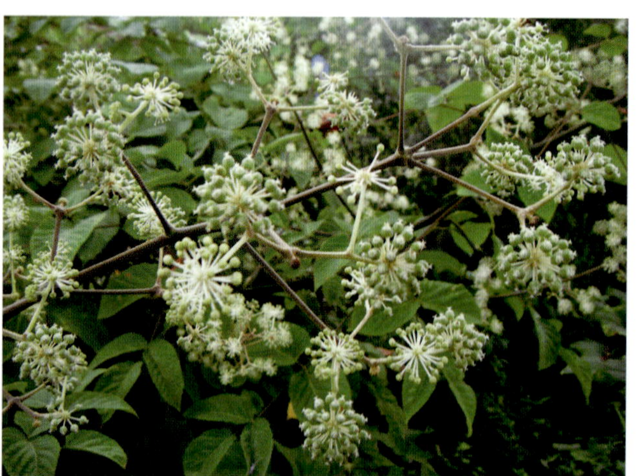

독활 꽃은 연녹색 공 모양이다.

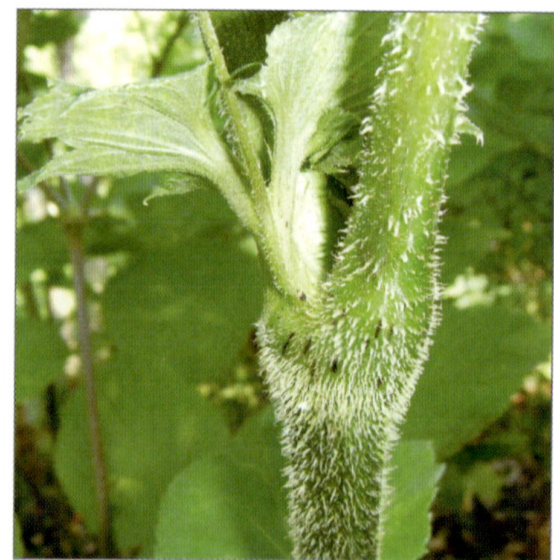

꽃을 제외한 식물 전체에 털이 있다.

독활 독활獨活

두릅나뭇과 • 여러해살이풀 • 키 1.5m 내외

학명 *Aralia cordata* var. *continentalis* (Kitag.) Y. C. Chu **분포지** 우리나라·중국·일본의 양지나 반그늘 **개화** 7~8월에 연녹색 공 모양의 꽃 **결실** 9~10월 **효능** 류머티즘·신경통·좌골신경통 등 신경계 질환에 특효가 있으며, 위암·중풍·당뇨·풍습風濕·부종·충혈·두통(빈혈증으로 인한 두통에는 쓰지 않음)·치통·감기·피부 가려움증·혈액순환·강장에 좋다. 해열·발한·진통 작용이 있다.

독활은 줄기가 곧게 서고, 바람이 불지 않아도 스스로 움직인다 하여 붙여진 이름이다. '땅두릅'이나 '되두릅', '토당귀'나 '구안'으로도 불린다. 한편, '땃두릅'이라는 속명도 있으나, '땃두릅'은 별개의 나무로, 정식 명칭은 '땃두릅나무'이다.

몸 전체에서 향이 나는 독활은 한방에서 전초를 약으로 쓴다. 또 산뜻한 맛이 나며 씹는 느낌이 좋은데 부드러운 어린순은 나물로, 또 튀김으로 만들어 먹기도 한다.

독활은 두릅나무와 비슷하게 생겼지만 두릅은 나무이고, 독활은 초본이다.

효소 담그기

여름에는 잎·줄기·꽃, 가을에는 뿌리와 전초를 효소로 담글 수 있다. 설탕과 1:1 비율로 담가서 2~3일에 한 번씩 설탕이 완전히 녹을 때까지 잘 뒤집어 준다. 100일 정도 지나서 걸러 내고, 1년 이상 숙성시켜서 먹는다.

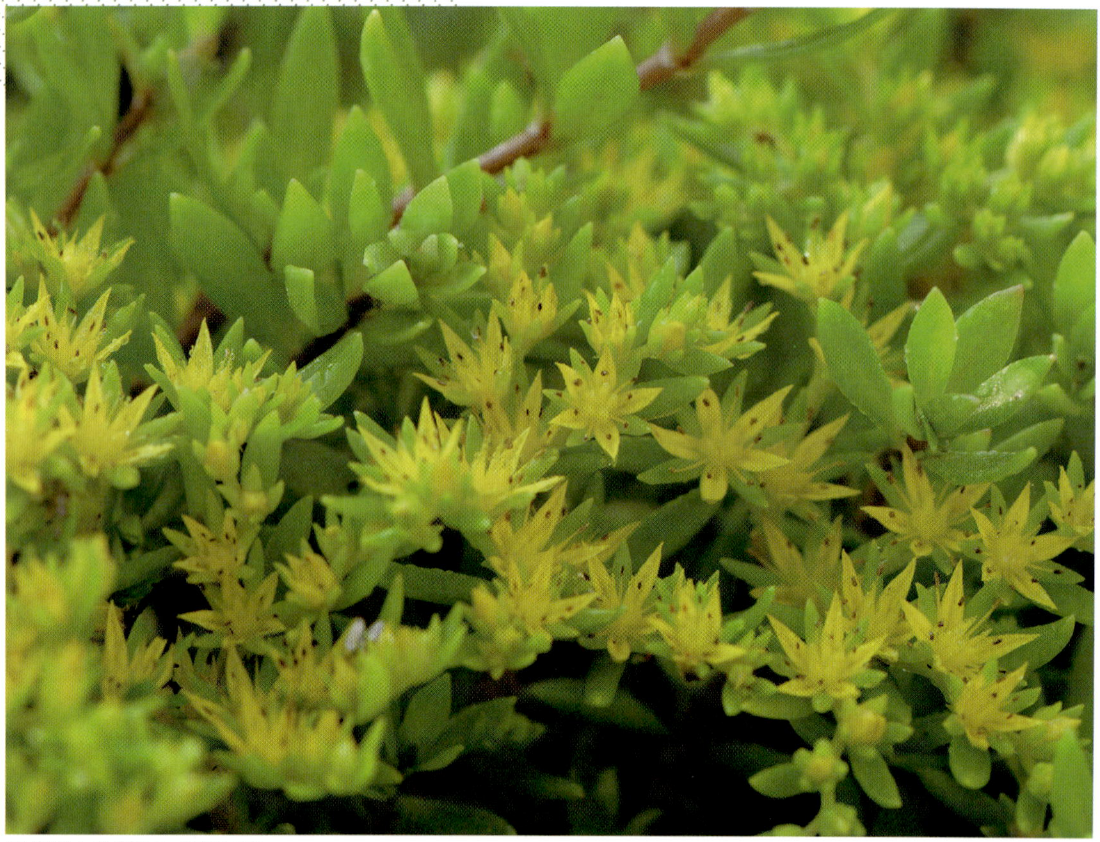

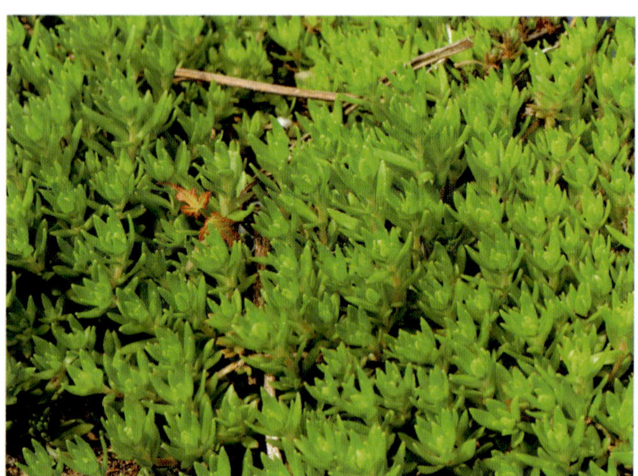

돌나물의 노란 꽃은 5~6월에 핀다.

돌나물은 날것으로 무쳐 먹거나 샐러드를 만들어 먹을 수 있다.

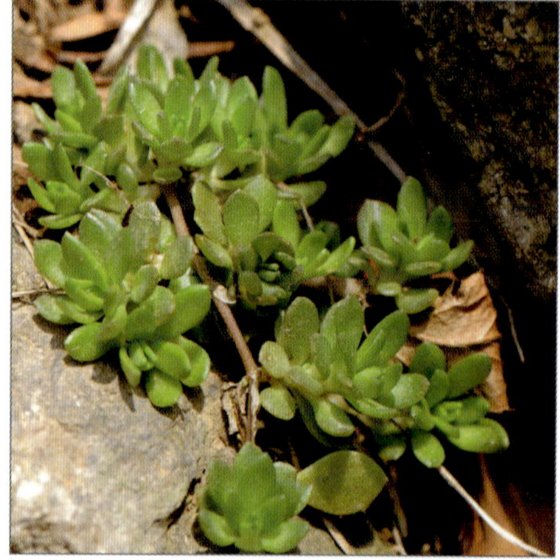

수분 함량이 많은 돌나물은 봄철 건조한 피부에 좋다.

돌나물 불갑초佛甲草·수분초垂盆草

돌나물과 • 여러해살이풀 • 길이 15cm 내외

학명 *Sedum sarmentosum* Bunge **분포지** 우리나라와 아시아 산과 들의 바위틈 **개화** 5~6월에 노란 꽃 **결실** 9월
효능 간염·간 경변·급성 기관지염·염증·골다공증·황달·화상·타박상에 좋으며, 갱년기 우울증, 뱀이나 독충에 물린
데, 담즙 분비에 쓴다. 살균·소염·해독·해열 작용을 한다.

봄나물에 빼놓을 수 없는 돌나물은 '석상채石上菜'라고도 하는데, 번식력이 좋아서 들이나 바위틈 어느 곳에서든 잘 자라며, 가을까지 계속 먹을 수 있다.

돌나물은 주로 생으로 먹는데, 샐러드나 물김치용으로 일품이고, 초고추장에 무쳐서도 먹는다. 입맛을 돋우어 주는 비타민 C는 물론, 인산과 칼슘 등 영양소가 풍부하며, 칼슘은 우유의 2배나 된다. 수분 함량은 수박보다 많고, 봄철 건조한 피부에 좋다. 돌나물은 오래 손질하면 풋내가 나므로 살짝 무쳐서 바로 먹는 것이 좋다. 최근에 돌나물이 콜레스테롤 수치를 낮춰 준다는 연구 결과가 있어 많이 애용되고 있다.

돌나물에는 전설이 있다. 옛날 환난을 당해 불타 버린 절터의 목이 달아난 무두불無頭佛과 돌담, 돌무더기에서 돌나물이 피었다고 한다. 유난히 돌을 좋아하는 돌나물이 무두불의 전신을 에워싸고 머리 부분으로 수북이 뭉쳐 피어 마치 부처님 전신에 황금 옷을 입힌 듯했다. 그래서 신심 깊은 어느 신도가 '불갑초'란 이름을 붙여 주었다고 한다.

효소 담그기

봄부터 가을까지 전초를 쓴다. 수분이 아주 많은 산야초이므로 설탕은 1:1 비율보다 조금 더 쓴다. 2~3일에 한 번씩 설탕이 완전히 녹을 때까지 잘 뒤집어 주고 100일 정도 지나서 걸러 낸다. 1년 이상 숙성시켜서 먹는다.

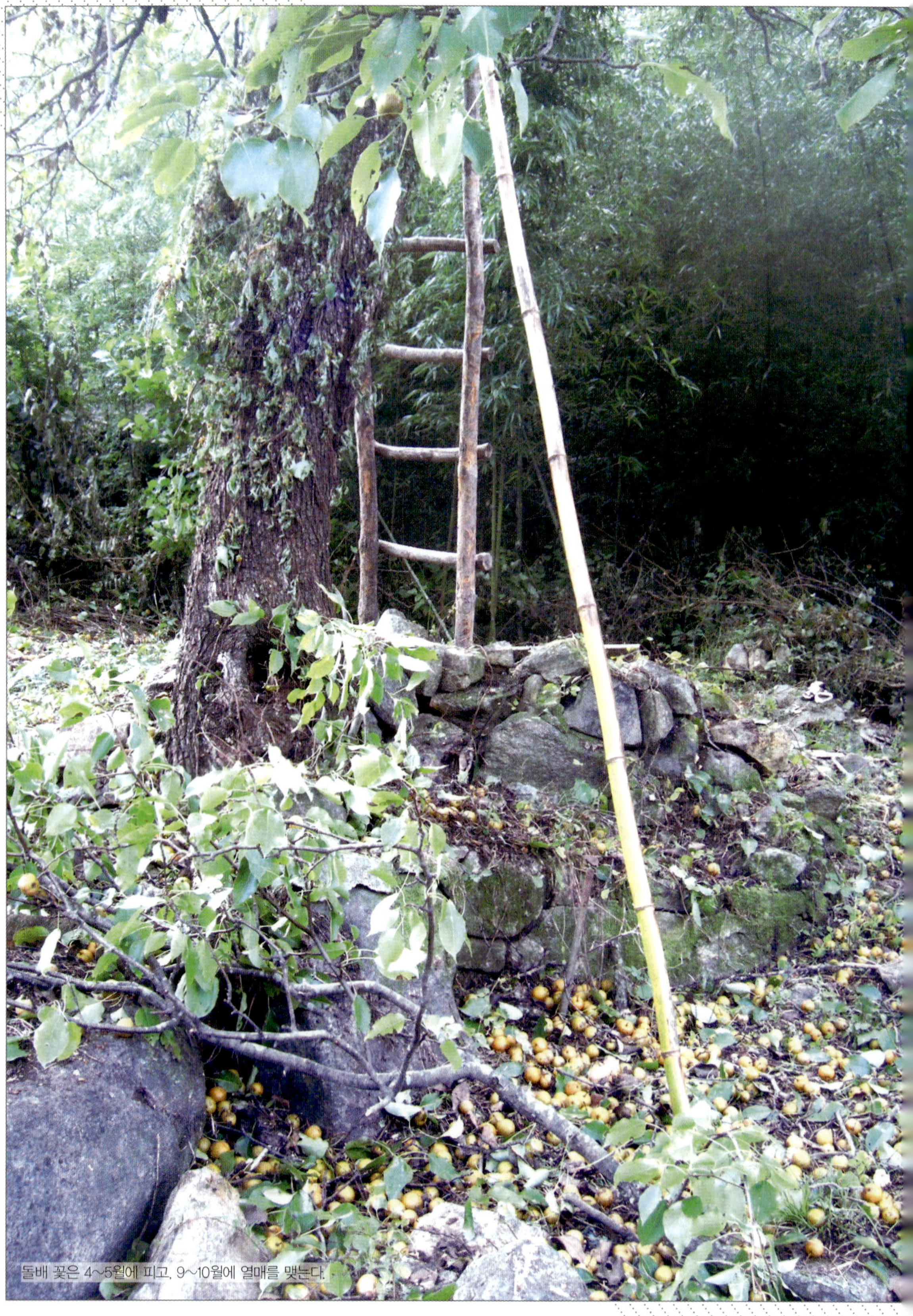

돌배 꽃은 4~5월에 피고, 9~10월에 열매를 맺는다.

돌배나무 야리野梨 · 산리山梨

장미과 • 낙엽 활엽 소교목 • 키 5~20m

학명 *Pyrus pyrifolia* (BURM.f.) Nakai **분포지** 우리나라와 아시아 **개화** 4~5월에 흰 꽃 **결실** 9~10월 **효능** 폐병에 특효가 있으며, 당뇨·중풍·위궤양·천식·해수·소갈·주독·기침·가래·변비·백일해에도 좋다. 해독·해열·이뇨 작용을 한다.

돌배나무는 우리나라 토종 나무로, 4월이면 환하게 숲 속을 밝혀 주는 흰 꽃이 무척 예쁘다. 돌배나무는 키가 무척 커서 사다리나 긴 장대를 써야 열매를 딸 수 있다.

돌배나무는 200년 이상 된 천연기념물도 있다. 산에서 만나는 돌배나무는 덩치가 커서 집채만 하고, 돌배도 무수히 많이 열리지만, 해거리를 하는 것도 있다.

열매의 크기는 제각각이고, 재배한 배보다 약효가 다섯 배 정도 뛰어나다.

효소 담그기

돌배는 달고 물기가 많다. 열매 크기가 제각각이라 작은 것은 그냥 쓰고 큰 것은 잘라서 설탕과 1:1 비율로 담근다. 전체 설탕의 30% 이상을 남겨 두었다가 항아리 윗부분에 부어 준다. 2~3일에 한 번씩 잘 저어 주고 100일 정도 지나서 걸러 낸다. 1년 이상 숙성시킨 다음에 먹는다.

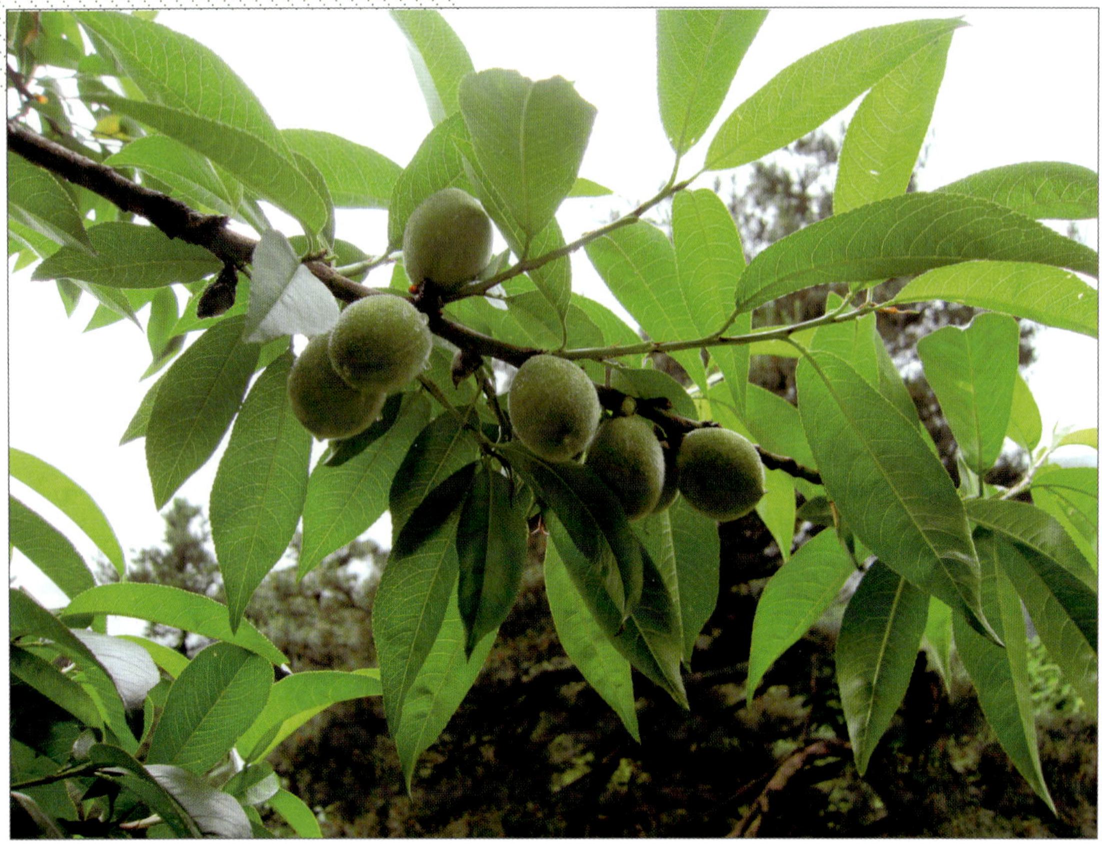

'산복숭아'라고도 불리는 돌복숭아는 달고 맛있으며, 약효 또한 다양하다.

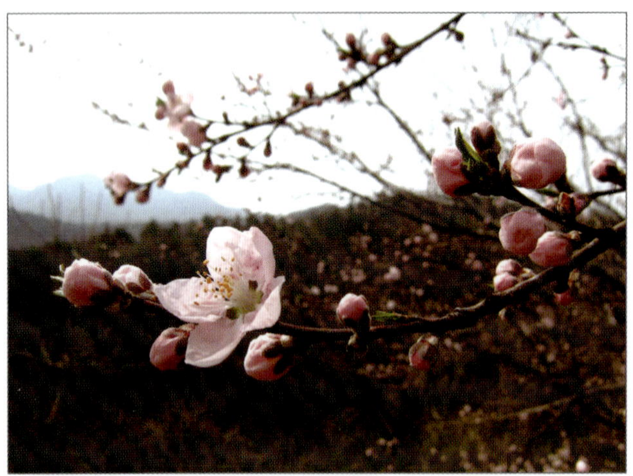

돌복숭아나무는 4~5월에 진홍색 꽃을 피운다.

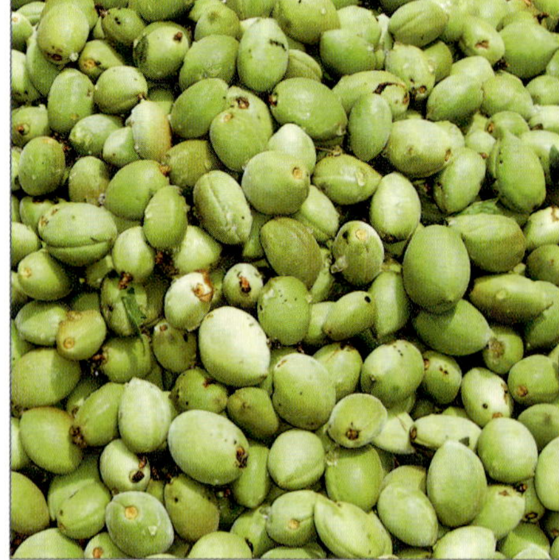

돌복숭아는 여러 번 문질러 씻어 털을 제거한다.

돌복숭아나무 [산복사나무] 야도인野桃仁

장미과 • 낙엽 소교목 • 키 5m 내외

학명 _Prunus davidiana_ (Carriere) Franch. **분포지** 우리나라와 아시아의 산과 들 **개화** 4~5월에 진홍색 꽃 **결실** 7~8월 **효능** 이질·부종·생리통·월경불순·기관지염·기침·변비·설사·무좀·습진·기미·주근깨에 좋으며, 복수 찰 때, 안면 신경마비에도 쓴다. 살결을 곱게 하는 데 특효가 있다.

돌복숭아나무는 산복사나무·개복숭아나무·들복숭아나무 등 여러 이름을 갖고 있다.

옛 선비나 산에서 사는 수행자들은 복숭아를 선과仙果로 여기며, 귀한 약으로 썼다. 동양에서는 복숭아꽃이 만발한 골짜기를 '무릉도원武陵桃源'이라 하여 이상향理想鄕의 상징으로 여겼다. 또 복숭아 가지는 잡귀를 쫓는 신목神木으로 알려져 있다.

고려시대 때 《제왕운기帝王韻紀》를 지은 이승휴는 강원도 삼척에 있는 무릉계곡 주변에 복숭아나무를 많이 심고 은거했으며, 영월 동강 주변에도 '무릉골'이라는 곳이 있는데, 옛 선조들이 복숭아나무를 많이 심어 봄이 되면 복숭아꽃이 온 산골짜기를 뒤덮는다.

야생에서 자라는 돌복숭아는 약효뿐만 아니라 맛과 향 또한 뛰어나 돌복숭아 효소만큼 맛있는 것도 없다.

효소 담그기

돌복숭아는 털이 있으므로 딸 때 주의하고, 씻을 때도 여러 번 문질러 털이 제거되도록 잘 씻는다. 설탕을 1:1 비율보다 조금 더 쓰고, 2~3일에 한 번씩 잘 저어 준다. 100일 정도 지나서 열매가 쪼글쪼글해져 씨에 착 달라붙으면 걸러 내고, 1년 이상 숙성시켜서 먹는다. 돌복숭아는 약효 또한 뛰어나 산야초 효소 중 최상급에 속한다.

두릅나무 어린순은 나물로 만들어 먹는다.

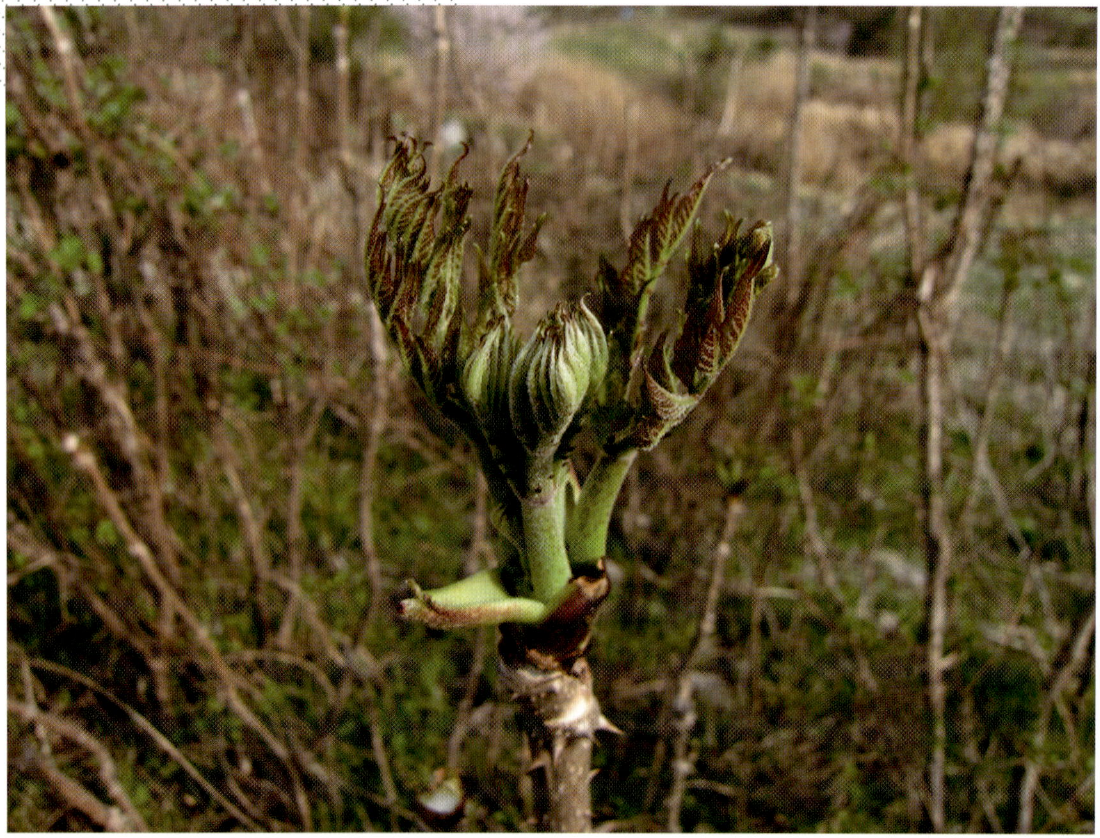

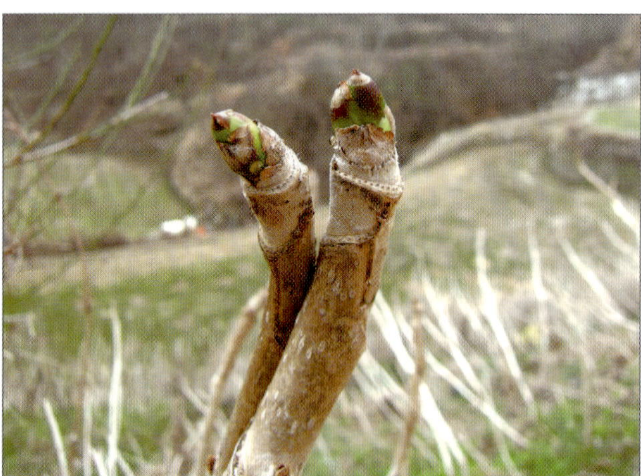

새봄에 두릅나무 싹이 나오는 모습.

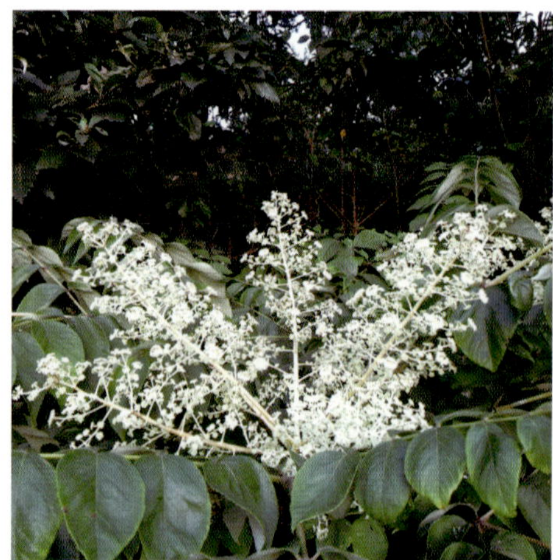

두릅나무 꽃이 활짝 피었다.

두릅나무 총목피椥木皮

두릅나뭇과 • 낙엽 활엽 관목 • 키 3～4m

학명 *Aralia elata* (Miq.) Seem. **분포지** 우리나라와 아시아의 양지바른 산 **개화** 7～8월 **결실** 9～10월 **효능** 위암·당뇨·신장병·두통·산통·신경통·관절염·대장염·해수에 효능이 있다. 저혈압·무월경·양기 부족에 좋으며, 면역·진통·이뇨 작용을 한다.

두릅은 봄나물 중 최고이다. 특히 두릅은 종합 항생제라 할 수 있을 정도로 높은 항암 효과를 지니고 있다. 번식력도 강하고 재배하기도 수월해 농가에서 소득을 올릴 수 있는 수종이다.

내가 사는 처소 근처에도 두릅나무가 많이 자생하고, 근처 마을에서는 재배하기도 한다. 두릅나무가 더욱 유용한 것은 중요한 밀원蜜源 수종이라는 데 있다.

나무에는 가시가 있으며, 두릅 꽃이 필 때면 온통 벌 천지가 된다.

효소 담그기

가시에 주의하면서 두릅나무의 순과 설탕을 1:1 비율로 담근다. 2~3일에 한 번씩 설탕이 완전히 녹을 때까지 뒤집어 준다. 100일 정도 지나서 걸러 주고, 1년 이상 숙성시켜서 먹는다.

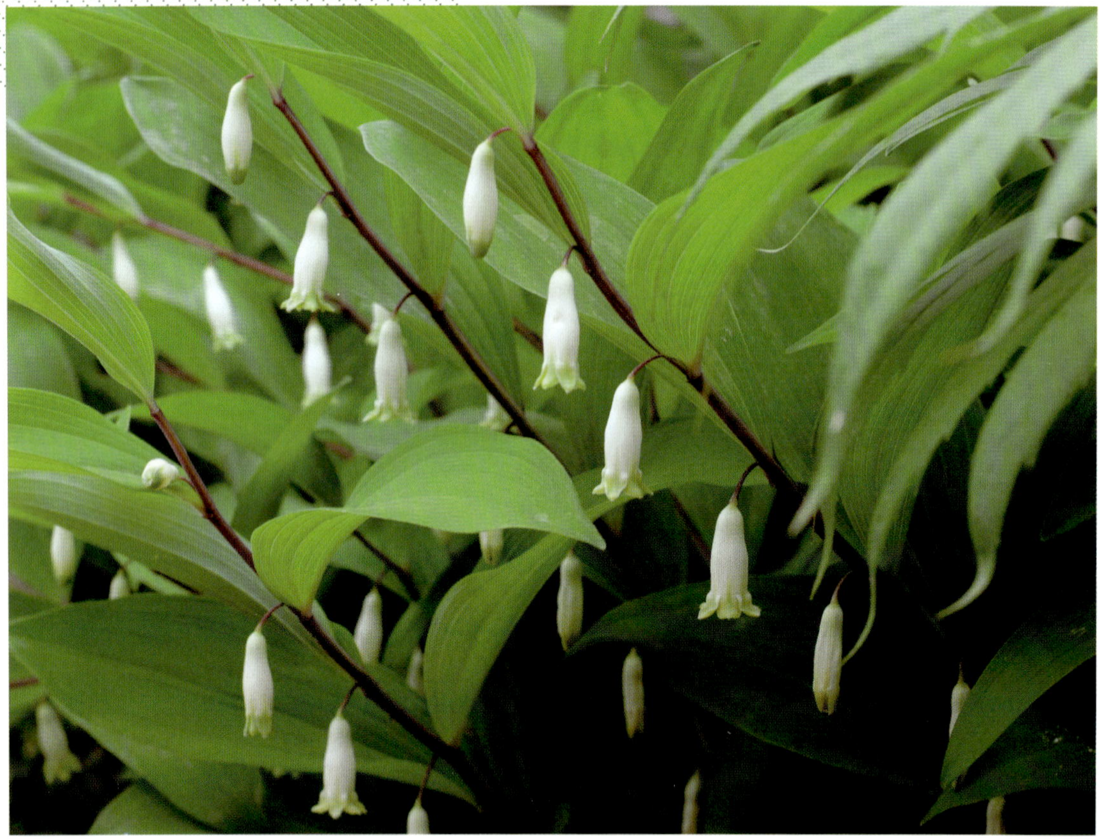

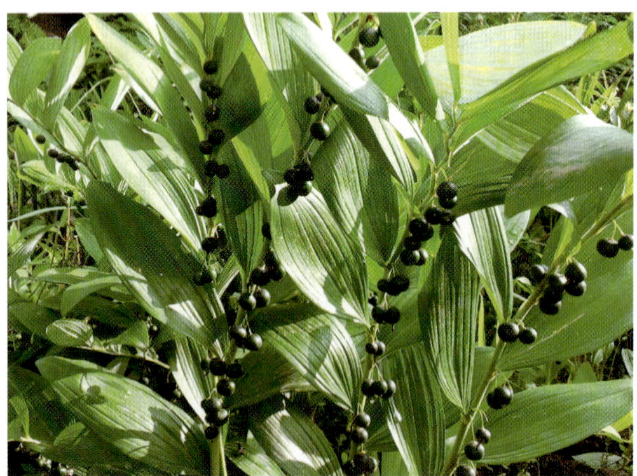

둥굴레는 5∼6월경에 흰 꽃을 피운다.

꽃이 지고 나면 9∼10월경에 검고 둥근 열매가 익는다.

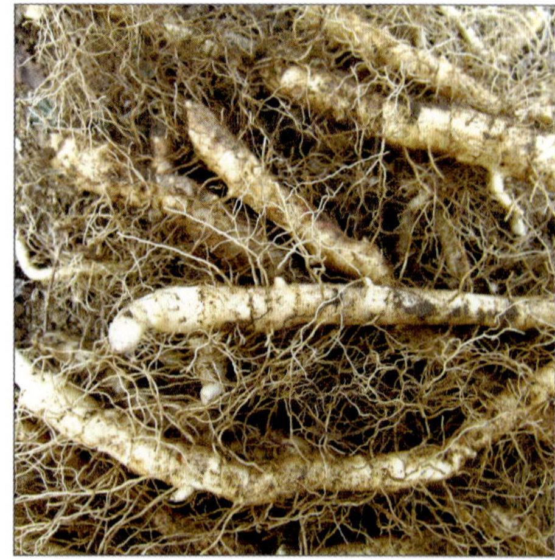

둥굴레 뿌리는 물로 끓여서 마시거나 효소로 담가 먹는다.

둥굴레 _{황정黃精}

백합과 • 여러해살이풀 • 키 30~60㎝

학명 *Polygonatum odoratum var. pluriflorum* (Miq.) Ohwi **분포지** 우리나라·일본·중국의 산 **개화** 5~6월 **결실**
9~10월 **효능** 당뇨·고혈압·열병·신경통·관절염·만성 해수·동맥경화·변비에 효능이 있다. 혈액순환·만성 피로·건위·
시력 개선·허약 체질·비만·주근깨·검버섯·피부 미용·자양에 좋으며, 강장·진정 작용을 한다.

둥굴레는 왕둥굴레·용둥굴레·퉁둥굴레 등 여러 종류가 있으며, 산에서 쉽게 만
날 수 있는 우수한 산야초이다. 임금에게 진상하던 귀한 약재 황정이 바로 둥굴레
이며, 예부터 인삼 대용으로 썼을 정도로 둥굴레를 애용해 왔다. '옥죽玉竹'이라고
도 불리는 둥굴레는 휘어진 줄기에 잎이 어긋나며, 대나무 잎과 비슷하다.

둥굴레 뿌리를 끓여 마시면 구수한 숭늉 맛이 난다. 어린싹은 봄에 나물로 먹
고, 뿌리는 고구마처럼 쪄서 먹는다. 카페인이 없으며 무기질이 풍부하고, 몸과 마
음을 편하게 해 주며 신장과 심장, 기를 보하는 약으로 민간에서 애용돼 왔다. 둥
굴레는 꽃이 예뻐서 정원에도 많이 심는다.

효소 담그기

가을이나 초봄에 뿌리를 캐서 설탕과 1:1 비율로 담근다. 새싹이 나오기 전 뿌리는 생명의 기운이 가장
충만하다. 2~3일에 한 번씩 설탕이 완전히 녹을 때까지 잘 뒤집어 주고, 100일 정도 지나서 걸러 낸다.
1년 이상 숙성시켜서 먹는다.

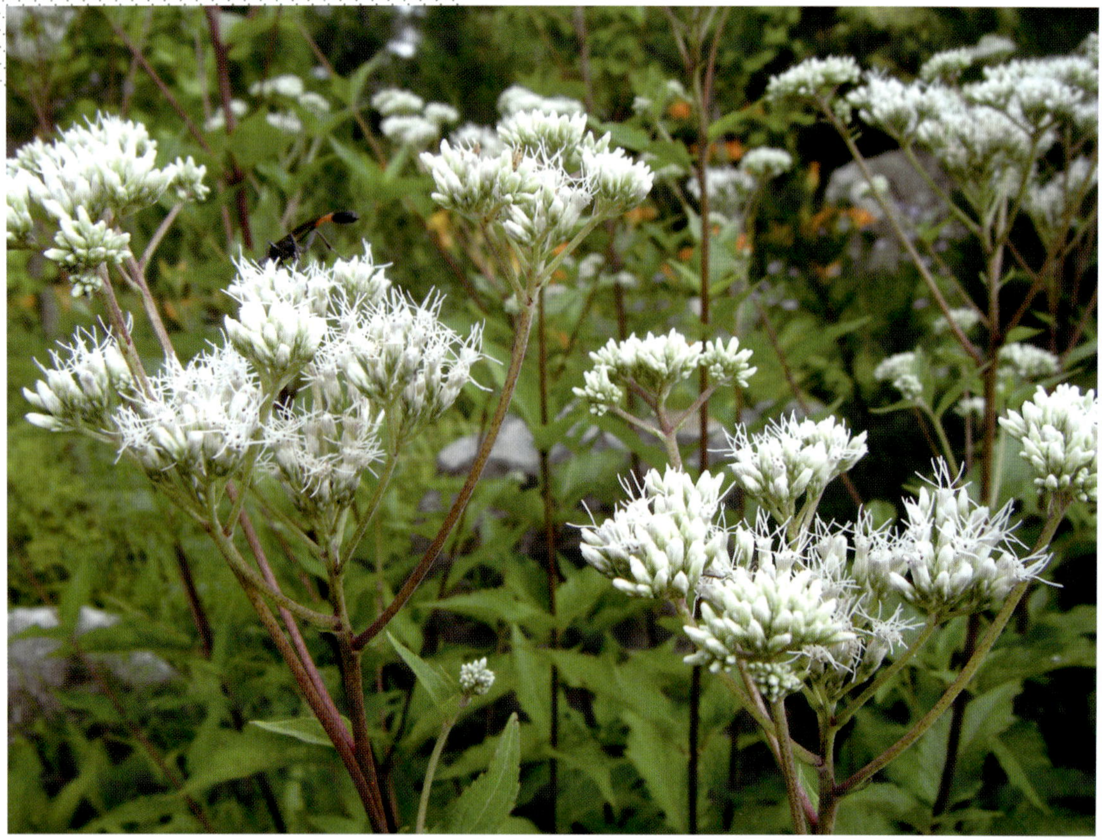

등골나물 꽃은 여름부터 가을까지 피고 진다.

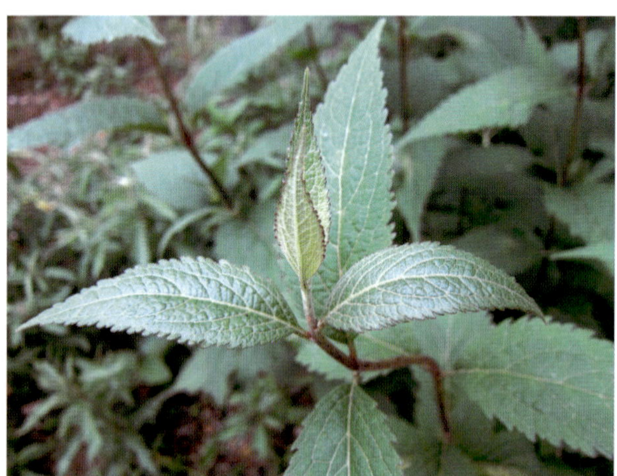

잎맥에 깊은 골이 있어 '등골나물'이라고 부른다.

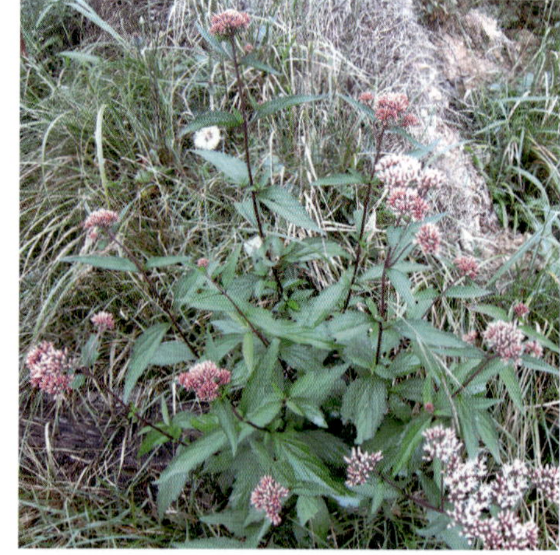

향등골나물은 줄기와 꽃이 모두 자줏빛을 띤다.

등골나물 택란澤蘭

국화과 • 여러해살이풀 • 키 2m 내외

학명 *Eupatorium japonicum* Thunb. ex Murray **분포지** 우리나라와 아시아의 산과 들 **개화** 7~8월에 흰 꽃 **결실** 9~10월 **효능** 중풍·폐렴·고혈압·두통·출산 후 복통·황달·월경불순·한기·감기·백태에 좋으며, 어혈을 풀고 이뇨 작용을 한다.

산과 들에 흔히 자라는 등골나물은 여름부터 꽃이 피기 시작해 가을까지 피고 진다. 잎맥에 깊은 골이 있어서 '등골나물'이라는 이름이 붙었으며, 유사종으로는 벌등골나물·향등골나물·골등골나물·서양등골나물 등이 있다.

등골나물은 잎 끝이 뾰족하고 뒷면에 선점이 있으며, 흰색 꽃이 핀다. 벌등골나물은 잎 뒷면에 선점이 없고 꽃은 연한 홍자색이다. 골등골나물 꽃도 연한 자주색이지만, 선점이 있다. 향등골나물은 원줄기가 자줏빛이며 꽃도 자줏빛이다. 등골나물은 흰색 통꽃으로 구별이 확실하다.

등골나물은 줄기가 단단해서 비녀로도 사용하고, 향기가 좋아 주머니에 지니고 다녔다고도 한다.

효소 담그기

꽃이 피었을 때 가지, 잎과 함께 잘라서 담근다. 설탕과 1:1 비율로 담그고, 2~3일에 한 번씩 설탕이 완전히 녹을 때까지 잘 뒤집어 준다. 100일 정도 지나서 걸러 내고, 1년 이상 숙성시켜서 먹는다.

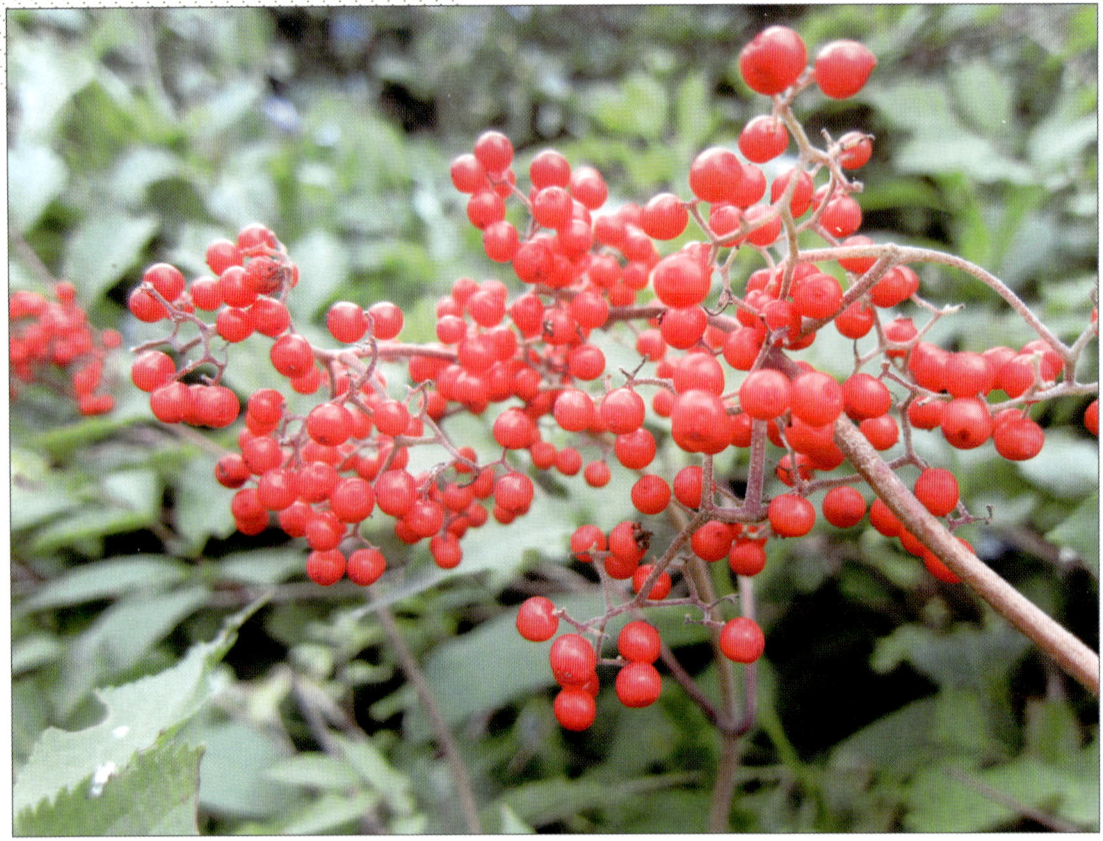

딱총나무의 빨간 열매는 빛깔이 예쁘다.

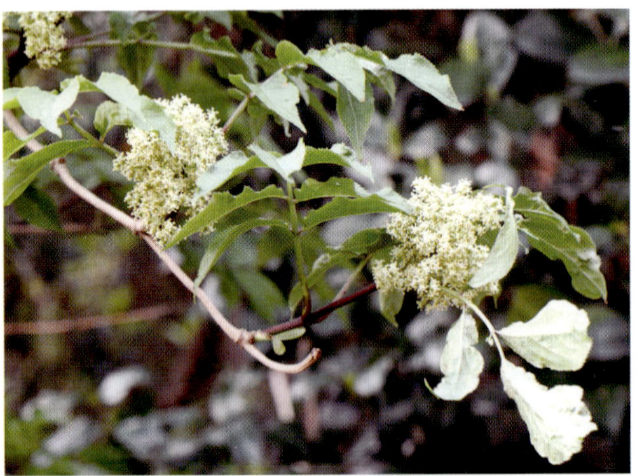
딱총나무 꽃

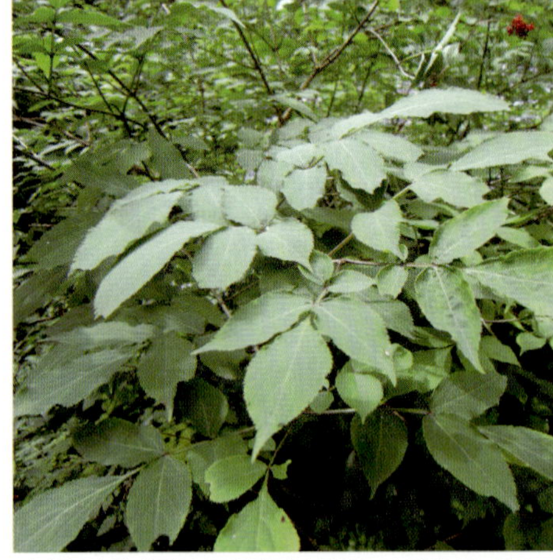
가지를 집 안에 걸어 두면 악귀가 들어오지 못한다고 한다.

딱총나무 접골목接骨木

인동과 • 낙엽 활엽 관목 • 키 3m 내외

학명 *Sambucus williamsii var. coreana* (Nakai) Nakai **분포지** 우리나라와 아시아의 그늘지고 습한 곳 **개화** 4~5월에 황록색 꽃 **결실** 7~8월에 작고 둥근 빨간 열매 **효능** 골절·타박상·만성 신장염·부종·인후염·신경통·요통·류머티즘·관절염·황달·산후 빈혈에 좋다. 거풍·활혈·지통·이뇨 작용을 한다.

'말오줌나무'라고도 부르는 딱총나무는 자잘한 꽃송이가 하얗게 모여 피는 참 예쁜 나무이다. 7~8월에 산딸기와 함께 열리는 빨간 열매는 꽃보다 더 예쁘다. '접골목'이라는 생약명에서 알 수 있듯이 부러진 뼈도 신기하게 붙여 주는 신통한 약초이다.

딱총나무는 전초를 다 약으로 쓴다. 가지를 잘게 잘라 말린 다음 약식혜를 해 먹으면 뼈가 호랑이 앞다리처럼 튼튼해진다고 한다. 골담초·쇠무릎 뿌리와 함께 달여 먹으면 신경통과 관절염에 효험이 있어서 우리 선조들은 민간약으로 활용해 왔다.

작고 빨간 열매가 앙증맞아서 정원에 한 그루 심어 놓으면 예쁘다. 꽃도, 열매도, 약효도 영특한 딱총나무를 잘 활용하면 또 하나의 만병통치약이 된다.

효소 담그기

꽃과 잎, 열매를 쓴다. 꽃은 깨끗이 따서 씻지 않고 사용한다. 열매를 백설탕과 1:1 비율로 담가 유리 용기에 담으면 예쁜 색깔이 우러나는 것을 볼 수 있다. 설탕이 녹을 때까지 2~3일에 한 번씩 잘 뒤집어 주고 100일 정도 지나면 걸러 낸다. 1년 이상 숙성시킨 다음에 먹는다.

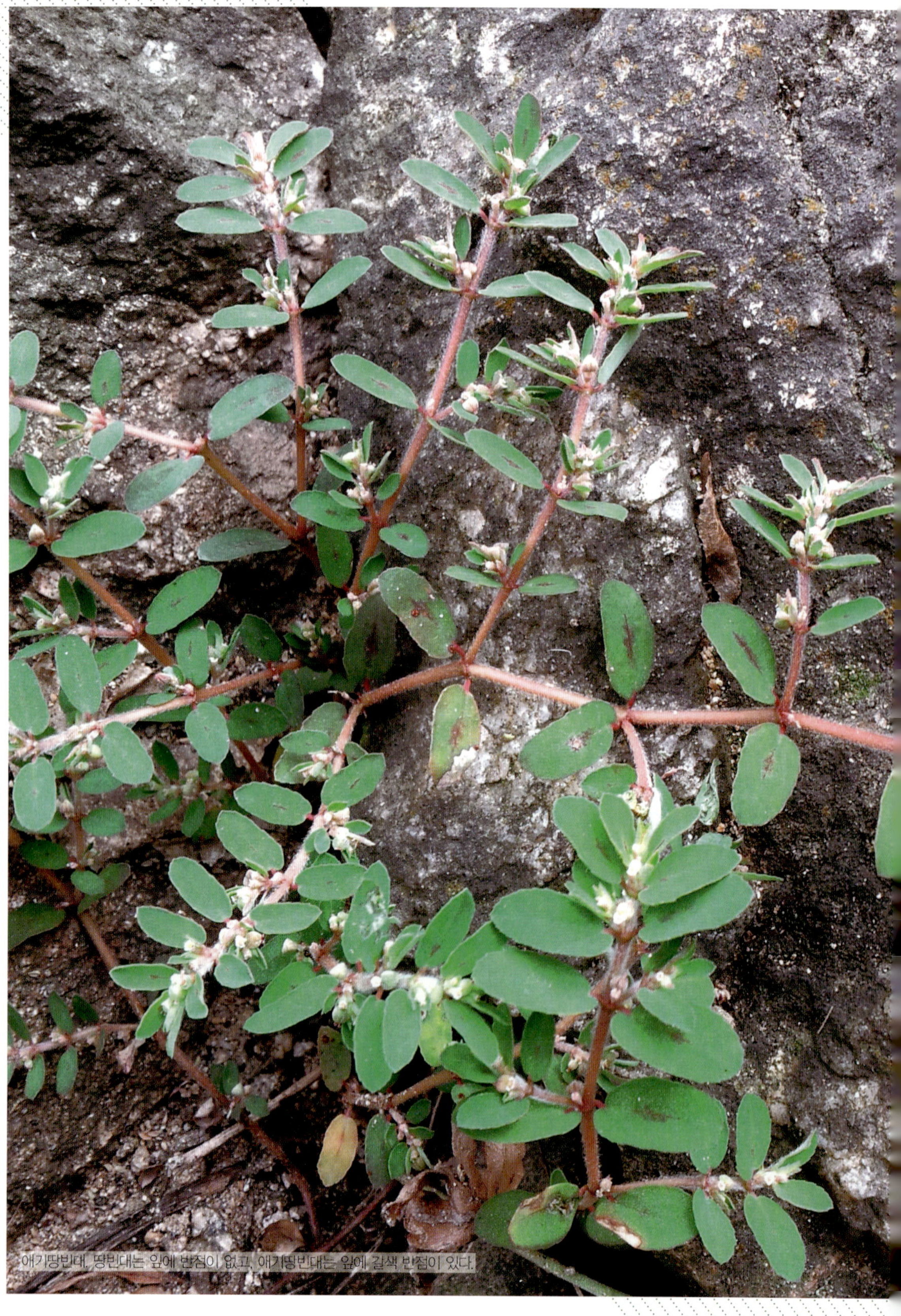

애기땅빈대. 땅빈대는 잎에 반점이 없고, 애기땅빈대는 잎에 갈색 반점이 있다.

땅빈대 지금地錦

대극과 • 한해살이풀 • 키 10∼30㎝

학명 *Euphorbia humifusa* Willd. ex Schltdl **분포지** 우리나라와 북미의 길가·밭·산기슭 **개화** 8∼9월에 붉은 보랏빛 꽃 **결실** 9∼10월 **효능** 뇌종양·골수암·위암·직장암 등 암에 특효가 있다. 심장병·신장병·당뇨·신장 결석·담낭 결석· 방광 결석·두통·장염·기침·종기·종창·설사·혈변·자궁출혈·타박상·비염·치질·치매에 좋다. 항암·해독·항균·진정 작용이 뛰어나다. 사마귀 떼는 데도 효험이 있다.

땅빈대는 비단풀·마디풀·땅쟁이풀·녹말풀·내금초·점박이풀 등 여러 이름으로 불린다.

《본초강목》에서는 땅빈대가 여러 가지 부인병을 치료하며, 설사와 하혈을 멈추게 하고 소변을 통하게 하며, 옹종·악창·타박상·혈변 등을 치료한다고 하였다. 다른 문헌에서도 땅빈대의 우수한 효능을 전하고 있으며, 만병에 다 쓰는 최상급 산야 초 중의 하나이다. 아마존 정글 속의 인디오들은 땅빈대를 '정크뻬레드로'라 부르 며 모든 암을 다 고치는 신비로운 약초로 귀하게 여긴다고 한다.

땅빈대는 햇빛이 잘 드는 곳이면 아무데서나 잘 자란다. 여름이면 처소 마당에 도 땅빈대가 쉴 새 없이 올라와 뽑기에 여념이 없다. 가야산 주변에도 볕바른 곳에 푸른 비단을 깐 것처럼 엄청난 땅빈대 군락이 있다.

땅빈대 줄기를 자르면 하얀 즙이 나오는데, 베이거나 긁힌 상처에 바르면 곪지 않고 신기하게 잘 낫는다. 귀찮은 풀로 여기던 땅빈대의 효능이 알려져, 지금은 귀 하게 쓰이고 있다.

효소 담그기

여름철 무성하게 자랐을 때 잎을 채취해서 기본 방법으로 담근다.

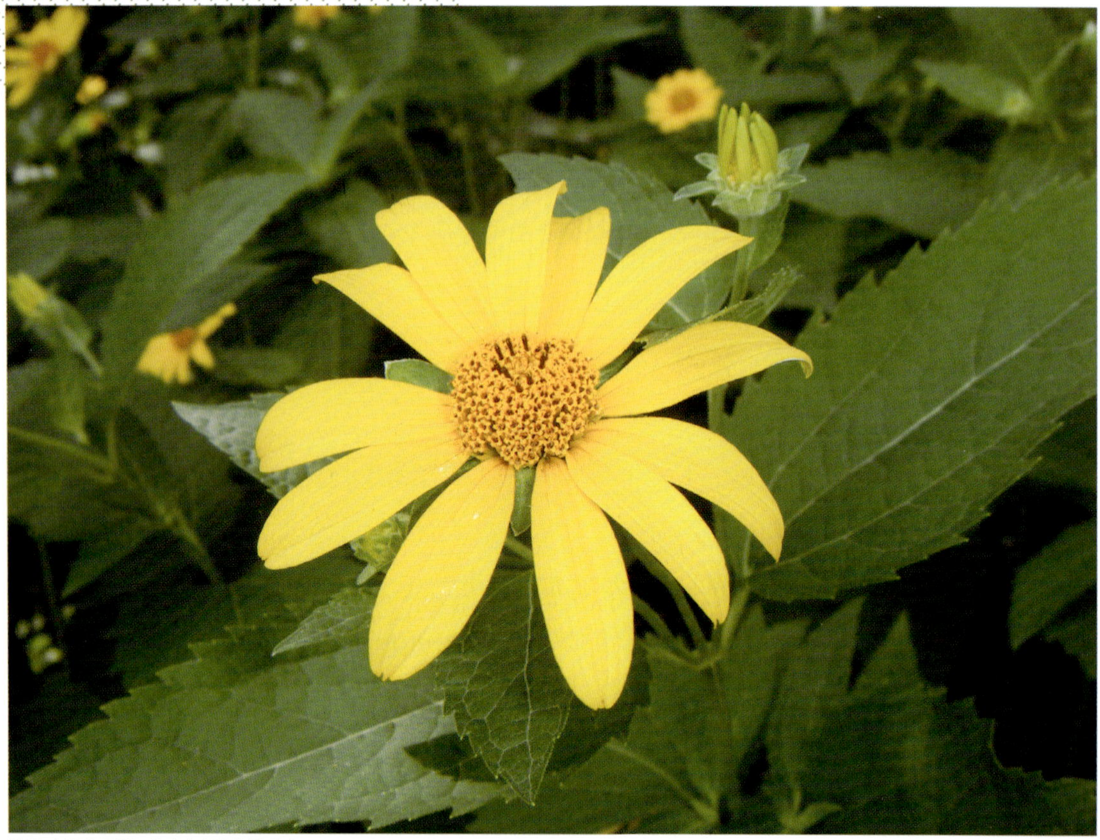

뚱딴지 꽃은 작은 해바라기처럼 생겼다.

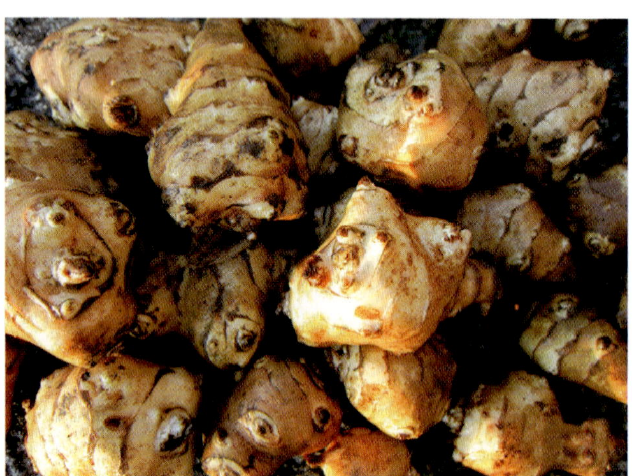

뚱딴지의 덩이뿌리를 '국우'라고 하며 약재로 쓴다.

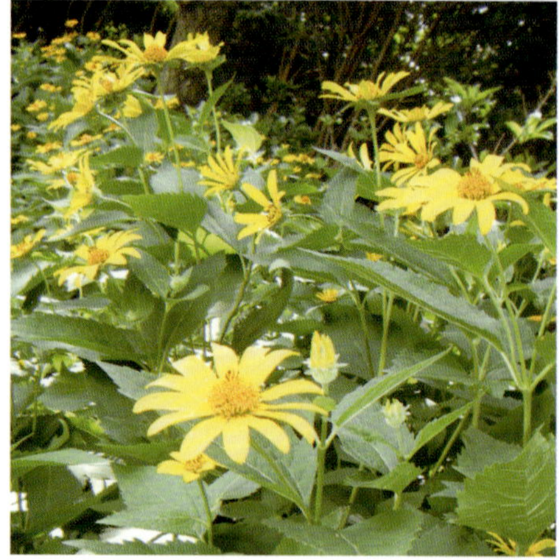

뚱딴지는 길가와 인가 주변에서도 잘 자란다.

뚱딴지 국우菊芋

국화과 • 여러해살이풀 • 키 1.5~3m

학명 *Helianthus tuberosus* L. **분포지** 우리나라·유럽·북미의 산·들·길가 **개화** 8~9월에 해바라기를 닮은 작은 꽃
결실 10~11월 **효능** 당뇨·골절·열성병에 잘 듣는다. 노폐물 배설·어린이 성장 촉진·비만에 좋으며, 청열淸熱·활혈活血 작용을 한다.

뚱딴지는 '돼지감자'라는 이름으로 우리에게 더 잘 알려져 있다. 여름이면 작은 해바라기 같은 노란 꽃을 피우며 무리 지어 자라는데, 키도 크고 씩씩해 보이는 꽃이다.

뚱딴지의 학명인 'Helinthus[태양의 꽃]'와 'tuberosus[덩이줄기]'를 보면 그 모양을 짐작할 수 있다. 꽃과 잎이 감자를 전혀 닮지 않았지만, 감자 같은 뿌리가 달린다고 '뚱딴지'라 불린다.

옛날에는 지천으로 있는 뚱딴지를 돼지 먹이로 많이 썼다. 그러나 지금은 뚱딴지의 주성분인 이눌린inulin이 천연 인슐린이라는 것이 밝혀지면서 약으로 이용되고 있다. 뚱딴지의 이눌린은 수용성 식이 섬유로 뛰어난 효과를 보인다. 또한 장내 유산균을 5~10배까지 증가시키고, 대사를 촉진해 변비나 다이어트에 탁월한 효과가 있다. 췌장의 기능을 회복시키는 신비의 효소로 불리는 이눌린은 당뇨병 환자에게 특효약이라 할 수 있다.

뚱딴지는 생명력이 강하고 잘 번식하는 최고의 효소 재료이다.

효소 담그기

가을부터 봄까지 뚱딴지 뿌리를 캐서 설탕과 1:1 비율로 담근다. 2~3일에 한 번씩 설탕이 완전히 녹을 때까지 잘 저어 준다. 100일 정도 지나서 걸러 낸 뒤, 1년 이상 숙성시켜서 먹는다.

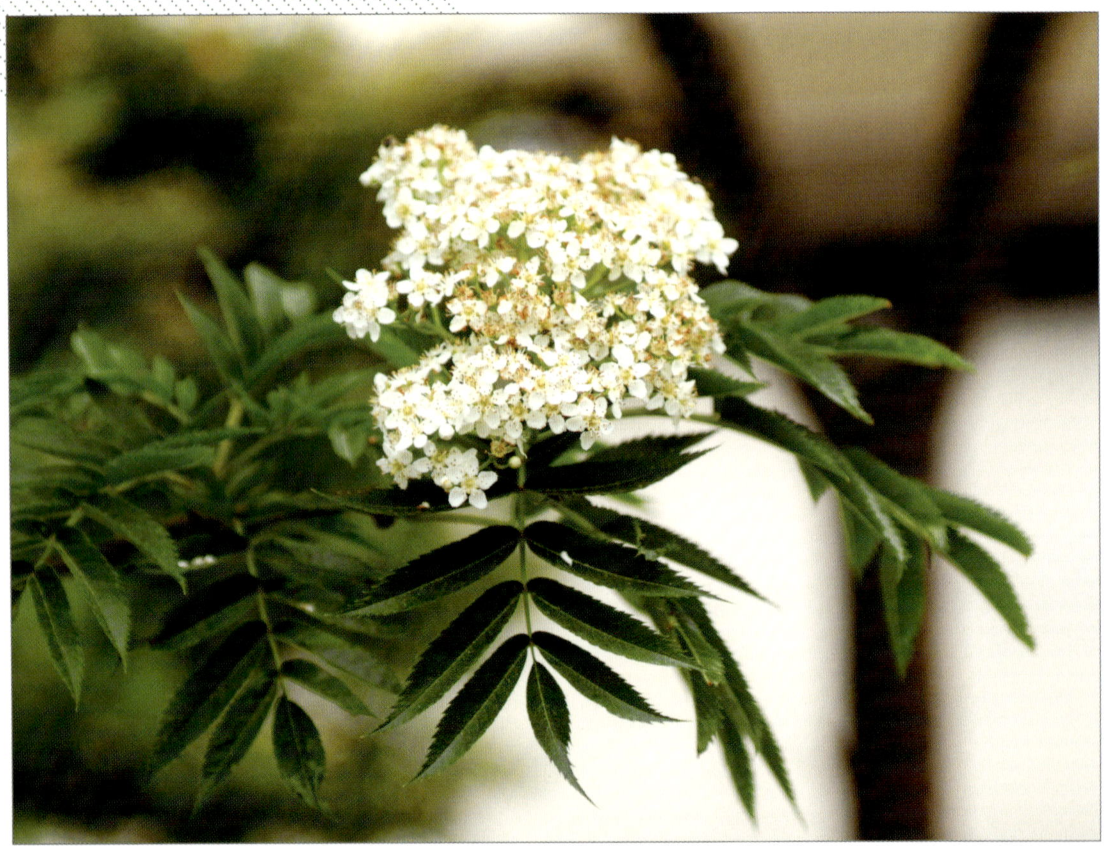

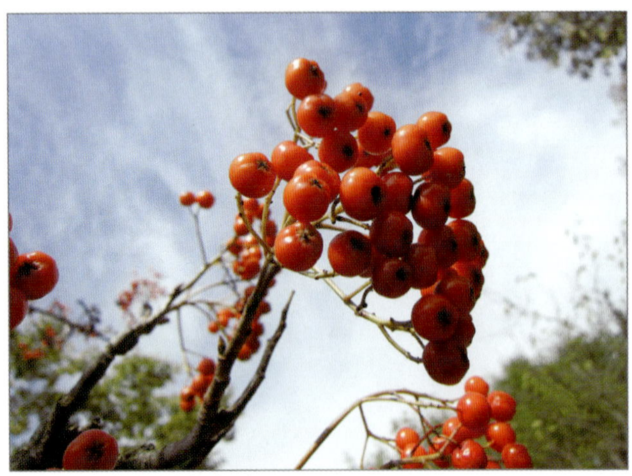
마가목 꽃은 흰색으로 소담스럽게 핀다.

열매는 9~10월에 빨갛게 익는다.

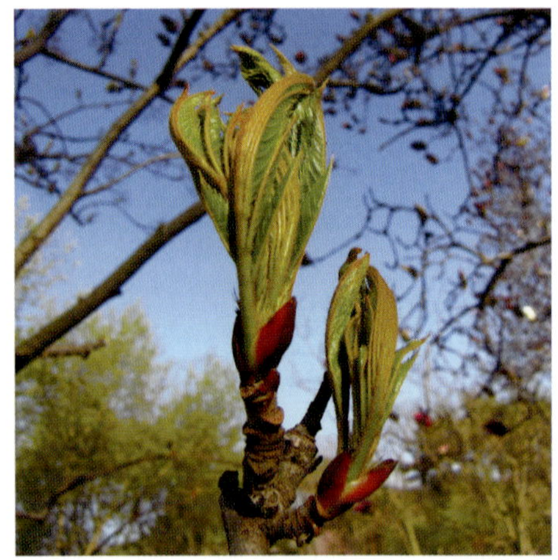
마가목 새순

마가목 정공등丁公藤

장미과 • 낙엽 활엽 교목 • 키 6~8m

학명 *Sorbus commixta. Hedl.* **분포지** 우리나라와 아시아의 산지 **개화** 5~6월 **결실** 9~10월 **효능** 중풍·폐결핵·신장병·간질병·방광 질병·유선염·기관지염·관절염·고혈압·천식·해수·기침·치통·열병·치질·습진·악성 종양에 좋다. 흰 머리를 검게 하고 지혈·발한·이뇨 작용을 한다.

마가목은 마아목·정공등·천산화추 등 여러 이름을 가지고 있다.

봄에는 소담스런 흰 꽃이 피고 가을엔 단풍과 빨간 열매가 예뻐서 공원이나 정원에 많이 심는다. 마가목 열매는 꽃보다 더 예뻐서 가을 산의 아름다움을 더해 주는 나무이다.

산에서 아름다운 나무들을 만날 때마다 그 고장에서 잘 자라는 아름다운 나무로 가로수를 심으면 참 좋겠다는 생각을 하게 된다. 강원도 인제 백담 마을에서는 마가목을 가로수로 심고, 마가목 체험 축제를 하고 있으니 지자체 정부에서 참고하면 좋을 것이다.

마가목 잎과 가지는 차로 쓸 수 있고, 열매는 효소 재료로 빼놓을 수 없다. 약초 꾼들은 풀 중에서는 산삼이 으뜸이지만, 약나무로는 마가목이 으뜸이라고 말하기도 한다.

효소 담그기

새순은 봄에, 꽃은 금방 피었을 때, 열매는 가을에 담근다. 설탕과 1:1 비율로 담그고, 2~3일에 한 번씩 잘 뒤집어 준다. 100일 정도 지나서 걸러 내고, 6개월 이상 숙성시켜서 먹는다.

마가목 예쁜 열매를 소량으로 담글 때는 유리 용기에 흰 설탕으로 담그면, 발효 과정도 지켜볼 수 있고 멋진 장식이 될 것이다.

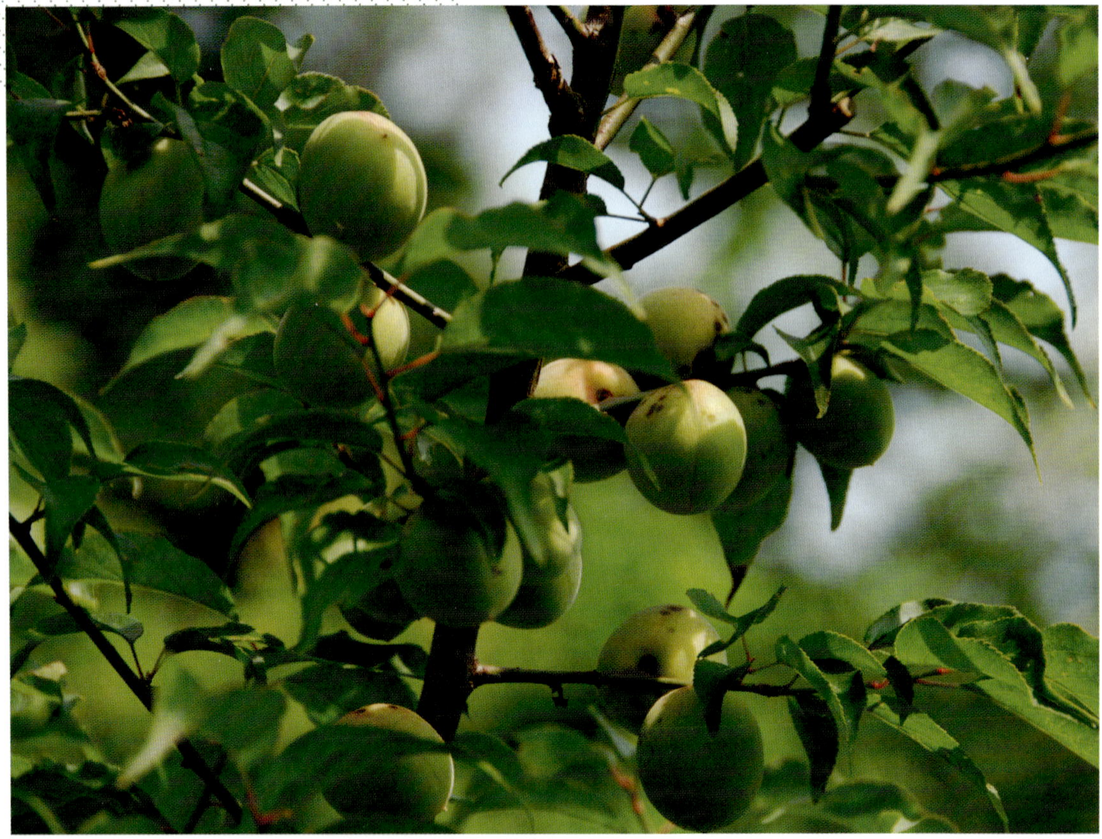

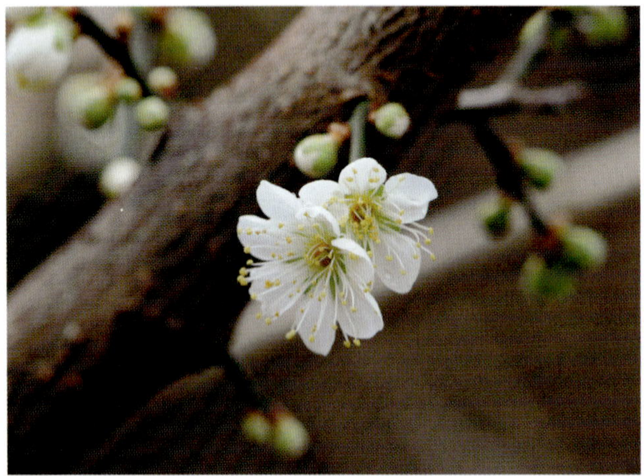

매실을 효소로 담글 때는 단단한 열매를 사용한다.

매화는 이른 봄에 흰색으로 핀다.

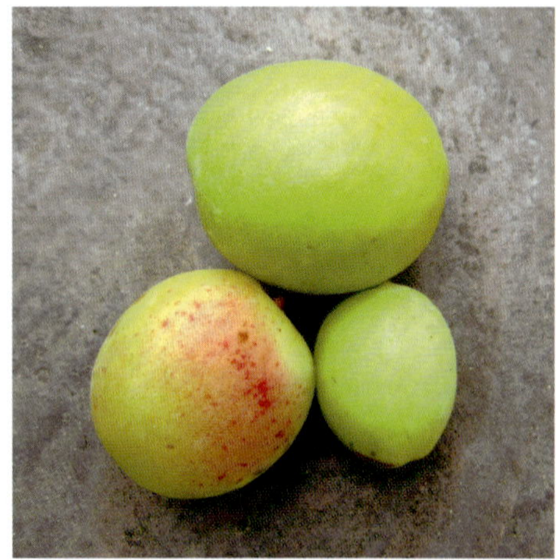

홍매실(위·왼쪽)은 익으면 빨갛고, 청매실(오른쪽)보다 크다.

매실나무 _{오매烏梅}

장미과 • 낙엽 활엽 교목 • 키 4~8m

학명 *Prunus mume* Siebold & Zucc. for. *mume*　**분포지** 우리나라와 아시아의 양지쪽 산·들　**개화** 2~4월에 흰 꽃
결실 5~6월　**효능** 폐결핵·장티푸스·콜레라·유황 독·이질·복통·대장염·식중독·설사·소화불량·변통便痛·소갈·기침·가래·타박상·하혈·충혈·회충·간디스토마·무좀·버짐에 좋다. 피로 해소, 갱년기 장애, 개에게 물린 데에도 쓰며, 해독·해열·청혈 작용을 한다.

　매실나무만큼 약으로, 음식으로, 차로 다양하게 활용되는 나무도 없다. 예부터 선비들은 이른 봄에 피는 매화를 보기 위해 매실나무를 심었다. 왕실과 양반가, 사찰에는 매실 고목 한두 그루 없는 곳이 없는데, 사찰의 매화는 스님들의 향공양香供養이고, 매실은 스님들의 상비약이다.

　매실은 세포의 노화를 막고 피로를 해소하며, 위염과 위궤양에 특효가 있다. 또한 혈액의 흐름을 좋게 하고 심근경색과 협심증을 예방하는 등 다양한 효능을 자랑하며, 오늘날까지 변화무쌍한 식재료로 각광받고 있다.

　매실나무는 홍매실·만첩홍매실·만첩흰매실 등 다양한 종류가 있다. 산청의 단속사지에는 수령이 630년이나 되는 '정당매政堂梅'가 있다. 내가 사는 처소 뒷산에도 매실 고목이 있다. 칡 순을 따다가 매화를 피운 고목을 발견했는데 얼마나 반가운지 주위의 풀을 깨끗하게 메고 키워서, 이제는 해마다 꽃과 열매를 아낌없이 안겨 주는 고마운 나무가 되었다. 숲 속에서 매실나무·감나무·뽕나무를 만나면 그곳은 예전에 집터가 있었던 자리이다. 매실·오미자·구기자 등을 효소로 담가 두면 가정상비약으로, 차로 쓸 수 있다.

효소 담그기

　단단한 매실을 쓰고, 설탕은 1:1 비율보다 조금 더 쓴다. 전체 설탕의 30% 이상을 남겨 두었다가 항아리 윗부분에 부어 준다. 2~3일에 한 번씩 설탕이 완전히 녹을 때까지 잘 저어 준다. 100일 정도 지나 열매가 쪼글쪼글해지고 씨앗에 착 달라붙으면 걸러 낸다. 1년 이상 숙성시켜서 먹는다.

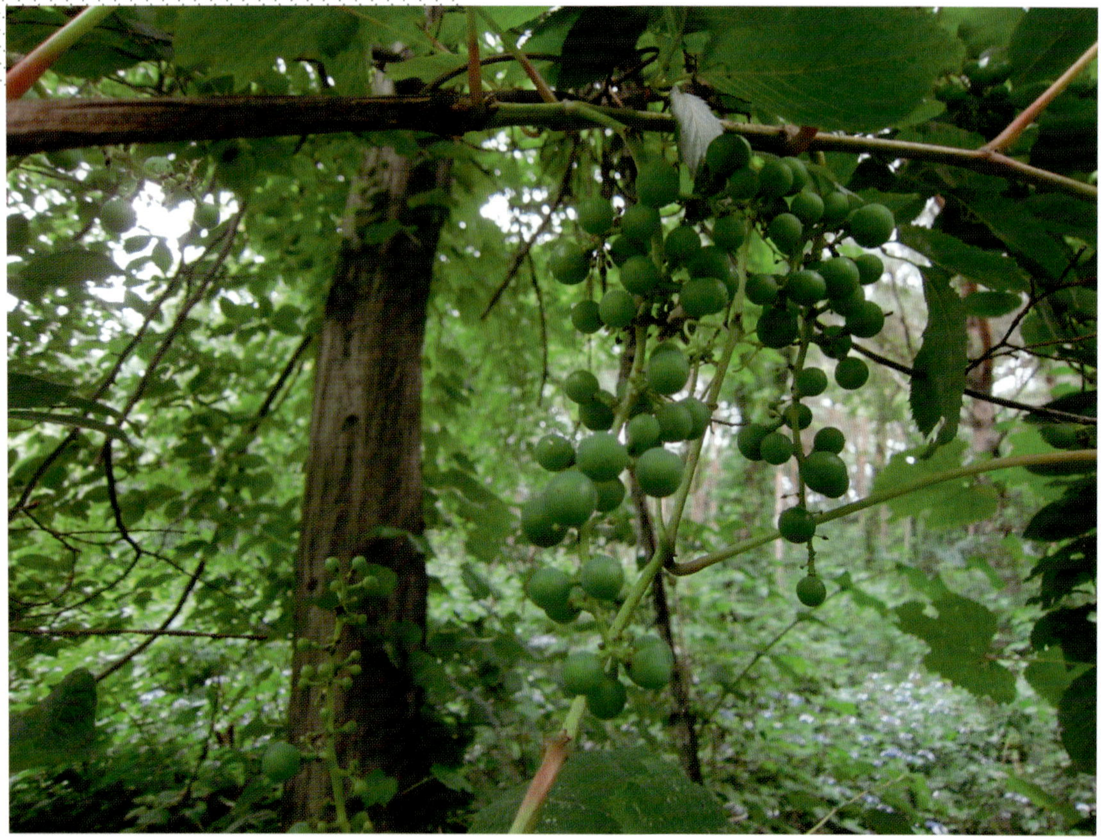

귀한 산열매 머루는 새콤달콤한 맛이 아주 좋다.

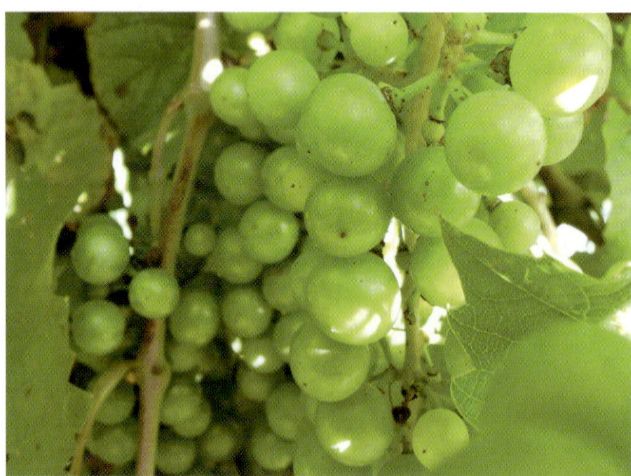

익기 전 풋머루

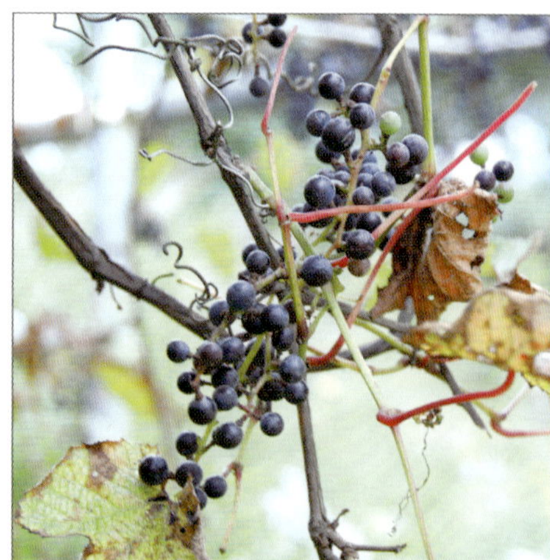

익은 머루

머루 영욱蘡薁·산포도山葡萄

포도과 • 낙엽 활엽 덩굴성 • 길이 10m

학명 *Vitis coignetiae* Pulliat ex Planch. **분포지** 우리나라와 아시아의 산속 **개화** 5~6월 **결실** 8~9월에 포도색으로 익음 **효능** 당뇨·중풍·심장병·흉막염·동맥경화·고혈압·만성 기관지염·늑막염·괴혈병·야맹증·천식·부종·피부병·습진에 효능이 있다. 혈액순환·허약 체질·젖몸살·신경쇠약·변비·불면증·숙취·소갈·보양·강장·비만에 좋으며, 항암·소염·이뇨 작용을 한다.

'산포도'라 불리는 귀한 천연 과일이다. 머루와 다래를 빼고는 숲 속 과일을 말할 수 없을 만큼 예로부터 귀하게 여겨 온 산열매이다. 우리나라에는 왕머루·새머루·까마귀머루·개머루 등이 있다.

만병에 다 쓰이는 머루는 새콤달콤한 맛도 아주 좋다. 포도의 원조라고 할 수 있는 머루는 포도보다 칼슘·인·철분·회분 등의 성분이 10배 이상 많다. 비타민 C도 많아 괴혈병에 특효가 있으며, 항산화 작용을 하는 안토시아닌^{anthocyanin} 성분이 다량 들어 있다.

머루의 구불구불한 줄기가 용을 닮았다 하여 '목룡木龍'이라고도 부르며, 지팡이 목재로도 널리 쓰인다.

효소 담그기

까맣게 잘 익은 머루를 쓴다. 머루는 당도가 높으므로 설탕을 1:1보다 조금 덜 쓴다. 단 열매에 설탕을 많이 쓰면 발효가 잘 되지 않으므로 유의한다. 2~3일에 한 번씩 설탕이 완전히 녹을 때까지 잘 저어 주고, 100일 정도 지나서 걸러 낸다. 1년 이상 숙성시킨 다음에 먹는다.

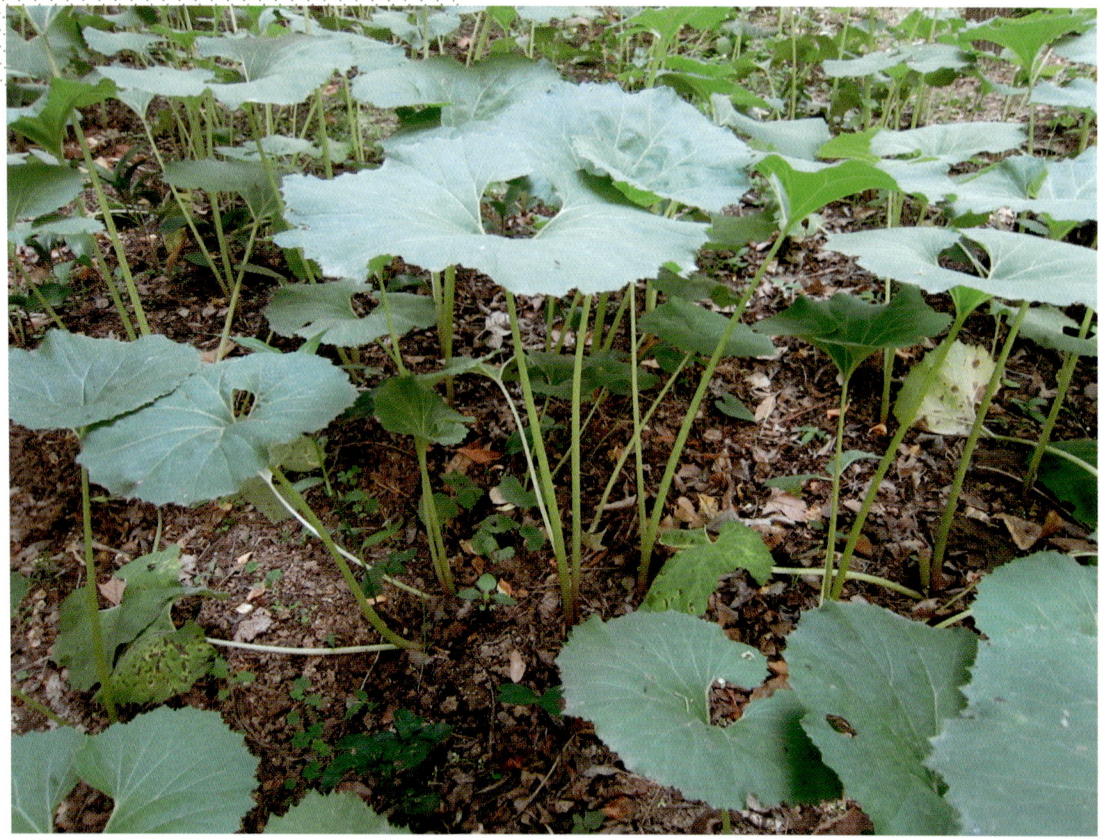

머위는 쌉싸래한 맛이 좋은 산야초이다.

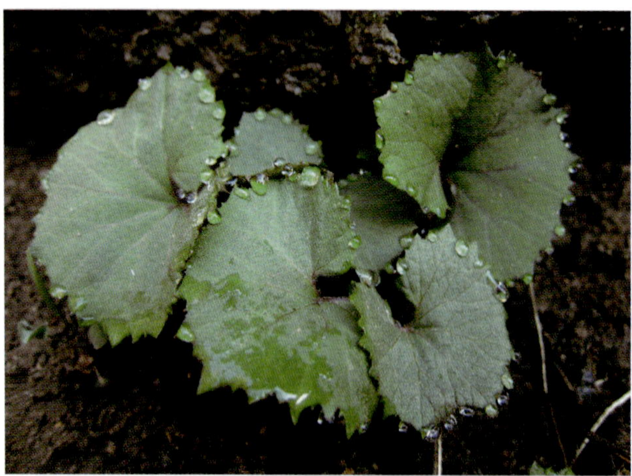

머위 어린순

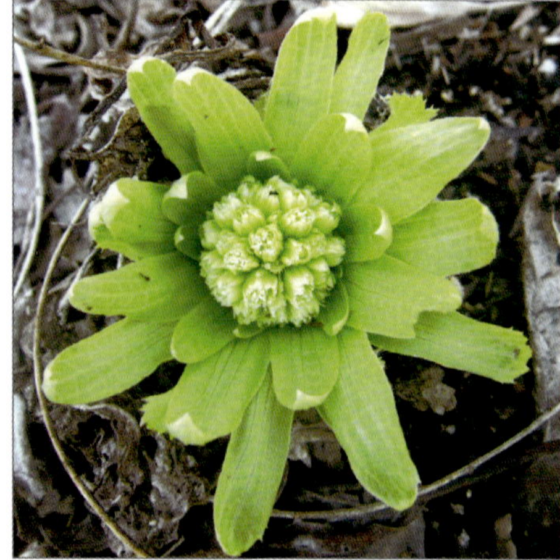

꽃이 피기 전 꽃봉오리는 튀김으로 만들어 먹을 수 있다.

머위 관동화款冬花

국화과 • 여러해살이풀 • 키 5~45㎝

학명 *Petasites japonicus* (Siebold & Zucc.) Maxim **분포지** 우리나라와 아시아의 산·길가·습기 있는 곳 **개화** 3월에 흰 꽃 **결실** 6월 **효능** 고혈압·인후염·편도선염·천식·편두통·축농증·신경통·타박상·화상·치질·현기증·다래끼에 잘 듣는다. 풍습·보신·주독·신경쇠약·식욕 증진에 쓰고, 어혈과 복어 중독을 풀 때도 쓴다. 항암·해독·건위·진해·진정·이뇨 작용을 한다.

산나물의 대표라 할 만한 머위는 향기롭고 특유의 쌉싸래한 맛이 좋은 산야초이다. 머위는 항암 물질을 다량 함유한 항암 식물이며, 비타민 $A \cdot B_1 \cdot B_2 \cdot$칼슘을 많이 함유하고 있다. 전초를 약으로 쓰며, 장복해도 부작용이 없다.

어린잎은 이른 봄나물로 식욕을 돋우어 주고, 한창 자란 긴 줄기는 껍질을 벗겨서 먹는다. 잎이 나기 전에 피는 꽃봉오리는 튀김으로 먹으면 맛이 일품이다. 꽃봉오리를 잘 말려서 차로 만들어 마시기도 한다.

효소 담그기

봄부터 가을까지 전초를 다 쓴다. 설탕과 1:1 비율로 담그고, 2~3일에 한 번씩 뒤집어 준다. 100일 정도 지나서 걸러 내고 1년 이상 숙성시킨 다음에 먹는다.

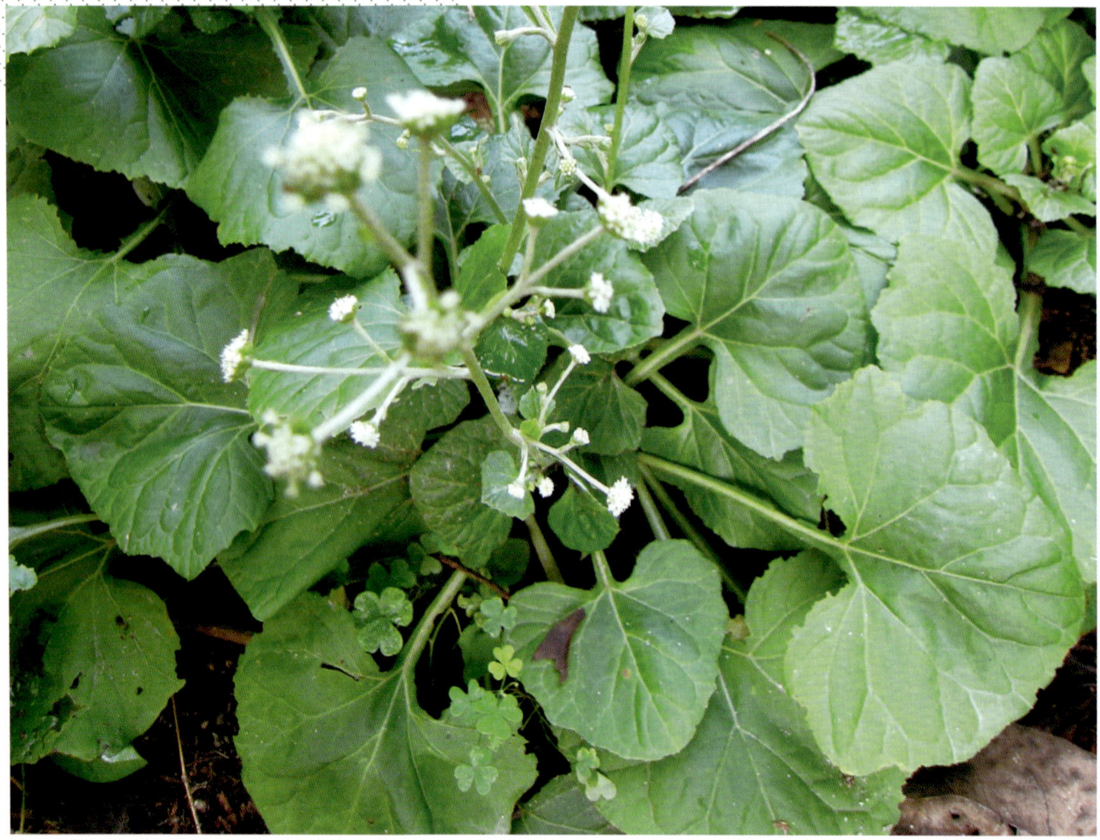

멸가치 잎은 곰취 잎과 비슷해 보이지만 더 두껍다.

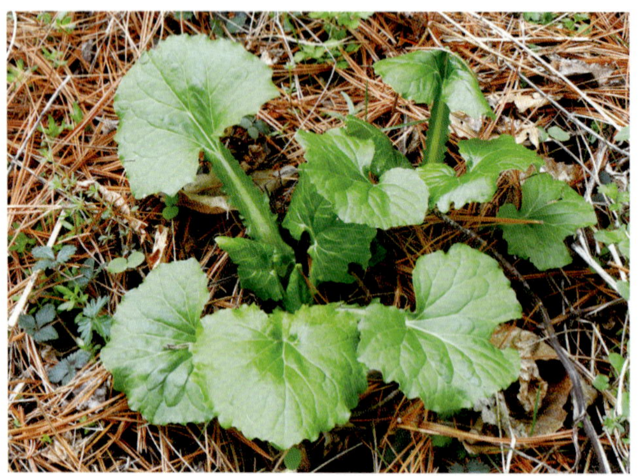

멸가치 잎은 삼각형의 심장 모양이다.

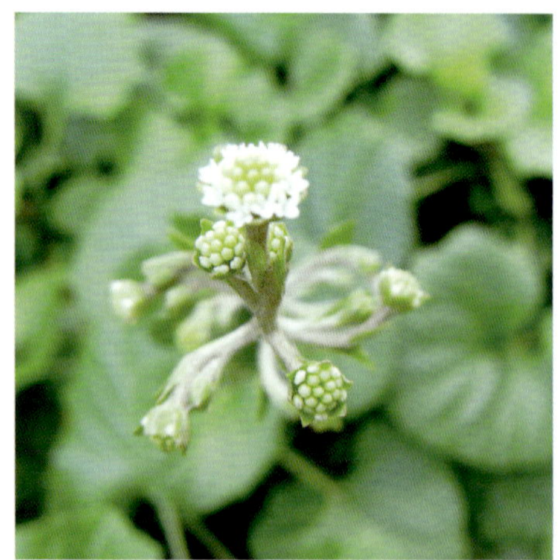

8~9월에 흰색 꽃이 줄기 끝에 달린다.

멸가치 야로野蕗·선경채腺梗菜

국화과 • 여러해살이풀 • 키 5〜100㎝

학명 *Adenocaulon himalaicum* Edgew.　**분포지** 우리나라와 아시아의 약간 습한 응달　**개화** 8〜9월에 흰색과 담홍색의 꽃　**결실** 9〜10월　**효능** 종기·악창·산후 복통·천식·기침·소염에 좋다. 골절로 부었을 때, 피부가 거칠 때도 쓰며, 지혈·이뇨 작용을 한다.

멸가치는 자생 산야초로, 생생한 넓은 이파리 속으로 긴 꽃대를 올려 꽃을 피운 모습이 참으로 산야초답다는 느낌이 든다.

언뜻 보면 곰취와 비슷하게 생겼으나, 잎이 곰취보다 더 두껍고 끝이 삼각형이다. 명가지·화상채·호로채·옹취·음치 등 여러 이름이 있으며, 어린잎을 나물로 먹는다.

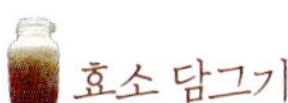 **효소 담그기**

꽃이 피기 전, 무성하게 자랐을 때의 잎을 설탕과 1:1 비율로 담근다. 2~3일에 한 번씩 설탕이 완전히 녹을 때까지 뒤집어 주고, 100일 후에 걸러 낸다. 1년 이상 숙성시킨 다음에 먹는다.

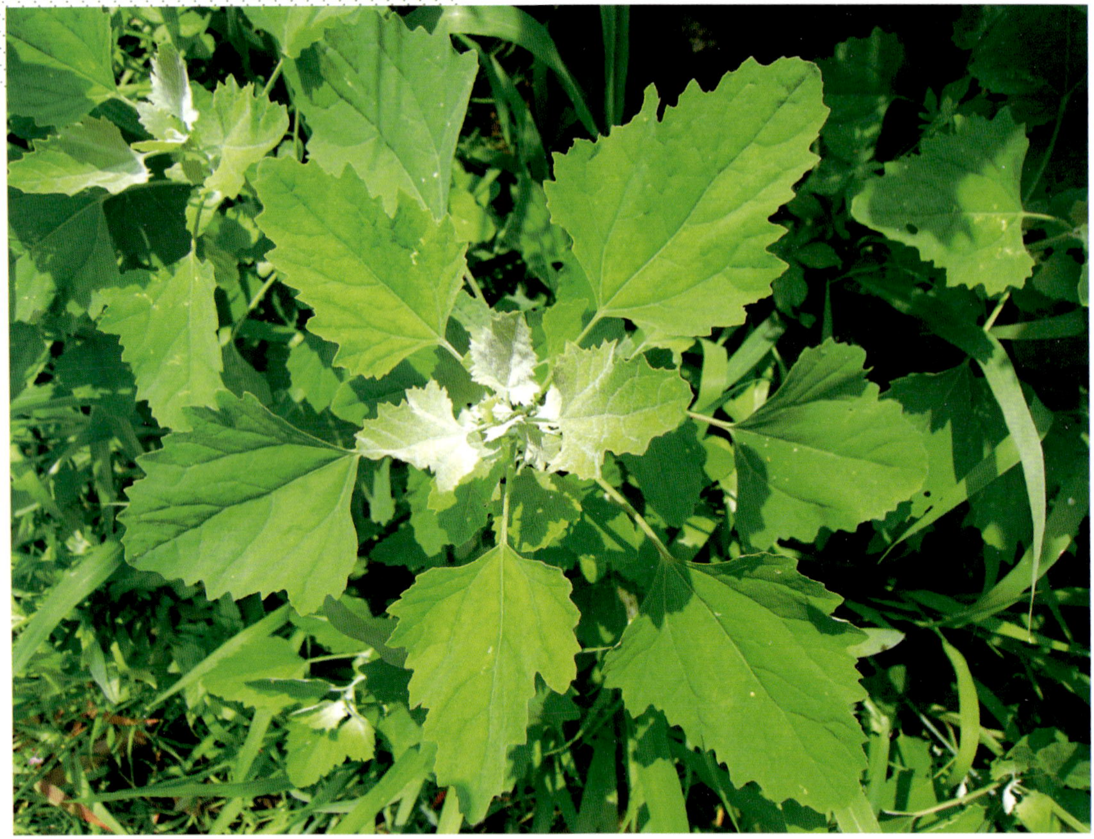

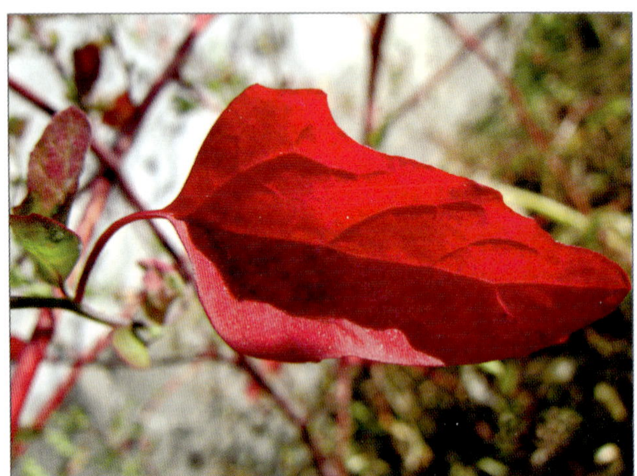
'는쟁이'라고도 부르는 명아주는 길가와 들에서 잘 자란다.

가을에 빨갛게 물드는 잎은 무척 예쁘다.

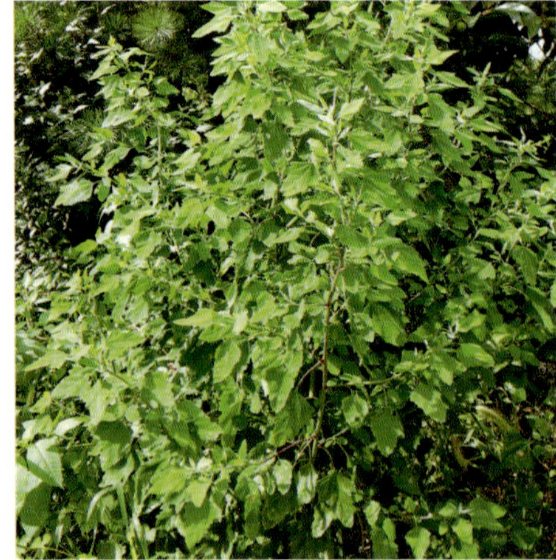
한껏 자란 명아주

명아주 ^{여려}

명아줏과 • 한해살이풀 • 키 1~2m

학명 *Chenopodium album* var. *centrorubrum* Makino **분포지** 우리나라와 아시아의 길가·들 **개화** 6~10월에 연녹색과 황록색의 꽃 **결실** 10~11월 **효능** 심장마비·고혈압·중풍·일사병·천식·치통·피부병·이질·설사·습진·옴에 좋으며, 독충에 물렸을 때도 쓴다.

명아주는 '는쟁이', '개비름'이라고도 부른다. 명아주는 꽃보다 잎이 더 예쁜데, 가을에 빨간색으로 물든다. 새순은 된장국을 끓여 먹고, 나물로도 먹는다.

명아주가 제대로 자라면 어른 키만 하다. 줄기가 단단해서 지팡이로 만들면 가볍고 좋다. 이 지팡이를 '청려장靑藜杖'이라 하는데, 중풍을 막는다는 속설이 있어 인기가 많다.

〈주의〉 많이 먹으면 부작용이 있다.

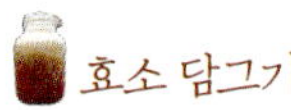 **효소 담그기**

봄부터 여름까지 줄기째 잘라서 쓴다. 설탕과 1:1 비율로 담그고, 2~3일에 한 번씩 뒤집어 준다. 100일 정도 지나서 걸러 내고, 1년 이상 숙성시켜서 먹는다.

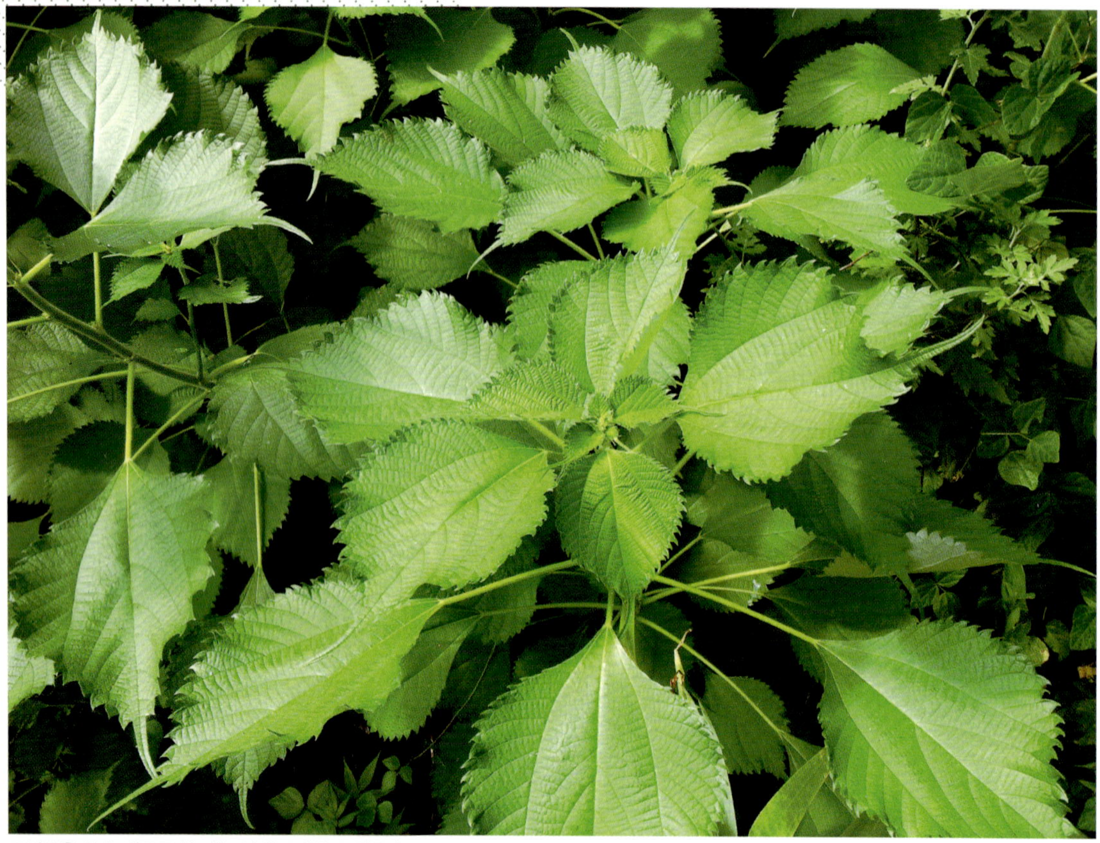

모시풀을 효소 재료로 쓸 때는 야생 모시풀로 담근다.

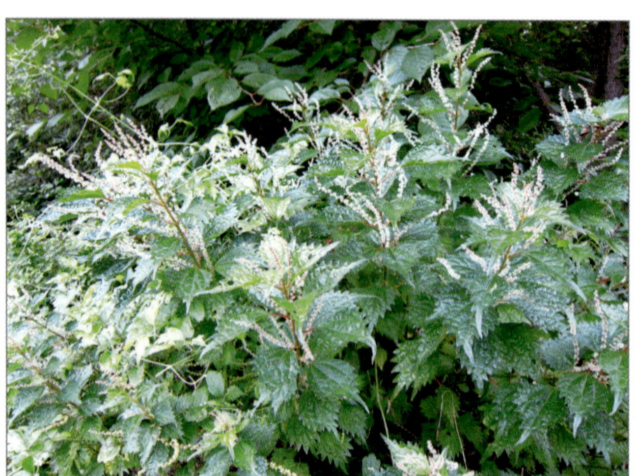

모시풀과 비슷하게 생긴 거북꼬리.

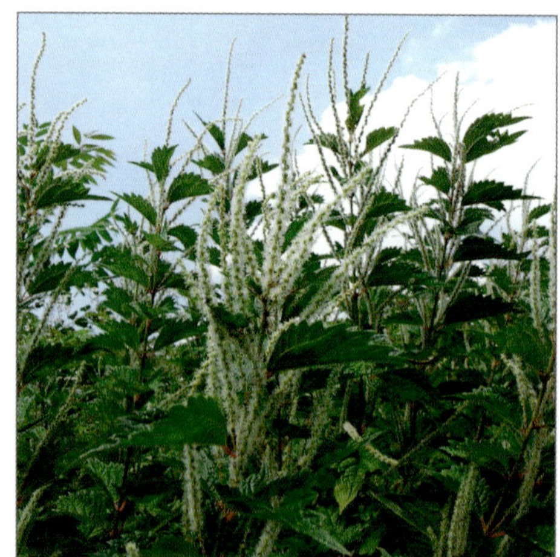

개모시풀

모시풀 저마근苧麻根

쐐기풀과 • 여러해살이풀 • 키 1~2m

학명 *Boehmeria nivea* (L.) Gaudich **분포지** 우리나라와 아시아의 습기 많고 따뜻한 곳 **개화** 7~8월에 연녹색 꽃 **결실** 9~10월 **효능** 토혈·자궁출혈·코피 등 여러 종류의 출혈에 쓴다. 유선염·혈뇨·임신 복통·치질·단독·타박상·적백대하에 좋고, 어혈을 풀고, 청열淸熱·지혈·해열·이뇨 작용을 한다.

모시풀은 섬유 자원으로 많이 재배하는데, 효소 재료로 쓸 때는 야생의 것을 쓴다. 모시풀과 비슷한 산야초로, 왕모시풀·개모시풀·모시물통이·혹쐐기풀·거북꼬리 등이 있는데, 모두 효소 재료로 쓸 수 있다. 한 항아리에 같이 담가도 된다. 잎으로 모시떡을 만들어 먹으면 맛있고, 칼슘이 풍부해 어린순으로 나물을 해 먹기도 한다.

우리나라의 한산모시는 모시풀의 속껍질을 원료로 하여 만든다.

효소 담그기

모시풀이 왕성하게 자랐을 때 설탕과 1:1 비율로 담근다. 2~3일에 한 번씩 뒤집어 주고, 100일 정도 지나면 걸러 낸다. 1년 이상 숙성시켜서 먹는다.

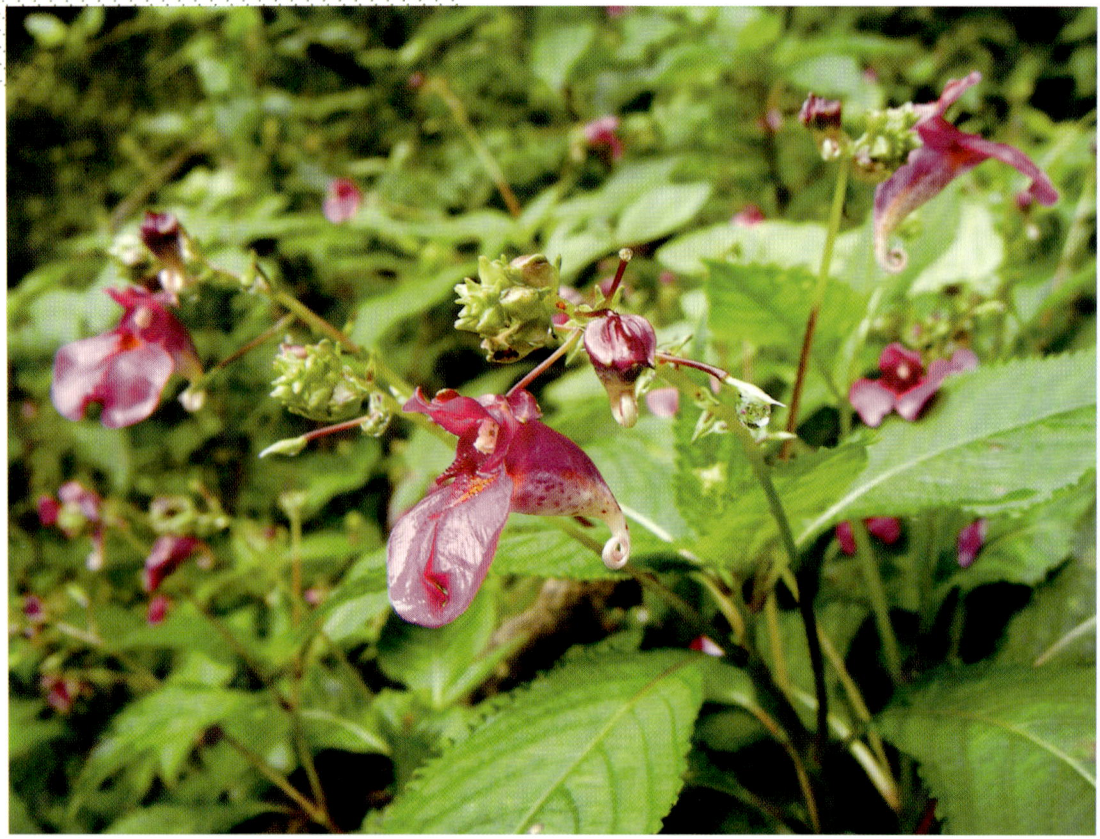

물봉선은 꽃 뒤에 꿀주머니가 달팽이관처럼 말려 있다.

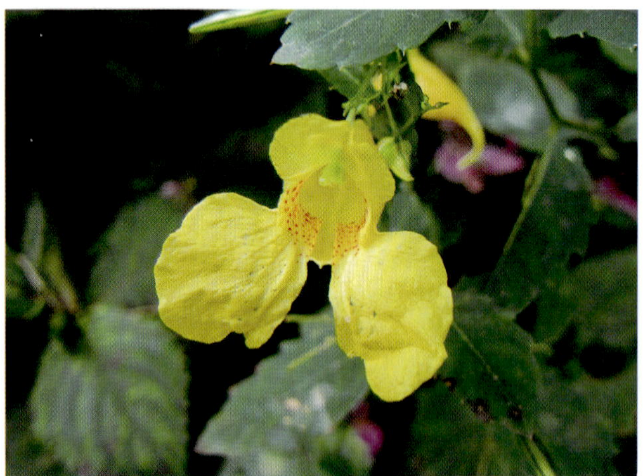
노랑물봉선

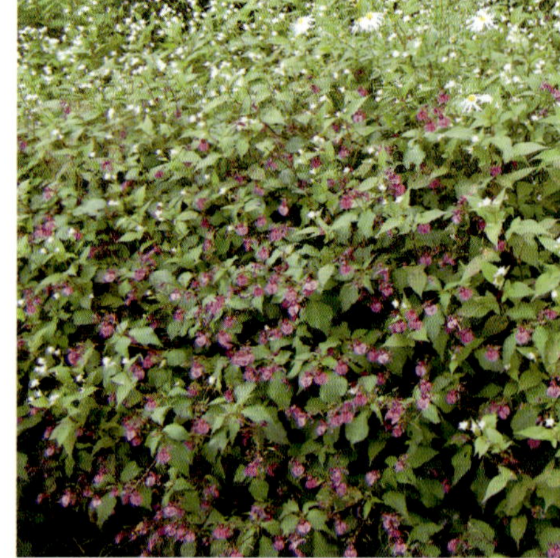
물봉선은 우리나라 토종 꽃이다.

물봉선 야봉선野鳳仙

봉선화과 • 한해살이풀 • 키 1m 내외

학명 *Impatiens koreana* (Nakai) B. U. Oh **분포지** 우리나라·아시아 산지의 습한 곳과 물가 **개화** 8~9월에 홍자색 꽃 **결실** 9월 **효능** 식도암·위암 대장암에 효험이 있다. 난산·간질·급성 편도선염·각혈·골절동통·근육통·두통·관절염·풍습·구토·나력·냉증·대하·단독·땀띠·결석·매독에 좋으며, 독사·모기에 물린 데, 고기 먹고 체한 데도 쓴다.

여름의 끝자락이면 계곡 물가에 무리 지어 꽃이 핀다. 홍자색으로 피지만 노란색과 흰색도 있다. 꽃 모양이 독특한데, 꽃 뒤에 꿀주머니가 달팽이관처럼 말려 있는 것이 특징이다.

봉선화는 외래종이지만 물봉선은 토종으로, 거제에서 처음 발견되어 '거제물봉선', '물봉선'이라 불렸지만, 지금은 개명하여 '처진물봉선'이라고 부른다. 꼬리 말림 없이 이파리 밑으로 꽃이 처져서 핀다 하여 붙여진 이름이다.

효소 담그기

꽃이 피었을 때 줄기째 채취한다. 수분이 아주 많으므로 설탕을 1:1 비율보다 조금 더 쓴다. 2~3일에 한 번씩 뒤집어 주고, 100일 후에 걸러 낸다. 1년 이상 숙성시켜서 먹는다.

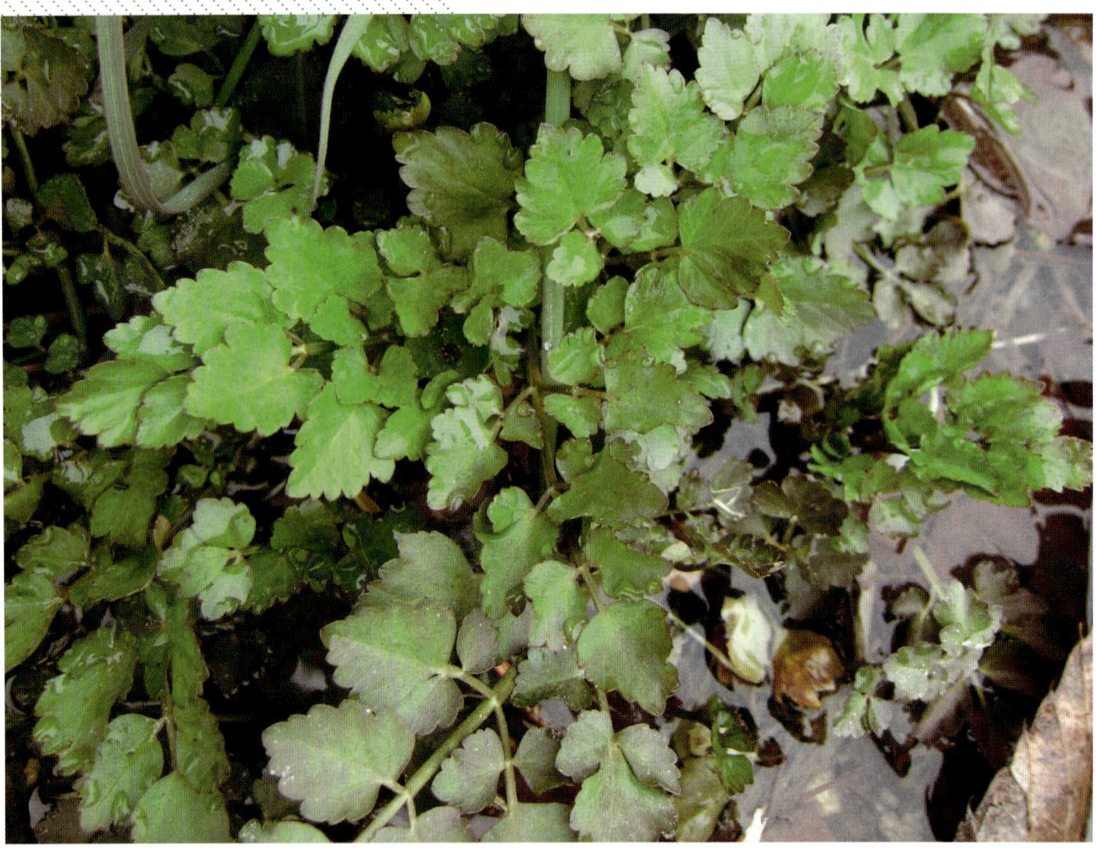

재배한 미나리보다 약효가 뛰어난 돌미나리는 습지와 물가, 샘터에서 야생으로 자란다.

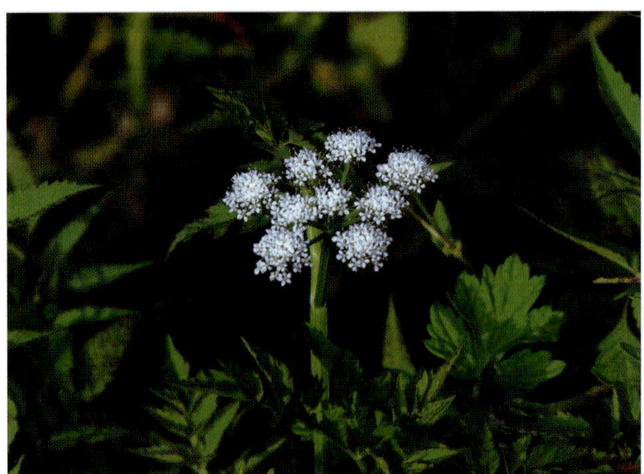

미나리 꽃은 7~9월에 흰색으로 핀다.

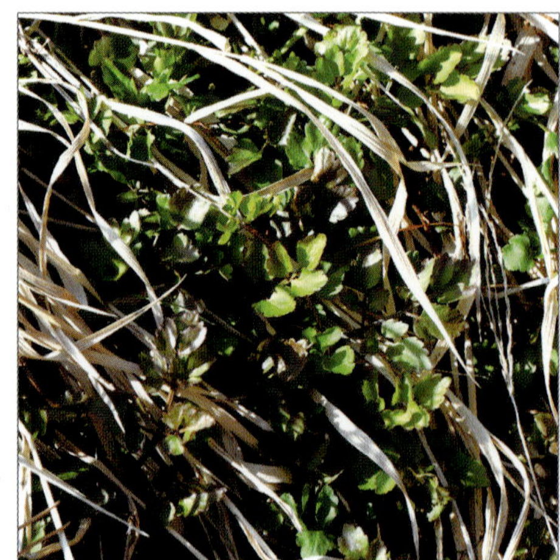

미나리는 수질 정화 기능이 우수하다.

미나리 수근水芹

산형과 • 여러해살이풀 • 키 20㎝ 내외

학명 *Oenanthe javanica* (Blume) DC. **분포지** 우리나라와 일본의 들·습지·물가 **개화** 7~9월에 흰 꽃 **결실** 9~10월
효능 부인병·두통·구토·황달에 효능이 있다. 숙취 해소·간 기능 개선·신장 기능 강화·혈압 강하·노폐물 배출에 좋으며, 강장·살균·해독·이뇨 작용을 한다.

미나리는 물미나리와 돌미나리가 있다. 물미나리는 재배하는 것이고 돌미나리는 산야초이다. 돌미나리는 들의 습지·물가·계곡의 샘터에서 야생으로 자라며, 효능은 물미나리보다 훨씬 뛰어나다. 비타민 B군을 비롯하여 비타민 A와 C, 미네랄이 풍부하다. 특히 칼륨이 풍부해 몸속의 나트륨 작용을 억제하며 노폐물 배출을 도와준다.

또한 정신을 맑게 하고 혈액을 보하며, 심한 갈증을 없애고, 열을 깨끗이 내려 준다. 중금속 해독 및 수질 정화 기능도 우수한 알칼리성 식품이다. 돌미나리는 살균·소독·해독 작용이 뛰어나 백초 효소에 빠지면 안 되는 산야초이다.

효소 담그기

돌미나리 전초를 설탕과 1:1 비율로 담근다. 2~3일에 한 번씩 뒤집어 주고 100일 정도 지나서 걸러 낸 다음에 1년 이상 숙성시켜서 먹는다.

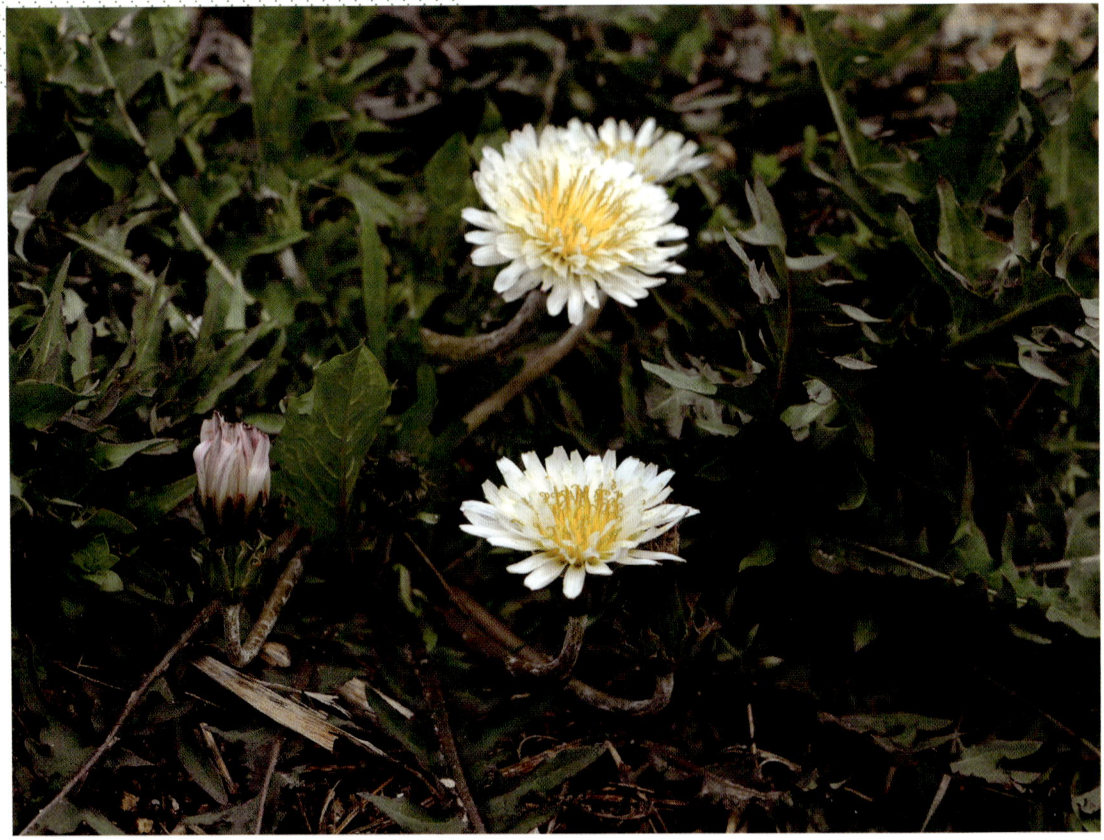

흰민들레는 우리나라 토종 민들레로 약효가 훨씬 뛰어나다.

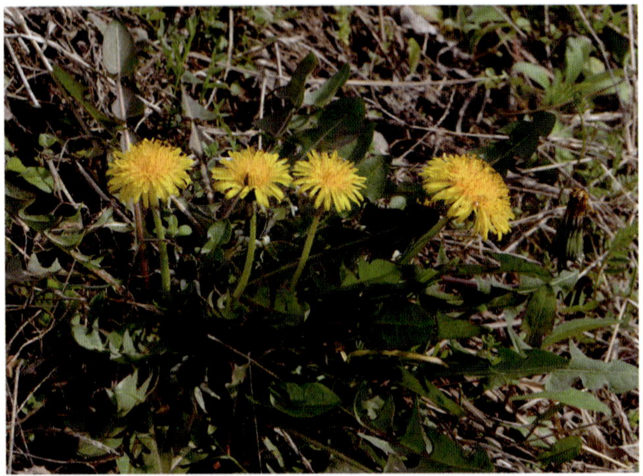

서양민들레

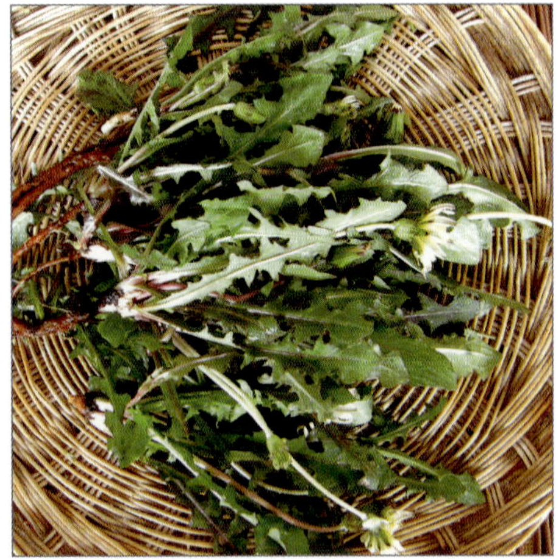

민들레는 칼슘, 비타민, 단백질이 풍부한 산야초이다.

민들레 포공영蒲公英

국화과 • 여러해살이풀 • 키 30㎝ 내외

학명 *Taraxacum platycarpum* Dahlst.　**분포지** 우리나라와 아시아의 산·들의 양지　**개화** 3~5월에 흰색과 노란색 꽃
결실 5~6월　**효능** 유방암·결핵·유선염·임파선염·늑막염·담낭염·요로 감염·편도선염·간염·기관지염·만성 장염·위
장병·간 질환·화상·볼거리·천식·기침·신경통·충혈·종기·열독·변비·소화불량에 좋다. 산모의 젖몸살에 특효가 있으
며, 이뇨 작용을 한다.

민들레는 봄의 전령으로, 봄이 되면 산과 들 양지쪽 어디서에나 볼 수 있는 정겨운 꽃이다. 옛날에는 서당에 민들레를 심어 포공구덕蒲公九德을 교훈으로 삼게 했다. 짓밟혀도 짓밟혀도 다시 살아나는 민들레의 끈질긴 생명력은 우리 몸에 그대로 약이 될 것이다.

우리나라에는 좀민들레·산민들레·서양민들레 등 여러 종류의 민들레가 있는데, 흰민들레가 토종이며 약효도 훨씬 뛰어나다. 우리나라 토종 민들레는 꽃받침이 그대로 있지만 서양민들레는 아래로 처져 있어서 구별할 수 있다.

민들레는 칼슘 등의 무기질과 비타민, 단백질이 다른 식물에 비해 풍부하다. 최근 민들레의 효능이 밝혀져 건강 식품으로 많이 개발되고 있으며, 뿌리째 캐서 나물과 김치로도 담가 먹고, 차로 마시기도 한다. 민들레를 비롯하여 도로 주변에서 잘 자라는 쑥·냉이·고들빼기는 자동차 배기가스 등 중금속 오염이 심각하기 때문에 도로 주변에 있는 것은 절대로 채취하면 안 된다.

〈주의〉 민들레는 성질이 매우 차기 때문에 몸이 차고 허약한 체질의 사람은 주의한다.

효소 담그기

민들레 전초를 설탕과 1:1 비율로 담근다. 하루만 지나도 아래로 쑥 가라앉기 때문에 꽉 채워서 담아도 된다. 담그기는 기본 방법과 같다.

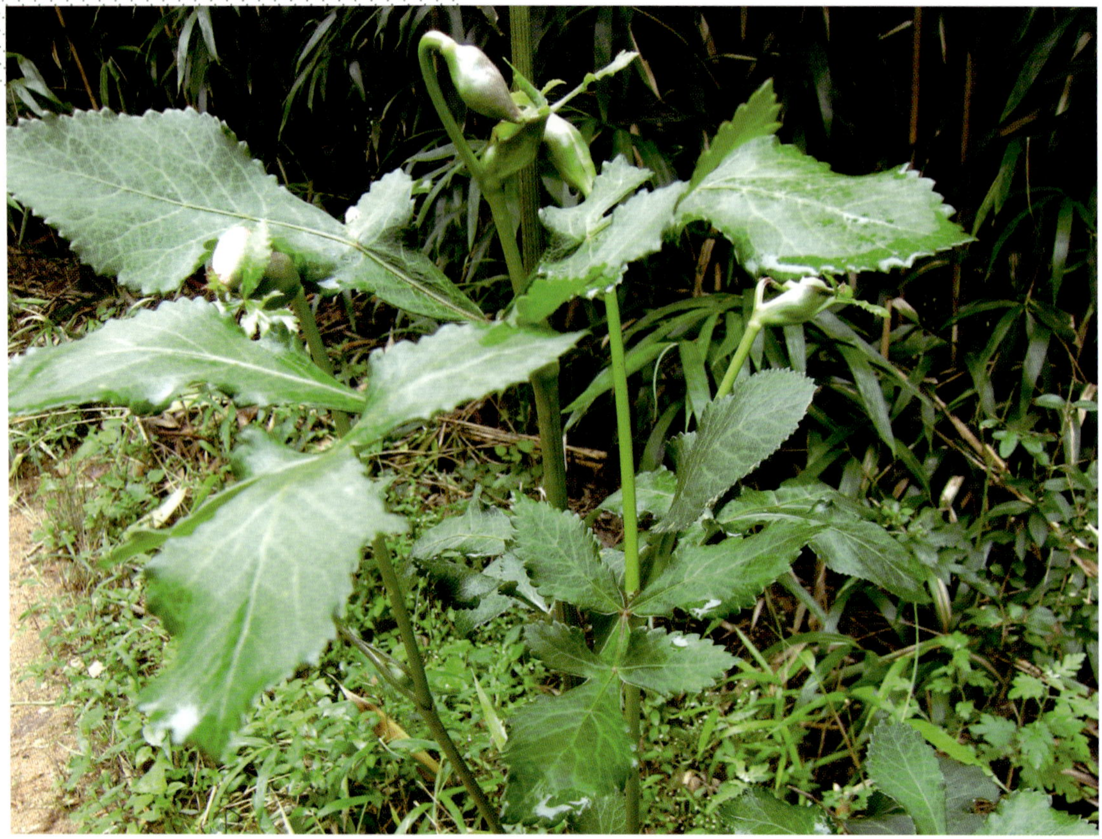

바디나물은 키가 2m 가까이 자란다.

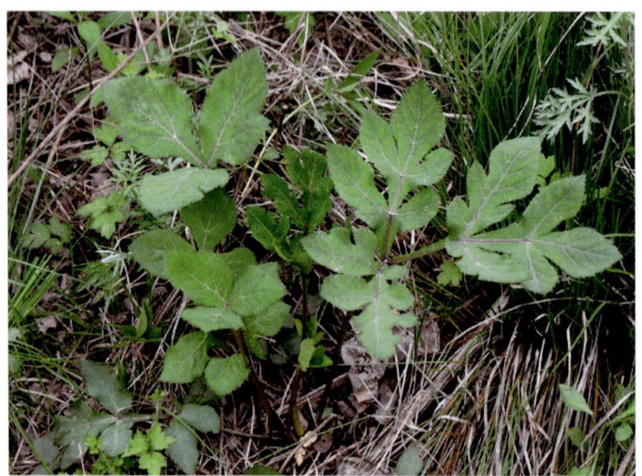

바디나물 어린잎

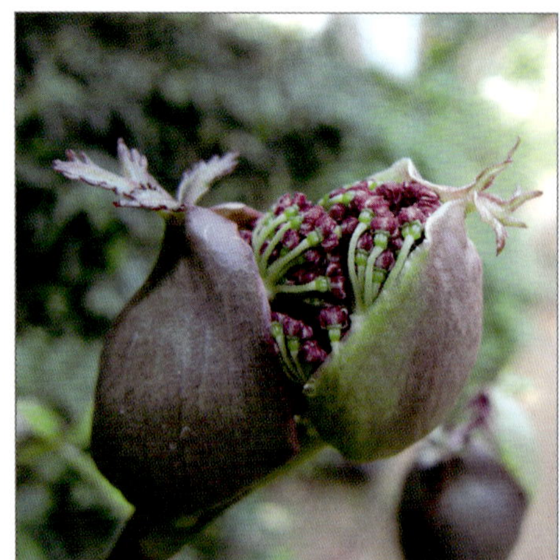

막 꽃을 피우려는 모습이 바구니 가득 꽃이 담긴 모습이다.

바디나물 ^{전호前胡}

산형과 • 여러해살이풀 • 키 80~150cm

학명 *Angelica decursiva* (Miq.) Franch. & Sav. **분포지** 우리나라 토종으로, 산지의 약간 습한 곳 **개화** 8~9월에 짙은 자색 꽃, **결실** 10월 **효능** 간질·기관지염·만성 장염·이질·유행성 열병·두통·치통·류머티즘·곽란·알레기·기침·가래에 잘 듣고, 호흡 곤란·신경쇠약·피로 해소에 좋다. 항암·해열·진통·재생·항균 작용을 한다.

바디나물만큼 훤칠하고 멋있는 산야초도 없다. 이슬을 머금고 꽃이 막 피어 날 때는 예쁜 바구니에 한가득 꽃이 담겨 있는 모습이다. 그 모습에 반하여 처소 마당 한 켠에 몇 포기를 심어 놓고 꽃이 피기 시작하면 날이 새서 해가 뜰 때까지 곁에서 떠나지 못한다. "아, 멋있다!"를 연발하면서 사진을 찍으며 보고 또 본다.

'바디나물'이라는 이름은 외래어처럼 보이지만 순우리말이며, '사약채'라고도 불린다. 흰 꽃이 피는 것은 '흰바디나물', '백화전호'라고도 한다. 바디나물은 약효도 뛰어나서 산삼보다 낫다고 극찬하는 약초꾼도 있다.

자색의 꽃을 피우고 키가 2m 가까이 자란 당당한 바디나물의 모습은 혼자 보기 아까울 정도이다. 어린잎을 나물로 해 먹으면 아주 향기롭다. 생재生材일 때의 뿌리는 향이 연하지만, 말리면 당귀보다 향이 더 강하고 고소하다.

바디나물 뿌리는 옛날부터 귀한 약재로 쓰는데, 독성이 강한 개당귀[지리강활]와 반드시 구별해서 사용해야 한다.

〈주의〉 몸이 차거나 허약한 체질의 사람은 주의한다.

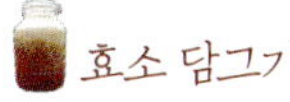 **효소 담그기**

봄에는 잎을, 가을에는 뿌리를 사용한다. 담그기는 기본 방법과 같다.

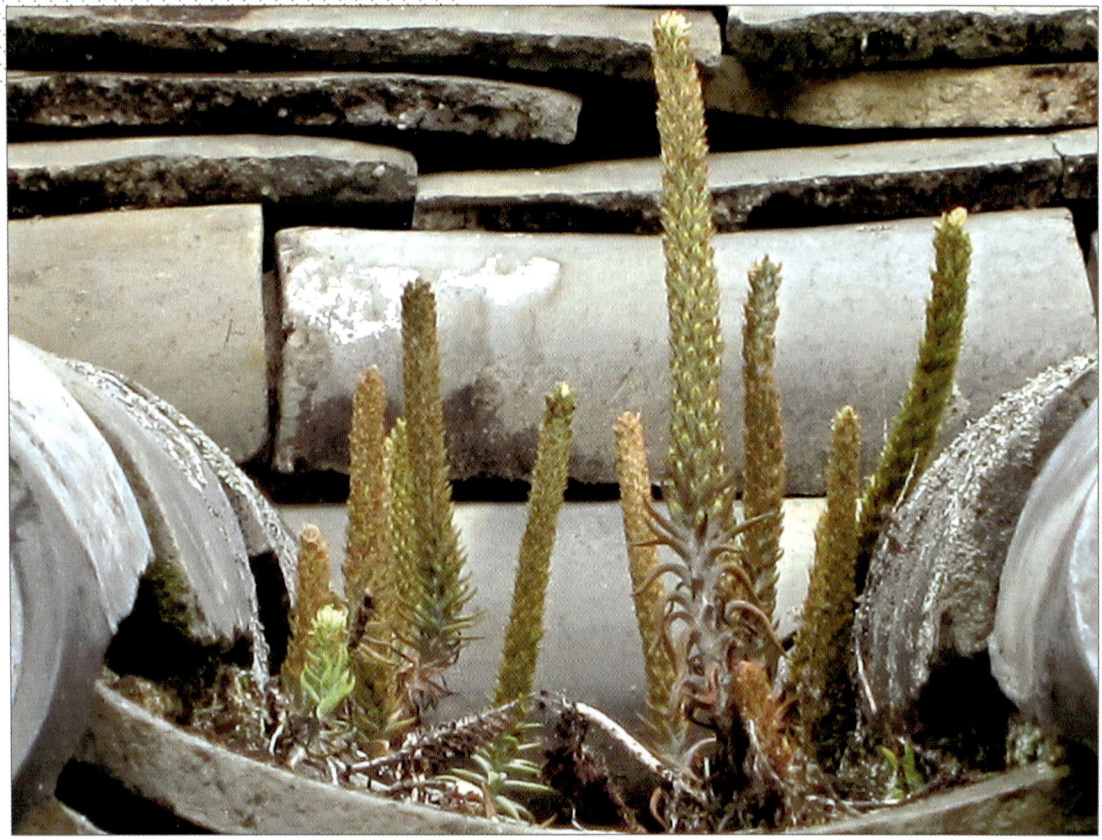

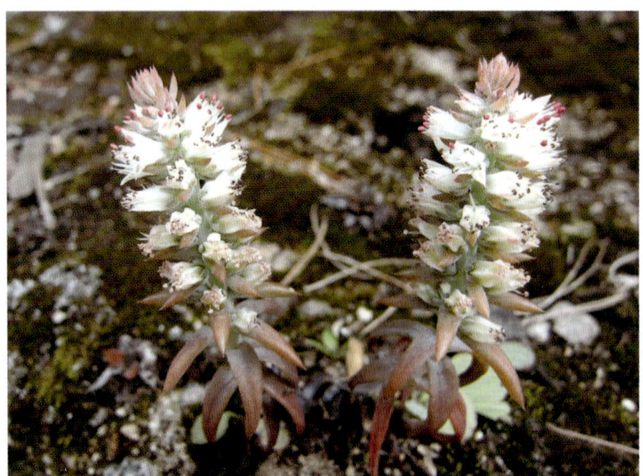

바위솔은 기와 위에서 피는 소나무라는 뜻으로 '와송'이라고도 불린다.

바위솔은 9~10월에 흰색의 꽃을 피운다.

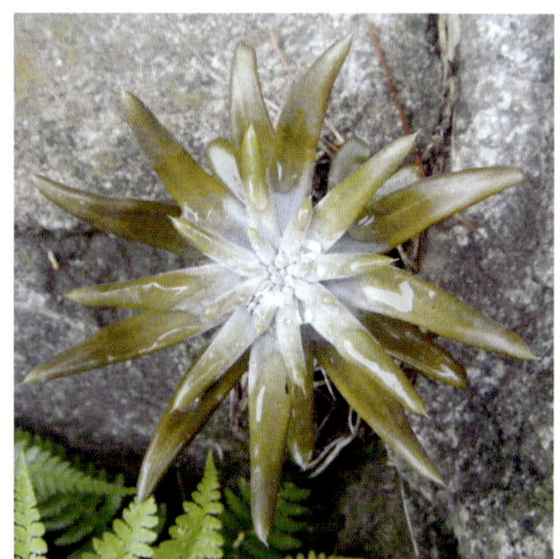

다육식물인 바위솔은 바위틈, 돌담에서도 잘 자란다.

바위솔 _{와송瓦松}

돌나물과 • 여러해살이풀 • 키 30㎝ 내외

학명 *Orostachys japonica* (Maxim.) A. Berger **분포지** 우리나라와 아시아의 양지·바위틈·돌담·오래된 기와 위 **개화** 9~10월에 흰 꽃 **결실** 10~11월 **효능** 간염·학질·치질·화상·습진·토혈에 좋다. 항암·지혈·청열·해독·이뇨 작용을 한다.

'바위솔'이라는 이름은 바위에서 자라기 때문에 붙여진 이름이며, 기와에서 피는 소나무라는 뜻으로 '와송'이라고도 불린다. 고가古家의 기와에 고고하게 피어 있는 바위솔은 참으로 품위가 있다.

바위솔 꽃이 피고 씨앗이 맺힌 다음에는 고사한 상태로 남아 있다.

다육식물인 바위솔은 5대 항암제에 드는 최상급 약재이다. 둥근바위솔·연화바위솔·좀바위솔·난쟁이바위솔 등 다양한 종류가 있고, 항암 효과가 알려지면서 많이 재배되고 있다.

효소 담그기

전초를 다 쓴다. 바위솔을 뿌리째 살살 뽑아서 뿌리 부분만 조심스럽게 씻는다. 설탕과 1:1 비율로 담그고 2~3일에 한 번씩 뒤집어 준다. 100일 정도 지나서 걸러 내고, 1년 이상 숙성시켜서 먹는다. 3년 3개월 숙성시키면 암 환자에게 좋다.

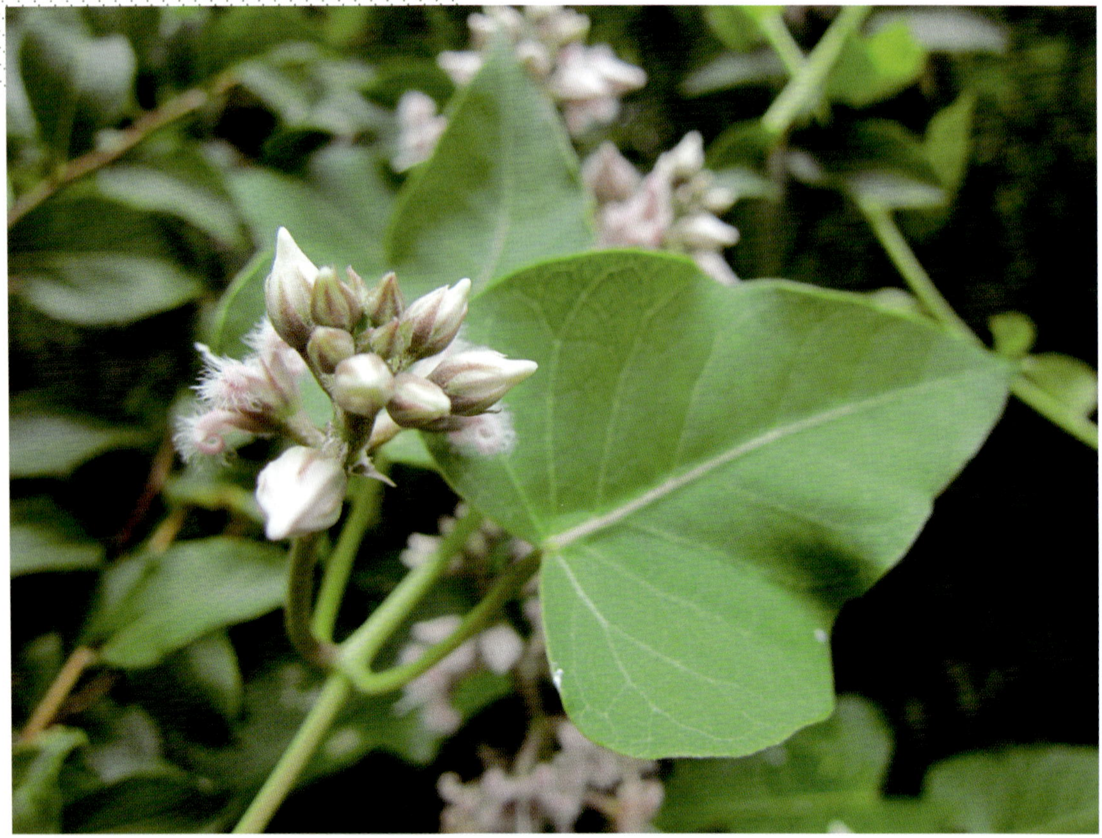

박주가리는 몸 전체에 솜털이 있다.

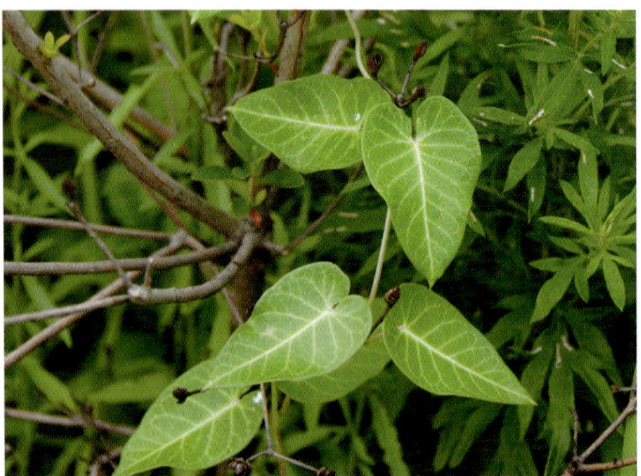

박주가리는 덩굴손으로 다른 나무를 타고 올라간다.

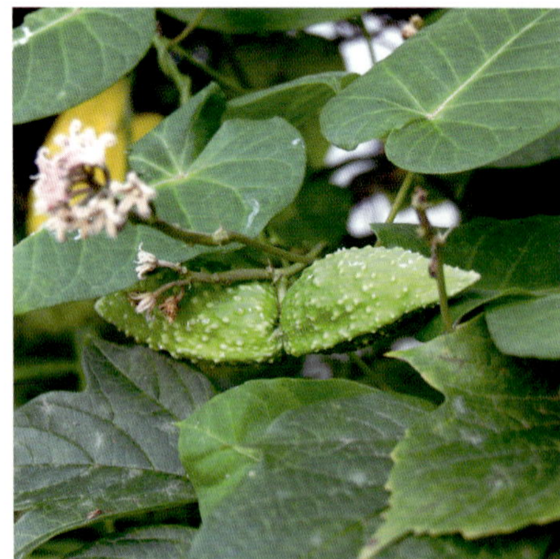

박주가리 열매

박주가리 라마자蘿藦子

박주가릿과 • 여러해살이 덩굴풀 • 길이 3m 이상

학명 *Metaplexis japonica* (Thunb.) Makino **분포지** 우리나라와 아시아의 양지바른 곳 **개화** 7~8월에 연보라색 꽃
결실 8~9월 **효능** 결핵·옹종·단독·백전풍白癜風·익정益精·뱀과 벌레 물린 데 잘 듣는다. 머리카락을 검게 하고 젖이
잘 나오게 한다. 강장·해독·이뇨 작용을 한다.

'박조가리', '노아등老鴉藤'으로도 불린다. 몸 전체에 보송보송한 솜털이 있는 박주가리는 작고 예쁜 꽃이 연보라색으로 올망졸망 모여서 핀다. 내가 사는 처소 아래 합천호를 산책할 때 노란 달맞이꽃과 보라색 박주가리 꽃이 어울려서 여름 산책길을 향기로 물들인다.

박주가리 줄기를 꺾으면 흰 즙이 나오는데, 몸에 난 사마귀에 상처를 내고 이 즙을 바르면 사마귀가 떨어진다. 또 씨앗이 여물면 고운 깃털이 달려 있는데 상처에 붙이면 지혈이 된다. 이 깃털은 솜 대신에 도장밥이나 바늘 쌈지로 쓰기도 한다. 박주가리 어린순은 나물로 먹고, 열매를 따 먹기도 한다.

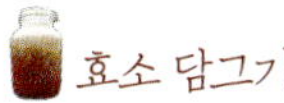

효소 담그기

꽃이 필 때의 줄기를 잘라서 쓰고, 열매는 단단할 때 쓴다. 설탕과 1:1 비율로 담그고, 2~3일에 한 번씩 설탕이 완전히 녹을 때까지 뒤집어 준다. 100일 정도 지나면 걸러 내고, 1년 이상 숙성시켜서 먹는다.

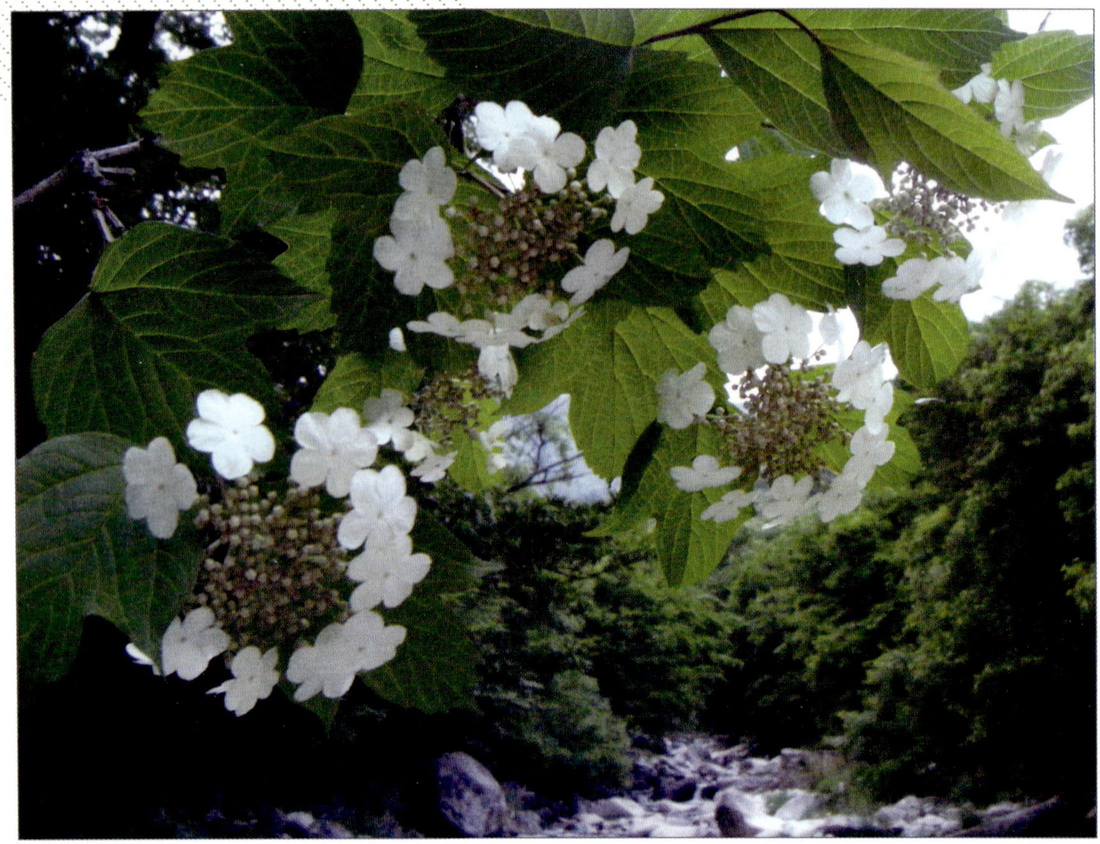

백당나무는 꽃과 열매가 아름다워 사찰에서도 많이 심는다.

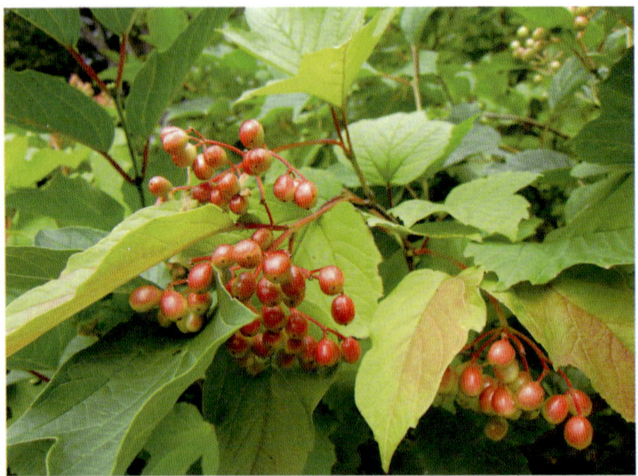

백당나무 열매가 익으면 색깔도 예쁘고 소담스러워서 보기에 좋다.

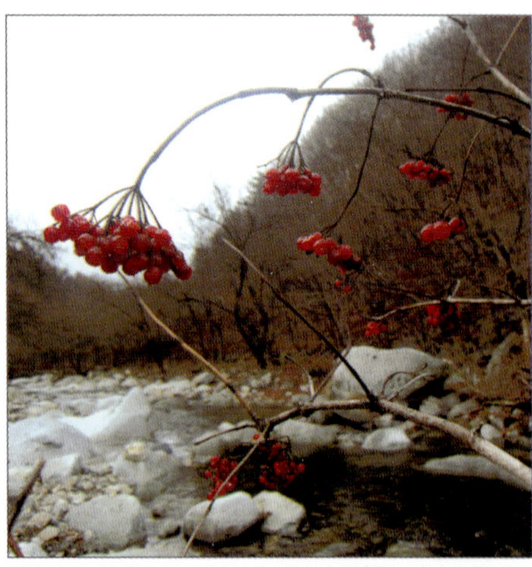

겨울에도 열매가 달려 있어서 새들의 먹이가 되기도 한다.

백당나무 계수조鷄樹條·불두수佛頭樹

인동과 • 낙엽 활엽 관목 • 키 3m 내외

학명 *Viburnum sargentii* **분포지** 우리나라와 아시아 산지의 습한 곳 **개화** 5~6월에 수국 같은 흰 꽃 **결실** 10~11월에 빨간색 열매 **효능** 위궤양·위통·간염·기관지염·관절염·타박상·피부병·악창·옴·종기·버짐·기침·황달에 좋으며, 간 기능 회복, 허리 삔 데도 쓴다.

수국과 흡사하여 '목수국', '백당수국'이라고도 불린다. 계곡에서 많이 볼 수 있는데, 큰 계곡을 끼고 핀 덕유산의 백당나무는 꽃도 예쁘지만, 빨간 열매가 익으면 너무나 아름다워 자주자주 보러 가게 된다.

백당나무의 빨간 열매는 눈 속에서도 달려 있어 겨울새들의 좋은 먹이가 된다. 꽃과 열매가 아름다워 사찰에서도 많이 심는다. 백당나무가 자생하는 지역에서 가로수로 심으면 얼마나 멋있을까!

효소 담그기

백당나무의 꽃과 열매는 그리 좋은 향은 아니지만 우수한 약재이다. 열매를 효소로 담글 때는 익은 열매를 쓰고, 설탕은 1:1 비율보다 조금 덜 쓴다. 2~3일에 한 번씩 잘 뒤집어 주고, 100일 정도 지나서 걸러 낸다. 1년 이상 숙성시킨 다음에 먹는다.

※ 설탕을 많이 쓰면 발효가 더디 되고, 적게 쓰면 초醋가 되거나 부패할 수 있는데, 설탕과 재료의 비율을 정확히 1:1, 1.5:1과 같이 정할 수 없다. 담그는 지방의 자연 환경과 여건에 따라 차이가 나기 때문이다. 재료와 1:1 비율을 기본으로 하되, 사용할 재료와 상황에 맞는 경험과 지혜가 필요하다.

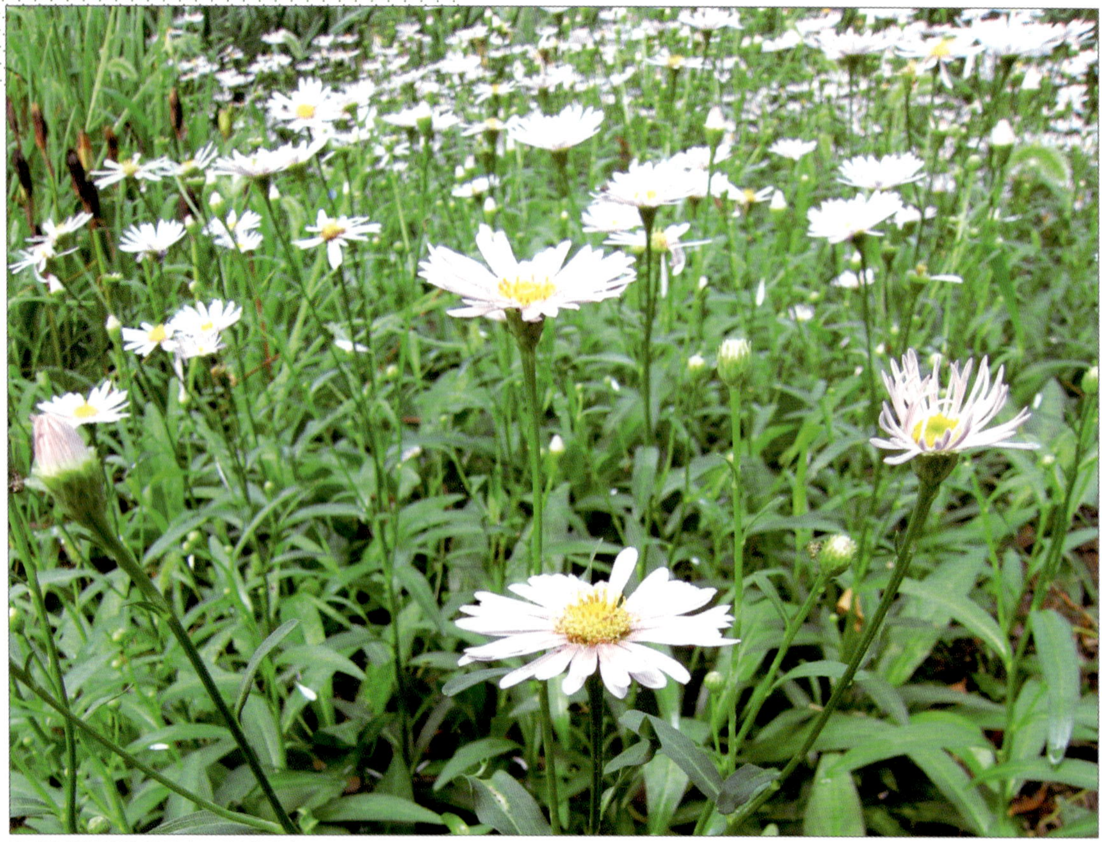

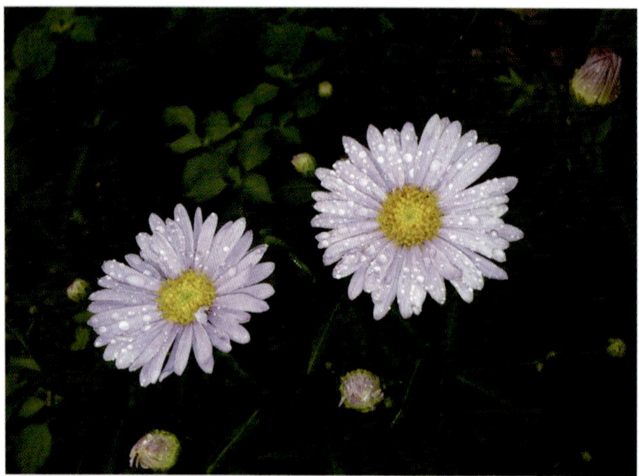

줄기에 달린 잎은 어긋나고 바소꼴이다.

벌개미취 꽃은 쑥부쟁이와 비슷하나 벌개미취 꽃이 훨씬 크다.

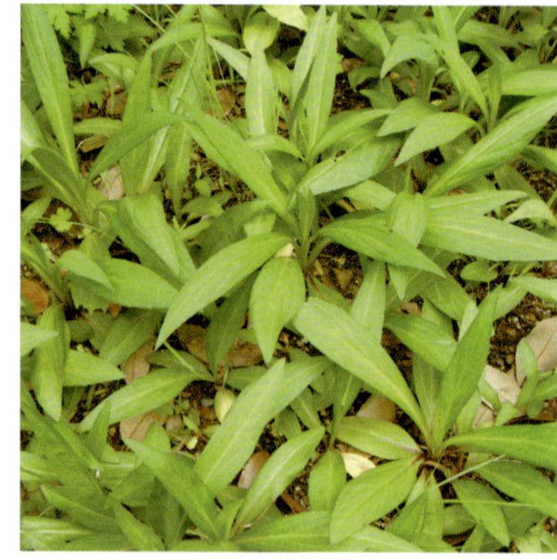

벌개미취는 취 종류 중의 하나로 나물로 해 먹는다.

벌개미취 ^{자원紫苑}

국화과 • 여러해살이풀 • 키 50~60㎝

학명 *Aster koraiensis* Nakai **분포지** 우리나라 토종으로, 산과 들의 양지 **개화** 7~10월 **결실** 10~11월 **효능** 복수암·
폐암·폐결핵·기관지염에 좋으며, 해열·항암·항균·억균·진해·거담·소염·이뇨 작용을 한다.

벌개미취는 여름부터 가을까지 끊임없이 피는 예쁜 꽃이 자랑스러운 우리 토종
산야초이다. 보랏빛 동그란 얼굴이 들국화 중에서 가장 또렷하고 단정한 모양의 꽃
이다.

이름에서 알 수 있듯이 취 종류 중의 하나이며, 건강한 새싹은 우려서 나물로 먹
고, 갈무리를 해 두었다가 묵나물로도 쓴다.

쑥부쟁이와 흡사하나 꽃이 훨씬 크고 건강하다는 느낌이 드는 산야초이다.

효소 담그기

잎은 무성하게 자랐을 때의 잎을 쓰고, 꽃은 금방 피었을 때 깨끗이 따서 씻지 않고 쓴다. 설탕과 1:1
비율로 담그고, 2~3일에 한 번씩 뒤집어 준다. 100일 정도 지나서 걸러 낸 뒤 1년 이상 숙성시켜서 먹는다.

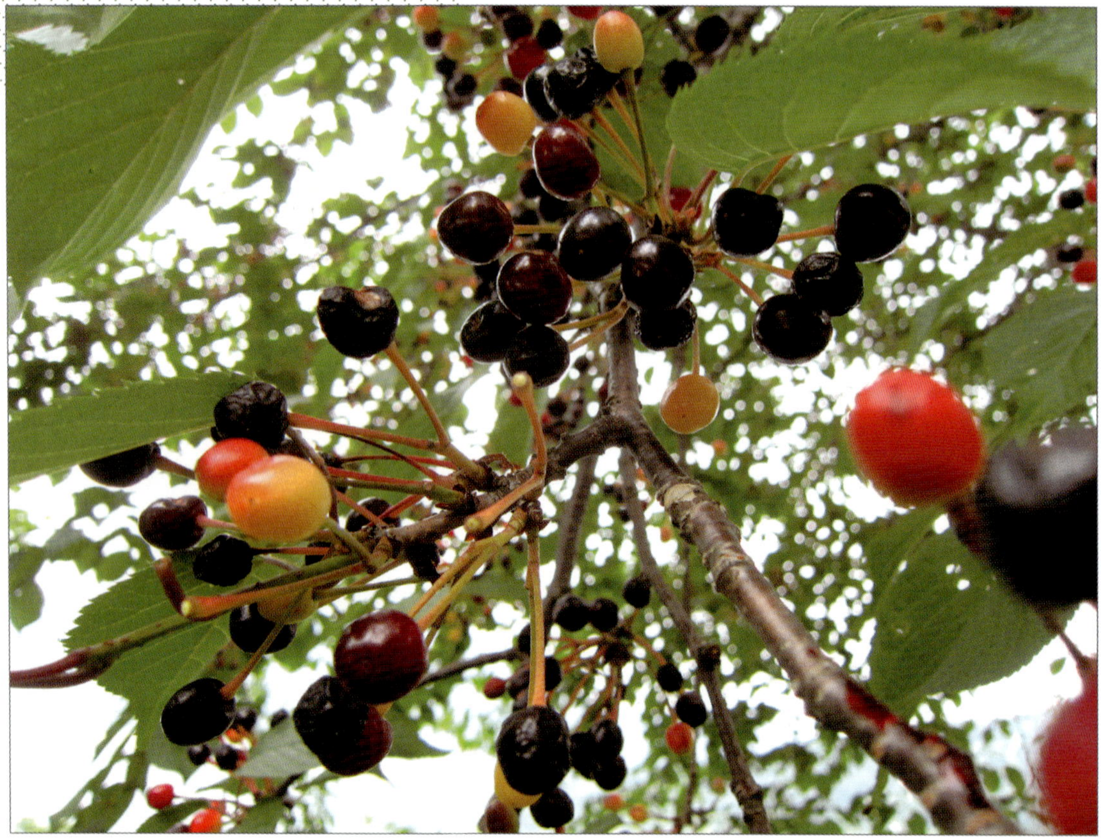

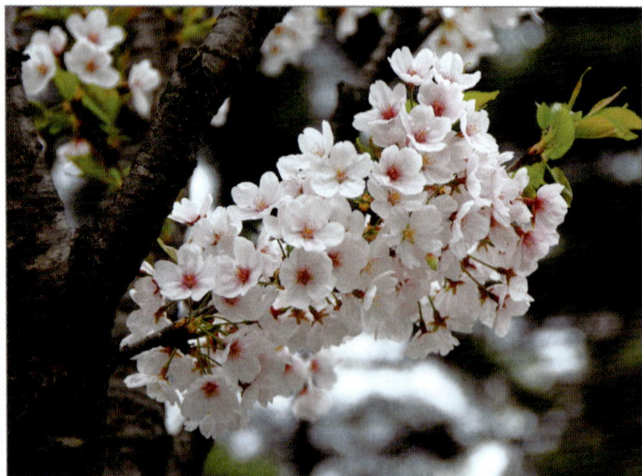

벚나무 열매 버찌는 검은색으로 익는다.

벚꽃은 4~5월에 풍성하게 핀다.

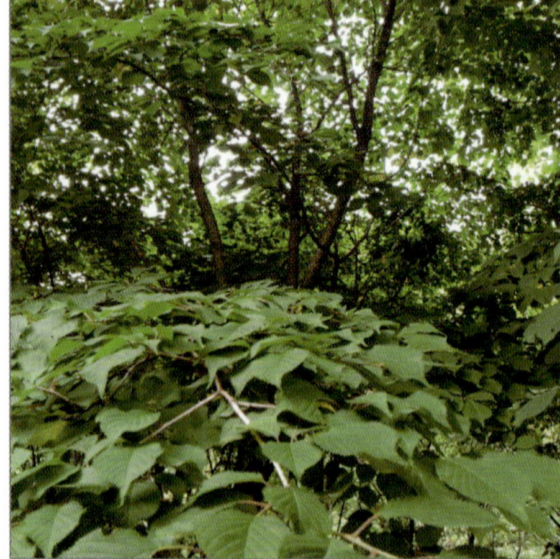

산에서 볼 수 있는 산벚나무.

벗나무 _{야앵화野櫻花}

장미과 • 낙엽 활엽 교목 • 키 10∼20m

학명 *Prunus serrulata* var. *spontanea* (Maxim.) **분포지** 우리나라 토종으로, 우리나라·아시아의 산과 들 **개화** 4∼5월에 연홍색과 흰색 꽃 **결실** 5∼6월에 앵두만 한 검은색 열매 **효능** 편도선염·홍역·식중독·생선 중독·버섯 중독·피부병·습진·두드러기·땀띠·기침·소화불량에 좋다. 기관지와 폐, 위장을 튼튼하게 한다.

벗나무는 우리나라 제주도가 원산지로, 왕벗나무·산벗나무·올벗나무·처진개벗나무 등 그 종류가 많다. 일본의 국화인 '사쿠라'는 우리나라 제주도의 왕벗나무가 전해진 것이다. 올벗나무는 꽃받침통이 볼록하니 절구통 모양으로 튀어나왔으며 빨리 핀다. 왕벗나무는 꽃이 잎보다 먼저 피고 꽃받침이 밋밋하다. 산벗나무는 꽃과 잎이 동시에 나오고, 처진개벗나무는 수양버들처럼 늘어지면서 핀다.

내가 사는 곳 근처 '임불'이라는 오지 마을에 수양버들처럼 늘어진 처진개벗나무 가로수 길이 있는데, 꽃이 피면 정말 경탄스럽다. 덕유산에 갈 때 이 길을 거쳐서 가는데, 10리 이상 펼쳐진 길이 가히 환상적이다. 합천군은 벗나무가 잘 자란다. 산속에 유독 벗나무가 많아 봄이면 온 산이 환해지고, 백리 벗꽃 축제도 열린다. 합천호를 빙 두른 100리나 되는 벗꽃 길은 한적하고 아름다워서 봄 드라이브 길로 최고이다. 일본에서는 벗꽃 염장한 것을 소량 포장하여 판매하고 있는데, 합천군에서도 벗꽃을 이용한 상품을 개발하면 좋겠다는 생각을 해 본다.

산벗나무 꽃은 기미·주근깨·검버섯에 특효가 있고 피부 미용에 아주 좋다. 또 벗나무는 옛날부터 목재로 활용해 왔으며, 팔만대장경의 상당수가 벗나무로 만들어졌다.

효소 담그기

산벗나무의 버찌를 깨끗이 따서 씻지 않고 그냥 쓴다. 당분이 많은 열매이므로 설탕은 1:1 비율보다 조금 덜 쓰고, 담그기는 기본 방법과 같다. 예쁜 버찌 색깔이 우러나오는 것을 보려면, 유리병에 흰 설탕으로 담가 잘 보이는 곳에 둔다.

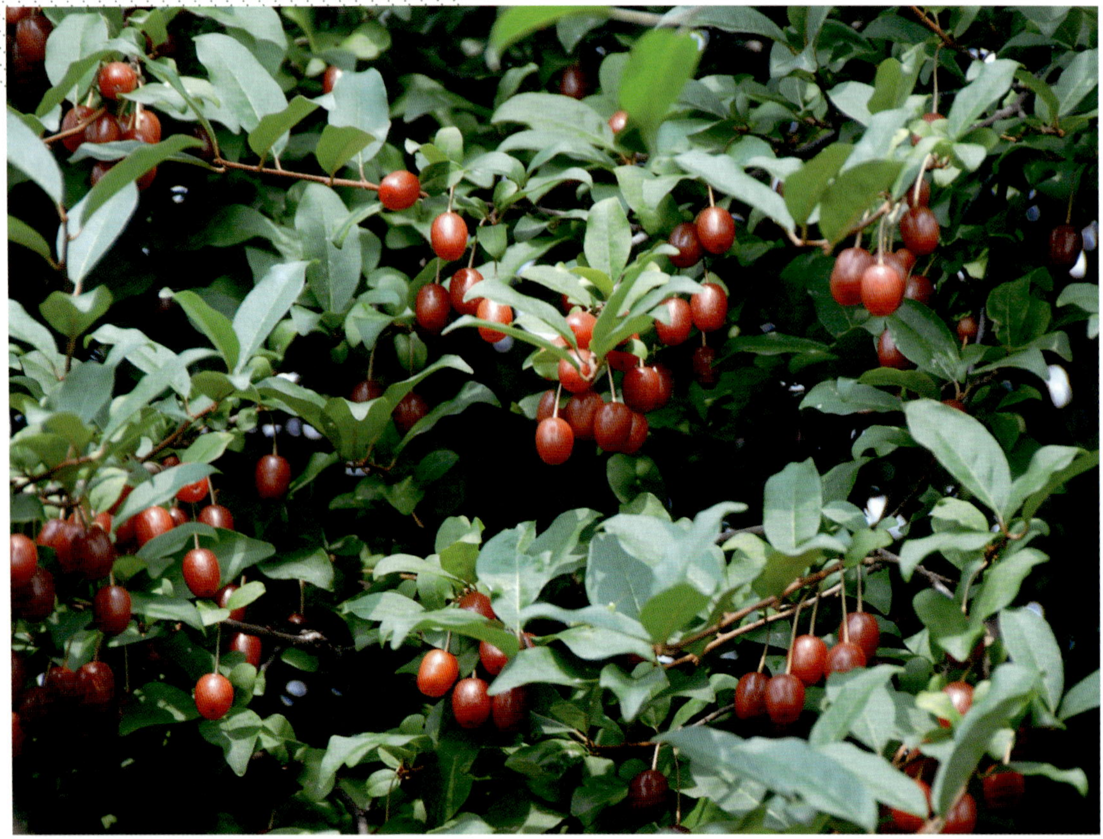

보리수나무 꽃이 지면 열매가 달리고, 9~11월에 빨간색으로 익는다.

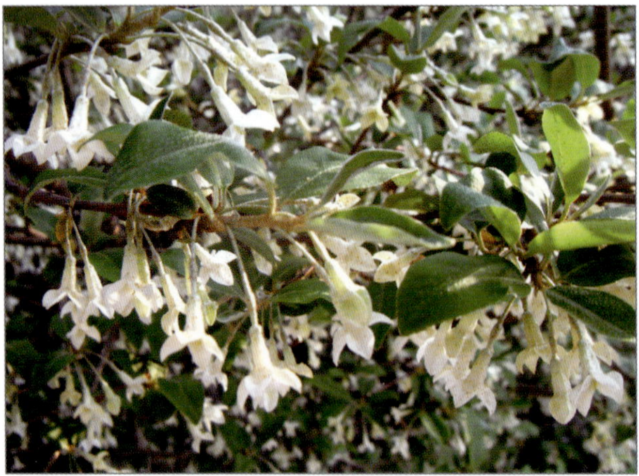

보리수나무는 5~6월에 작은 흰 꽃을 피운다.

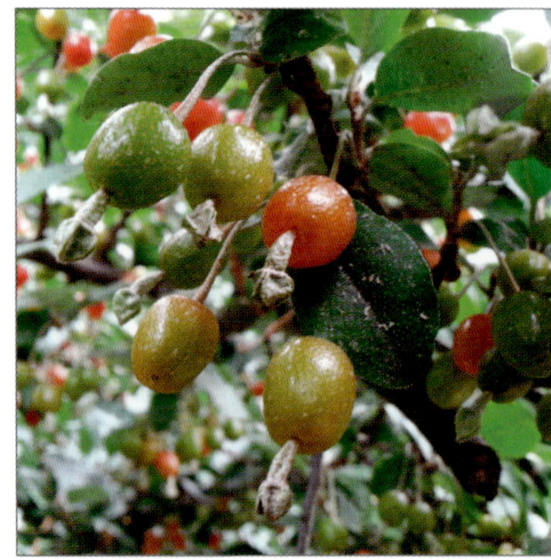

'보리똥'이라고 불리는 뜰보리수 열매.

보리수나무 우내자牛奶子

보리수나뭇과 • 낙엽 활엽 관목 • 키 3~4m

학명 *Elaeagnus unbellata* Thunb. **분포지** 우리나라와 아시아의 산기슭 **개화** 5~6월에 작은 흰 꽃 **결실** 9~11월 **효능** 기침·가래·천식·기관지염의 명약이다. 골수염·신경통·류머티즘·산후 부종·월경 과다·황달·습진·치질·타박상·주독·알코올 중독에 좋다.

'보리수' 하면 부처님이 득도했다는 보리수나무를 생각하게 된다. 하지만 그 나무는 '비팔나무'로, 무화과나무속에 속한다. 그리고 사찰에 많이 있는 보리수나무는 열매로 염주를 만드는 피나무이다.

보리수나뭇과에 속하는 나무는 뜰보리수·보리장나무·보리밥나무가 있다. '보리똥'이라 불리는 것은 뜰보리수의 열매로, 한여름에 빨간 열매가 조랑조랑 많이도 열려 예쁘기 그지없다. 보리똥이 약간 타원형이라면, 보리수나무 열매는 동그랗고 흰 점이 있으며 보리똥보다 작고 가을에 익는다. 보리장나무와 보리밥나무는 9~10월에 꽃이 피고, 이듬해 5~6월에 타원형의 열매가 익는다. 열매 색깔은 모두 빨간색이다. 보리장나무 잎은 긴 타원형, 보리밥나무 잎은 넓은 타원형이므로 구별할 수 있다.

보리수는 옛날 보릿고개를 뜻하는 말이고, 보리가 익을 무렵 꽃이 핀다고 해서 '보리수'라는 이름이 붙여졌다. 열매는 새콤달콤해서 산속에서 만나는 보리수 열매는 무척 반갑다. 보리수나무·뜰보리수·보리밥나무·보리장나무 열매는 모두 최상급 효소 재료이다. 열매가 큰 개량종 뜰보리수, 왕보리수도 있는데, 열매가 예뻐서 정원이나 공원에 많이 심는다.

효소 담그기

산속의 보리수나무 열매를 깨끗이 따서 씻지 않고 담근다. 설탕은 1:1 비율보다 조금 덜 쓰고, 담그기는 기본 방법과 같다.

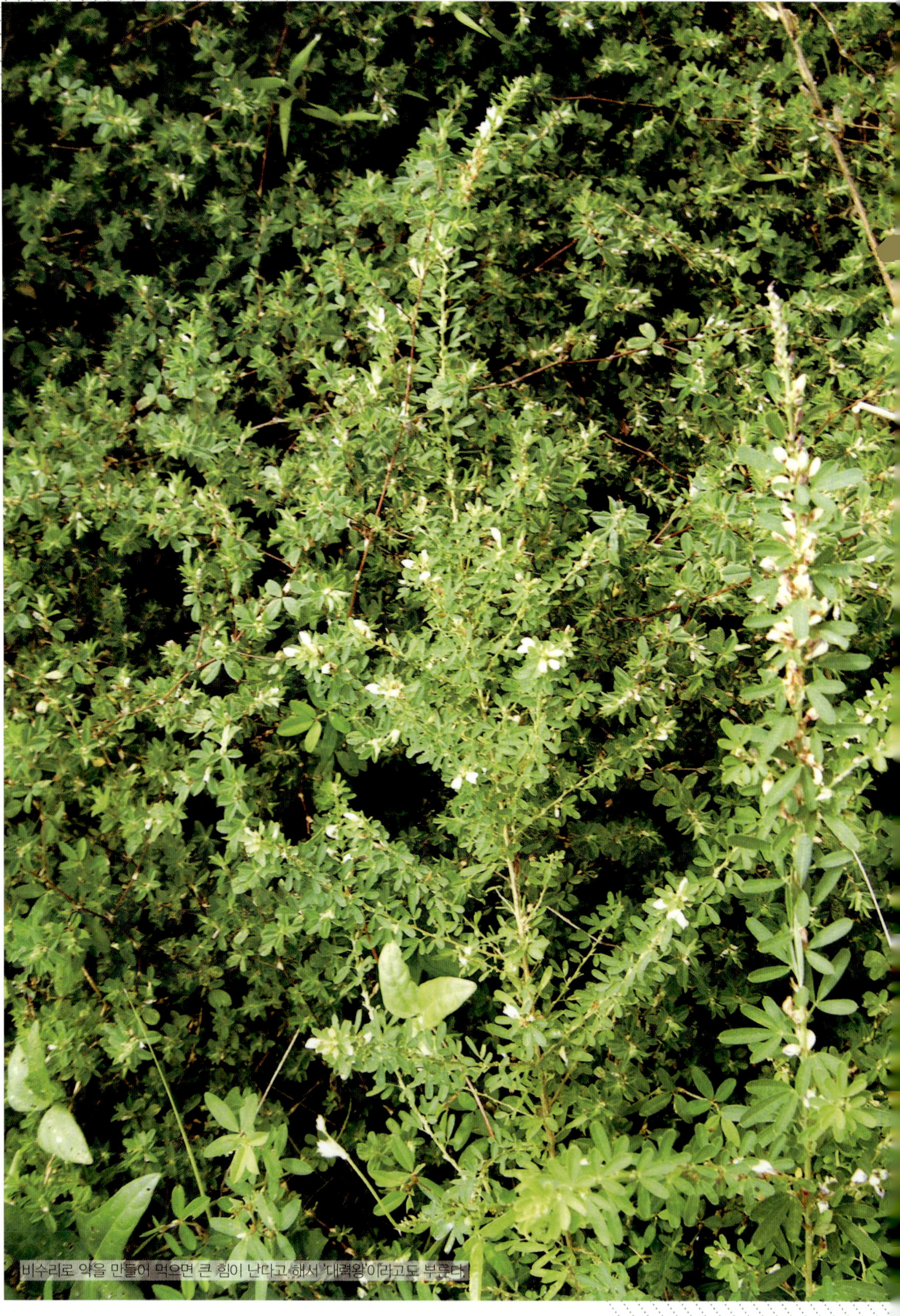

비수리로 약을 만들어 먹으면 큰 힘이 난다고 해서 '대력왕'이라고도 부른다.

비수리 야관문夜關門·천리광千里光

콩과 • 여러해살이풀 • 키 1m 내외

학명 *Lespedeza cuneata* G.Don **분포지** 우리나라와 아시아의 산과 들 **개화** 8~9월에 연분홍 꽃 **결실** 9~10월에 연한 회색의 작고 둥근 열매 **효능** 당뇨·기관지염·급성 위염·유방염·어혈·부종·탈항脫肛·설사·백대하·거담에 좋다. 사독蛇毒에 쓰고, 눈을 밝게 하며, 폐·간·콩팥을 튼튼하게 한다.

옛날부터 비수리는 말려서 빗자루, 바구니로 많이 사용해 왔고, 소먹이를 비롯하여 집짐승들의 먹이로 유용하게 썼다.

남성 질환에 특효가 있는 비수리는 우리나라에서 상급에 드는 약초이다. 비수리를 먹으면 천 리 밖에서도 빛이 난다고 하여 '천리광千里光', 큰 힘이 나게 한다고 해서 '대력왕大力王'이라고도 불린다.

비수리는 건조시키면 약효가 40%나 줄어들기 때문에 꽃이 피었을 때 효소로 담그는 것이 가장 좋다.

효소 담그기

비수리 꽃이 피었을 때 잘게 잘라 설탕과 1:1 비율로 담근다. 2~3일에 한 번씩 뒤집어 준다. 100일 정도 지나서 걸러 내고 1년 이상 숙성시켜서 먹는다.

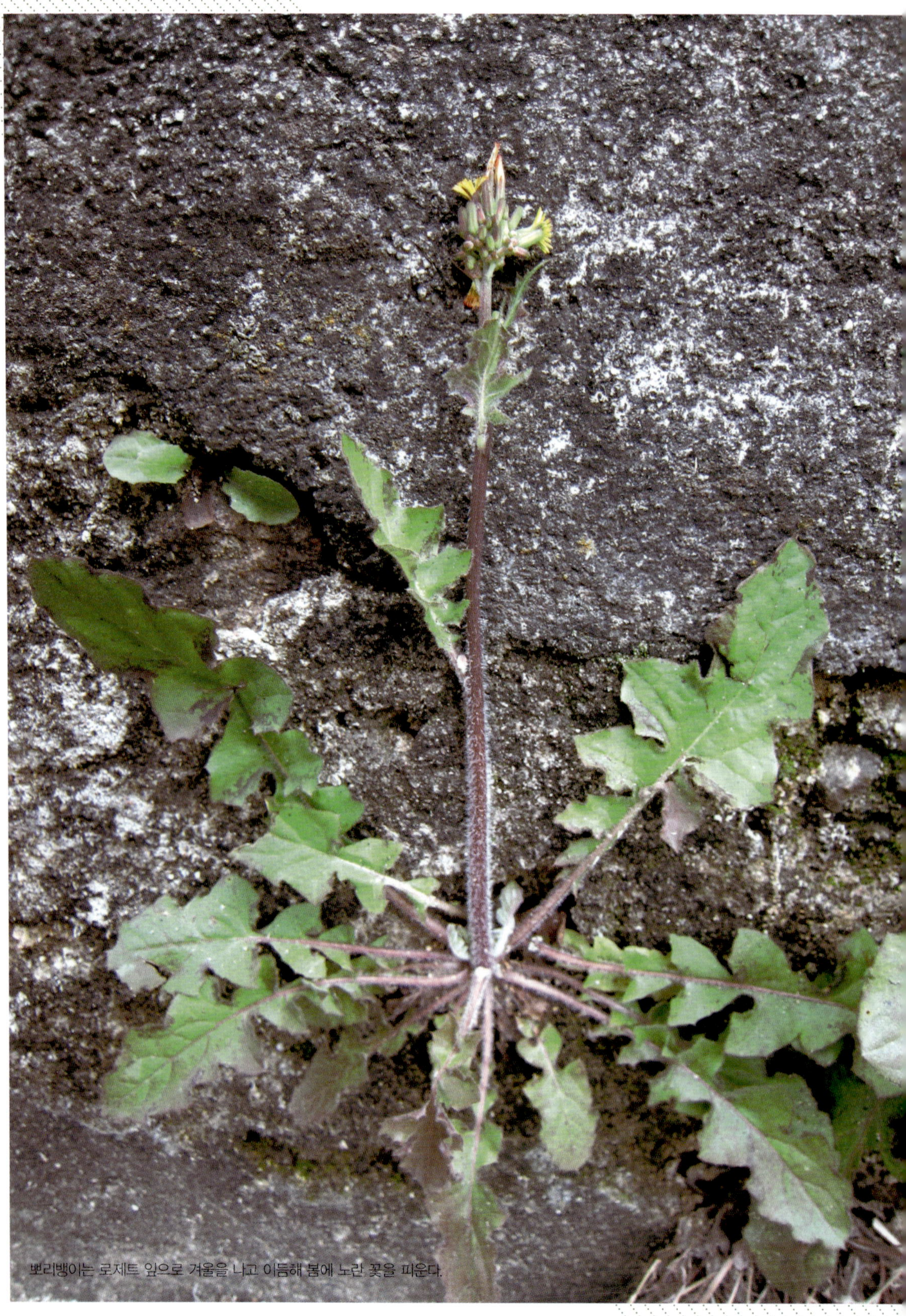

뽀리뱅이는 로제트 잎으로 겨울을 나고 이듬해 봄에 노란 꽃을 피운다.

뽀리뱅이 황암채黃鵪菜·황화채黃花菜

국화과 • 두해살이풀 • 키 15~100㎝

학명 *Youngia japonica* (L.) DC. **분포지** 우리나라·아시아·호주의 길가와 들 **개화** 5~6월에 민들레 같은 노란 꽃 **결실** 6~7월 **효능** 간 경화·급성 신우신염·결막염·인후통·부종·류머티즘·천식·감기·타박상에 좋고, 사독을 푼다. 해열·이뇨 작용이 있다.

길게 뻗은 꽃대에 노란 꽃들이 올망졸망 모여서 핀다. 번식력이 대단해서 시멘트나 아스팔트 사이에서도 고개를 쏙 내밀고 올라오는 강인한 산야초다. 반면에 줄기는 너무 여려서 툭 건드려도 꺾여 버린다.

뽀리뱅이는 잎을 땅에 바짝 붙이고 자라는 모습이 연화대蓮花臺를 닮았다고 해서 '부처자리', 보리밭에서 잘 자란다고 '보리뺑이'라고도 불리고, '박조가리나물'이라고도 불린다.

민들레 비슷한 로제트에서 돋아난 잎이 퍼져 겨울을 나고, 이듬해 봄에 꽃을 피운다.

어린순은 나물이나 샐러드, 샤브샤브로 해 먹어도 맛있고 김치로도 담근다.

효소 담그기

꽃이 피었을 때 전초를 사용한다. 설탕과 1:1 비율로 담그고, 2~3일에 한 번씩 뒤집어 준다. 100일 후에 걸러 내고, 1년 이상 숙성시킨 다음에 먹는다.

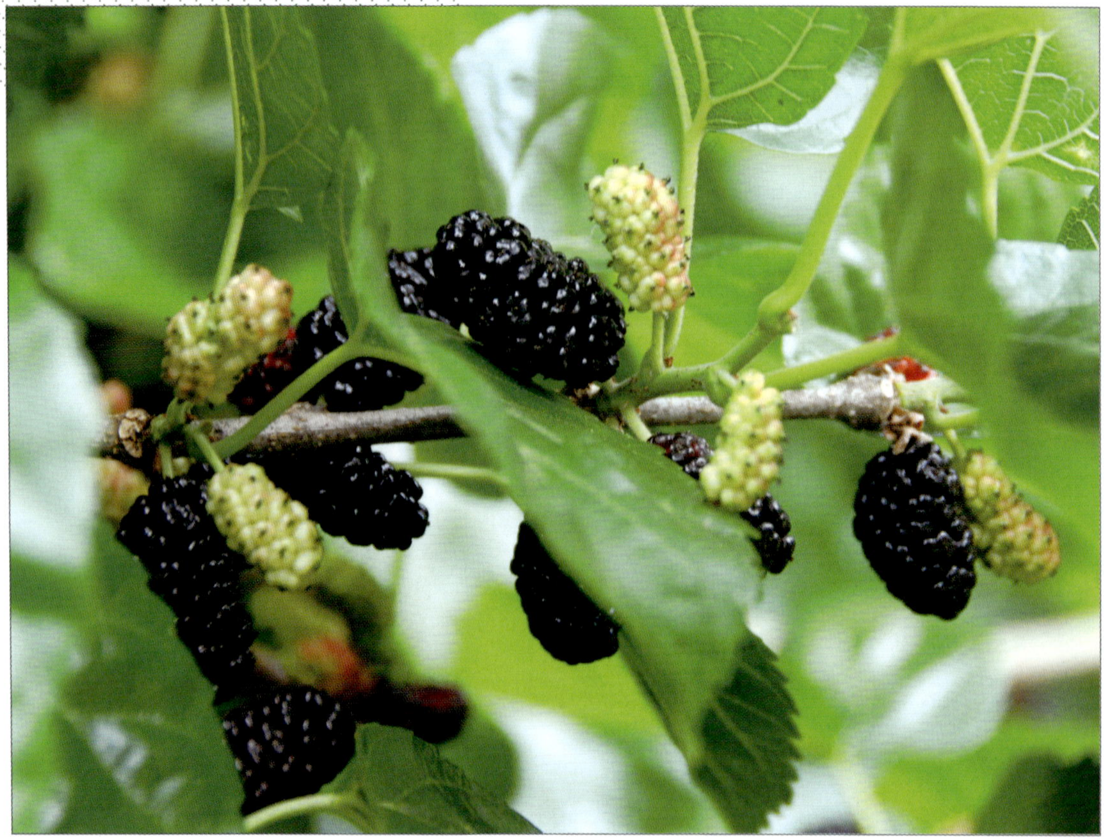

뽕나무 열매인 오디는 한방에서 '상심자'라고 부른다.

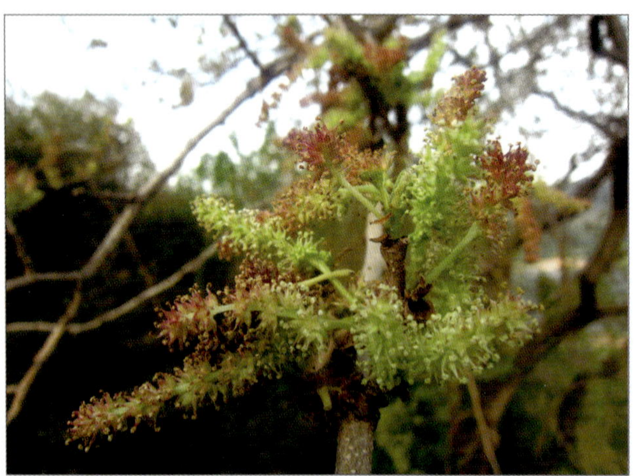
뽕나무는 4~5월에 연녹색 꽃을 피운다.

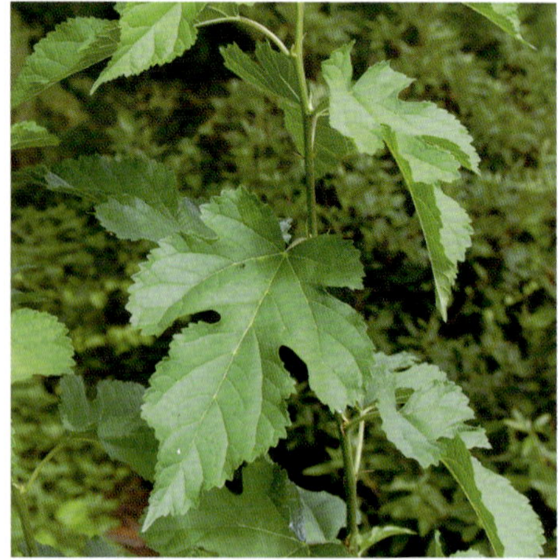
가새뽕나무 잎

뽕나무 상백피桑白皮·상심자桑椹子

뽕나뭇과 • 낙엽 활엽 교목 • 키 3m 내외

학명 *Morus alba* L. **분포지** 우리나라와 아시아의 온대·아열대 지방의 산과 들 **개화** 4~5월에 연녹색 꽃 **결실** 6~7월에 검은 열매 **효능** 중풍·고혈압·결핵·각혈·신경통·풍습·관절염·이질·학질·해수·천식·산후 하혈·빈혈·단독·악창·눈병·수종水腫·탈모증·식은땀에 쓴다. 해열·이뇨 작용을 한다.

우리나라는 신라 시대 때부터 뽕나무를 재배해 왔다. 조선 시대에는 양잠을 장려해 잠실도회[蠶室都會·국립양잠원]까지 설치했다. 서울의 '잠실蠶室'이라는 지명은 이렇게 해서 생긴 이름이다.

뽕나무는 또 하나의 만병통치 나무로, 잎·가지·열매·뿌리 전부 약으로 쓴다. 뽕나무에는 노화 방지에 탁월한 안토시아닌이 포도의 23배, 검은콩의 9배나 들어 있다. 머리카락도 검게 만든다고 하니 가히 불로장생약이라고 할 수 있겠다.

뽕나무는 산에서 자란 산뽕나무와 비슷하지만, 산뽕나무는 잎끝이 꼬리처럼 길다. 또 가새뽕나무는 잎이 깊이 갈라져서 구별하기 쉽다. 약효는 산뽕나무와 가새뽕나무가 더 좋으며, 오디도 아주 잘아서 '알오디'라 부르며 약재로 쓴다.

집 뒤에 아름드리 뽕나무가 한 그루 있는데, 굵고 맛있는 오디가 땅바닥과 지붕이 새까매질 정도로 떨어진다. 마당에는 가새뽕나무도 있어서 수시로 가지를 잘라 새순이 나올 때 쌈으로 먹는다. 집 앞 호숫가는 옛날에 양잠이 성했던 곳인지 뽕나무들이 오디를 주렁주렁 달 때면 그 모습이 장관이다.

효소 담그기

새잎이 나올 때부터 여름에 무성할 때까지의 잎을 쓴다. 오디는 까맣게 익었을 때 깨끗이 따서 씻지 않고 담근다. 설탕을 잎은 1:1, 오디는 1:1 비율보다 조금 덜 써야 한다. 오디는 열매가 물러서 풀어지기 때문에 30~40%의 설탕을 남겨 두었다가 윗부분에 부어 준다. 잎은 설탕이 녹을 때까지 2~3일에 한 번씩 뒤집어 주고, 오디는 긴 막대를 이용해 가만히 저어 준다. 100일 정도 지나서 걸러 내고, 1년 이상 숙성시킨 다음에 먹는다.

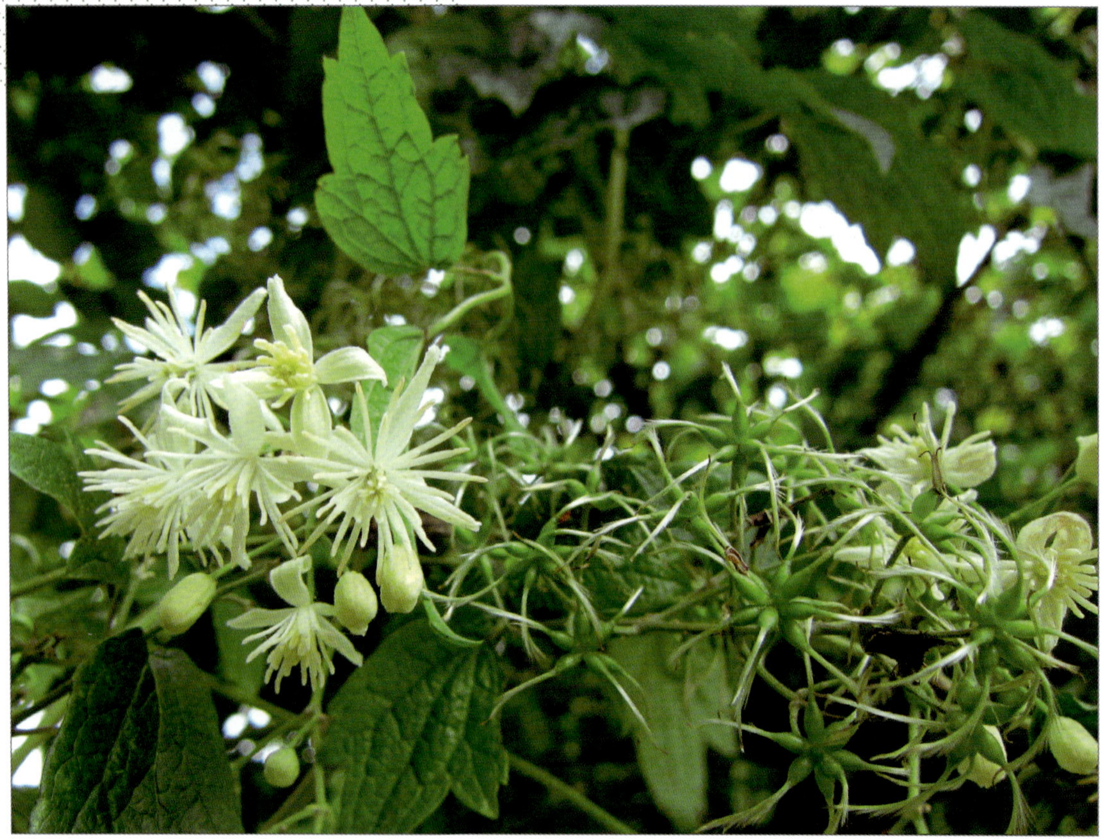

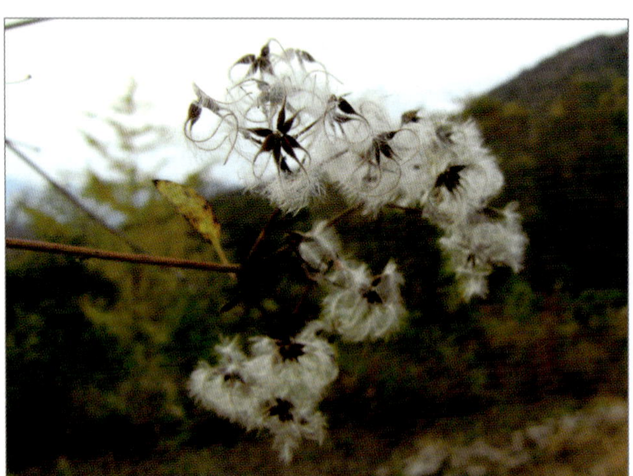

사위질빵은 덩굴손으로 나무를 휘감고 올라가 흰 꽃을 피운다.

9〜10월에 은백색의 깃털이 달린 열매가 열린다.

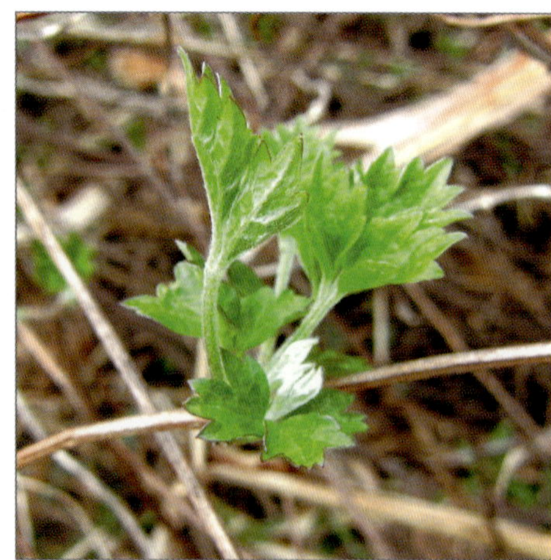

사위질빵 새순

사위질빵 여위女萎

미나리아재빗과 • 낙엽 활엽 덩굴식물 • 길이 3m 이상

학명 *Clematis apiifolia* DC. **분포지** 우리나라와 아시아의 산과 들 **개화** 7~9월에 흰 꽃 **결실** 9~10월에 은백색의 깃털이 달림 **효능** 중풍·통풍·관절염·신장염·부종·요통·편두통·류머티즘·이질·탈항·설사에 좋다. 안면 신경마비, 근육과 손발 마비에 잘 들으며, 이뇨 작용을 한다.

사위질빵은 산과 들에서 흔히 볼 수 있는데, 덩굴이 못 말릴 정도로 뻗어 나간다. 산속에서 큰 나무를 휘감고 올라가 덩치를 집채만 하게 만들어 하얀 꽃을 피운 모습은 그야말로 장관이다. 꽃은 또 얼마나 예쁜지 모른다.

옛날에 사위가 처가에 와서 가을걷이를 도울 때, 사위가 지는 지게의 질빵 끈을 이 풀 줄기로 만들어 주었다고 한다. 사위질빵은 풀 줄기가 잘 끊어지므로 사위의 일을 줄여 쉽게 했다는 장모의 사랑이 담긴 이름이다.

사위질빵을 귀찮은 잡풀이라 여기지만, 걸음을 걷지 못하는 사람이 아침에 이 풀을 먹고 저녁에 걷게 되었다는 신통한 약초이다. 청정 지역의 산에서 얼마든지 얻을 수 있는 산야초이므로, 잡초라 천대하지 말고 잘 활용하자.

《동의보감》에서는 사위질빵이 여러 가지 풍을 없애고, 오장의 작용을 도와 뱃속에 냉으로 생긴 체기滯氣와 가슴에 있는 담수痰水, 방광에 있는 오래된 고름과 궂은 물을 내보내고, 허리와 무릎이 시리고 아픈 것을 낫게 한다고 하였다.

🫙 효소 담그기

꽃이 한껏 피었을 때 줄기째 잘라서 쓴다. 설탕과 1:1 비율로 담그고 2~3일에 한 번씩 뒤집어 준다. 100일 정도 지나서 걸러 내고 1년 이상 숙성시켜서 먹는다.

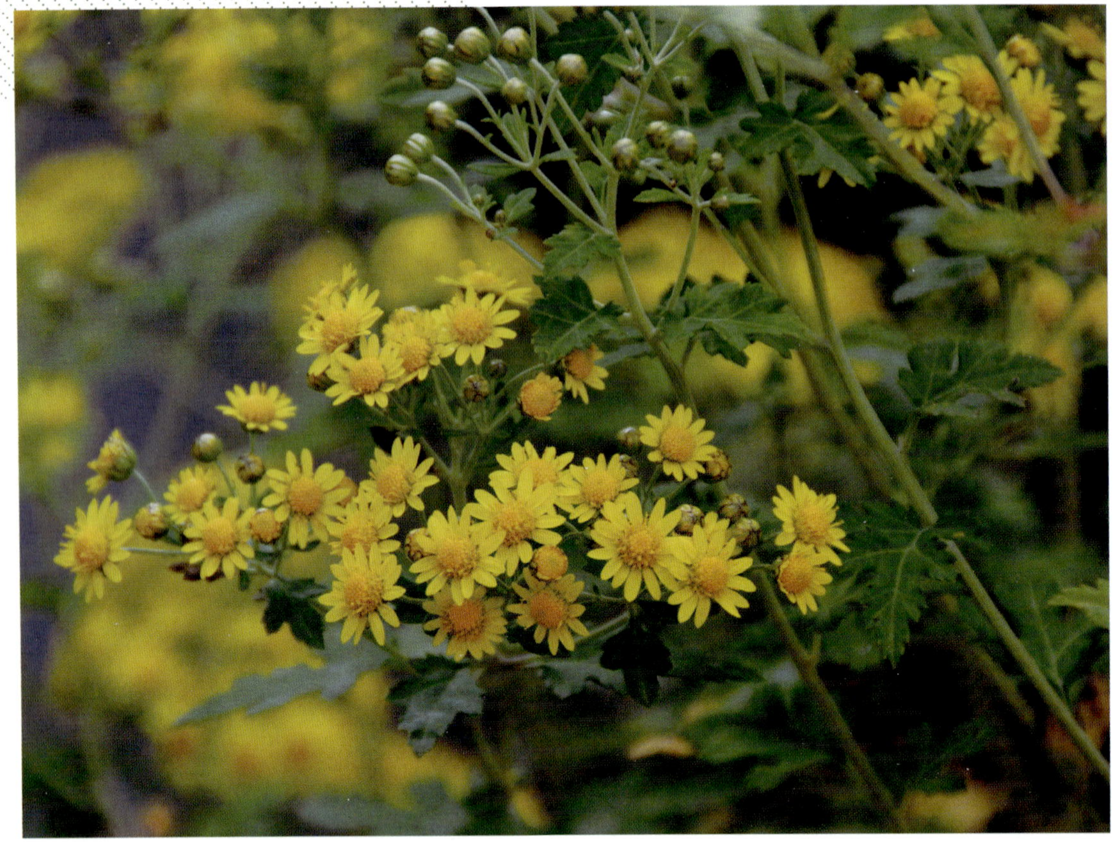

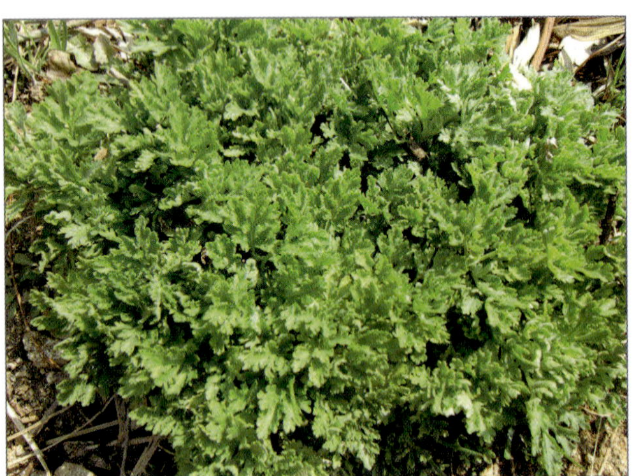
산국은 굵은 꽃대 위쪽에서 꽃이 다닥다닥 달린다.

산국 어린순

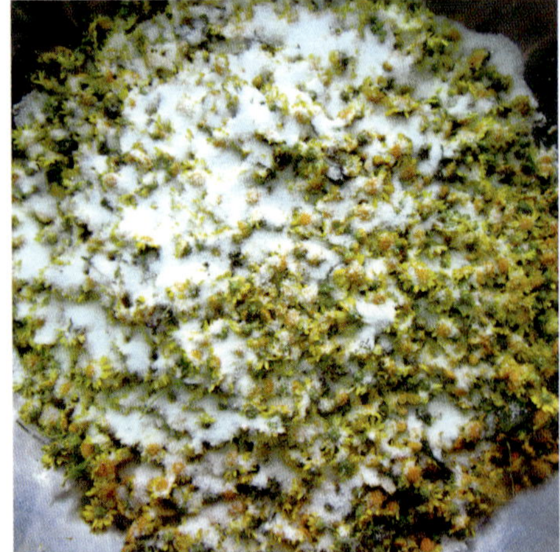
꽃을 효소로 쓸 때는 깨끗이 따서 씻지 않고 담근다.

산국 야국화野菊花·고의苦意

국화과 • 여러해살이풀 • 키 1~1.5m

학명 *Dendranthema boreale* (Makino) Ling ex Kitam. **분포지** 우리나라와 아시아의 산과 들 **개화** 9~10월에 노란 꽃 **결실** 10~11월 **효능** 중풍·뇌 질환·위장염·고혈압·동맥경화·폐렴·두통·인후종통·열감기·구창口瘡·안질·어지럼증·부스럼·습진에 좋다. 진정·진통·해독 작용을 한다.

가을이면 감국과 함께 온 산과 들을 황금빛으로 물들이는 들국화이다. 산국은 지역에 따라 '암향국', '들국', '초매국', '개국화', '황국' 등 여러 이름으로 불리며, '나는개국화'라는 우스꽝스런 이름도 있다.

민간에서는 산국을 두통이나 어지럼증의 상비약으로 널리 써 왔다. 산국 꽃은 감국과 마찬가지로 크리산톤·데트라코산·헥사코산을 비롯한 정유 성분이 함유되어 있어, 여러 가지 약의 원료로 쓰인다.

산국 한 무더기만 있어도 온 집 안을 개운한 향기로 가득 채운다. 잘 말린 꽃 한 줌을 이불과 베개 속에 넣어 두면 은은한 국화 향에 단잠을 잘 수 있고, 아침에 머리도 개운해진다. 너무 많이 넣으면 코피가 날 수 있으니 한 줌씩만 넣는다.

산국과 감국을 비교하면, 산국은 굵은 꽃대 위쪽에서 여러 갈래로 갈라져 여러 송이의 꽃이 다닥다닥 달리고, 꽃 크기는 감국의 반 정도이다. 감국은 꽃대가 가늘고 길게 올라오며, 꽃이 그 끝에 엉성하게 핀다. 산국보디 꽃 색깔도 약간 연한 노란색이며, 꽃송이는 배나 크다. 감국이 산국보다 귀하다.

효소 담그기

감국과 같은 방법으로 담근다.

※ 꽃은 깨끗이 따서 씻지 않고 담근다. 진달래처럼 부드러운 꽃은 빨리 발효되고, 들국화 같은 가을 꽃은 발효가 느리다. 수시로 지켜보면서 뒤집어 주면, 정성을 쏟은 만큼 좋은 효소가 된다.

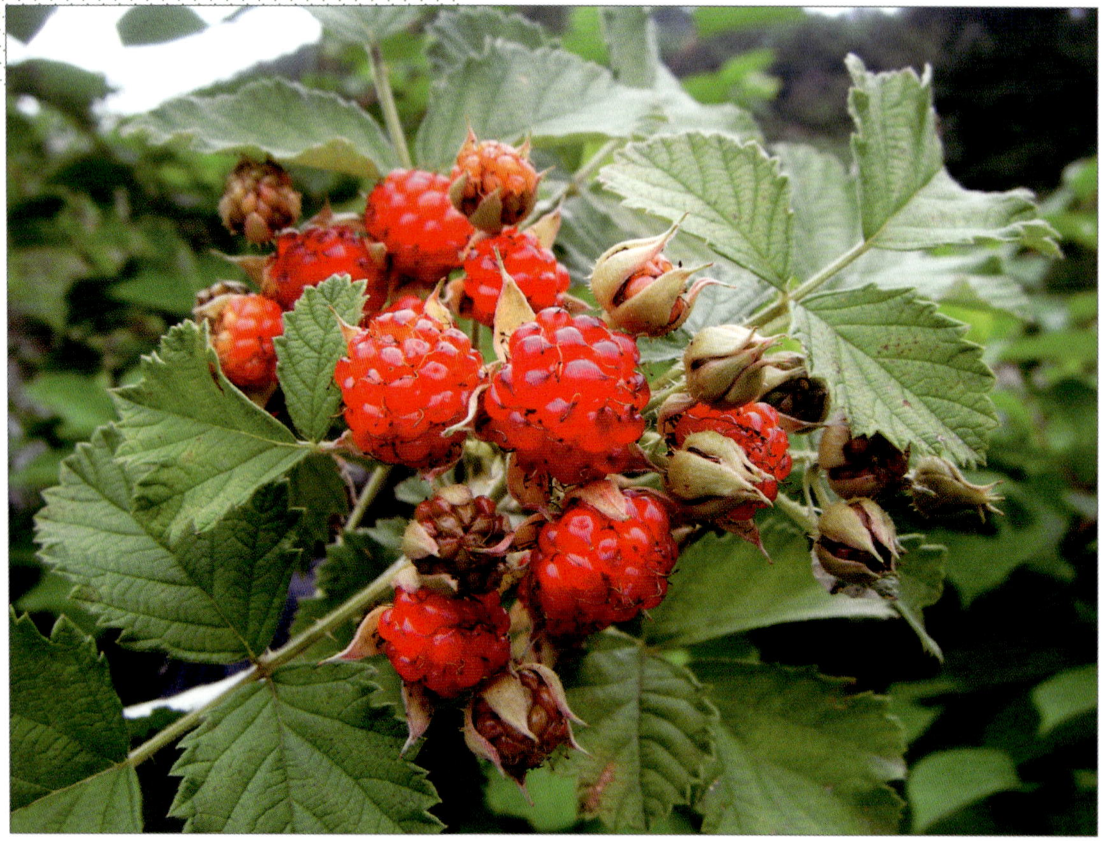

산딸기는 달고 맛있다. 덜 익은 열매는 한방에서 약으로 쓴다.

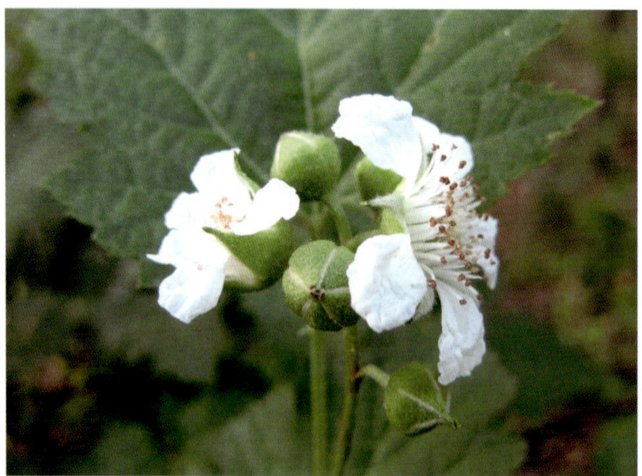
5~6월에 가지 끝에서 흰색 꽃이 핀다.

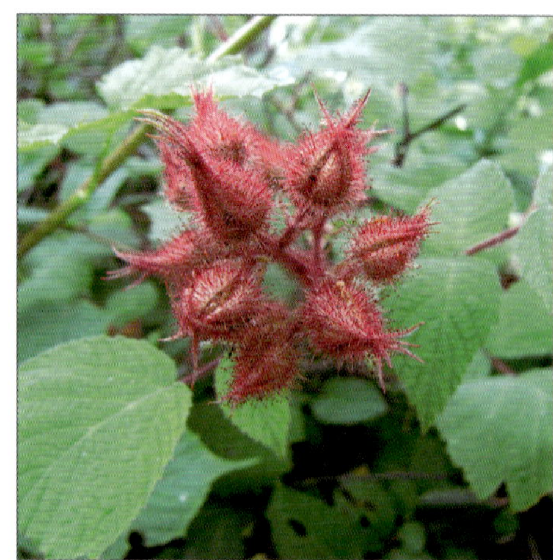
멍석딸기 꽃봉오리

산딸기 복분자覆盆子

장미과 • 낙엽 활엽 관목 • 키 2m 내외

학명 *Rubus crataegifolius* Bunge **분포지** 우리나라·아시아·유럽의 산 **개화** 5~6월 **결실** 6~8월 **효능** 위암·자궁암·폐암·피부암·후두암 등 각종 암에 효험이 있으며, 유행성 결막염·구내염·인후염·복막염·급성 충수염·이질·디프테리아·코피·토혈·각혈·자궁출혈·화상·타박상·천식·종기·습진·야뇨증·안구 건조증·독충에 물린 데 쓴다. 노화 방지·혈액순환에 좋으며, 청열淸熱·소종消腫·해독·지혈 작용을 한다.

여름 산행에서 만나는 가장 반가운 열매이다. 우거진 숲 속에서 산딸기 군락을 만나면 탄성이 저절로 나온다. 하지만 가시가 있기 때문에 눈앞에서 열매가 보여도 다 딸 수 없고, 가시덤불 주위로 손 닿는 곳만 겨우 딴다.

산딸기만큼 맛있고 만병에 다 쓸 수 있는 것도 없을 것이다. 종류도 다양해서 20여 종이나 되는데, 흔히 만나는 산딸기는 열매도 탐스럽고 달고 맛있다. 복분자딸기는 검붉은 빛이 나며, 줄기가 하얗고 덩굴이므로 구별할 수 있다.

산딸기 꽃에는 꿀이 많아 밀원식물蜜源植物로도 가치가 있다. 생약명은 산딸기나 복분자딸기를 달리 구분하지 않고 '복분자'라고 한다.

효소 담그기

산딸기를 깨끗이 따서 설탕과 1:1 비율로 담근다. 산딸기와 설탕 반을 버무려 항아리에 담고, 나머지 설탕 반은 윗부분에 덮어 준다. 담그고 나서 금방 물기가 생기면서 설탕이 가라앉으므로, 2~3일에 한 번씩 가만히 저어 준다. 설탕이 완전히 녹을 때까지 저어 주고, 100일 정도 지나서 걸러 낸다. 1년 이상 숙성시킨 다음에 먹는다.

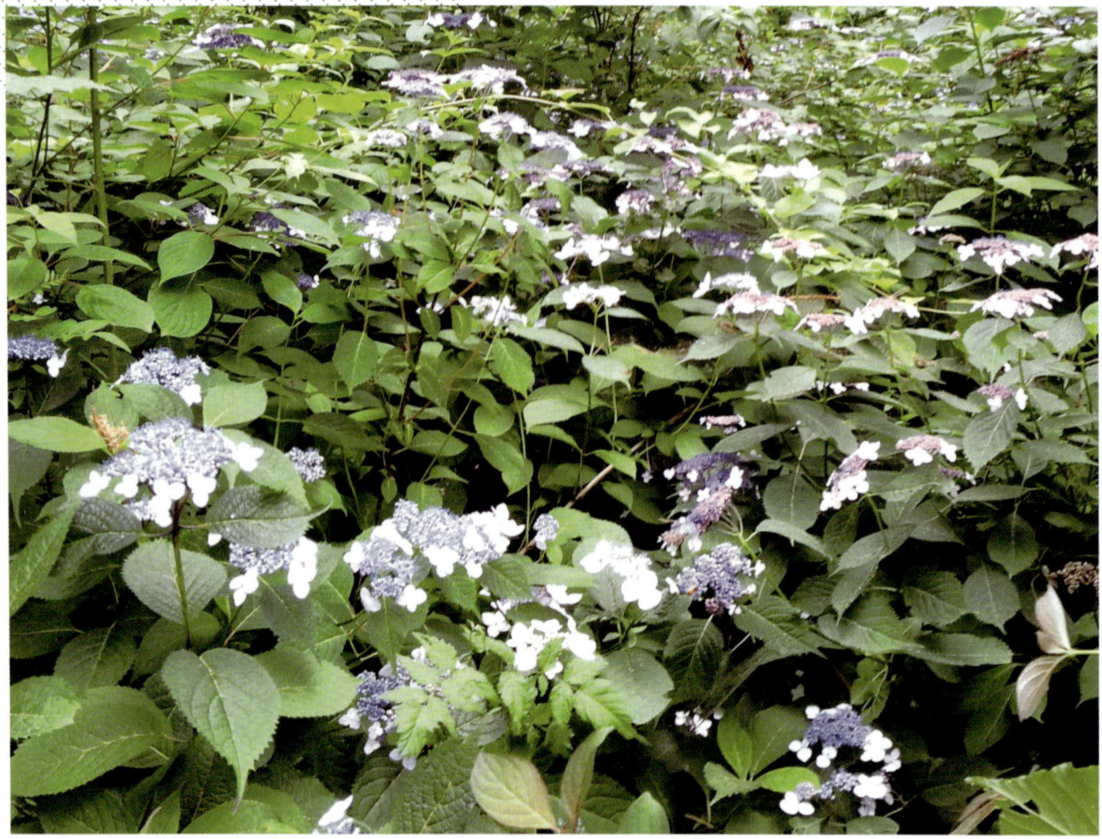

산수국이 군락을 이루었다.

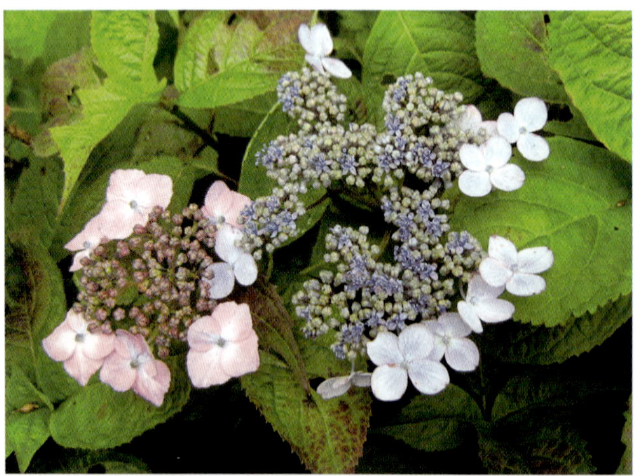

산수국은 습기 많은 곳에서 잘 자라고, 꽃 빛깔도 다양하다.

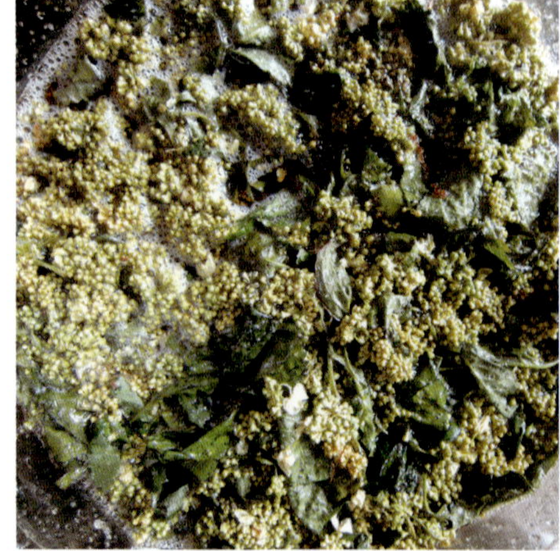

산수국 잎과 꽃으로 효소를 담근다.

산수국 팔선화八仙花

범의귓과 • 낙엽 활엽 관목 • 키 1m 내외

학명 *Hydrangea serrata* for. *acuminata* (Siebold & Zucc.) Wilson **분포지** 우리나라 토종으로, 우리나라 중부 이남·일본·타이완의 산골짜기 자갈밭, 습한 곳 **개화** 7~8월 **결실** 9~10월 **효능** 심장병·당뇨병·학질·가슴 두근거림·혈액순환에 잘 듣는다. 머리를 맑게 하고, 다이어트와 피부 미용에 좋다. 항암·해열 작용을 한다.

우리나라 토종의 아름다운 여름 꽃 '산수국'은 산에서 자라고 물을 좋아하며, 국화꽃처럼 풍성하게 핀다 해서 붙여진 이름이다. 처소에서 20분쯤 가면 산수국 군락이 있다. 계곡 물길을 따라 온통 산수국 천지이고, 산수국과 더불어 산딸기, 머루도 함께 열려 마치 잔치라도 벌인 듯하다. 나는 산수국이 필 때면 틈만 나면 이곳에 와 시간을 보낸다.

숲 그늘에서 큰 나무 사이로 햇살이 비칠 때 산수국 꽃빛은 신비스럽기 그지없다. 이 꽃을 자세히 관찰하면 10여 가지 색으로 꽃을 피운다. 푸른빛·붉은빛·보랏빛·연둣빛의 오묘한 조화다. 산수국은 꽃이 아주 작기 때문에 꽃 주변에 암수술이 없는 가짜 꽃을 만들어 벌 나비를 불러들이는 지혜로운 꽃이다. 자연의 기발함이 경탄스러울 뿐이다.

산수국의 종류로 탐라산수국·꽃산수국·떡잎산수국이 있다. 산수국은 항암에 특효가 있는 천연 게르마늄이 풍부하고, 루틴 등의 혈관 강화 성분이 다량 함유되어 있다. 식물성 단백질과 섬유질이 많으며, 인체에 축적되지 않는 비당질 단맛으로 당뇨, 다이어트, 피부 미용에 좋다. 산수국 잎으로 만든 차를 '감로차', '이슬차'라고 부르는데, 단맛이 나고 그윽하다.

효소 담그기

잎과 꽃을 다 쓴다. 꽃만 따서 유리 용기에 백설탕으로 담그면 예쁜 색이 우러나면서 효소가 되어 가는 과정을 지켜볼 수 있다. 담그기는 기본 방법과 같다.

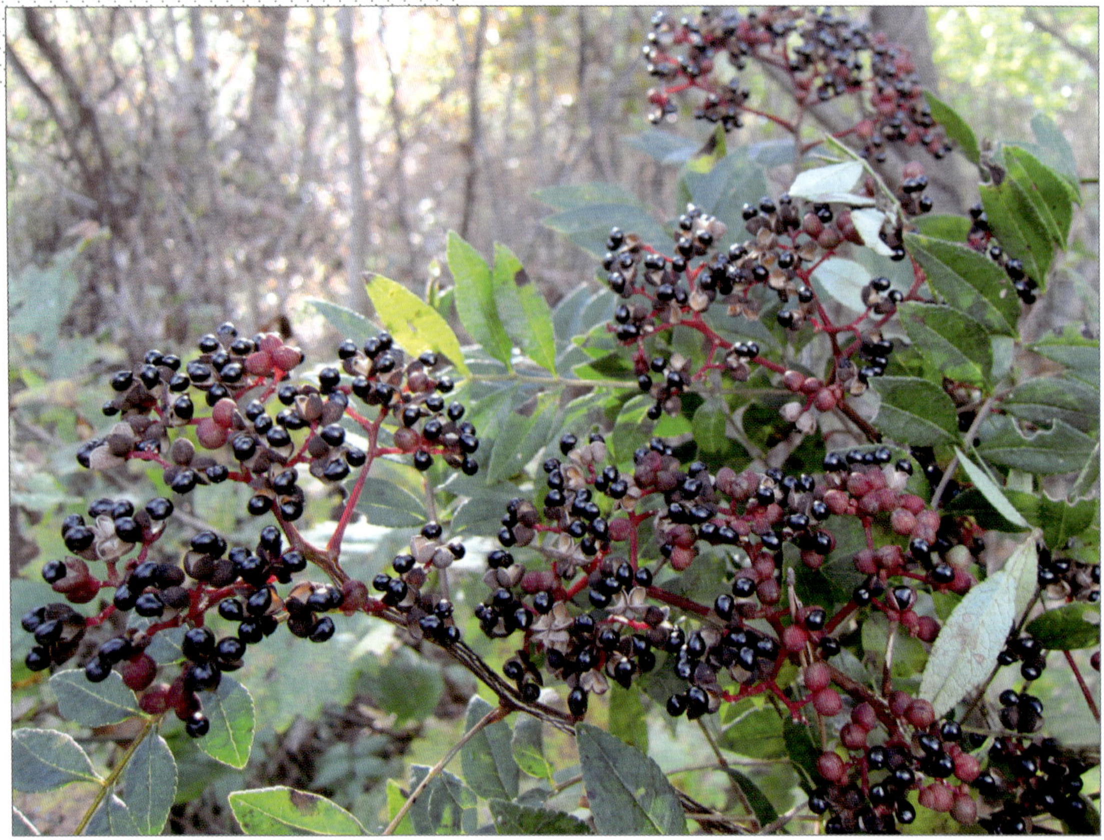

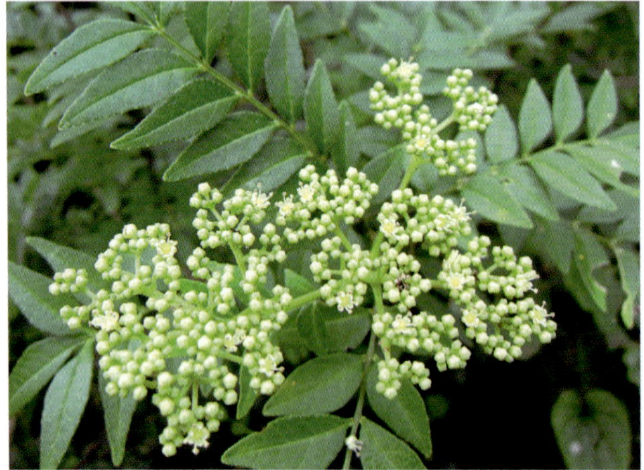

산초는 향신료로 쓰거나 기름을 짜서 쓴다.

산초나무는 6~8월에 산방꽃차례에 자잘한 연노란 꽃을 피운다.

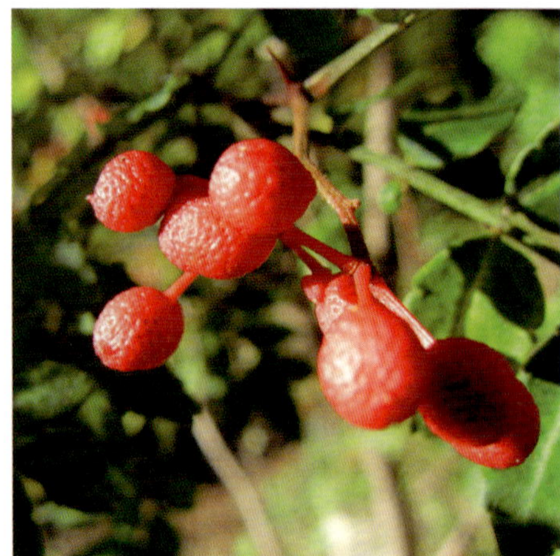

초피는 아주 붉어서 산초와 구별된다.

산초나무 _{야초野椒·천초川椒}

운향과 • 낙엽 활엽 관목 • 키 3m 내외

학명 *Zanthoxylum schinifolium* Siebold. & Zucc. **분포지** 우리나라와 아시아의 산 **개화** 6~8월에 연노란 꽃 **결실** 9~10월에 검은색 열매 **효능** 치통·진통·위하수胃下垂·위 확장·소화불량·구토·오심·해수·무좀·불면증·민물고기 해독에 쓰며, 살충 작용을 한다.

산초나무는 초피나무[제피나무]와 아주 흡사하게 생겼다. 하지만 산초나무는 가시가 어긋나고 초피나무는 마주난다. 또 초피나무 열매껍질은 아주 붉은색이 나서 산초나무와 확실히 구별된다.

산초나무는 어린잎과 열매를 장아찌로 담그고, 열매는 기름을 짜서 쓴다. 초피나무는 강렬한 향을 가지고 있으며, 열매를 가루 내어 추어탕에 필수로 쓴다. 김치나 반찬에도 이용한다.

〈주의〉 장복하는 것은 금물이다.

효소 담그기

산초나무 잎과 푸른 열매를 함께 담근다. 초피나무도 같은 방식으로 담근다. 설탕과 1:1 비율로 담그고, 2~3일에 한 번씩 뒤집어 준다. 100일 정도 지나서 걸러 내고, 1년 이상 숙성시켜서 먹는다.

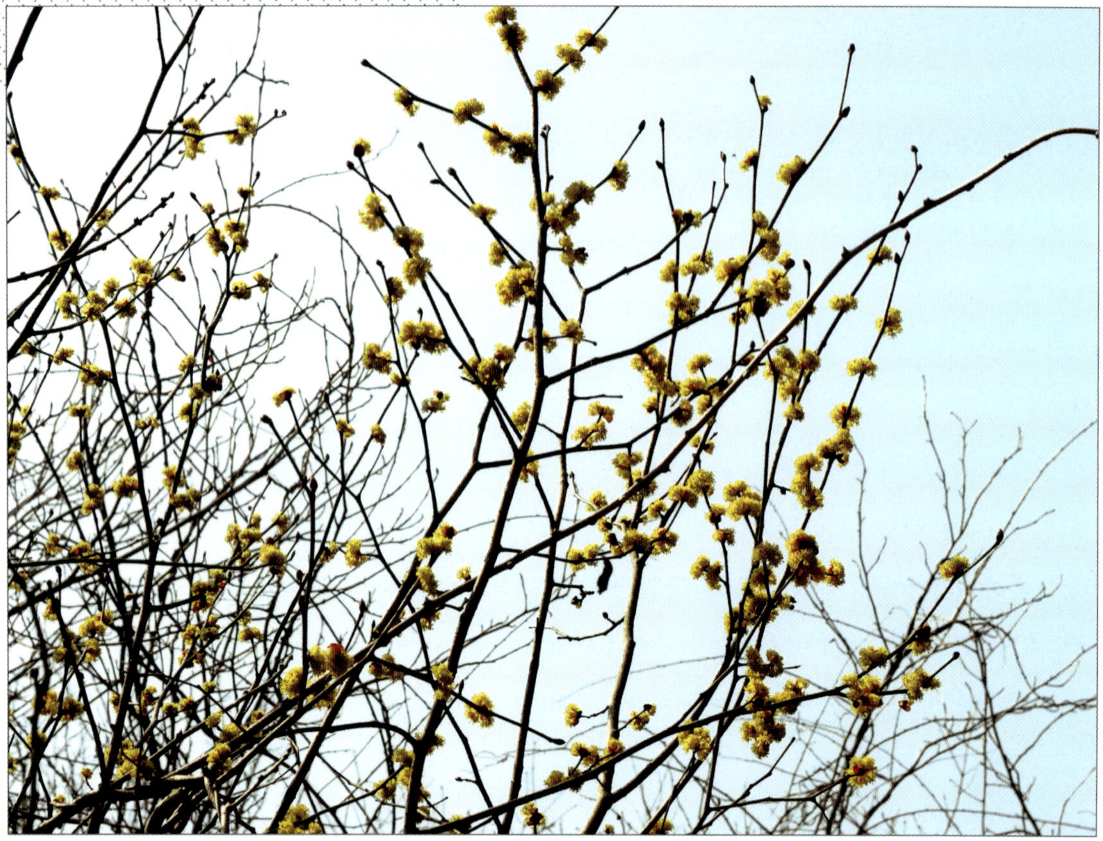

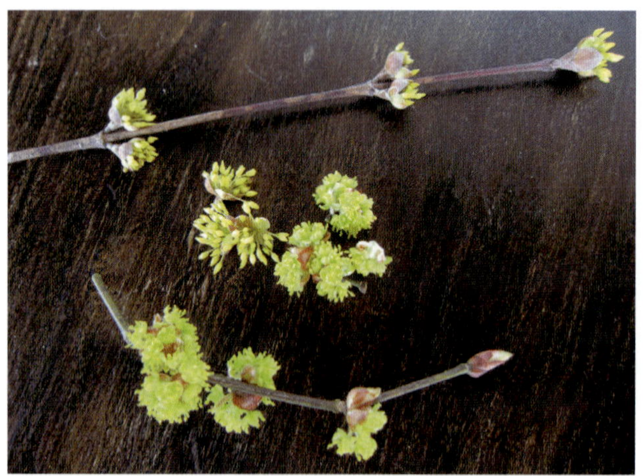

생강나무는 봄이 오면 산에서 제일 먼저 노란 꽃을 피운다.

생강나무(아래)와 산수유(위) 비교. 생강나무는 꽃이 진 뒤에 잎이 난다.

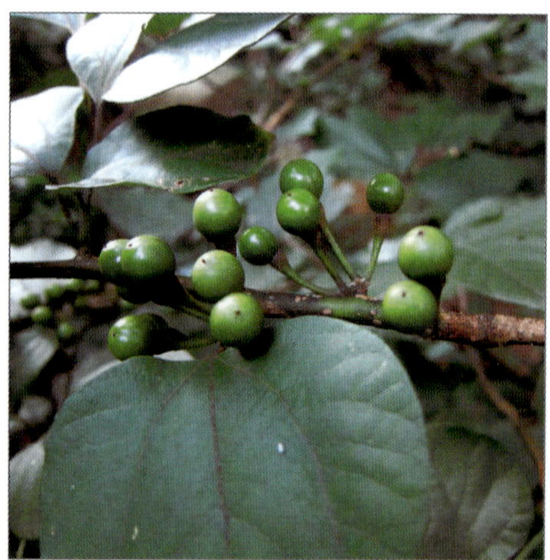

생강나무 열매. 가을에 까만색으로 익는다.

생강나무 삼찬풍三鑽風

녹나뭇과 • 낙엽 활엽 관목 • 키 3m 내외

학명 *Lindera obtusiloba* Blume **분포지** 우리나라·아시아의 산지와 계곡 **개화** 3~4월에 노란 꽃 **결실** 9~10월에 까만색 열매 **효능** 간염·간 경화·산후풍·두통·근육통·타박상·어혈·골다공증·기침에 좋으며, 건위·해열 작용을 한다.

봄이 오면 산에서 제일 먼저 피는 노란 꽃이 생강나무 꽃이다. 산수유 꽃이 필 때 산을 쳐다보면 산에서는 생강나무 꽃이 피고 있다. 멀리서 보면 잘 구분되지 않지만, 산수유 꽃이 필 때 산에서 피는 것은 생강나무 꽃이다. 우리나라 대부분의 산에서 잘 자라는 생강나무는 은은하게 풍기는 생강 내가 싱그러운 나무로, 잎·가지·꽃·열매·뿌리에서도 생강 내가 나서 '생강나무'라 한다.

생강나무는 잎도 나기 전에 성급하게 꽃을 피워서 꼭 봄눈을 맞는다. 해마다 봄을 시샘하는 눈에 생강나무 꽃이 얼어 죽지 않았나 눈밭에 발자국을 내며 산에 오르면, 꽃은 눈 속에서도 죽지 않고 오히려 눈이 포근하게 꽃을 감싸 안고 있다. 그 연둣빛 꽃차를 우려 마시면 생강 내가 솔솔 나면서 몸 안이 따뜻해진다. 산후풍에 특효가 있어서 옛날부터 귀히 여겨 온 약나무이다.

생강나무 열매는 기름을 짜기 때문에 '산동백', '올동백', '동백나무'라고 부르며 (기름 짜는 열매를 '동백'이라고 부름), '황매목'이라고도 한다.

효소 담그기

잎·꽃·열매를 효소로 담그는데, 꽃은 깨끗이 따서 씻지 않고 쓴다. 담그기는 기본 방법과 같으며, 꽃은 두 달 후, 잎과 열매는 100일 정도 지나서 걸러 낸다.

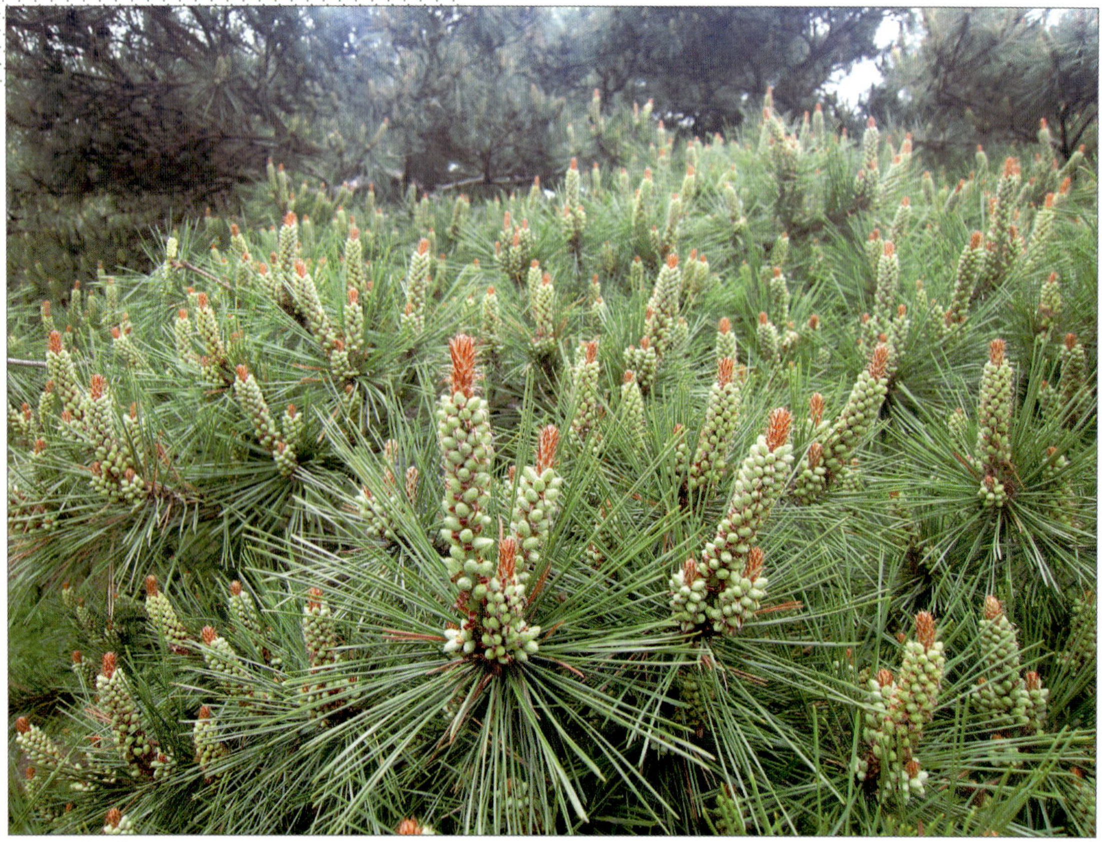

솔순. 수꽃[송화]은 노란색이다.

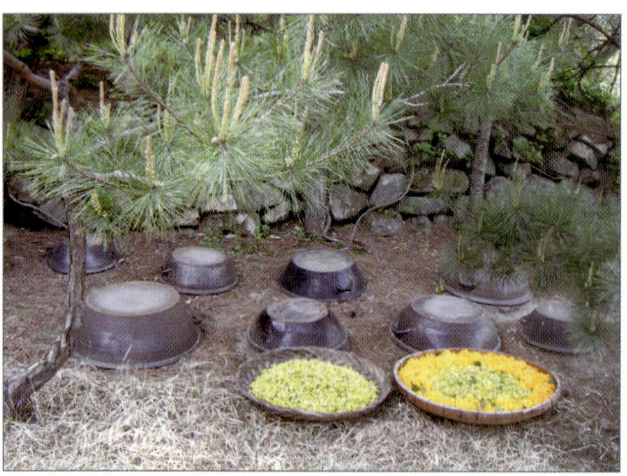
소나무 밑에서 잘 익고 있는 산야초 효소들. 바구니의 꽃은 골담초와 죽단화.

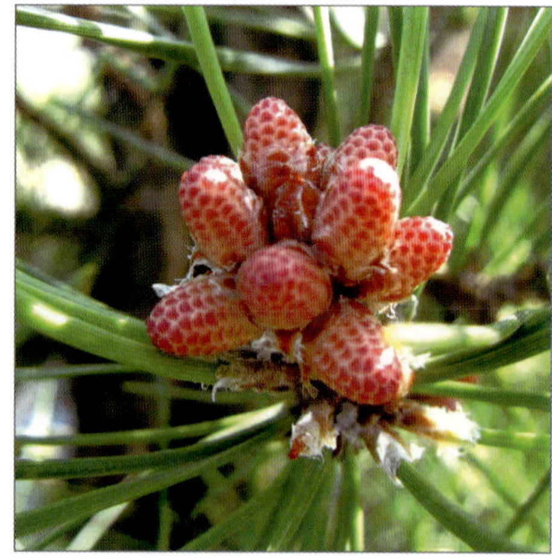
소나무 암꽃은 자줏빛이고 달걀 모양이다.

소나무 송절松節

소나뭇과 • 상록 침엽 교목 • 키 30m 내외

학명 *Pinus densiflora* Siebold & Zucc. **분포지** 우리나라와 아시아의 산 **개화** 4~5월 **결실** 9~10월 **효능** 중풍·위장병·신경통·고혈압·동맥경화·관절염·천식·풍습·악창·기혈 순환에 좋다. 오장을 편하게 하며 항균·항산화 작용을 한다.

옛날부터 불로장생약이라 하여 아끼고 사랑하던 나무이다. 소나무는 잎·가지·솔방울·뿌리·송화, 심지어 송진까지 약으로 쓰지 않는 것이 없다. 만병에 다 잘 듣는 약이요 나무 중에 으뜸이다.

솔순만큼 효능 좋고 맛있는 효소액도 없을 것이다. 솔순에는 테르펜^{terpene}, 단백질, 다량의 무기질이 들어 있어 혈액순환을 좋게 하고, 젊음을 유지해 장수하게 한다.

숲 속의 나무들이 저마다 피톤치드를 내는데, 소나무는 다른 나무보다 10배나 되는 피톤치드를 발산한다고 한다. 우리나라의 어느 곳에서도 잘 자라는 강인한 소나무는 국내에 7종이 있고, 전 세계에 100여 종이 있다.

소나무는 우리나라 나무 가운데 은행나무 다음으로 높고 굵게 자라는 나무로, 커다란 몸집을 갖고 있다. 꽃은 암수한그루로 수꽃은 새 가지의 아랫부분에 붙고, 긴 타원형이며 노란색이다. 암꽃은 새 가지의 끝에 달리며, 자줏빛을 띤 달걀 모양이다.

효소 담그기

반드시 토종 소나무의 송화가 터지기 전 솔순을 쓴다. 솔순은 뒤집기가 쉽지 않으므로 잘게 자른다. 설탕과 1:1 비율로 담그고 2~3일에 한 번씩 뒤집어 준다. 솔순은 발효가 느리므로 5~6개월 후에 걸러 낸다. 송진을 제거한다고 물에 담가 두면 영양분이 손실되므로, 면포를 쑥물에 삶아 밑에 깔고 거르면 송진이 제거된다. 걸러 낸 효소액은 계속 2차 발효를 한다. 2년 이상 숙성시킨 다음 먹는다.

※ 솔순은 발효가 더디 되고 즙액도 많이 나오지 않아 백비탕(白沸湯·맹물탕)을 쓰거나 설탕 시럽을 만들어서 쓰기도 하는데, 최대한 천연에 가깝게 담그고, 물을 쓰지 않는 것이 좋은 효소이다.

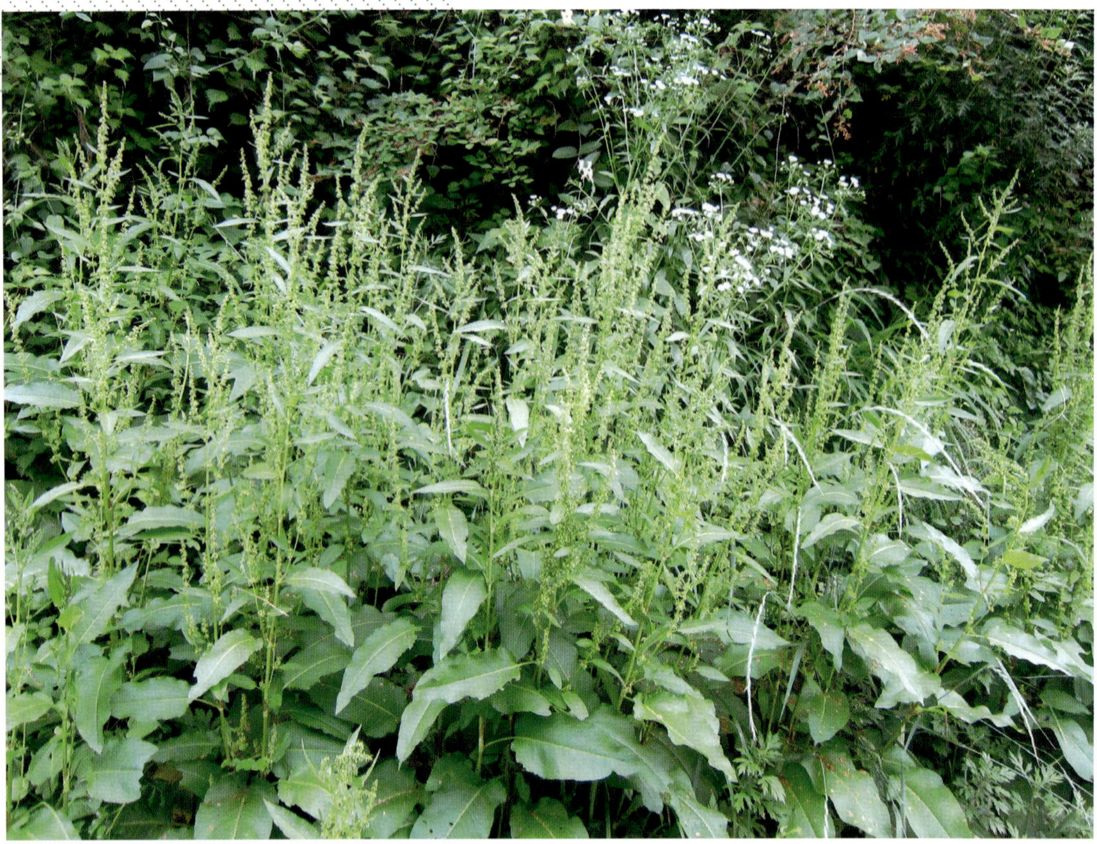

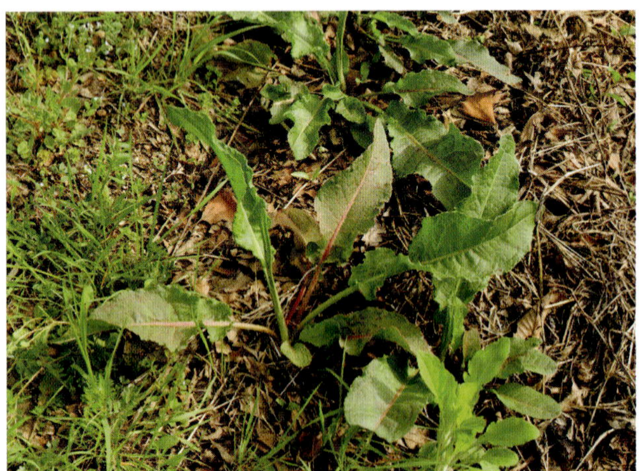

소리쟁이는 굵은 줄기가 곧게 서서 자란다.

여러해살이풀인 소리쟁이는 아무데서나 잘 자란다.

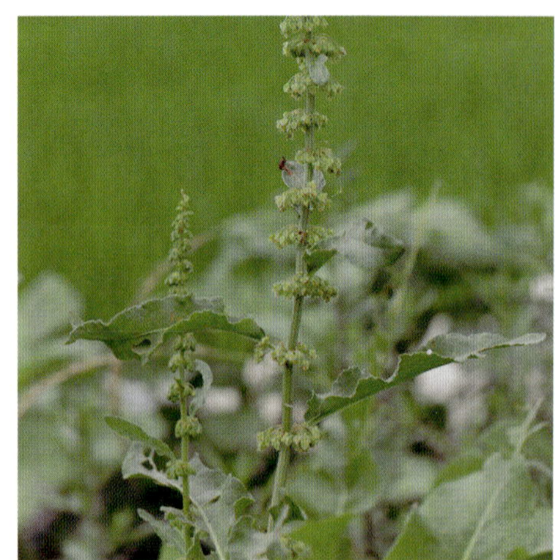

연녹색 꽃이 지고 나면 날개가 달린 씨를 맺는다.

소리쟁이 양제근羊蹄根

마디풀과 • 여러해살이풀 • 키 30〜80㎝

학명 *Rumex crispus* L. **분포지** 우리나라의 길가, 양지쪽 물가 **개화** 6〜7월에 연녹색 꽃 **결실** 7〜9월 **효능** 위암·식도암·대장암에 쓰고, 피부병에 특효약으로 피부 가려움증·종기·부스럼·마른버짐·옴·무좀에 좋다. 위염·위궤양·신장염·장염·기관지염·잇몸 염증·출혈·설사·변비·기침·감기에 쓰며, 항암·항균·이뇨 작용을 한다.

아무데서나 잘 자라는 소리쟁이는 잡초 취급을 받지만 부작용 없이 변비를 치료하는 우수한 효능이 있는 산야초이다. 오래 먹으면 장이 깨끗해지고 피가 맑아지며, 살결이 고와지고 피부병이 생기지 않는다. 최근에는 소리쟁이가 골수성 백혈병, 임파성 백혈병에도 상당한 치료 효과가 있는 것으로 밝혀졌다.

소리쟁이는 더러운 곳에서도 잘 자라기 때문에 도시 주변이나 논가에서 채취하면 중금속이나 농약 오염으로 치명적인 해를 입을 수 있으므로, 청정한 지역에서 깨끗한 것을 채취한다.

소리쟁이의 맛은 맵고 쓰고, 성질은 차갑고 약간의 독성이 있다. 초산 성분도 있으므로 한꺼번에 많이 먹지 않는다. 소리쟁이는 자라면서 뿌리도 커지는데, 매우 큰 것은 1m가 넘는 것도 있다.

소리쟁이는 추사 김정희 선생이 유배 시 즐겨 먹었다고 하며, 앞으로 많은 연구와 활용이 필요한 또 하나의 약이 되는 산야초다.

〈주의〉 소리쟁이 효소 하나만으로 장복하거나 다량으로 섭취하지 않는다.

효소 담그기

봄과 여름에는 무성한 잎을, 가을에는 뿌리를 쓰며, 담그기는 기본 방법과 같다.

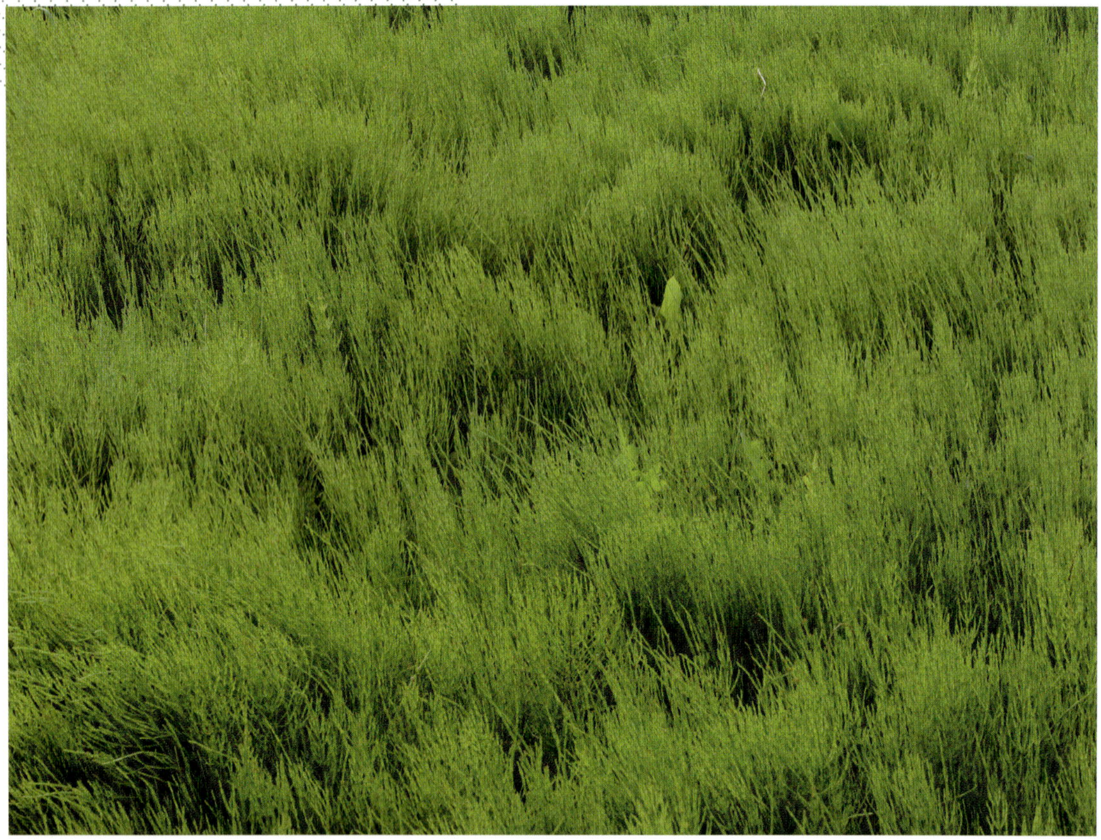

멀리서 보면 잔디밭처럼 보이는 쇠뜨기 군락.

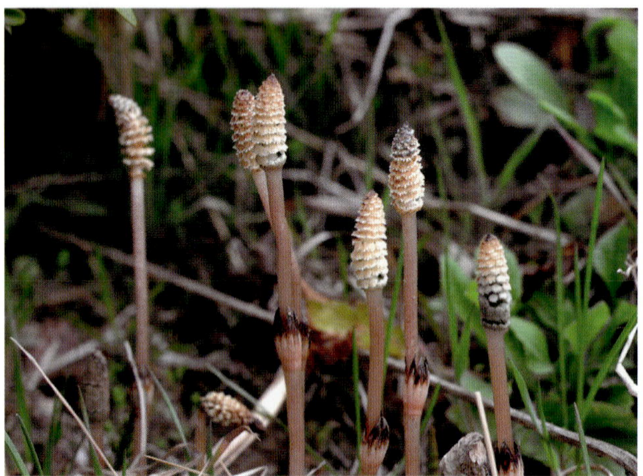

'뱀밥'이라고도 불리는 쇠뜨기의 생식줄기.

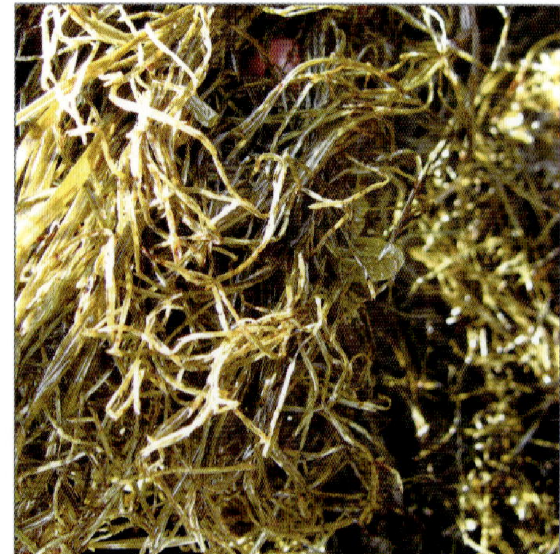

발효가 끝난 쇠뜨기.

쇠뜨기 ^{문형問荊}

속샛과 • 여러해살이풀 • 키 30~40cm

학명 *Equisetum arvense* L. **분포지** 우리나라와 북반구 온대 지역의 비옥한 양지 **개화** 3~4월에 연한 갈색 포자 **결실** 5~6월에 포자가 날아감 **효능** 대장암·당뇨·신장염·간 질환·고혈압·담낭염·관절염·결석·임질·부종·아토피·자궁 출혈·치질에 쓴다. 항암·지혈·진해·해독·이뇨 작용을 한다.

쇠뜨기는 양지쪽 산과 들 어디에서나 잘 자라는 산야초이다. 아주 다른 두 모습을 가지고 있는데, 이른 봄의 새싹은 뱀 머리를 닮아 '뱀밥'이라고 부르며, 홀씨로 번식을 하므로 이를 '생식줄기'라고 한다. 홀씨가 잘 익어 사방에 퍼지고 나면 생식줄기는 사라지고 '영양줄기'가 다시 생겨나는데, 이것이 쇠뜨기이다.

최근 쇠뜨기에 대한 활발한 연구가 진행되고 있는데, 쇠뜨기의 주성분인 규산염이 뼈의 성장에 관여하고 상처 치료와 면역성이 탁월하다고 알려졌다.

쇠뜨기는 '소풀'이라고도 불리며, 번식력이 강해 군락을 이루기도 한다. 가야산 중턱에도 엄청난 군락이 있는데, 멀리서 보면 잔디밭처럼 보인다.

쇠뜨기의 생식줄기는 껍질을 벗겨 쪄 먹고, 튀김으로도 먹는다. 머리 쪽 노란 가루가 터지기 전에 먹어야 양분이 많다.

효소 담그기

왕성하게 자란 쇠뜨기를 설탕과 1:1 비율로 담근다. 2~3일에 한 번씩 뒤집어 주고 100일 정도 지나서 걸러 낸다. 1년 이상 숙성시켜서 먹는다.

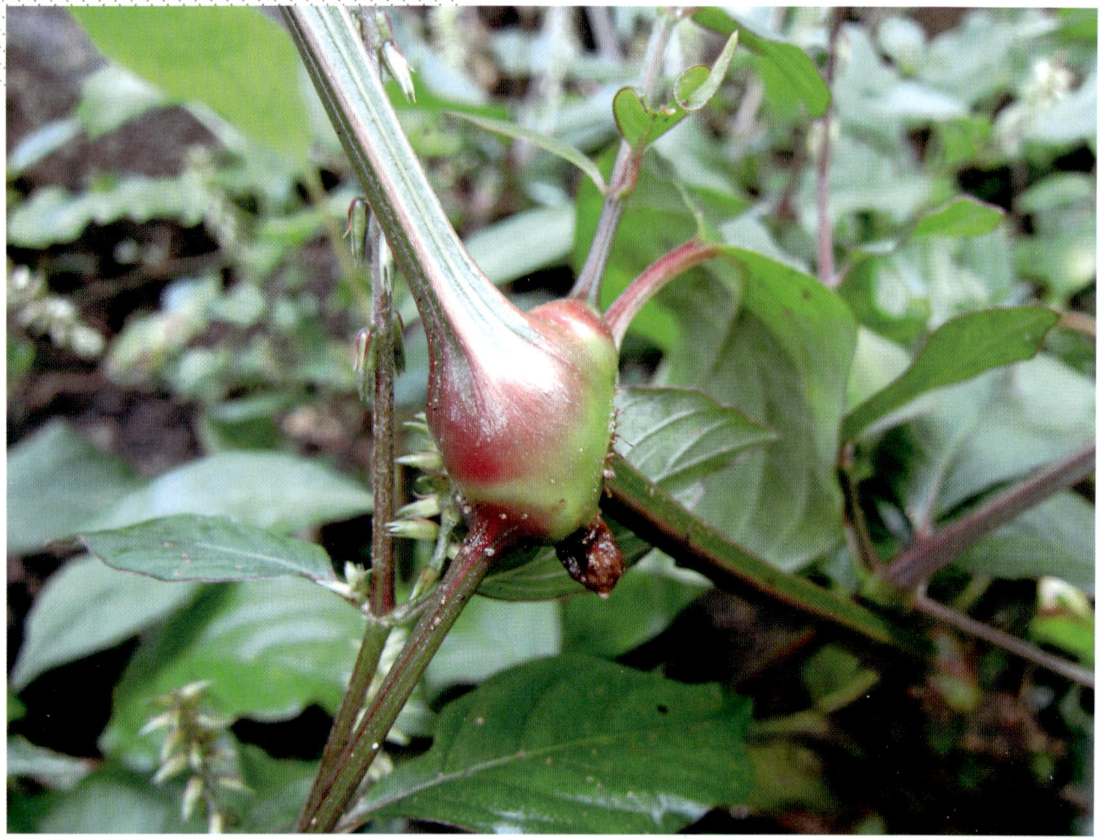

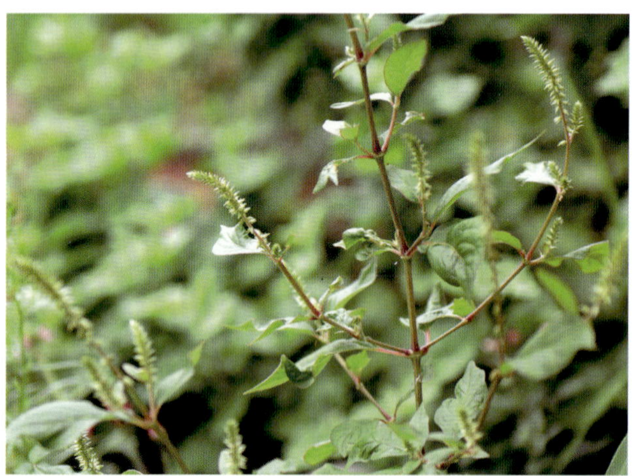

8~9월에 녹색 꽃이 핀다.

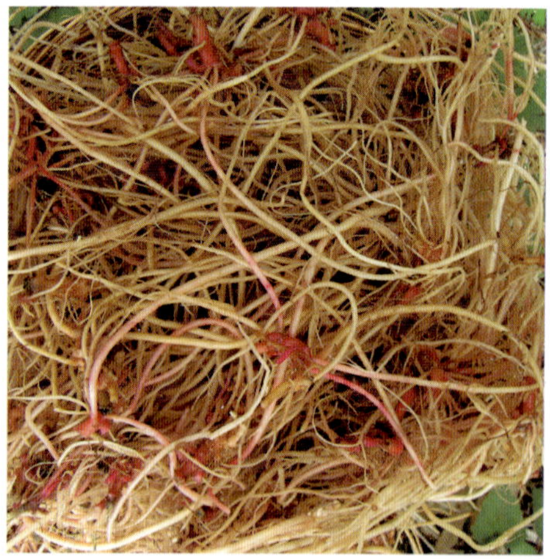

손질해서 깨끗이 씻은 쇠무릎 뿌리.

줄기 마디가 소 무릎처럼 생겨서 '쇠무릎'이라고 부른다.

쇠무릎 ^{우슬牛膝}

비름과 • 여러해살이풀 • 키 50~100㎝

학명 *Achyranthes japonica* (Miq.) Nakai **분포지** 우리나라·아시아의 산과 들 **개화** 8~9월에 녹색 꽃 **결실** 9~10월에 긴 타원형의 가시 모양 **효능** 당뇨·신경통·월경통·산후 복통·무월경·간 질환·신장병·부종·관절염·각기병·임질·부스럼·난산·근육 경련·허리 통증에 쓴다. 항암·강장·활혈 작용을 한다.

쇠무릎은 이름에서도 알 수 있듯이 마디가 두드러져 꼭 소의 무릎처럼 생겼다. 쇠무릎은 옛날부터 나물로 먹고 약으로도 썼다. 쇠무릎의 생약명은 '우슬'인데, 한방에서 없어서는 안 될 귀한 약재이다. 우경·백배·산현채·대절채·접골초·고장근 등 여러 이름을 갖고 있는 것은 그만큼 여러 지방에서 다양하게 쓰였다는 뜻일 것이다.

봄철 어린잎은 데쳐서 나물로 먹는데, 나물이 잘 쉬지 않는 특징이 있다.

열매는 가시 모양으로 생겨 옷에 잘 달라붙는다. 쇠무릎의 꽃말은 '애교'이다.

효소 담그기

전초를 다 쓴다. 봄과 여름에는 잎과 줄기, 가을에는 뿌리를 설탕과 1:1 비율로 담근다. 2~3일에 한 번씩 뒤집어 주고, 100일 후에 걸러 낸다. 1년 이상 숙성시킨 다음에 먹는다.

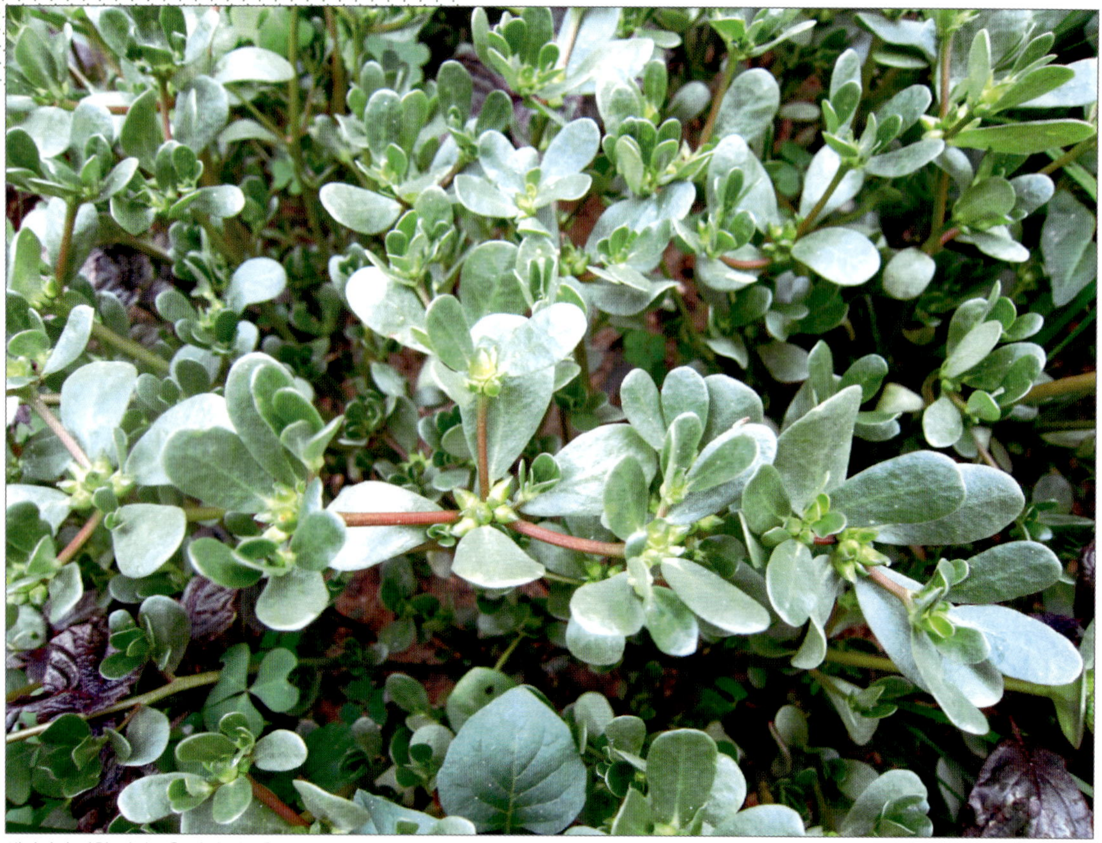

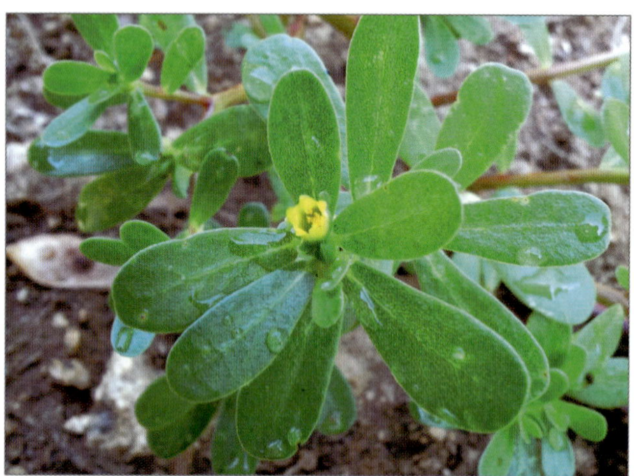

생명력이 강한 쇠비름은 말의 이빨을 닮아서 '마치현'이라고도 부른다.

다육식물 쇠비름은 줄기 혹은 가지 끝에서 노란 꽃을 피운다.

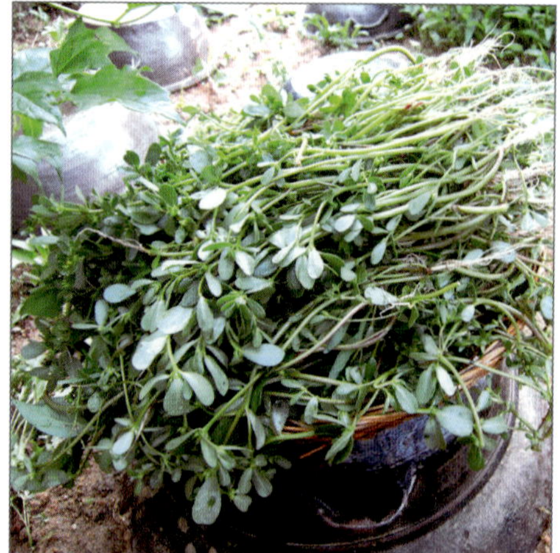

쇠비름을 뿌리째 채취해서 효소로 담근다.

쇠비름 _{마치현馬齒莧}

쇠비름과 • 한해살이풀 • 키 30㎝ 이내

학명 *Portulaca oleracea* L. **분포지** 우리나라 토종으로, 우리나라와 전 세계의 들·밭·논가 **개화** 6~7월에 노란 꽃
결실 8~9월 **효능** 위암 등 각종 암과 난치병에 효험이 있다. 중풍·대장염·우울증·치매·이질·자궁출혈·적백대하·악창·옹창·종기·여드름·무좀·갈증에 쓴다. 지혈·해독·한열·살충·이뇨 작용을 한다.

흔하게 보는 잡초이지만, 최근 그 효능이 밝혀지면서 씨를 말릴 지경이 되었다.

'오행초五行草'라고도 불리는데, 음양오행의 기운을 다 갖추었다고 해서 붙여진 이름이다. 잎은 푸르고 줄기는 붉으며, 꽃은 노랗고 뿌리는 희며, 씨앗은 까맣다. 옛날부터 '장명채長命菜'라 하여 오래 먹으면 장수하고, 머리카락이 희어지지 않는다고 하였다.

쇠비름은 식물 가운데 오메가-3가 으뜸으로 들어 있어 최근에는 귀한 산야초 대접을 받고 있다.

〈주의〉 허약한 체질이나 고혈압에는 쓰지 않는다.

효소 담그기

전초를 다 쓴다. 물기가 많아서 하루만 지나도 항아리가 쑥 줄기 때문에 가득 채워서 담근다. 설탕은 1:1보다 조금 더 쓴다. 2~3일에 한 번씩 뒤집어 주고, 100일 정도 지나서 걸러 낸다. 1년 이상 숙성시킨 다음에 먹는다.

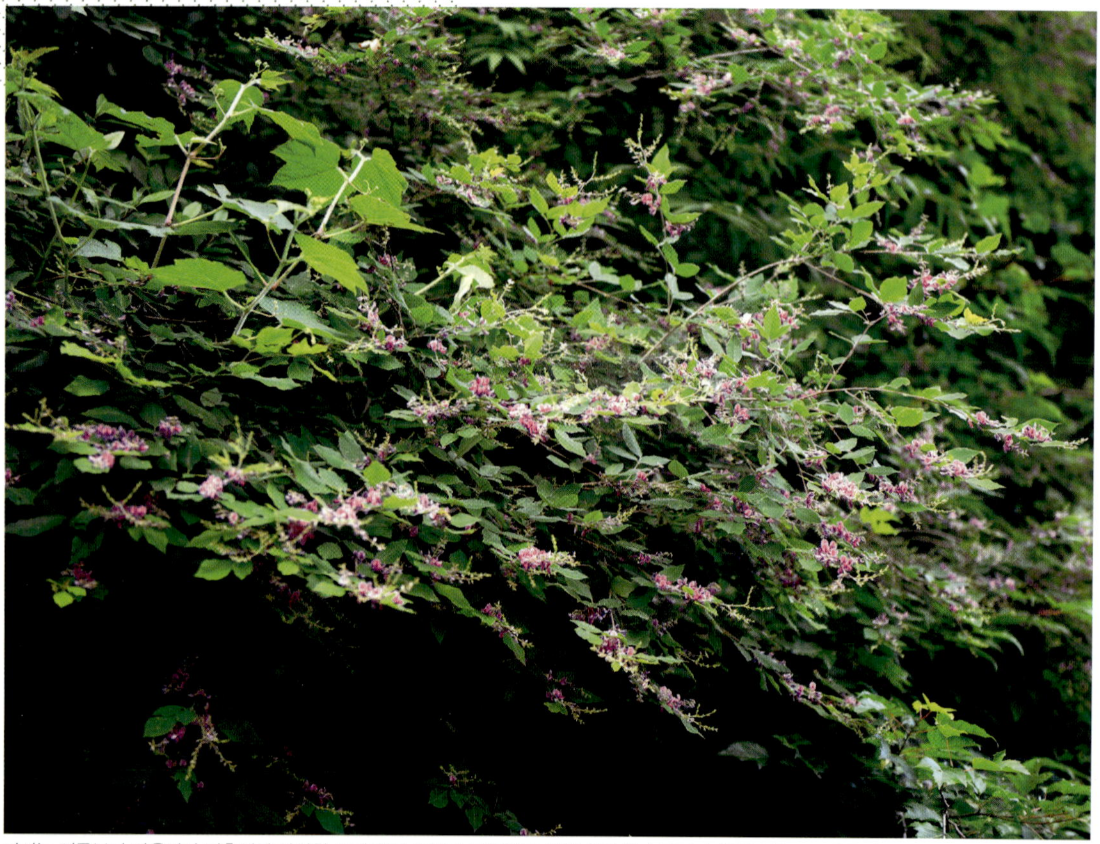

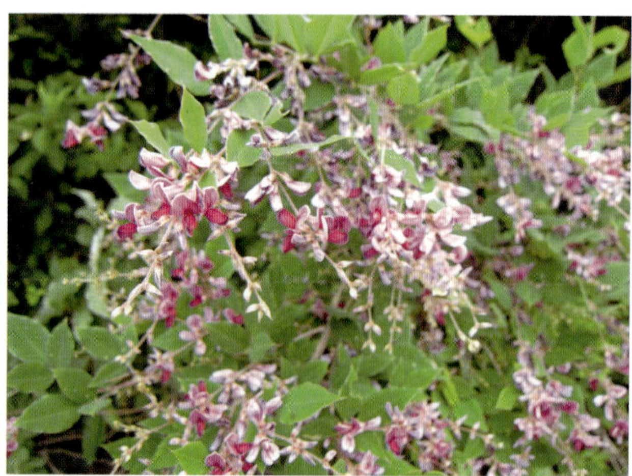

싸리는 여름부터 가을까지 진홍색의 자잘한 꽃이 핀다. 목재가 단단하고 탄력 있어서 소쿠리나 사립문 등으로 만든다.

싸리 잎은 달걀 모양이며, 진홍색 꽃이 잎겨드랑이에 달린다.

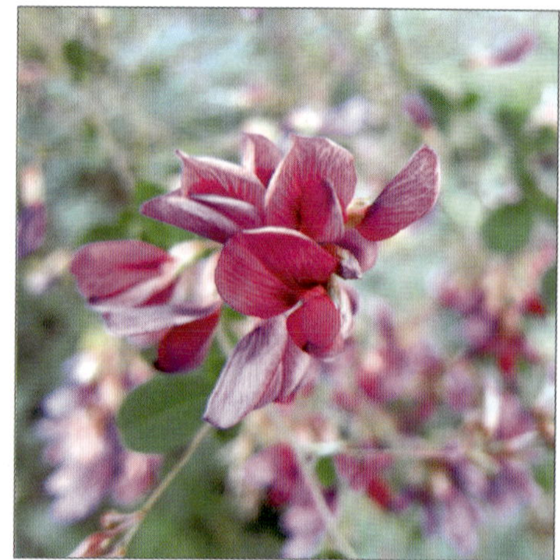

싸리 꽃은 꿀이 많아 벌과 나비들이 좋아한다.

싸리 _{호지자胡枝子}

콩과 • 낙엽 활엽 관목 • 키 3m 내외

학명 *Lespedeza bicolor* Turcz. **분포지** 우리나라 토종으로, 우리나라와 아시아의 산·들 **개화** 7~9월에 진홍색 꽃 **결실** 9~10월 **효능** 위염·고혈압·동맥경화·신장 질환·부종·관절염·두통·요통·눈병·염증·티눈·무좀·습진·마른버짐·기미·주근깨·온갖 피부병·타박상·풍습·기침·백일해·대하·성병에 좋다. 허약 체질·무기력증·소변불통에도 쓴다.

싸리는 여름부터 가을까지 사랑스런 자잘한 꽃으로 산언저리를 온통 환한 진홍색으로 색칠을 해 대는 나무이다. 싸리 꽃은 향기도 좋고 꿀이 많아 벌과 나비들에게 사랑을 담뿍 받는다. 싸리 나무는 조직이 단단하면서 탄력 있고 잘 썩지 않아 소쿠리와 삼태기도 만들고, 사립문도 만들어 썼다. 조계산 송광사에는 싸리로 만든 '비사리구시'라는 거대한 구시가 있다. 일주문이나 기둥을 싸리로 만든 절도 있다. 예부터 싸리로 만든 회초리는 유명하며, 시골에서는 없어서는 안 될 여러 재료들로 쓰여 왔다.

싸리는 단백질과 전분, 지방질이 많고, 여러 가지 영양 성분이 있어 구황식물로 중요하게 여겼다. 잎에는 비타민 C·알칼로이드^{alkaloid}·플라보노이드^{flavonoid}·아스코르빈산^{ascorbic acid} 등의 성분이 많아 간의 콜레스테롤 수치를 낮추고, 몸속의 질소 성분을 배출시킨다.

단백질이 풍부한 씨는 가루를 내어 떡이나 수제비를 만들어 먹기도 한다. 씨를 오랫동안 먹으면 몸이 무쇠처럼 단단해지고 뼈가 튼튼해져 백 살 넘게 장수한다고 한다. 참싸리·조록싸리·해변싸리·땅비싸리 등 다양한 종류가 있다.

효소 담그기

싸리 꽃이 피었을 때 이파리와 함께 훑어서 기본 방법으로 담근다.

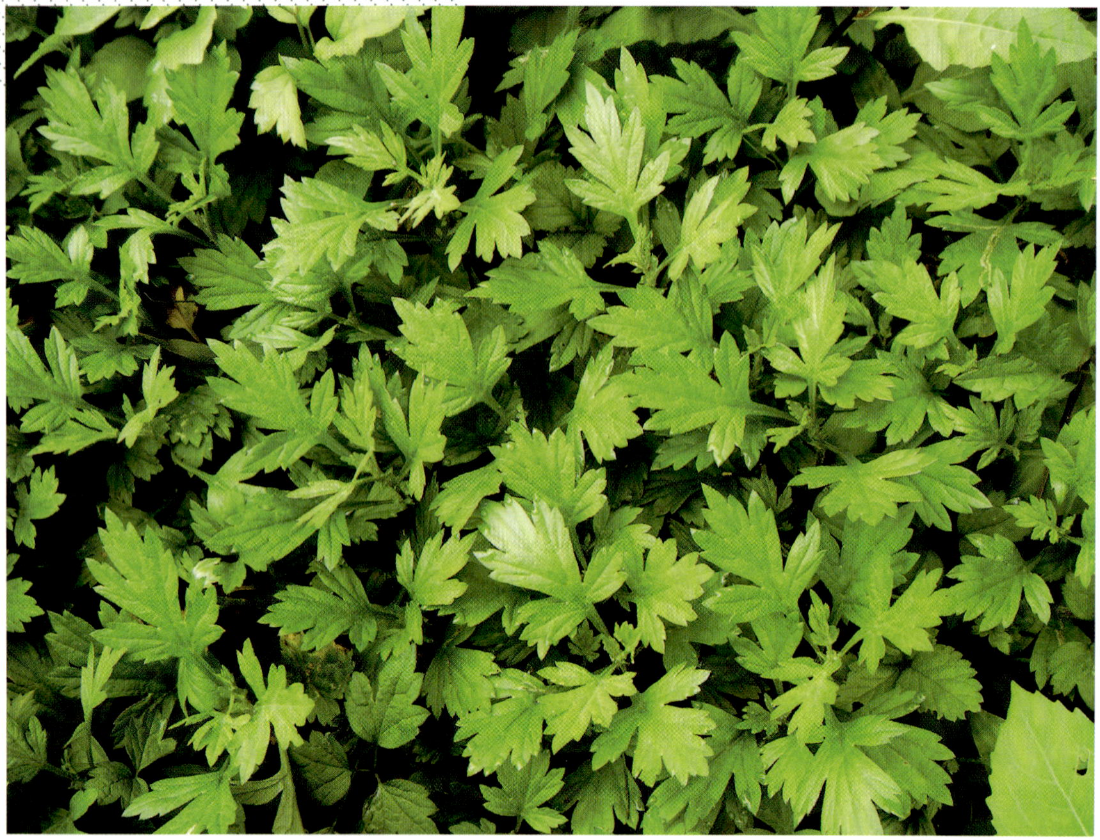

쑥은 효능이 많아 약으로, 음식으로 다양하게 활용한다.

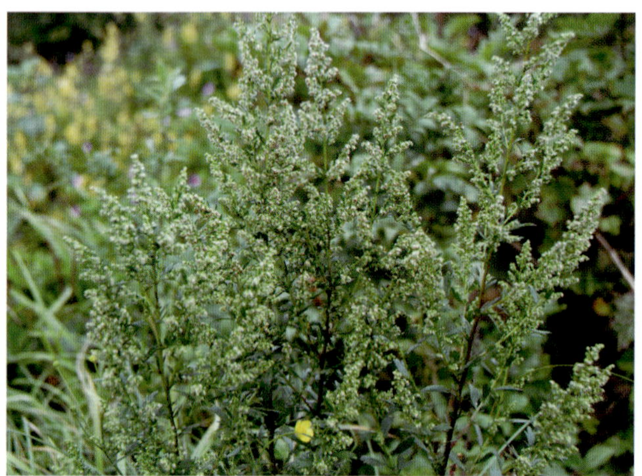

쑥은 8~9월에 연노란 꽃을 피운다.

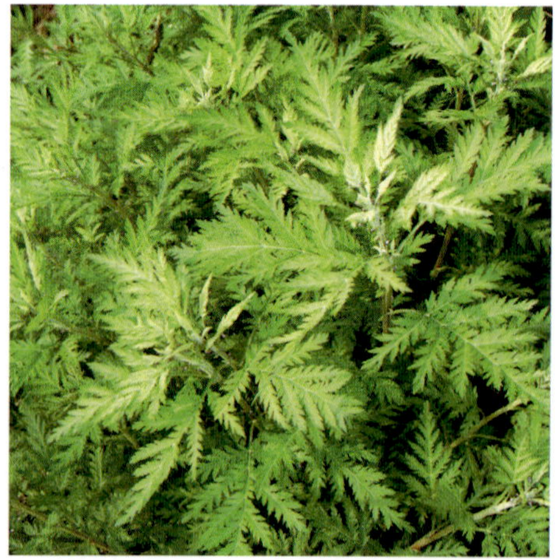

쑥과 비슷하게 생긴 더위지기는 목본식물에 속한다.

쑥 애엽艾葉

국화과 • 여러해살이풀 • 키 60~120㎝

학명 *Artemisia princeps* P mp. **분포지** 우리나라와 아시아의 산과 들 **개화** 8~9월에 연노란 꽃 **결실** 9~10월 **효능** 여성 질환에 특효가 있다. 심장병·고혈압·위궤양·요로결석·신경통·염증·황달·곽란에 쓴다. 노화를 방지하고, 항암·지혈·살균·강장·강정强精 작용을 한다.

쑥만큼 우리에게 친근하고 다양하게 쓰이는 보약 산야초도 없다. 옛날부터 약으로, 다양한 음식으로 만들어 먹었다.

쑥은 비타민 A·비타민 B·비타민 C를 비롯해서 칼슘·칼륨 등 무기질을 다량 함유하고 있으며, 특히 몸을 따뜻하게 하고 지혈을 잘한다. 쑥 향기는 강한 살균과 살충 효과가 있어서 코피가 나거나 벌레 물린 데, 타박상에도 생잎을 찧어 바르고, 설사가 날 때는 생즙을 먹는다. 또 쑥뜸은 백혈구가 늘어나 면역력을 증가시키므로 지금까지 애용되고 있다. 최근에는 개똥쑥의 항암 효과가 알려지면서 널리 쓰이고 있다.

전초를 약으로 쓰는 최상급 산야초인 쑥은 사철쑥[인진쑥]·개똥쑥·제비쑥·섬쑥·비쑥 등 종류도 다양하고 쓰임새도 많다. 양기가 가장 잘 오르는 단오쯤에 채취한 쑥이 제일 좋다.

효소 담그기

단오쯤에 전초를 채취하여 설탕과 1:1 비율로 담근다. 2~3일에 한 번씩 뒤집어 주고 100일 정도 지나서 걸러 낸다. 1년 이상 숙성시킨 다음에 먹는다.

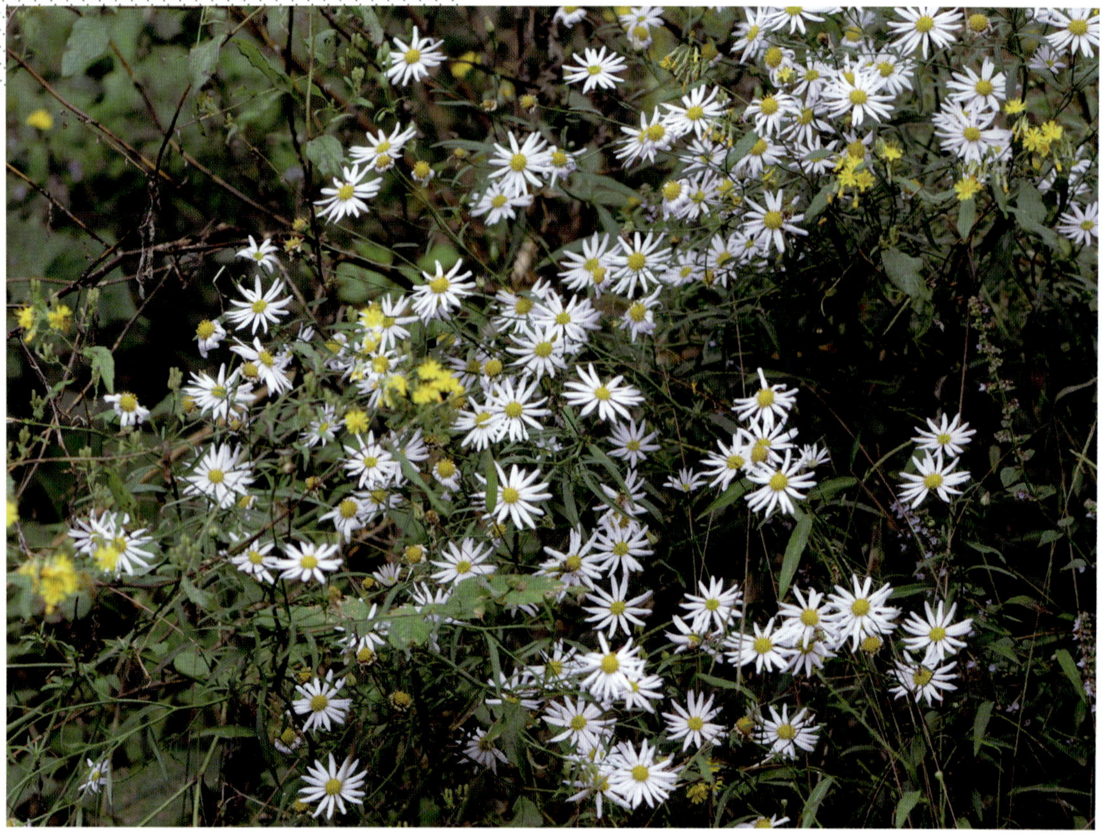

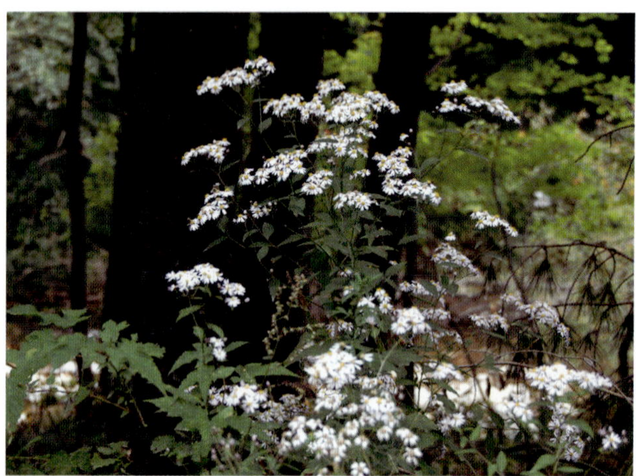
쑥부쟁이 꽃은 가지 끝과 원줄기 끝에 한 송이씩 달리는데 가지가 여러 갈래로 갈라져 무리 지어 보인다.

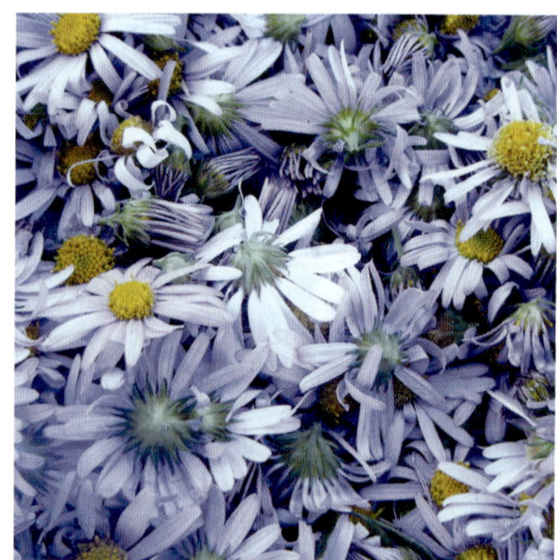
까실쑥부쟁이

쑥부쟁이의 산뜻한 꽃향기를 맡으면 기분이 좋아진다.

쑥부쟁이 | 산백국山白菊

국화과 • 여러해살이풀 • 키 30～100㎝

학명 *Aster yomena* (Kitam.) Honda **분포지** 우리나라 토종으로, 우리나라·아시아·유럽의 산과 들 **개화** 7～10월에 보라색 꽃 **결실** 9～11월 **효능** 유방염·편도선염·기관지염·기침·감기·천식·사독·충독·피부병·종기에 쓴다. 해독·해열·청열·진해·이뇨 작용을 한다.

가을이 다 가도록 여린 보랏빛으로 산과 들을 지키는 쑥부쟁이는 가을 들국화 중에서 가장 운치 있는 꽃이다. 가을바람에 가느다란 몸이 흔들거릴 때는 영락없는 촌색시 같다.

우리 토종 산야초인 쑥부쟁이는 번식력도 좋아서 아무데서나 잘 자란다. 쑥부쟁이의 산뜻한 향기를 맡으면 금방 기분이 좋아지며, 어린순은 나물로 먹고 약으로도 쓰는 고마운 산야초이다.

효소 담그기

새순과 꽃을 쓴다. 설탕과 1:1 비율로 담그고 2~3일에 한 번씩 뒤집어 준다. 100일 정도 지나서 걸러 내고, 1년 이상 숙성시킨 다음에 먹는다.

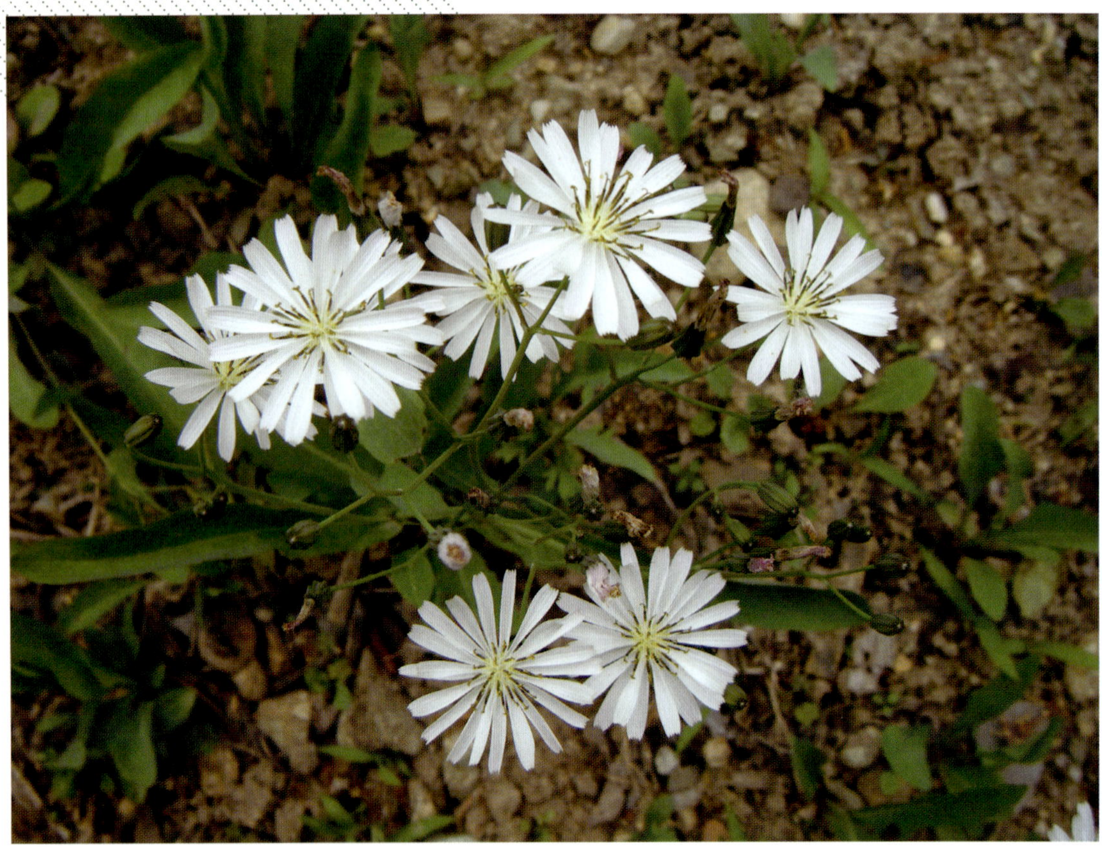

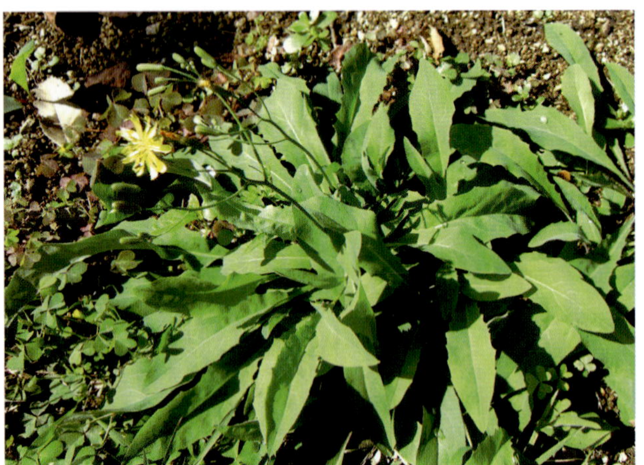

흰쓤바귀

씀바귀 꽃은 노란색으로 지름이 1.5㎝ 정도 되고, 원줄기 끝에 달린다.

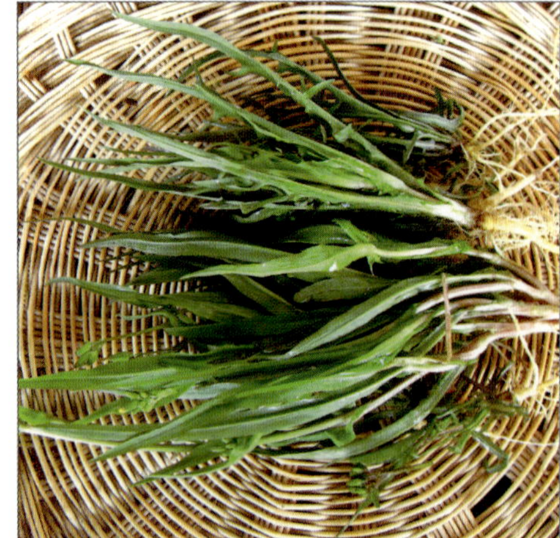

씀바귀는 물에 우려서 쓴맛을 빼고 먹는다.

씀바귀 유동遊冬 · 고채苦菜

국화과 • 여러해살이풀 • 키 25~50㎝

학명 *Ixeridium dentatum* (Thunb. ex Mori) Tzvelev **분포지** 우리나라와 아시아의 산과 들 **개화** 5~7월에 노란 꽃 **결실** 7~8월 **효능** 폐렴·불면증·심신 불안·출혈·피부병·악창·사마귀 떼는 데 쓴다. 강장·항균·항암 작용이 있다.

달래, 냉이와 함께 대표적인 봄나물이다. 씀바귀의 쓴맛은 봄철 입맛을 돋우는 데 그만이다. 물에 우려서 쓴맛을 빼고 먹는데, 끓는 소금물에 데친 다음 찬물에 5시간 정도 담가 놓으면 쓴맛이 빠지고 맛있어진다.

최근 암세포 증식을 87%까지 억제한다는 연구 결과가 나온 귀중한 항암 산야초이다.

효소 담그기

봄부터 가을까지 씀바귀 전초를 쓴다. 설탕과 1:1 비율로 담가 2~3일에 한 번씩 뒤집어 주고, 100일 정도 지나서 걸러 낸다. 1년 이상 숙성시킨 다음에 먹는다.

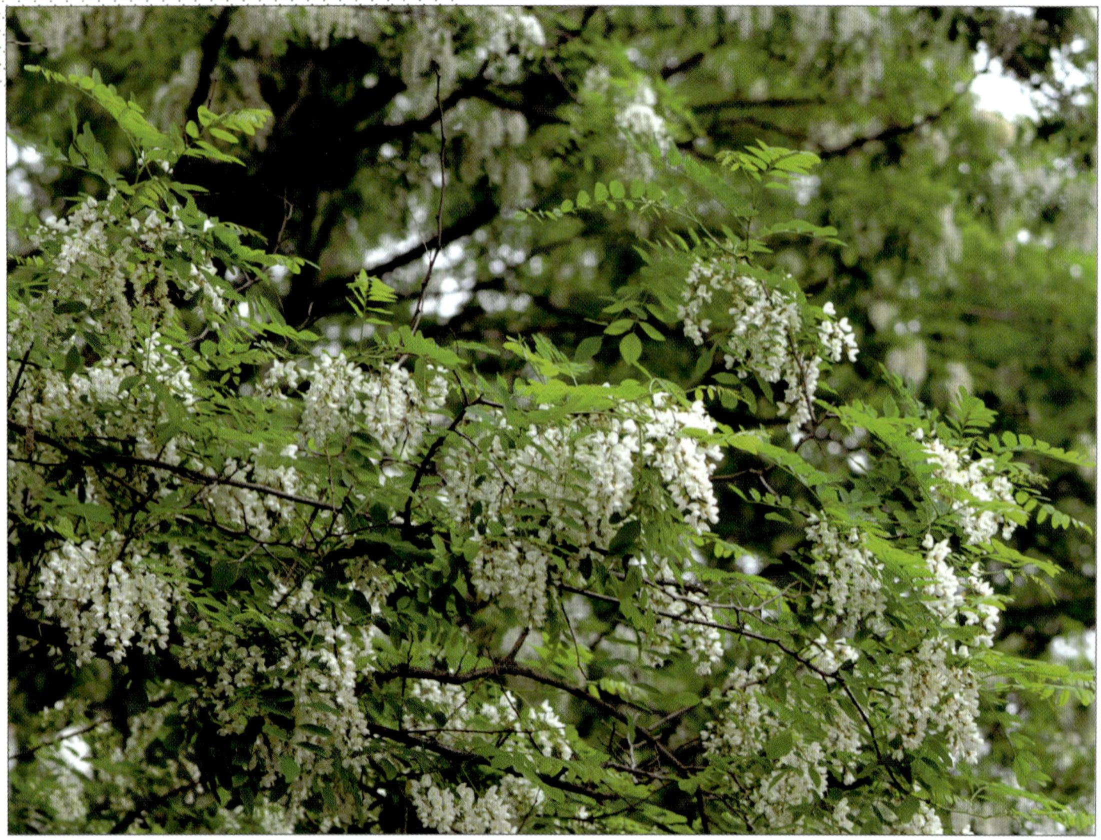

아까시나무는 5~6월에 흰 꽃을 피운다.

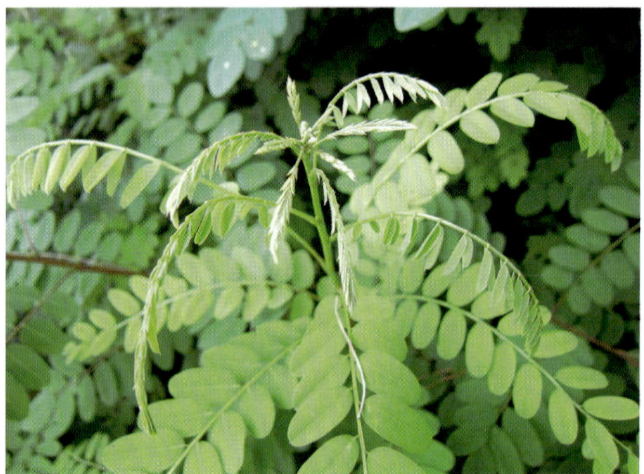

나무에 가시가 있고 잎은 어긋난다.

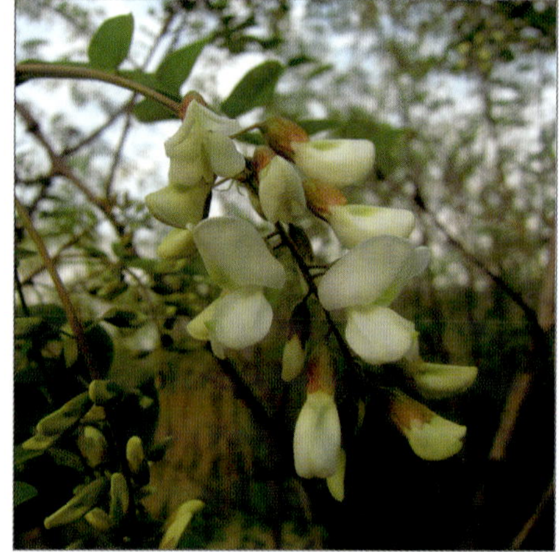

아까시나무 꽃으로 꿀을 만든다.

아까시나무 자괴화刺槐花

콩과 • 낙엽 활엽 교목 • 키 20m 이상

학명 *Robinia pseudoacacia* L. **분포지** 우리나라와 북미의 산과 들 **개화** 5~6월에 흰 꽃 **결실** 9~10월 **효능** 폐결핵 · 위장병 · 신장병 · 기관지염 · 중이염 · 부종 · 수종 · 각혈 · 자궁출혈 · 변비에 좋으며, 이뇨 작용을 한다.

5월이면 온 산천을 하얗게 만들고 은은한 향기로 뒤덮는 나무이다. '아카시아'는 열대지방에서 나는 다른 종의 나무이고, '아까시나무'가 맞는 이름이다.

꽃이 얼마나 많이 달리는지 숲 속의 큰 나무는 한 나무에서만 내가 1년 쓸 양을 따고도 남는다. 대자연의 무한 공급에 감사하며 향기에 흠뻑 젖어서 따는 꽃이다.

아까시나무 꽃은 밀원의 주요한 재료로, 우리나라 꿀의 75%가 아까시 꿀이라고 한다. 아까시나무는 왕성한 번식력과 뿌리 때문에 천대를 받고 베어지기도 하는데, 지역에 맞는 산림 정책으로 잘 보호되었으면 좋겠다. 아까시나무 꽃이 피면 얼마나 많은 사람들이 그 향기에 행복해 하는가? 이때는 아마 범죄도 줄어들지 싶다.

아까시나무는 꽃과 잎 · 열매 · 뿌리를 다 약용한다. 꽃은 샐러드 · 튀김 · 장아찌 · 효소 등으로 다양하게 활용되며, 차로 만들어 마시기도 한다. 목재는 단단하고 무늬가 아름다워 고급 재료로 쓰인다.

효소 담그기

청정 지역의 산에서 꽃을 깨끗이 따서 씻지 않고 담근다. 당분이 많은 꽃은 설탕을 1:1 비율보다 조금 덜 써야 한다. 2~3일에 한 번씩 잘 뒤집어 주고, 두 달 정도 지나서 걸러 낸다. 1년 이상 숙성시킨 다음에 먹는다.

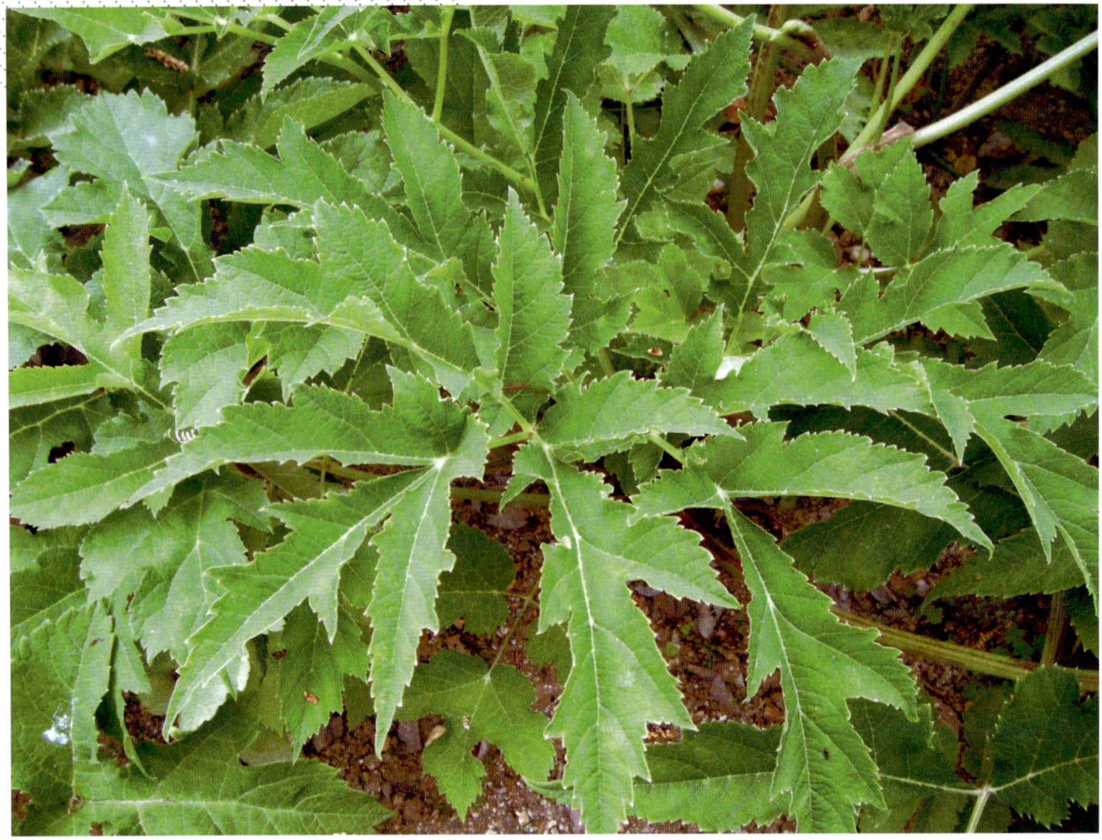

어수리는 향이 좋아서 생채와 묵나물, 장아찌 등으로도 활용한다.

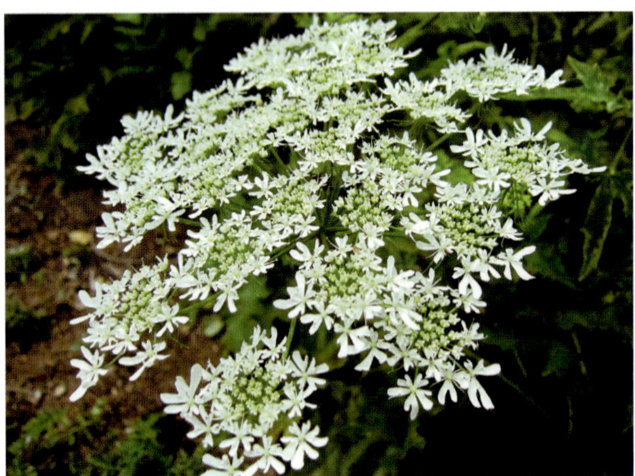

어수리 꽃이 지면, 꽃이 있던 자리마다 타원형의 열매가 맺힌다.

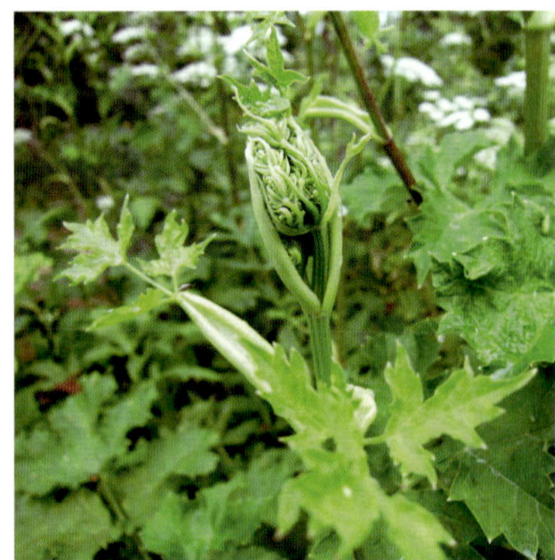

어수리 꽃이 피고 있다.

어수리 노산근老山芹

산형과 • 여러해살이풀 • 키 70~150㎝

학명 *Heracleum moellendorffii* Hance. **분포지** 우리나라 토종으로, 우리나라와 아시아의 산과 들 **개화** 6~8월에 흰 꽃 **결실** 8~9월 **효능** 중풍·고혈압·신병腎病·위궤양·기관지염·피부병·불면증·두통·근육통·관절통·요통에 쓰며, 해열 작용을 한다.

'개독활'이라고도 불리는 어수리는 향이 좋아서 임금님의 수랏상에 오른 대표적인 나물이다. 고급 산채이면서 약효 또한 뛰어나서 어수리의 뿌리는 '왕삼'이라고도 불린다.

학명 'Heracleum'은 그리스 신화의 영웅 헤라클레스에 어원을 두고 있으며, 꽃말은 '구세주'이다. 그래서인지 높은 산 계곡에서 어수리와 마주하면 커다란 키와 한껏 꽃을 피운 모습에서 카리스마가 느껴진다. 둥근 우산 모양의 하얀 꽃은 단정하면서도 고귀하다.

생채·나물·묵나물·장아찌 등 다양한 식재료로 쓰이는 자랑스러운 토종 산야초이다.

효소 담그기

전초를 다 쓴다. 설탕과 1:1 비율로 담그고 2~3일에 한 번씩 뒤집어 준다. 100일 정도 지나서 걸러 내고 1년 이상 숙성시켜서 먹는다.

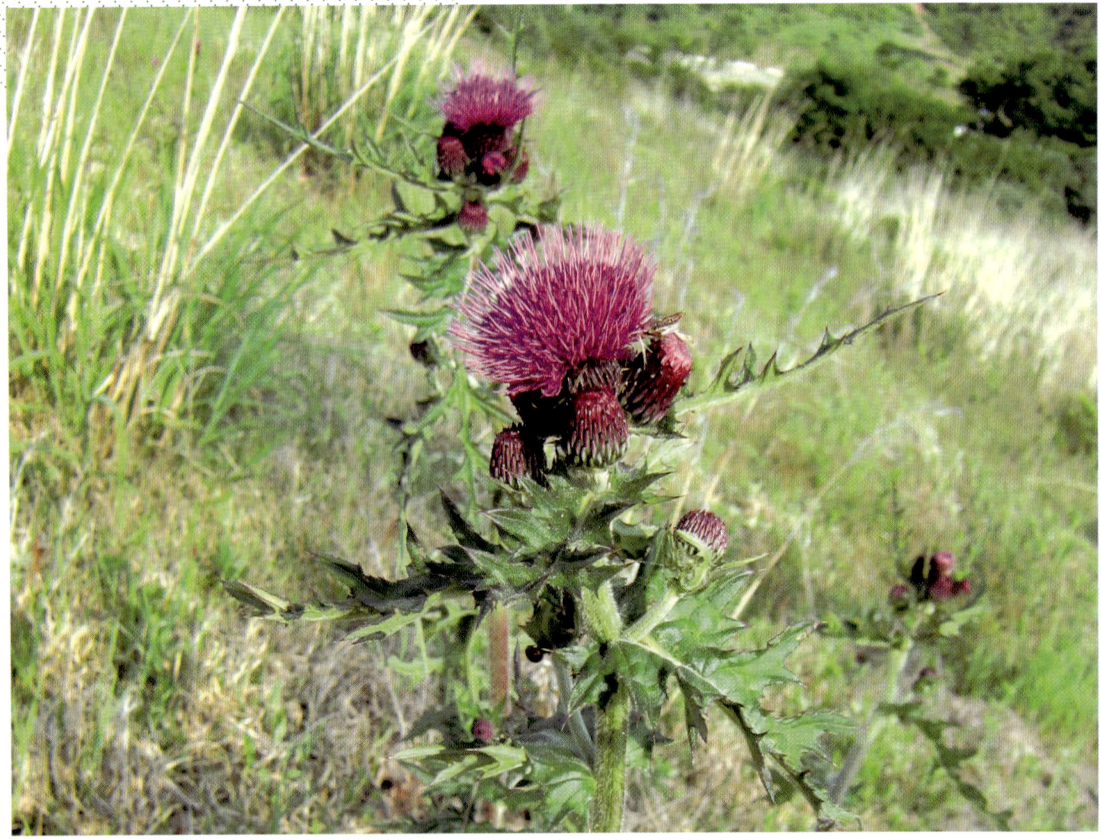

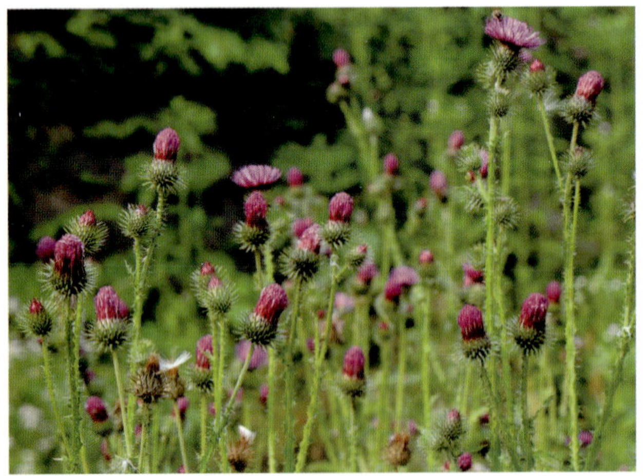

엉겅퀴 꽃은 6~8월에 피고, 가지와 줄기 끝에 달린다.

지느러미엉겅퀴

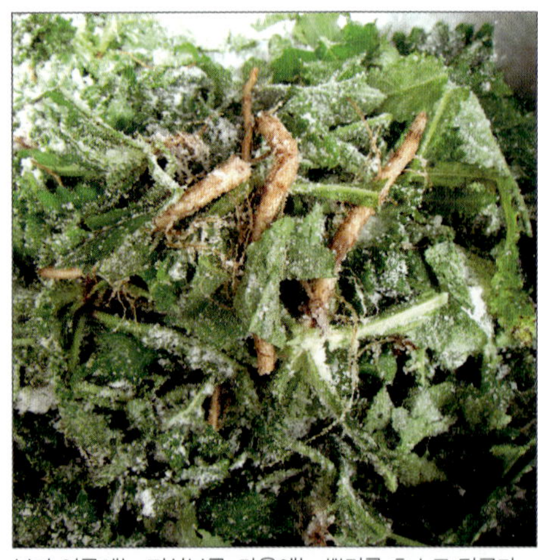

봄과 여름에는 지상부를, 가을에는 뿌리를 효소로 담근다.

엉겅퀴 대계大薊

국화과 • 여러해살이풀 • 키 50~100㎝

학명 *Cirsium japonicum* var. *maackii* (Maxim.) Matsum. **분포지** 우리나라와 아시아의 산과 들 **개화** 6~8월에 고운 홍자색 꽃 **결실** 9~10월 **효능** 유방암·고혈압·지방간·폐렴·황달·관절염·산후 부종·자궁출혈·토혈·코피·대소변 출혈·치질·대하에 좋다. 지혈·청혈·해독·이뇨 작용을 한다.

야생화의 대표라 할 만큼 예쁜 꽃을 피우는 산야초이다. '엉겅퀴'라는 이름은 상처 난 곳에 이 풀의 액을 바르면 피가 엉긴다고 해서 붙여진 이름이며, 가시가 있는 잎을 나물로 먹는다고 해서 '가시나물'이라고도 한다.

단백질·탄수화물·비타민·지방·회분·무기질 등 다양한 영양소를 많이 함유하고 있어 영양가가 높을 뿐 아니라, 전초를 다 약으로 쓰는 우수한 산야초이다.

엉겅퀴류 가운데 잎과 줄기에 가시가 있고, 줄기가 지느러미 모양으로 생긴 지느러미엉겅퀴가 있다. 가시가 있어 귀찮은 잡초로 천대받던 엉겅퀴가 독일에서는 간경화 치료제로 개발되어 쓰이고 있다.

효소 담그기

봄부터 여름까지는 지상부를 쓰고, 가을에는 뿌리를 쓴다. 설탕과 1:1 비율로 담그고, 2~3일에 한 번씩 뒤집어 준다. 100일 정도 지나서 걸러 내고, 1년 이상 숙성시켜서 먹는다.

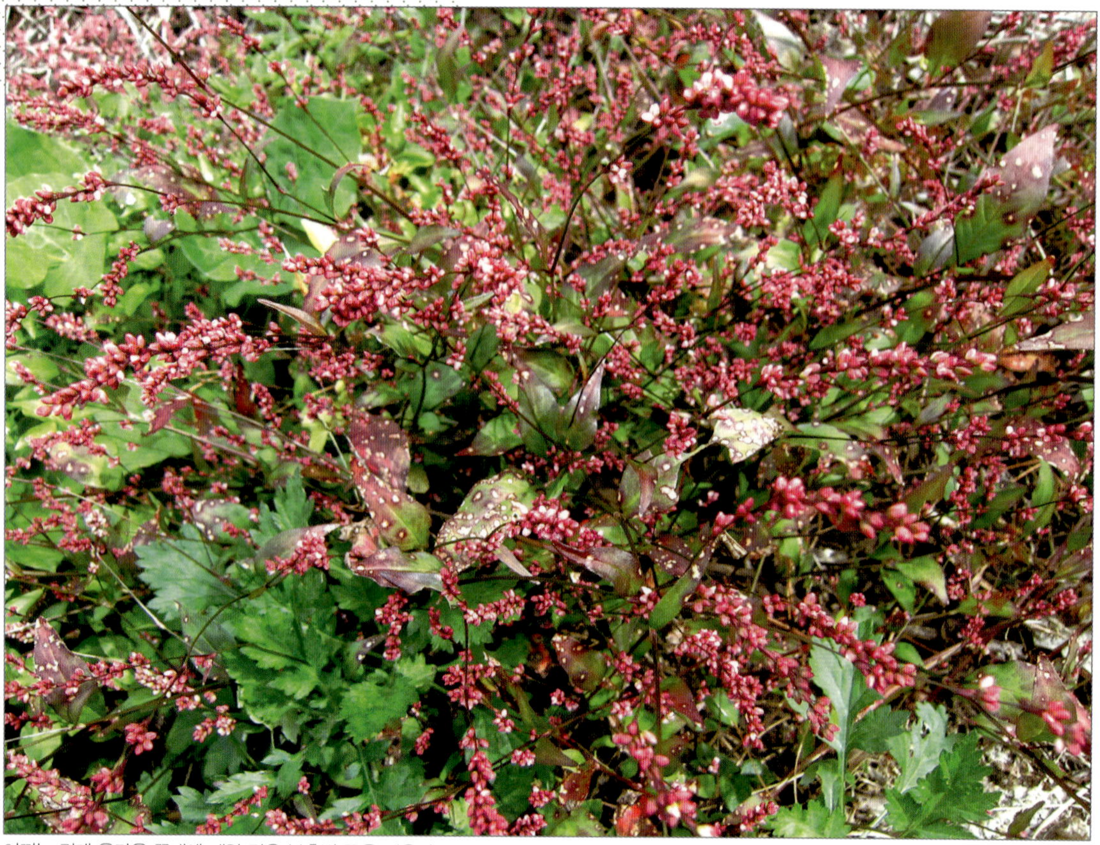

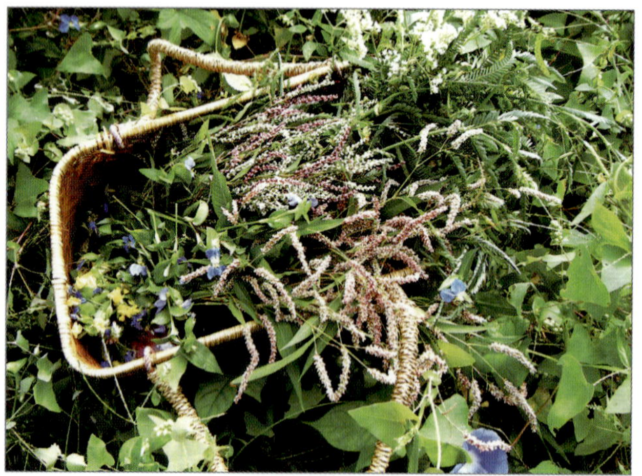

여뀌는 길게 올라온 꽃대에 깨알 같은 분홍빛 꽃을 피운다.

여뀌는 습지와 냇가를 좋아하고, 수질 정화 능력도 우수하다.

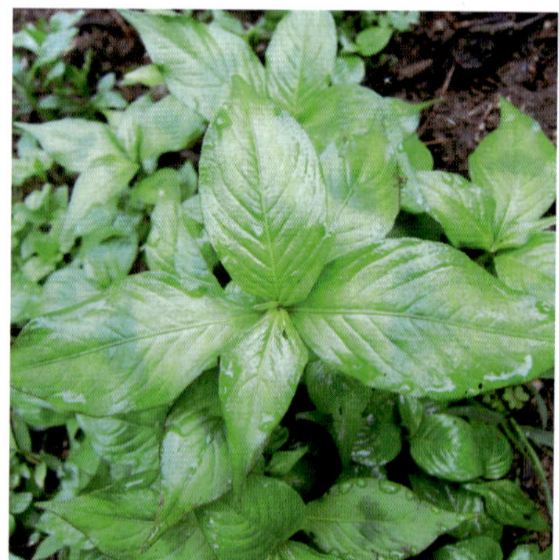

바소꼴 모양의 여뀌 잎은 가장자리가 밋밋하다.

여뀌 신채辛菜

마디풀과 • 한해살이풀 • 키 40~80㎝

학명 *Persicaria hydropiper* (L.) Spach **분포지** 우리나라와 아시아의 습지와 냇가 **개화** 6~10월에 붉은 꽃 **결실** 10~11월 **효능** 중풍·나력·근육통·복통·신경통·류머티즘·타박상·부종·이질·토사·설사·습진·옴·옹종·사독·기생충·회충에 쓰며, 이뇨 작용을 한다.

여뀌는 정말 흔한 천덕꾸러기 풀로, 물기 많은 개울가와 계곡에 무더기로 피어서 자란다. 가냘프지만 굳센 생명력을 가진 산야초로, 우리나라에만 30~40종이 있어서 여뀌과로 독립해서 분류하는 추세이다.

여리고 길게 올라온 꽃대에 자잘한 깨알 같은 꽃을 빨갛게 피우는 이삭여뀌는 정말 예쁘다. 여뀌는 수질 정화 능력이 뛰어나기 때문에 여뀌가 자라는 물풀 숲은 가재·새우·미꾸라지들의 놀이터가 된다.

오지의 산골짜기를 다니면서 여뀌·고만이·개망초·질경이·사위질빵이 무리 지어 핀 모습을 만나면 무척이나 예쁘고 깨끗하게 느껴진다. 잡초라고 부르기엔 너무나 예쁘고 싱그러운 모습에 관심을 쏟다 보니 하나같이 귀한 약효를 지니고 있음을 알게 되었고, 오지에 사는 나에게 무한 공급의 약초밭이 되어 준 이 풀들이 한없이 고맙다.

공해를 피해 오지로, 오지로 날아와서 새로운 군락을 이루면서 퍼져 가는 산야초들을 보면, 귀농인들이 버려진 오지의 산과 들로 가서 산야초를 이용해 여러 대체 식품들을 연구하고 만들면 좋겠다는 생각을 자꾸 하게 된다.

〈주의〉 독성이 있으므로 임산부에게는 쓰지 않는다.

🍷 효소 담그기

꽃이 왕성하게 피었을 때 꽃과 잎을 채취해서 담근다. 농약을 뿌린 논가나 차가 다니는 도로 주변의 것은 채취하지 않는다. 반드시 청정 지역의 깨끗한 여뀌를 쓴다. 담그기는 기본 방법과 같다.

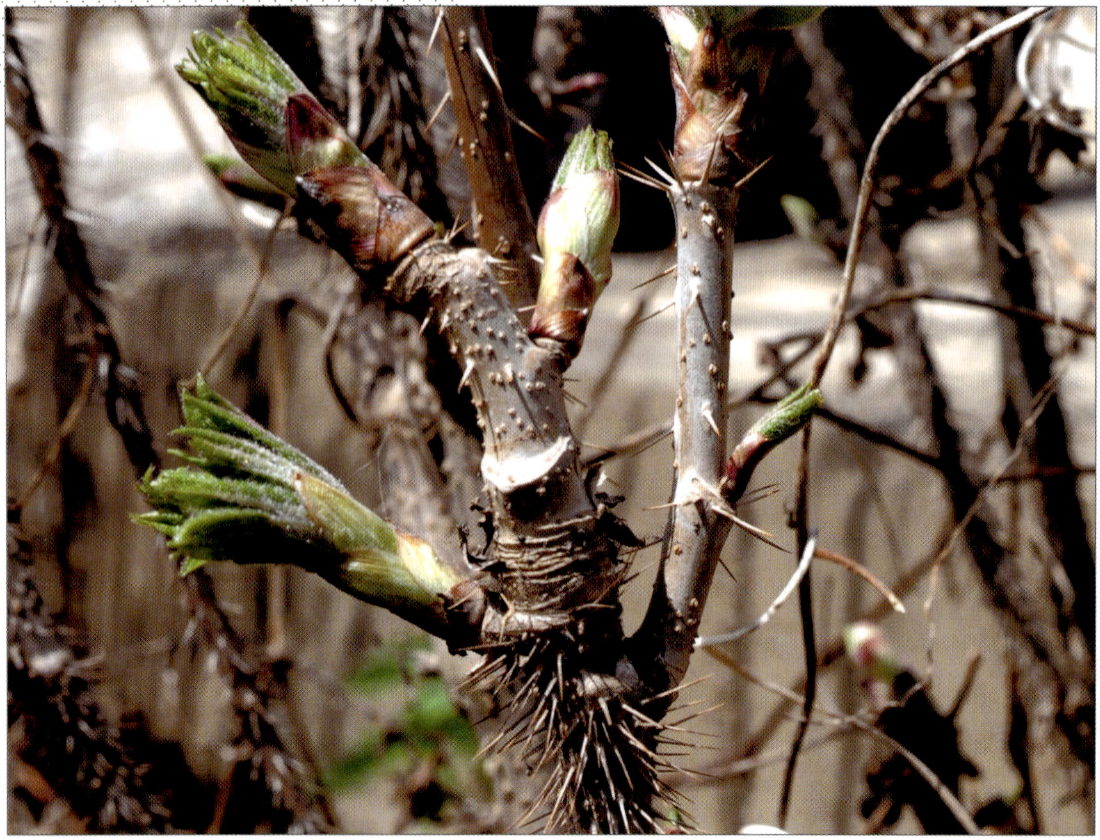

가시오갈피

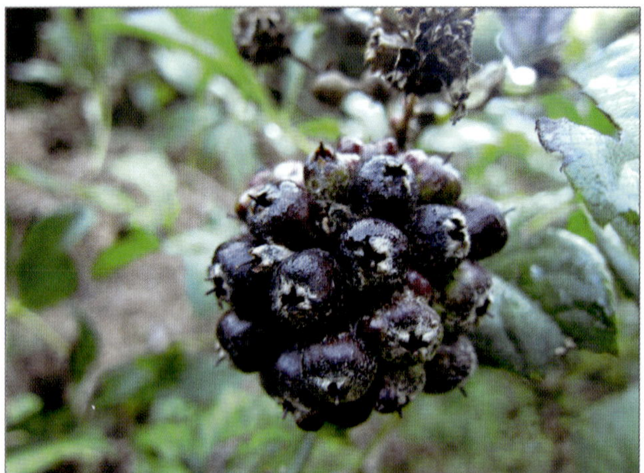

오갈피 열매는 9~10월에 검은색으로 익는다.

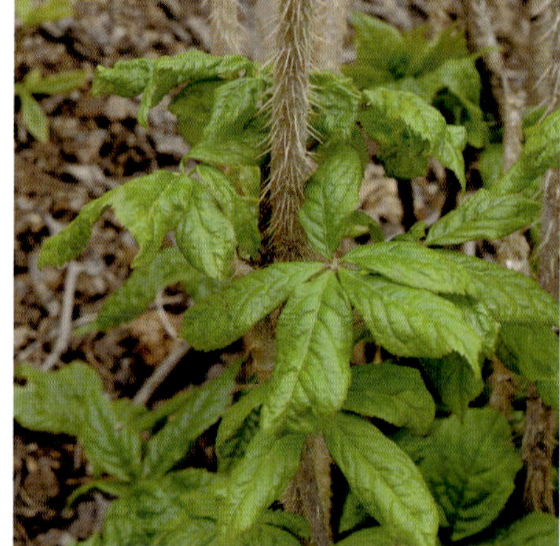

잎은 다섯 장의 작은 잎으로 갈라져 있다.

오갈피나무 오가피五加皮

두릅나뭇과 • 낙엽 활엽 관목 • 키 5m 내외

학명 *Eleutherococcus sessiliforus* (Rupr. & Maxim.) S. Y. Hu **분포지** 우리나라와 중국 **개화** 8~9월에 자주색 꽃 **결실** 9~10월에 검은색 **효능** 신경계·순환계에 특효가 있다. 당뇨·중풍·고혈압·류머티즘·만성 관절염·신경통·요통·근골동통·수종·각기·풍습에 좋으며, 신경쇠약·식욕 부진·기력 감퇴·노화 방지에 쓴다. 강장·강정·활혈·해열·진통 작용을 한다.

'오갈피'라는 이름은 잎이 다섯 장의 작은 잎으로 갈라져 있어서 붙여진 것이며, 옛날부터 집 근처에 심어서 약으로 썼다. 우리나라의 산과 숲 속에서 볼 수 있고 양지나 음지에서도 잘 자란다.

《본초강목》에서는 '한 줌의 오갈피를 얻으니 한 마차의 금옥보다 낫구나'라는 말이 있을 정도로, 한방에서는 나무의 모든 것을 약재로 이용하며, 인삼과 겨룰 만큼 효능을 인정받는다. 또 밀원식물로도 매우 가치가 높으며, 건강식품으로 고급 제품들이 많이 개발되고 있다.

가시오갈피는 오갈피나무보다 훨씬 약효가 뛰어난데, 중국산이나 러시아산보다 우리나라에서 난 것이 가장 좋다고 한다.

오갈피나무의 어린순은 나물로 먹고, 나무껍질은 오갈피술을 담가 먹기도 한다.

효소 담그기

오갈피 순·꽃·열매를 쓴다. 순은 봄에, 꽃은 여름에 피었을 때, 열매는 까맣게 익었을 때 쓴다. 설탕과 1:1 비율로 담그고 2~3일에 한 번씩 저어 준다. 꽃은 두 달 정도 이따가 거르고, 순과 열매는 100일 정도 지나서 걸러 낸다. 1년 이상 숙성시킨 다음에 먹는다.

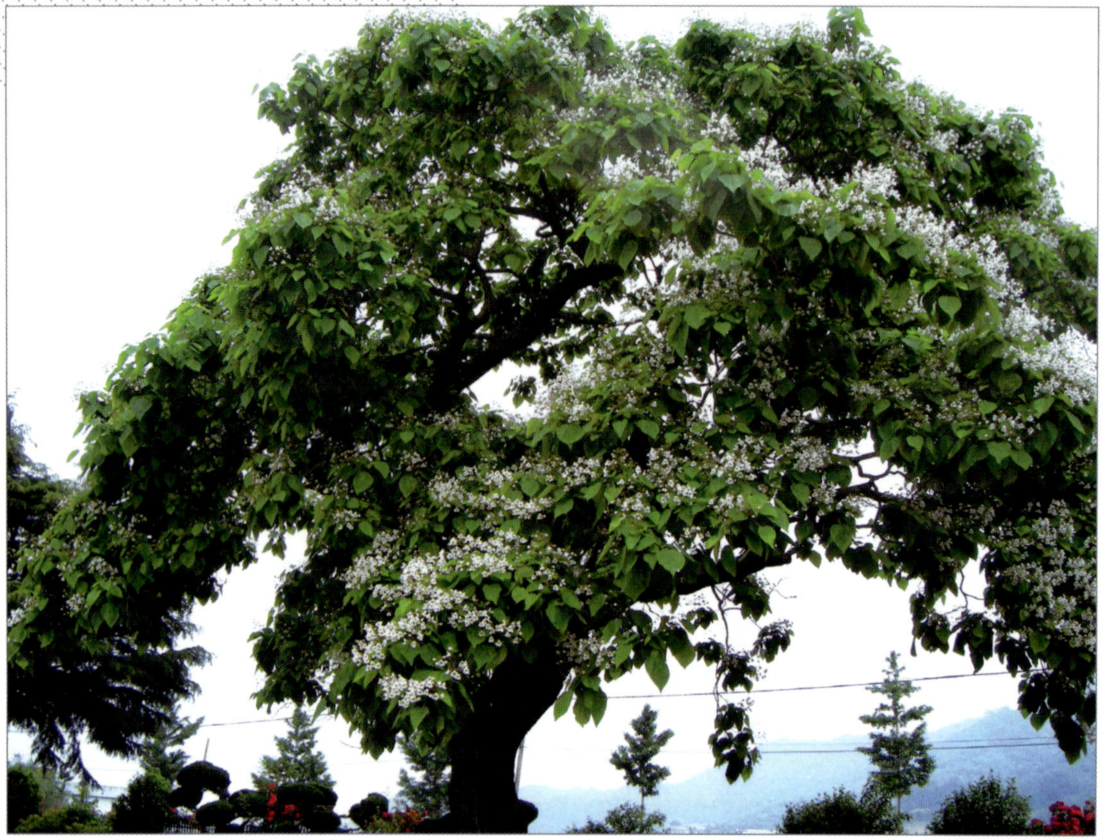

경남 함양에 있는 수령 150년의 꽃개오동.

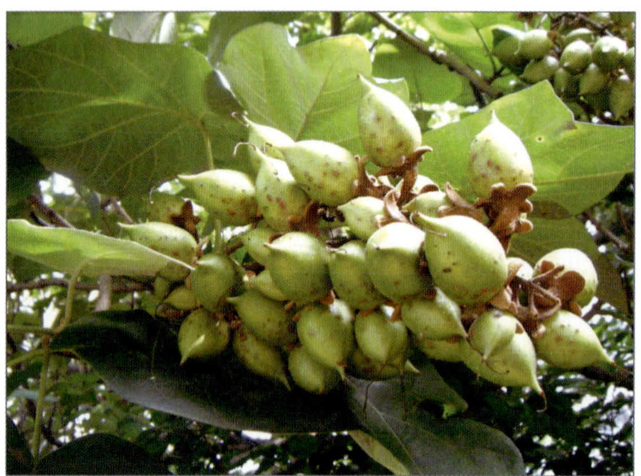

꽃이 지면 열매가 열리고, 잎은 너비가 12∼29cm로 넓다.

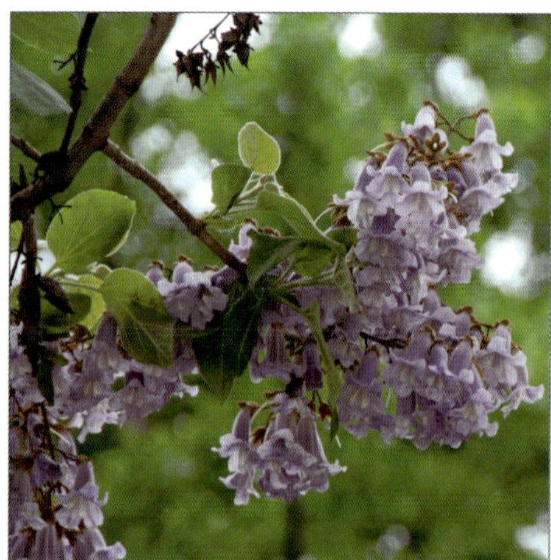

오동나무 꽃은 가지 끝의 원추꽃차례에 보라색으로 달린다.

오동나무 동피桐皮·포동화泡桐花

현삼과 • 낙엽 활엽 교목 • 키 15∼20m

학명 *Paulownia coreana* Uyeki **분포지** 우리나라 토종으로, 우리나라·아시아의 산과 시골 **개화** 5∼6월에 보라색 꽃 **결실** 9∼10월 **효능** 중풍·기관지염·급성 편도선염·급성 장염·급성 결막염·치통·임질·단독·타박상·악성 종기·피부 소양증·아토피·기침·거풍에 좋다. 살충·청열·해독 작용을 한다.

오동나무는 큰 키에 덩치도 우람해서 보라색 꽃을 가득 피울 때는 집채만 하다. 오동나무 꽃이 피면 보라색을 좋아하시던 어머니 생각이 난다. 어머니는 오동나무의 보라색 꽃이 좋다고 하시며, 유난히 보라색을 옷을 즐겨 입으셨다.

예전에는 딸을 낳으면 마당에 오동나무를 심었다. 생장이 빨라 딸이 시집갈 때가 되면 그 오동나무로 가구를 만들어 주었다고 하니 얼마나 지혜로운가. 꽃말도 '고상'으로, 그야말로 고상한 나무다. 목재는 갈라지거나 뒤틀리지 않으면서도 가벼워 거문고·가야금 등의 악기를 만드는 데도 사용했다.

비슷한 이름으로 개오동·꽃개오동·벽오동 등이 있는데, 개오동[능소화과]은 꽃이 작고 연한 노란색이고, 꽃개오동[능소화과]은 꽃이 크고 희며, 가운데에는 자색의 무늬가 있어 고상하기 그지없다. 벽오동[벽오동과]은 꽃과 열매가 오동나무와 전혀 다르게 생겼다.

경남 함양읍의 천령유치원 운동장에는 수령 150년이 된 꽃개오동이 있는데, 꽃이 피면 말할 수 없는 장관을 이룬다. 해마다 나는 이 꽃개오동이 꽃을 피우는 것을 보려고 함양에 간다. 보아도 보아도 감동을 주는 나무다.

🍶 효소 담그기

오동나무 새잎과 꽃, 열매를 쓴다. 담그기는 기본 방법과 같다. 단, 꽃은 두 달 정도 지나서, 잎과 열매는 100일 정도 지나서 걸러 낸다.

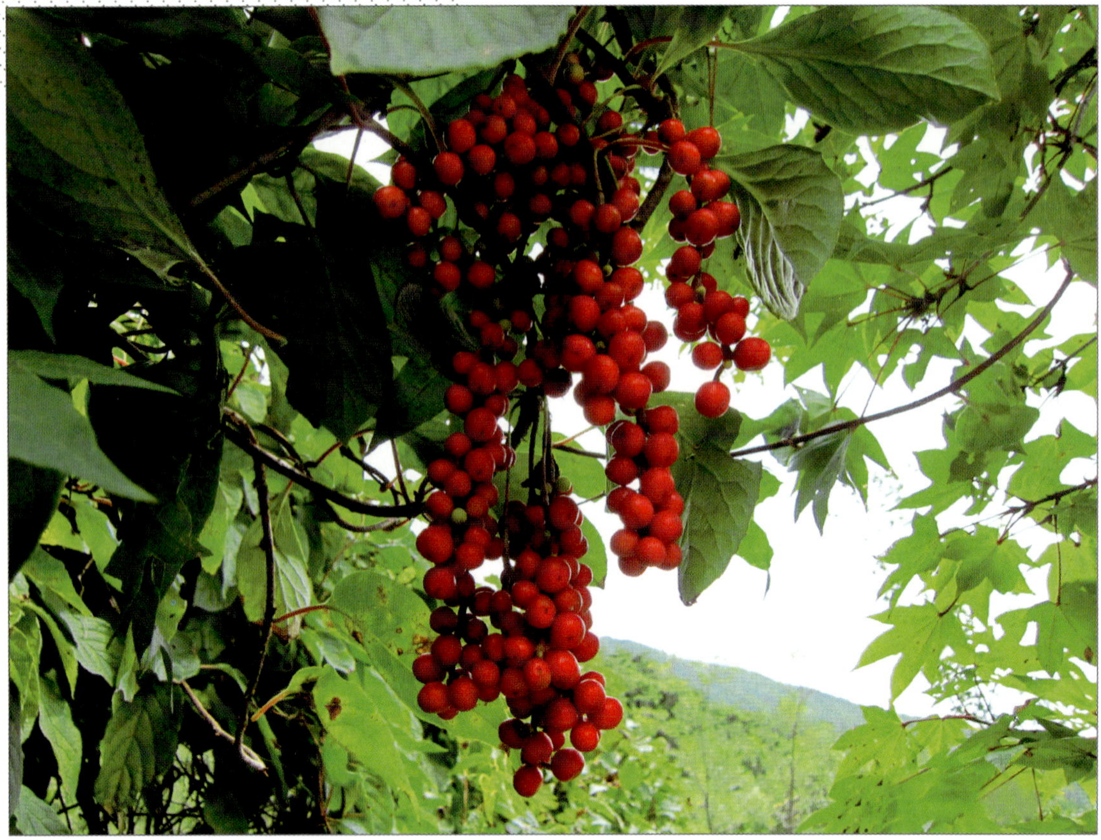

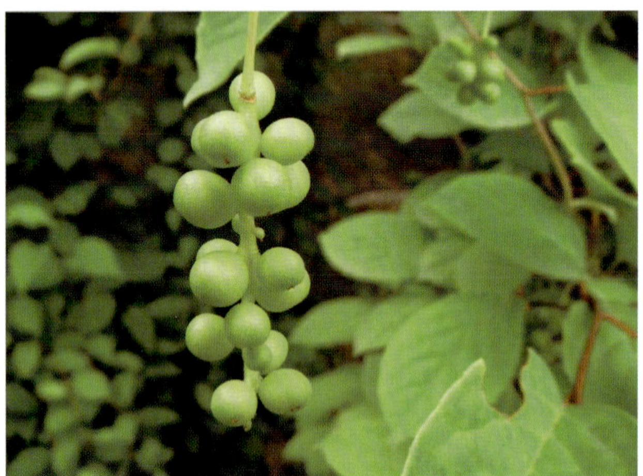

오미자가 탐스럽게 열렸다. '오미자'는 다섯 가지 맛이 난다고 하여 붙여진 이름이다.

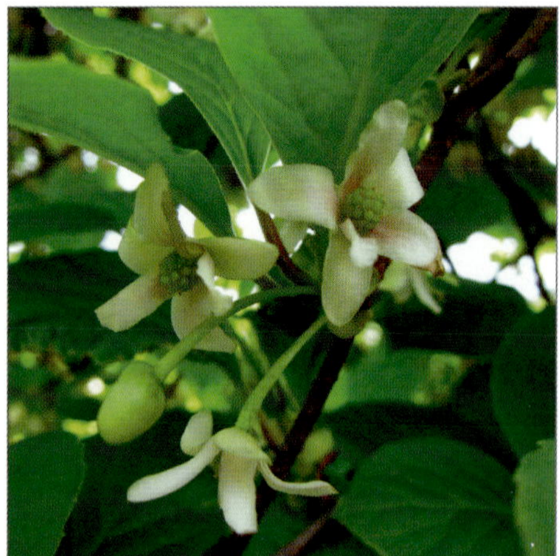

풋오미자

오미자꽃

오미자 오미자五味子

오미자과 • 낙엽 활엽 덩굴성 • 길이 6~9m

학명 *Schisandra chinensis* (Turcz.) Baill. **분포지** 우리나라와 아시아의 산 **개화** 5~7월에 연노랑·연분홍 꽃 **결실** 9~10월에 빨간색 열매 **효능** 생진지갈[生津止渴·진액을 생성하고 갈증을 없앰]에 특효가 있다. 치매·건망증·천식·기침·가래·눈병·주독에 잘 듣고, 허약증·피로·무기력을 치료한다. 강장·진통·억균 작용을 한다.

깊은 산에서 개다래와 얽혀서 익은 오미자는 반가운 효소 재료이다.

오미자는 단맛, 신맛, 매운맛, 쓴맛, 짠맛의 다섯 가지 오미五味가 있다고 하여 '오미자'라고 한다. 오미자는 단백질·칼슘·인·철·비타민이 다량 함유되어 있고, 유기산有機酸이 많아 피로 해소에도 좋아 옛날부터 자양滋養 강장제强壯劑로 애용해 왔다.

오미자 나무의 새순은 생으로 겉절이를 해서 먹으면 맛있다. 제주도에서 자라는 열매가 까만 흑오미자도 있다.

효소 담그기

잘 익은 오미자와 설탕을 1:1 비율로 담근다. 열매의 예쁜 색을 보려면 백설탕을 쓴다. 2~3일에 한 번씩 저어 주고, 100일 정도 지나서 걸러 낸다. 1년 이상 숙성시킨 다음에 먹는다.

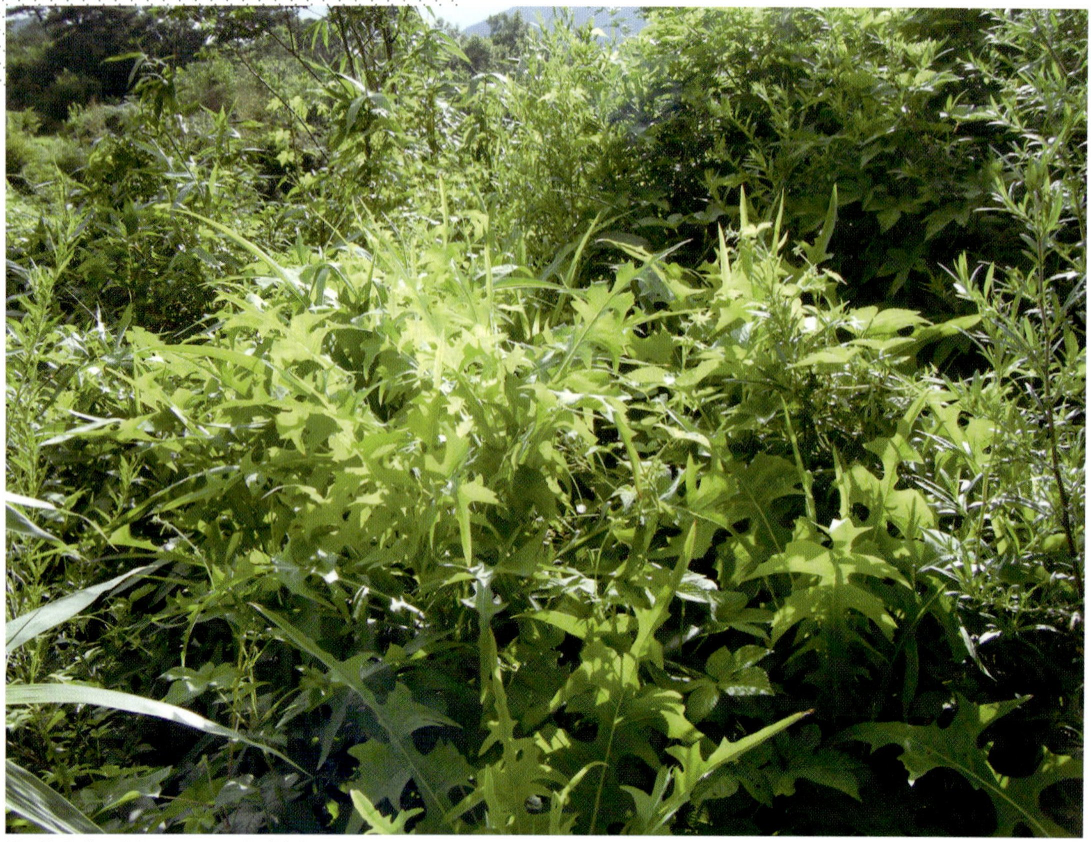

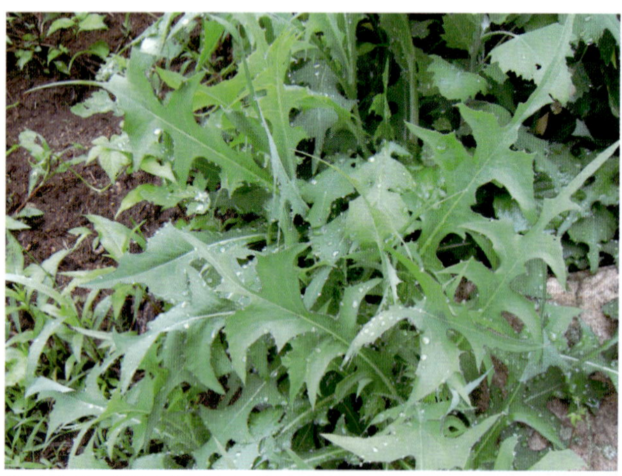

왕고들빼기는 약으로, 음식으로 다양하게 활용한다.

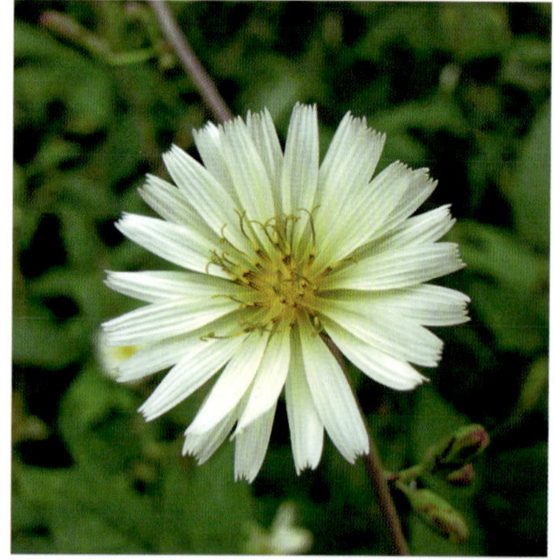

왕고들빼기 꽃

왕고들빼기는 키가 1〜2m로 크게 자란다.

왕고들빼기 산와거山萵苣

국화과 • 한해살이 또는 두해살이풀 • 키 1~2m

학명 *Lactuca indica* L. **분포지** 우리나라와 아시아의 산·들·양지 **개화** 7~10월에 연노란 꽃 **결실** 10~11월 **효능** 편도선염·자궁염·인후염·유선염·염증·악창·종기·출혈에 쓴다. 최면·마취·해열·양혈養血·건위·소종 작용을 한다.

수풀 속에서 유독 큰 키를 자랑하는 산야초로, 싱싱하게 잘 자란 왕고들빼기는 그 모습에서 품격이 느껴진다.

나물과 김치로, 생채와 쌈으로 애용하며, 전초를 약으로 쓴다. 자생력이 뛰어나 윗부분을 꺾어 주면, 가지를 치면서 어린잎이 사방으로 돋아 나온다.

연노란 꽃도 예쁘지만, 몇 포기만 주위에 두어도 가을까지 귀한 반찬이 된다.

효소 담그기

전초를 설탕과 1:1 비율로 담근다. 물기가 많고 연해서 하루만 지나도 항아리가 반으로 쑥 줄기 때문에 가득 채워서 담근다. 2~3일에 한 번씩 뒤집어 주고, 100일 정도 지나서 걸러 낸다. 1년 이상 숙성시킨 다음에 먹는다.

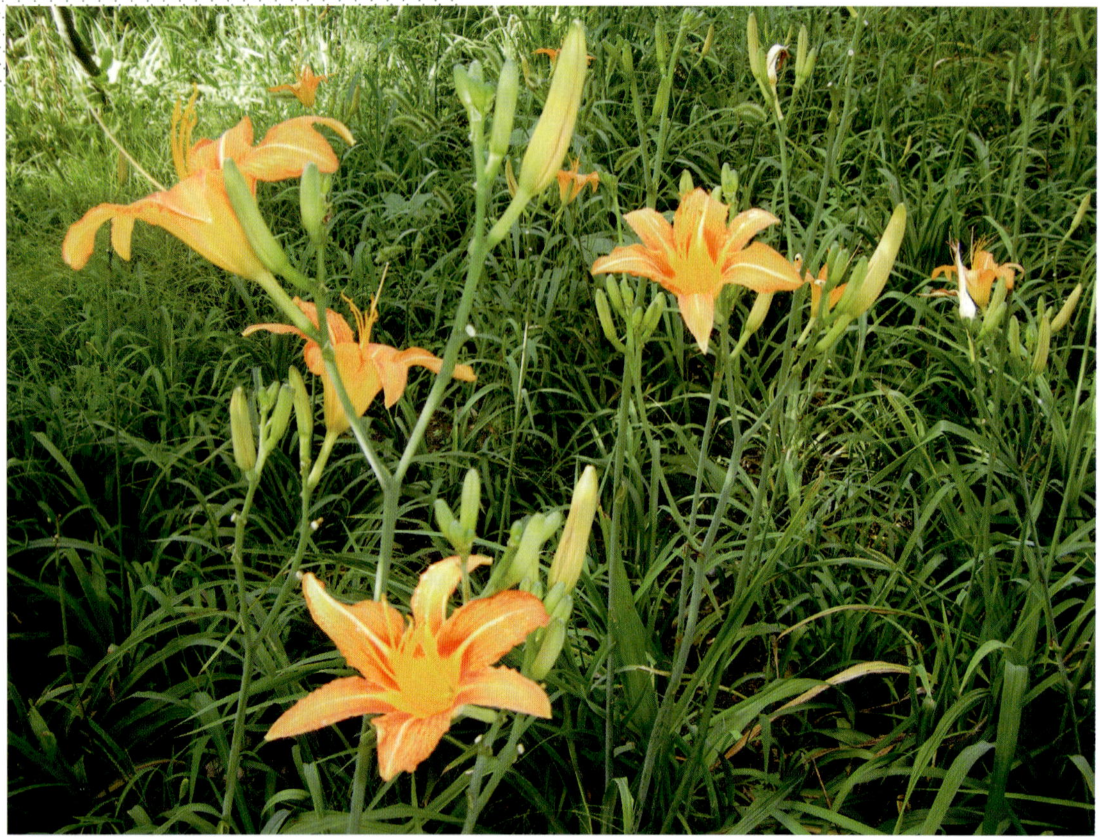

원추리가 군락을 이루어 자라고 있다.

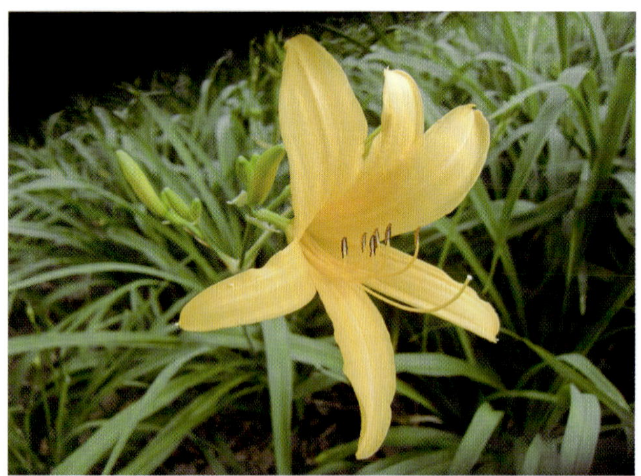

아침에 피었다가 저녁에 시드는 원추리 꽃.

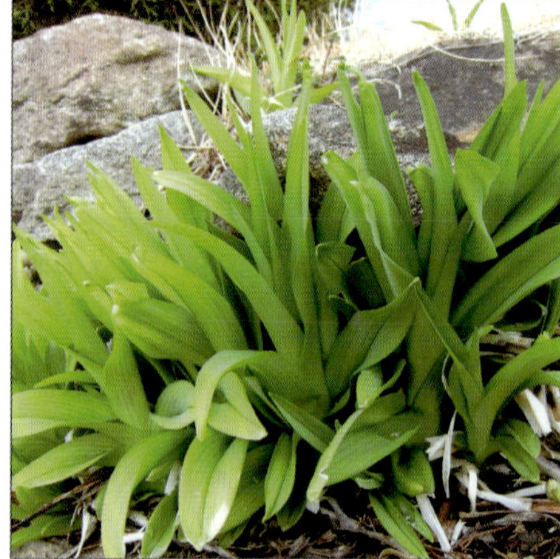

뿌리에서 바로 나온 잎이 밑동에서 겹쳐 자란다.

원추리 _{훤초萱草}

백합과 • 여러해살이풀 • 키 1m 내외

학명 *Hemerocallis fulva* (L.) L. **분포지** 우리나라와 아시아의 산 **개화** 7~8월에 주황색 꽃 **결실** 9~10월 **효능** 황달·우울증·불면증을 치료하고, 자양 강장·피로 해소에 좋다. 해독·해열·진통·이뇨 작용을 한다.

원추리 꽃을 지니고 있으면 아들을 낳는다고 하여 '득남초得男草'라고도 부르고, 근심을 떨칠 만큼 아름답다고 해서 '망우초忘憂草'라 불리기도 한다. 보통 하루에 한 송이씩 아침에 피었다가 저녁에 시드는데, 학명의 'Hemerocallis'는 '하룻날의 아름다움'이란 뜻을 지니고 있다.

원추리는 단백질·포도당·지방·회분·비타민·무기질 등의 영양소가 다량 들어 있으며, 덩이뿌리는 구황식물로 이용되었다. 1년에 한 번씩 원추리의 어린순을 먹으면 중풍에 걸리지 않는다는 속설이 있다.

효소 담그기

전초를 설탕과 1:1 비율로 담근다. 꽃은 깨끗이 따서 씻지 않고 쓴다. 꽃은 두 달 후에 걸러 주고, 새순과 뿌리는 100일 정도 지나서 걸러 준다. 1년 이상 숙성시킨 다음에 먹는다.

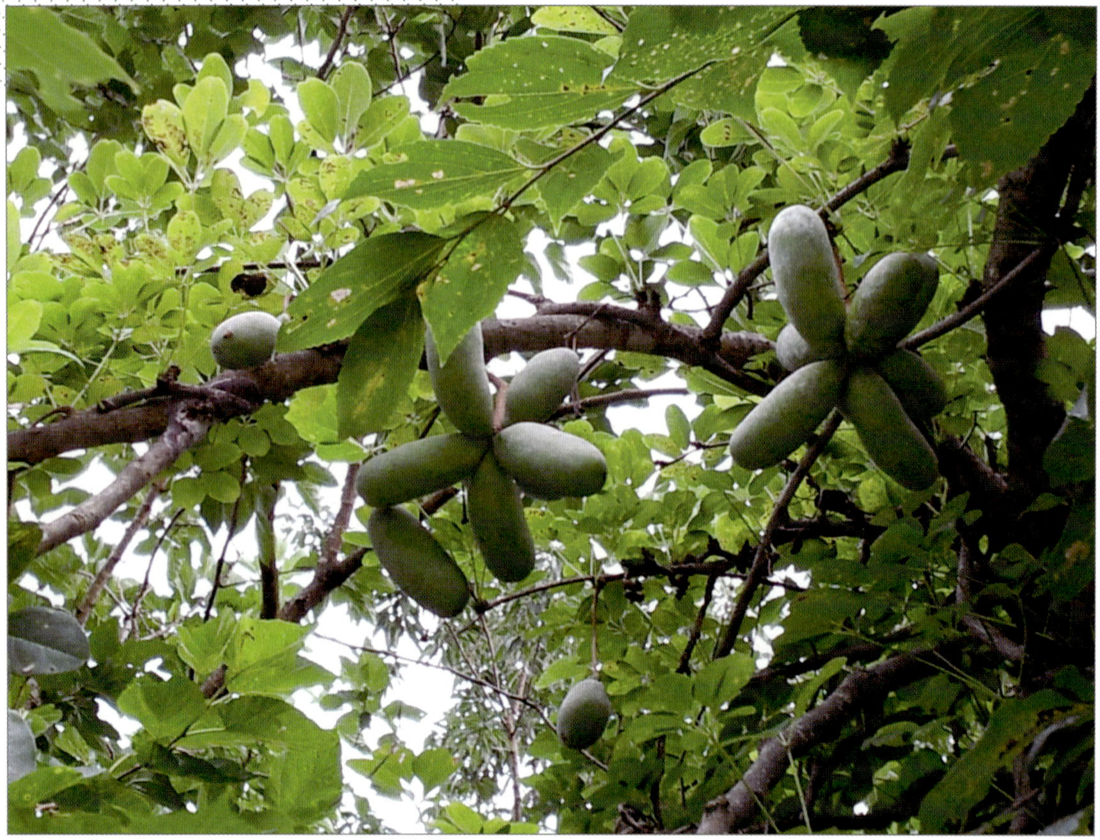

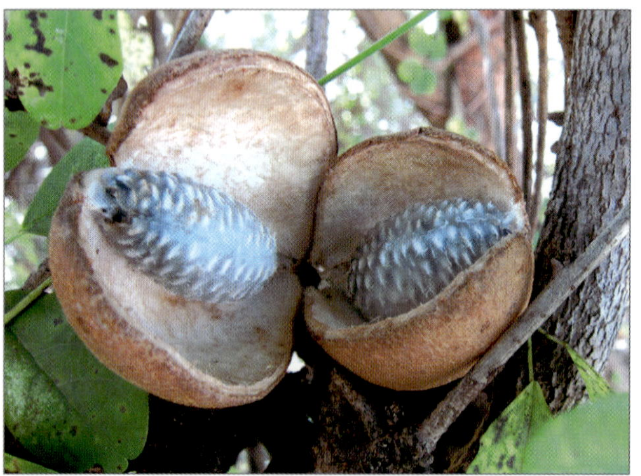

바나나 송이를 닮은 탐스러운 으름.

열매가 완전히 익으면 벌어진다.

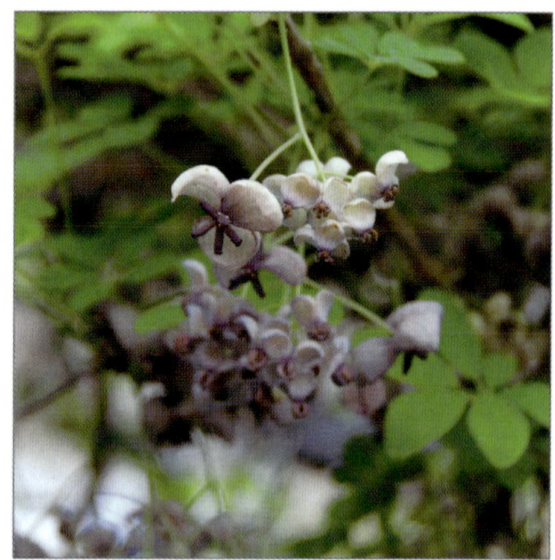

보라색 꽃은 예쁜 꽃등처럼 생겼다.

으름덩굴 ^{목통木通}

으름덩굴과 • 낙엽 활엽 덩굴식물 • 길이 5m 내외

학명 *Akebia quinata* (Thunb.) Decne. **분포지** 우리나라 토종으로, 우리나라와 아시아의 산과 들 **개화** 3~4월에 보라색 꽃 **결실** 9~10월에 작은 바나나 모양의 열매 **효능** 고혈압·통풍·신경통·수종·관절염·염증·월경불순·유즙 분비에 좋고, 항암·강심強心·이뇨 작용을 한다.

새봄에 제일 먼저 잎이 나온다. 꽃과 열매의 모양을 보고 '만년등萬年藤', '임하부인林下婦人'으로 부르기도 하는데, 큰 나무를 타고 올라간 덩굴이 꽃을 아래로 떨어뜨리고 핀 모양은 정말 예쁜 꽃등 같다. 암꽃은 수술이 퍼져 있고, 수꽃은 수술이 모여 있는데, 옅은 보라색 꽃잎 속에 짙은 보라색으로 쑥쑥 나온 수술은 신비스럽기까지 하다.

가지를 꺾어 보면 구멍이 있다 하여 '목통'이라고도 불리는데, 새잎이 나올 때 만든 차는 '목통차'라고 부르는 고급 차이다. 열매는 바나나를 닮아 '국산 바나나'라고도 한다.

으름은 머루, 다래와 함께 대표적인 산과일이며, 다른 나라에 자랑할 수 있는 아름다운 토종 나무이다.

🥤 효소 담그기

잎이 무성할 때의 으름덩굴은 잘게 자르고, 푸른 열매는 잘라서, 일찍 딴 아주 여린 열매와 익어서 벌어진 열매는 자르지 않고 그냥 쓴다. 설탕과 1:1 비율로 담그고, 2~3일에 한 번씩 뒤집어 준다. 100일 정도 지나면 걸러 내고 1년 이상 숙성시킨 다음에 먹는다.

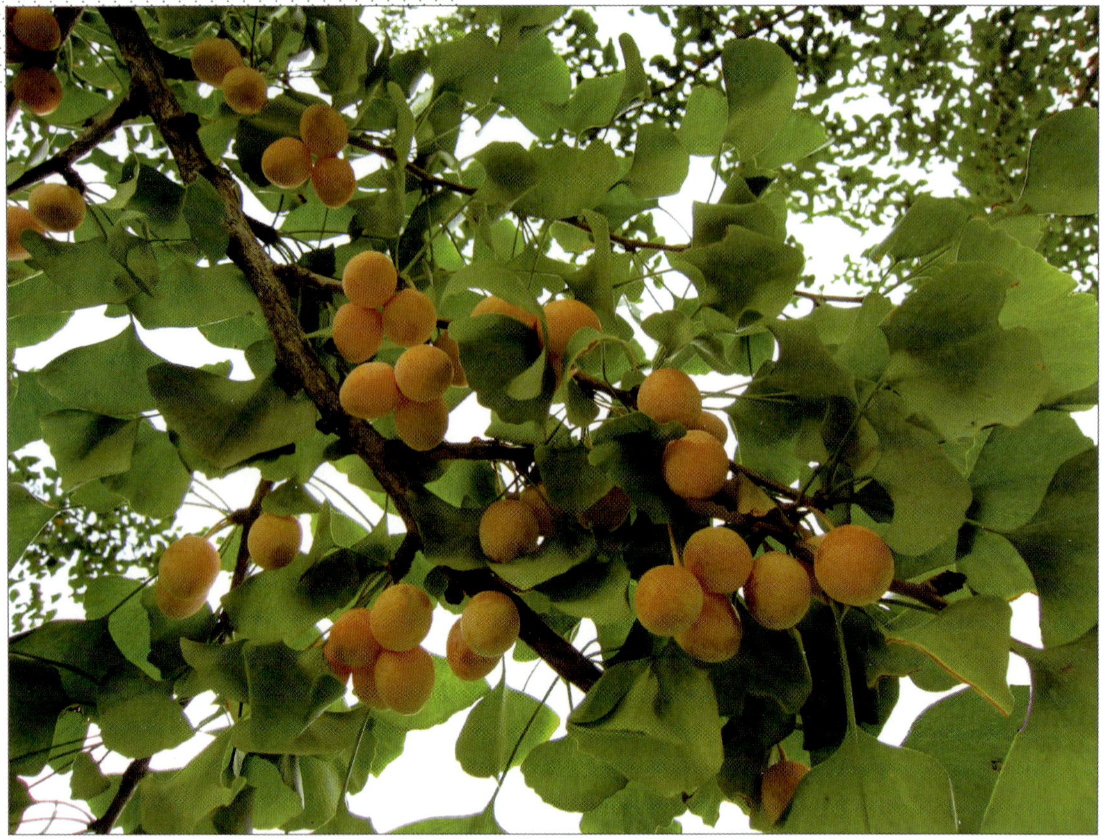

열매가 익으면 노란색 외피에서 악취가 난다.

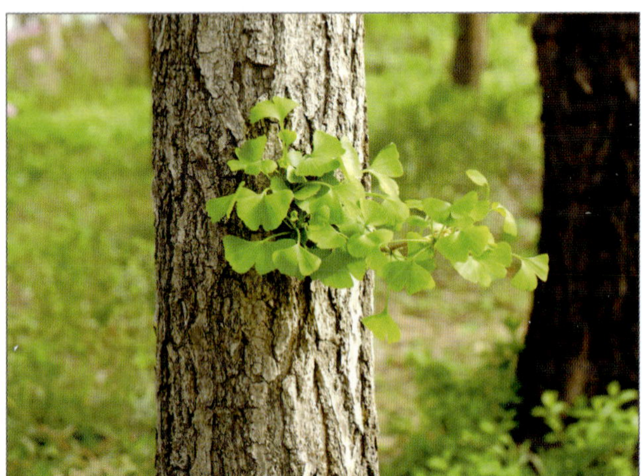

은행나무는 껍질이 두꺼워 방화수로도 이용되고, 병충해에도 강하다.

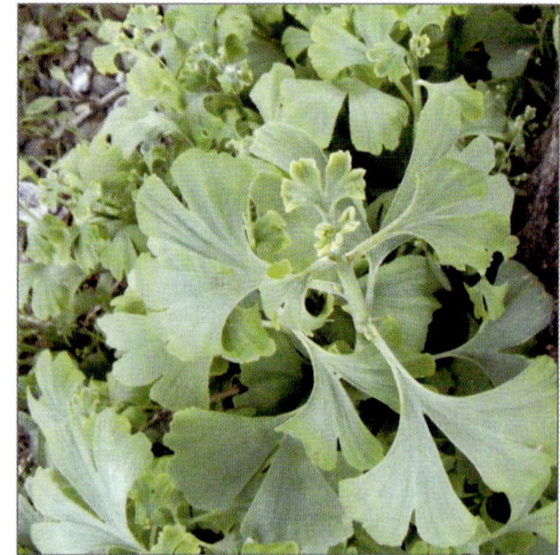

우리나라에서 자란 은행나무는 약재의 효능이 우수하다.

은행나무 _{백과白果 · 백과엽白果葉}

은행나뭇과 • 낙엽 교목 • 키 30m 이상

학명 *Ginkgo biloba* L. **분포지** 우리나라와 아시아의 온대 지방 **개화** 4~5월에 수꽃은 연노랑 꽃, 암꽃은 녹색 꽃 **결실** 9~10월에 노란색 **효능** 폐결핵·고혈압·염증·빈혈·가슴앓이·설사·백태白苔·신경쇠약·피로 해소·혈액순환에 쓰며, 방충·진해·거담 작용을 한다.

은행나무는 거목이 많다. 경기도의 용문사에 있는 은행나무는 수령이 1,500년 정도라고 하니 그 위용이 짐작된다. 우리나라에는 19그루의 은행나무가 천연기념물로 보호되고 있다. 은행나무는 중국이 원산지이지만 우리나라에서 잘 자라고, 외국의 은행나무보다 우리나라의 것이 유효 성분이 20배가량 많다고 한다.

은행잎에는 징코라이드^{ginkgolide}·진놀^{Ginnol}·프라보놀^{Prabonol} 성분이 들어 있는데, 이는 노인성 치매와 말초 혈관 장애 등을 예방하는 효과가 있다고 알려져 활발한 연구가 진행되고 있다. 또 은행잎에는 방충 작용을 하는 부틸산^{Butyric Acid}이 들어 있는데, 은행잎을 책 속에 두면 책에 좀이 먹지 않는다.

은행나무는 싹이 튼 지 20년 이상이 되어야 열매를 맺어서, 손자 볼 나이에 열매를 얻는다는 뜻으로 '공손수公孫樹'라고도 불린다. 열매가 익으면 노란색의 외피에서 악취가 나고, 옻이 오를 수 있으므로 주의해야 한다. 은행 열매는 독이 있으므로 하루에 5~6알 정도만 먹는다.

은행나무는 껍질이 두껍고 화재에 강해 방화수防火樹로도 이용되며, 병충해에 강해 수명이 길다. 암수딴그루이며, 꽃은 잎과 같이 핀다.

효소 담그기

은행잎은 봄에 물기가 많을 때, 열매는 외피가 단단할 때 담근다. 설탕과 1:1 비율로 담그고, 2~3일에 한 번씩 뒤집어 준다. 4~5개월 지나서 걸러 낸 다음에 1년 이상 숙성시켜서 먹는다.

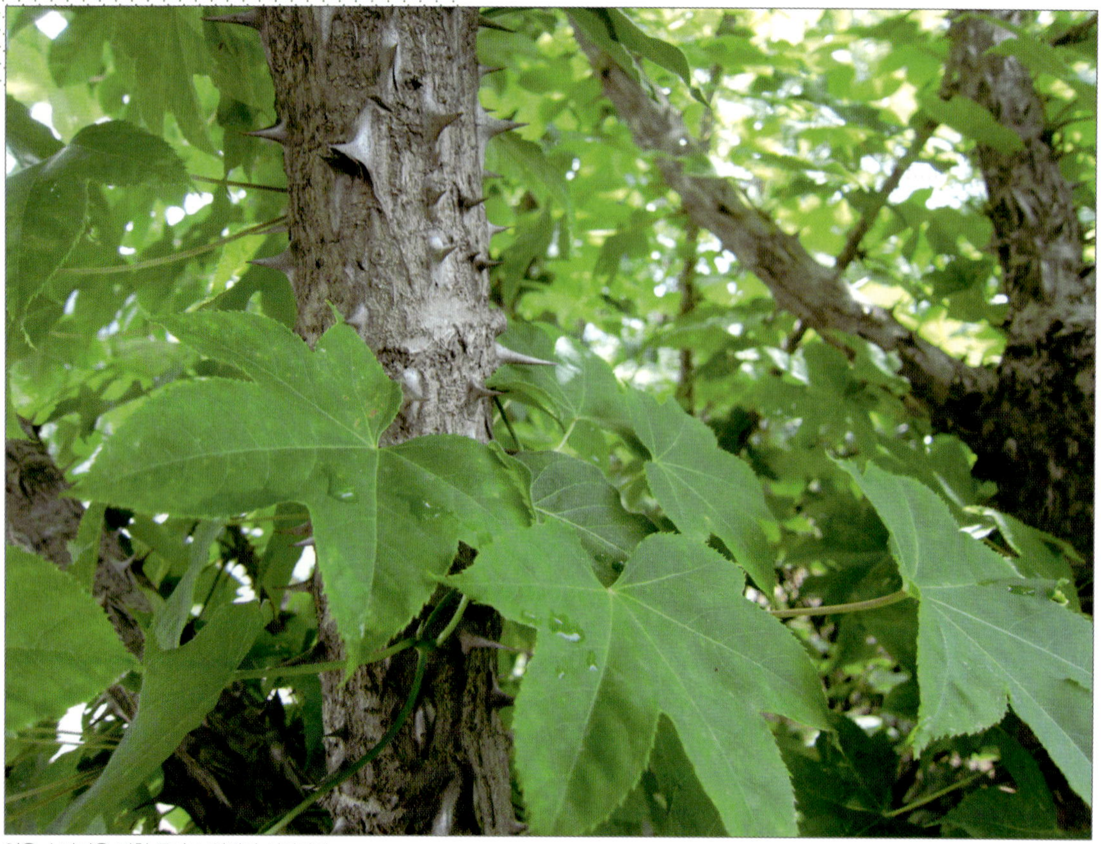

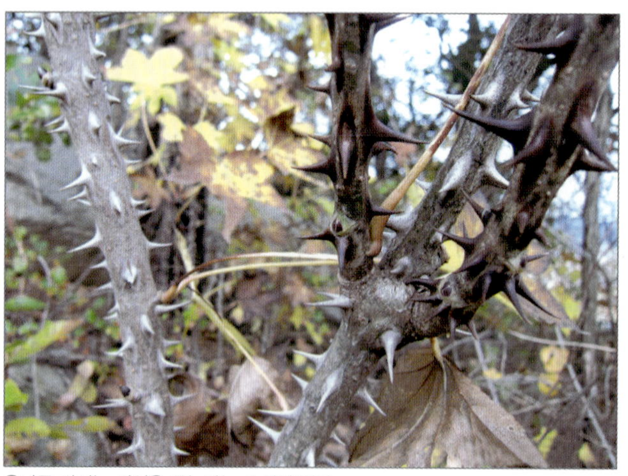
잎은 손바닥을 펼친 듯하고 잎맥이 선명하다.

음나무 가시는 귀신을 쫓는다는 속설이 있다.

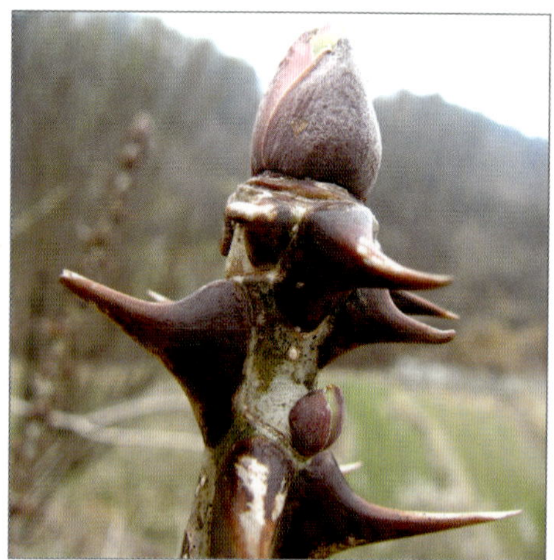
이른 봄에 음나무 새순이 나오는 모습.

음나무 해동목海桐木

두릅나뭇과 • 낙엽 활엽 교목 • 키 20m 이상

학명 *Kalopanax septemlobus* (Thunb. ex Murray) Koidz **분포지** 우리나라와 아시아의 산과 들 **개화** 7∼8월에 황록색의 공 모양 꽃 **결실** 9∼8월에 검은색 **효능** 당뇨·중풍·신장병·부종·간 경화·간염·늑막염·관절염·풍습·신경통·이질·피부병·종기·옴·충혈에 쓴다. 항암·강장 작용을 한다.

음나무는 우리나라가 원산지이며, 키가 크게 자라고 가지에는 큰 가시가 많다. 음나무를 '개두릅나무'라고도 부르며, 음나무 순은 '개두릅나물'이라고 하는데, 몸에 좋고 맛도 좋아서 '두릅 팔아서 개두릅 사 먹는다'는 말도 있다.

음나무는 예부터 약으로, 나물로 귀하게 쓰여서 마을 근처에 많이 심었다. 또 음나무 가시는 귀신을 쫓는다 하여 시골에서는 집 안이나 대문에 가시가 있는 가지를 걸어 두기도 한다.

우리나라 창원과 무주에는 천연기념물로 지정된 음나무도 있다. 목재도 우수해서 합판·가구·악기를 만드는 데 쓴다.

효소 담그기

음나무 순과 꽃을 따서 두릅나무와 같은 방식으로 담근다.

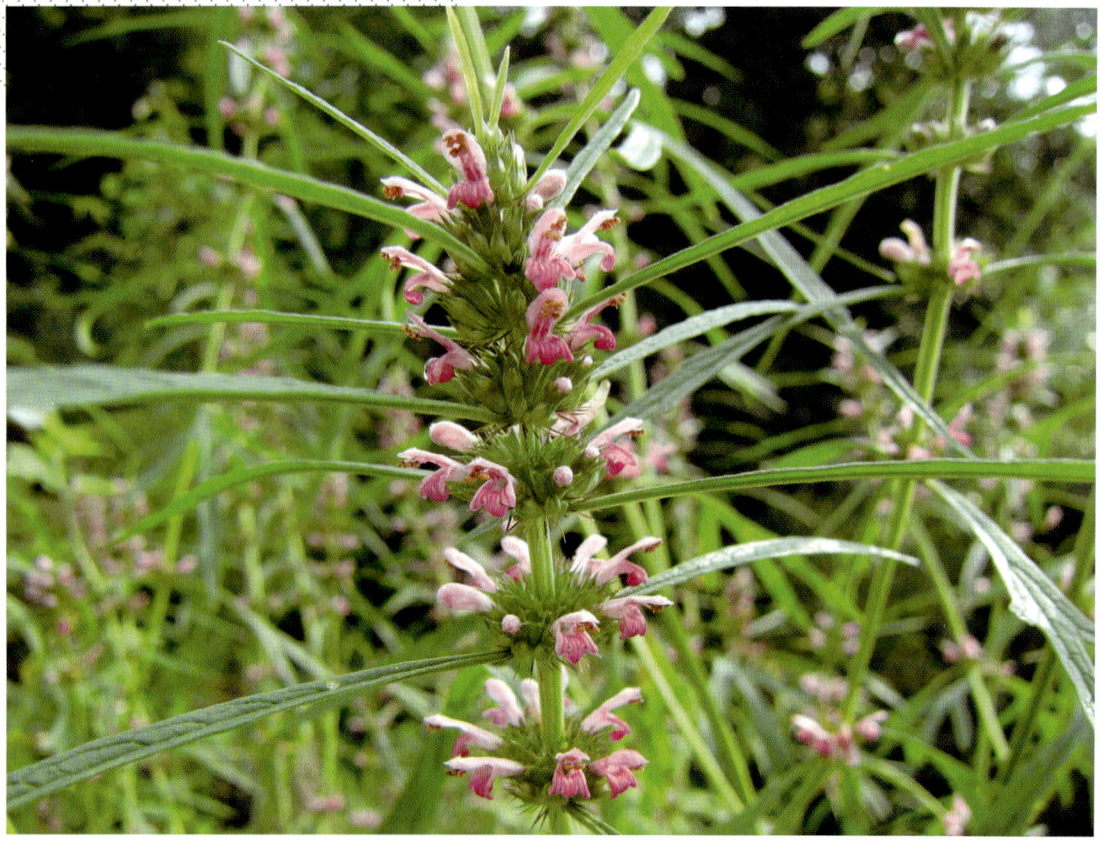

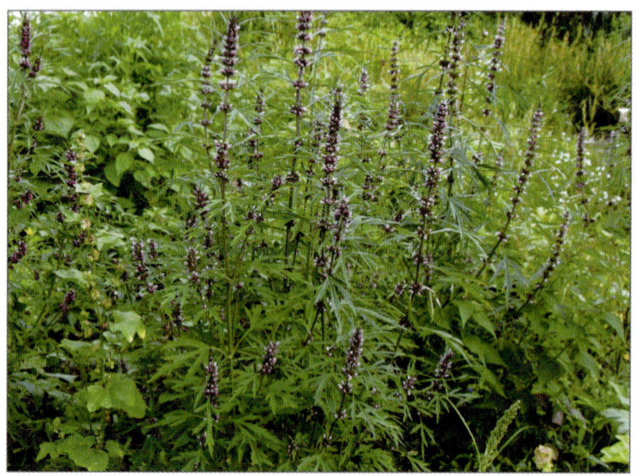

익모초는 자잘한 자주색 꽃을 피운다.

부인에게 이로운 풀이라고 해서 '익모초'라고 부른다.

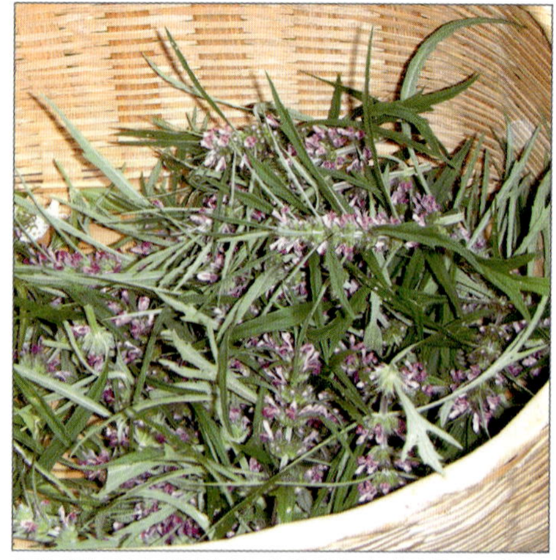

음력 6월 6일에 채취한 익모초의 약효가 가장 좋다고 한다.

익모초 익모초益母草·충위자茺蔚子

꿀풀과 • 두해살이풀 • 키 1.5m 내외

학명 *Leonurus japonicus* Houtt. **분포지** 우리나라와 아시아의 들 **개화** 7~8월에 연한 자주색 꽃 **결실** 9~10월 **효능** 유방암·고혈압·결핵·위장병·맹장염·월경불순·자궁 수축·자궁출혈·대하·산후 지혈·부종·눈병에 좋으며, 조혈造血·정혈·해독·이뇨 작용을 한다.

부인에게 이롭다고 '익모초'라고 한다. 농가에서는 민간약으로 재배하기도 하는데 일사병, 열사병 등 더위 먹은 병을 치료하며, 눈병을 낫게 한다. 또한 새벽이슬을 맞은 생즙은 심장을 튼튼하게 한다.

익모초는 쑥 비슷한 향이 나는데 쑥보다 훨씬 진한 향이다.

《본초강목》에서는 소서와 단오 사이인 음력 6월 6일에 채취한 익모초의 약효가 가장 좋다고 쓰고 있다.

효소 담그기

음력 6월 6일쯤에 채취하여 설탕과 1:1 비율로 담근다. 2~3일에 한 번씩 뒤집어 주고 100일 정도 지나서 걸러 낸다. 1년 이상 숙성시킨 다음에 먹는다.

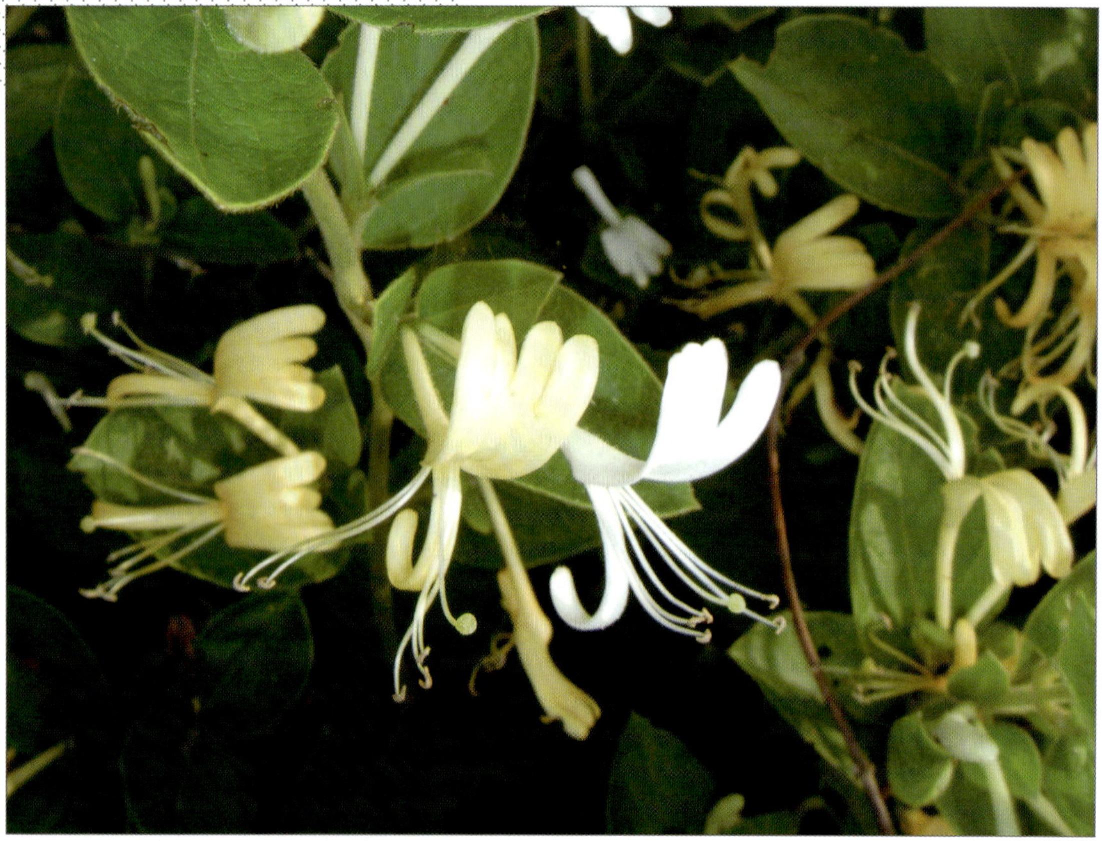

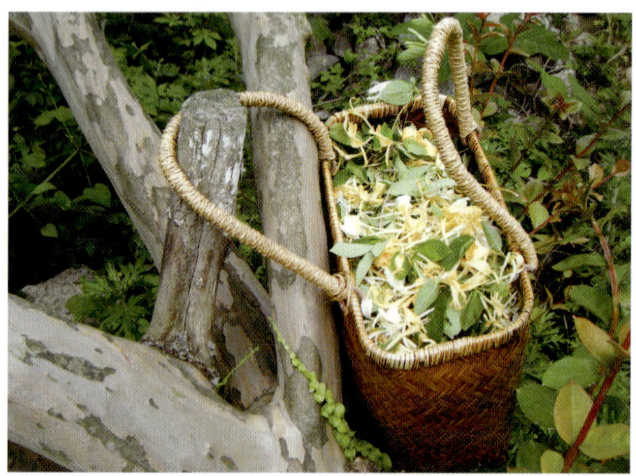

인동덩굴은 흰 꽃과 노란 꽃이 함께 피어 '금은화'라고도 부른다.

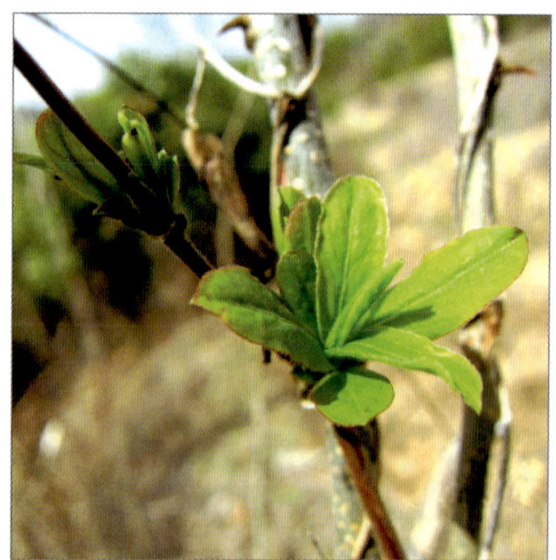

꽃과 줄기, 잎을 효소로 담근다.

인동덩굴 새순

인동덩굴 금은화金銀花

인동과 • 반상록 활엽 덩굴성 관목 • 길이 3~4m

학명 *Lonicera japoncica* Thunb. **분포지** 우리나라와 아시아의 산·들 **개화** 5~6월 **결실** 9~10월 **효능** 당뇨·치매·
간염·관절염·기관지염·각기병·기침·감기·치질·패혈증·각종 피부병·부스럼·종기·습진·매독·임질에 좋다. 버섯중독·
약물중독·금단증상·학습 장애를 치료하고, 해열·해독·진통·소염·억균 작용을 한다.

인동덩굴은 '금은화'라고도 불리는데, 흰 꽃과 노란 꽃이 함께 피기 때문에 붙여진 이름이다. 처음에는 흰색이다가 차츰 노란색으로 변하며, 향기가 짙다. 두 색이 정답게 핀다고 '원앙등鴛鴦藤'이라고도 불린다. 또 수술이 할아버지 수염 같다고 하여 '노옹수老翁鬚', 꿀이 많아 '밀보등密補藤', 귀신을 다스린다 해서 '통령초通靈草'라고도 한다.

덩굴과 잎, 줄기에는 로니세린lonicerin·플라보노이드·탄닌·알칼로이드 등이 있어 해열·진통·소염 작용을 하며, 전립선 감염·신경통·관절염에 좋다. 또 꽃에는 루테올린luteolin·사포닌Saponin 등의 성분이 함유되어 있어 맹장염·복막염·폐렴·폐결핵·유방염·자궁내막염 등의 염증을 삭히며, 억균 효과가 크다.

혈액을 깨끗하게 하는 인동덩굴은 옛날부터 애용해 온 산야초이며, 강한 항균 작용이 있어 '한방의 항생제'라고도 한다.

효소 담그기

꽃과 줄기, 잎을 설탕과 1:1 비율로 담그고 2~3일에 한 번씩 뒤집어 준다. 꽃은 두 달 정도, 줄기와 잎은 100일 후에 걸러 내고, 1년 이상 숙성시켜서 먹는다.

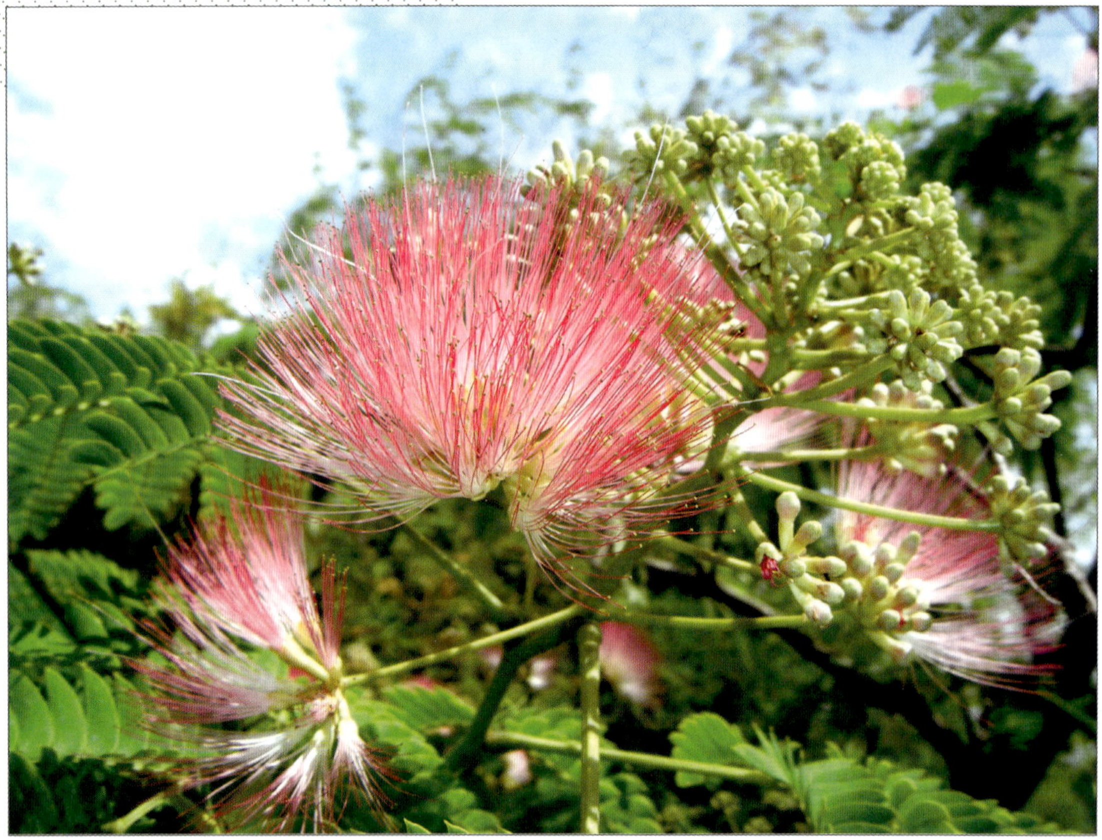

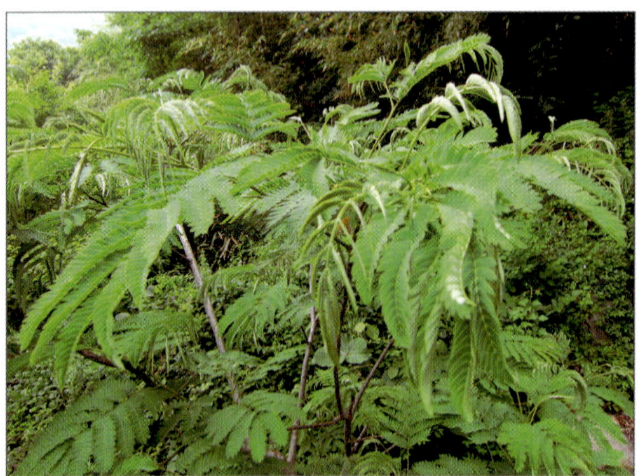
자귀나무 꽃은 부채 모양의 깃털 같은 모습이 무척 화려하다.

자귀나무 잎은 흐린 날이나 밤에는 접힌다.

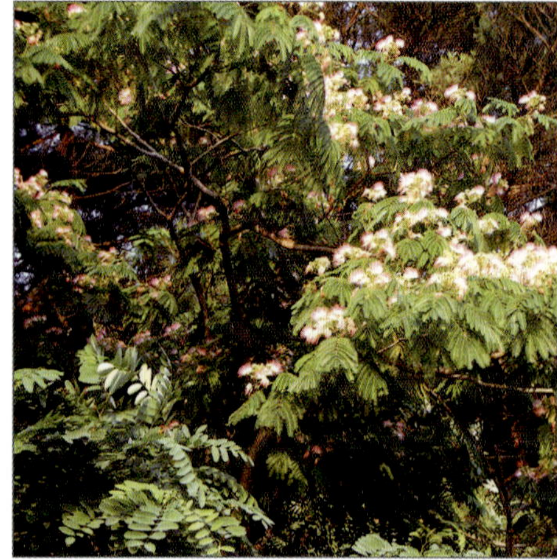
꽃이 지고 나면 9∼10월에 열매를 맺는다.

자귀나무 합환피合歡皮

콩과 • 낙엽 활엽 소교목 • 키 3~5m

학명 *Albizia julibrissin* Durazz. **분포지** 우리나라와 아시아의 산과 들 **개화** 6~7월에 붉은색·흰색·보라색 꽃 **결실** 9~10월 **효능** 요통·골절통骨節痛·급성 신우염·기관지염·임파선염·폐렴·천식·타박상·습진·풍치·어혈에 좋으며, 우울증·불면증·신경 불안·기생충 제거에도 쓴다.

자귀나무는 흐린 날이나 밤에는 잎이 접히기 때문에 '합환수合歡樹'라 불린다. 안마당에 심으면 부부의 금슬이 좋아진다고 해서 '합환목合歡木', '야합수夜合樹', '유정수有情樹'라고도 부른다.

자귀나무 꽃은 부채 모양의 깃털 같은 모습이 화려하고 예뻐서 정원수로 많이 심으며, 꽃으로 담근 술은 '합환주合歡酒'라고 부른다. 또 자귀나무 달인 물로 식혜를 만들어 먹으면 신장염에 특효가 있다고 한다.

효소 담그기

꽃과 잎을 쓰며, 설탕과 1:1 비율로 담근다. 2~3일에 한 번씩 뒤집어 주고, 꽃은 두 달 후에, 잎은 100일 정도 지나서 걸러 낸다. 1년 이상 숙성시킨 다음에 먹는다.

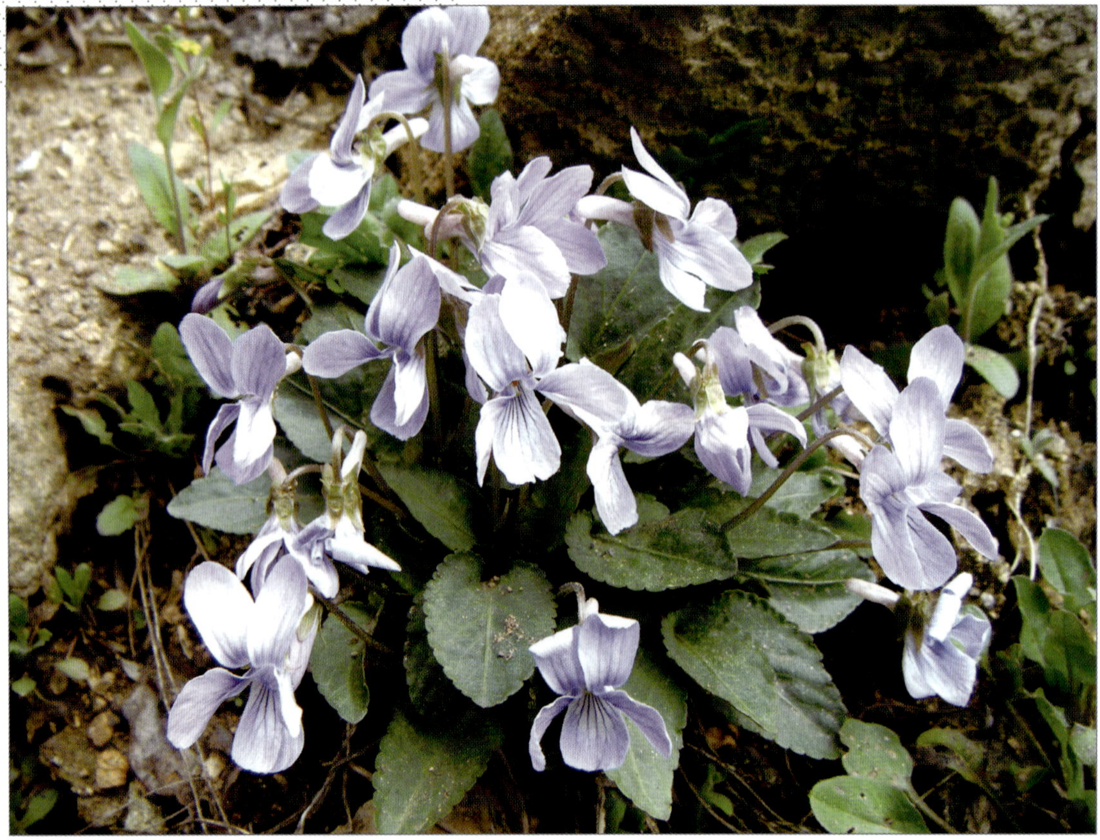

'제비꽃'이라는 이름은 제비가 올 때쯤 꽃이 핀다고 해서 붙여졌다.

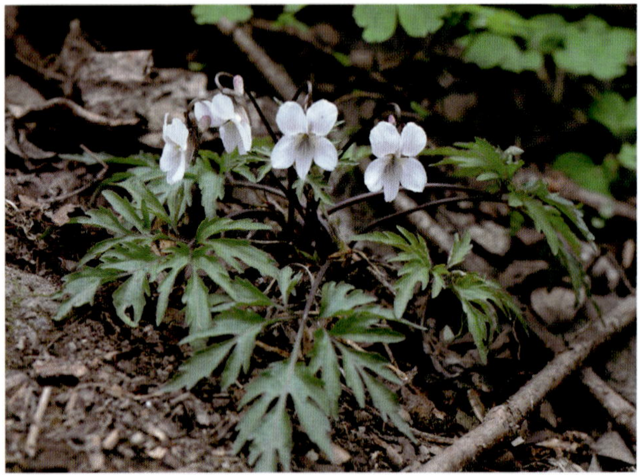

하얗게 꽃을 피운 남산제비꽃.

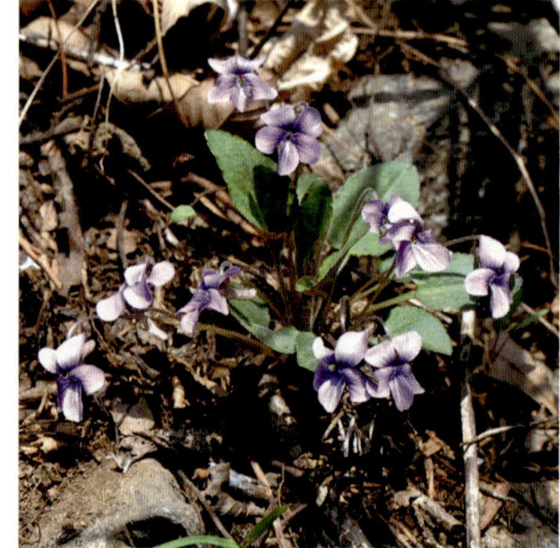

제비꽃

제비꽃 자화지정紫花地丁

제비꽃과 • 여러해살이풀 • 키 10~15cm

학명 *Viola mandshurica* W. Becker **분포지** 우리나라와 아시아의 산과 들 **개화** 3~4월에 보라색·흰색·노란색 꽃
결실 7~8월 **효능** 중풍·고혈압·황달·간염·급성 유선염·관절염·태독·화농성 궤양 질환·안구 질환·부인병·이질·설사·사독에 좋다. 발육 촉진제·간장 기능제로도 쓰며, 소염·억균·해독 작용을 한다.

따뜻한 봄날 나지막한 양지쪽에서 고개를 숙이고 수줍게 피는 예쁜 꽃이다. '제비꽃'이라는 이름은 남쪽에서 제비가 올 때쯤에 꽃이 핀다고 해서 붙여진 이름이다. 제비꽃이 필 때 오랑캐들이 쳐들어 왔다고 '오랑캐꽃'이라고도 하며, 가락지꽃·장수꽃·앉은뱅이꽃 등 여러 이름이 있다.

어느 시인이 제비꽃을 한 번쯤 노래하지 않았을까? 이른 봄에 해맑은 향기로 우리의 마음을 설레게 하는 꽃이다.

학명이 'Viola'인 제비꽃은 전 세계에 850종 정도 있는데, 우리나라에만 42종이 자생한다. 그중 특이한 꽃은 졸방제비꽃으로, 꽃대가 유난히 길게 올라오고, 알록제비꽃은 둥글고 넓은 잎에 무늬가 알록달록하다. 드물게 흰색과 노란색 꽃을 피우기도 한다.

이 여리고 작은 산야초는 번식력이 좋아 어디서든 예쁜 꽃을 쑥 내밀어 그 생명력에 감동하게 만든다. 옛날부터 민간에서 귀한 약으로 쓰여 만병을 다스렸으며, 어린순은 나물로 먹는다. 또한 향이 좋아 향수의 재료로 쓰이며, 꽃이 예뻐 원예 품종으로 개량된 것도 많다.

효소 담그기

제비꽃 전초를 쓴다. 제비꽃은 예쁜 유리 용기에 백설탕과 1:1 비율로 담가 눈에 잘 보이는 곳에 두고, 색깔이 우러나오는 것을 보면 기분이 좋아진다. 2~3일에 한 번씩 뒤집어 주고, 실내에서는 발효가 빨리 되므로 상태를 지켜보다가 한 달쯤 후에 걸러 낸다. 실외에서는 100일 정도 지나서 걸러 낸다. 1년 이상 숙성시킨 다음에 먹는다.

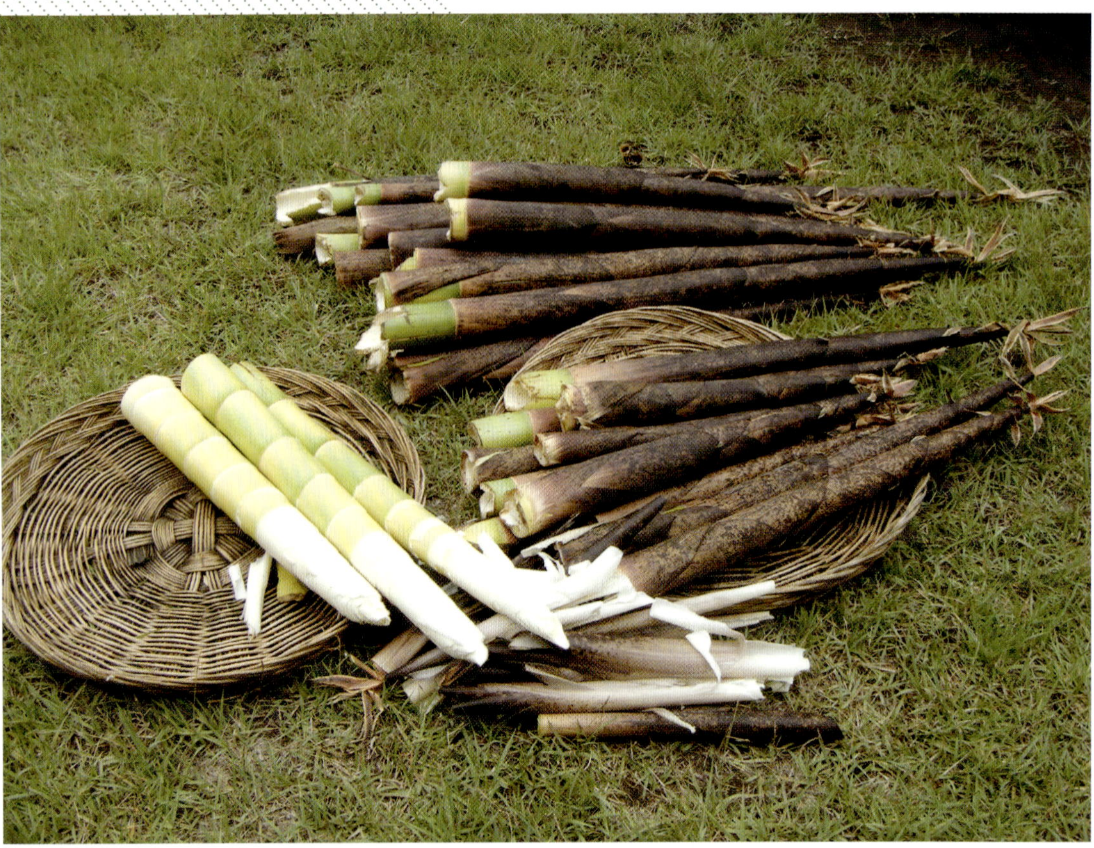

껍질을 벗겨 손질한 죽순.

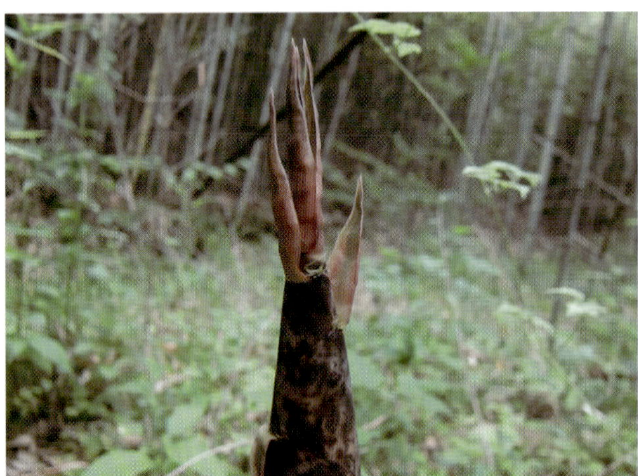

죽순이 올라오는 모습.

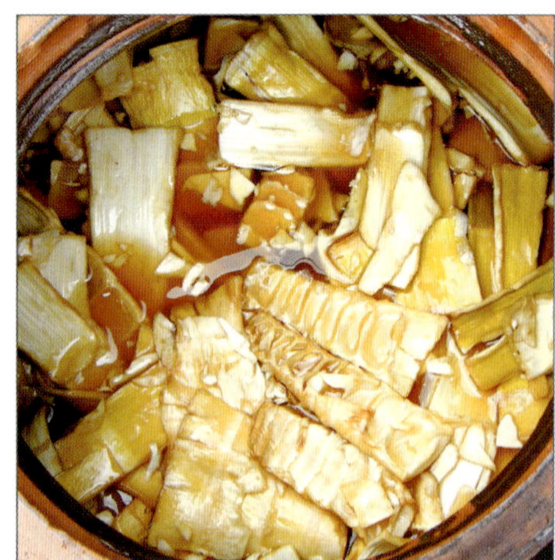

죽순은 날로 먹지 않고, 조리하거나 효소로 담근다.

죽순 죽순竹筍·죽여竹茹

볏과 • 상록성 활엽 나무 • 키 20m 내외

학명 *Phyllostachys bambusoides* Siebold & Zucc. [왕대] **분포지** 우리나라·열대·온대 지방의 산과 언덕 **개화** 6~7월, 개화 시기는 3~4년·30년·120년 등 다양 **결실** 9~10월, 보리알 같은 열매를 맺은 뒤 죽음 **효능** 심장병·고혈압·동맥경화·만성 기관지염·피부염·불면증·변비에 좋다. 체중 감량에도 쓰며, 이뇨 작용을 한다.

우리나라에서 잘 자라는 대나무로는 왕대·조릿대·솜대 등이 있으며, 우리가 흔히 보는 대나무는 왕대이다. 죽순은 대나무류의 어리고 연한 싹을 말하는데, 비타민 B와 C·단백질·섬유소가 많고, 리그닌^{lignin}·펙틴^{pectin} 등의 다이어트리 화이버$^{dietary fiber}$가 풍부하다. 이러한 성분들은 장 운동을 촉진하고 변비를 해소하며, 이뇨 작용으로 신장도 강화시킨다. 또한 노폐물을 신속하게 배출시키므로 혈액을 깨끗하게 만든다.

대나무의 찬 성질은 허열虛熱을 제거하는 명약이다. 특히 조릿대는 항암·당뇨·고혈압·동맥경화·간염·정신 불안·여드름·습진·알코올 중독 등을 치료한다. 대나무 속살에 있는 천연 유황 성분은 불로회춘不老回春의 묘약으로, 옛날부터 귀하게 쓰여 왔다.

〈주의〉 몸이 찬 사람, 결석 환자는 쓰지 않는다.

효소 담그기

대나무 종류의 죽순은 모두 효소 재료로 사용할 수 있다. 설탕과 1:1 비율로 담그고 2~3일에 한 번씩 뒤집어 준다. 100일 정도 지나서 걸러 내고 1년 이상 숙성시켜서 먹는다.

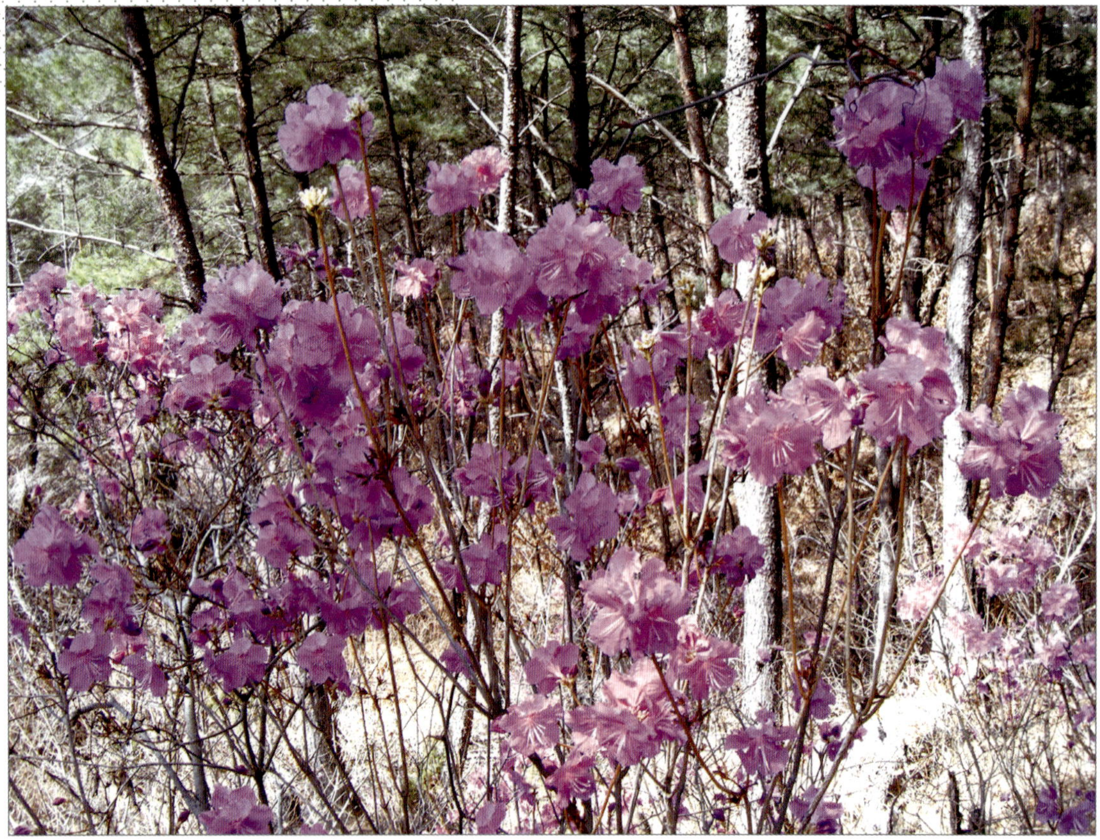

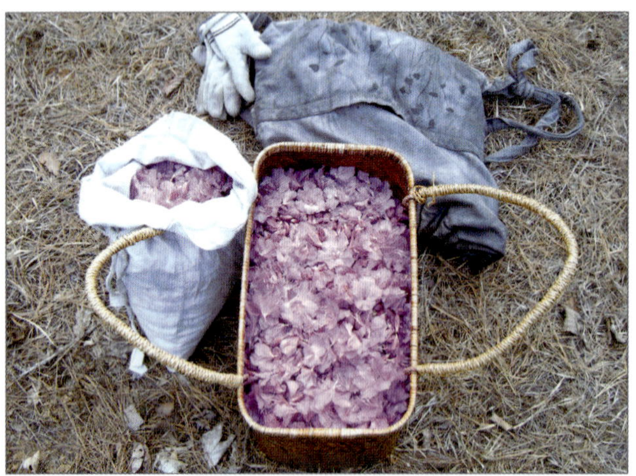

진달래는 잎이 나기 전에 꽃이 핀다.

진달래꽃을 효소 재료로 쓴다.

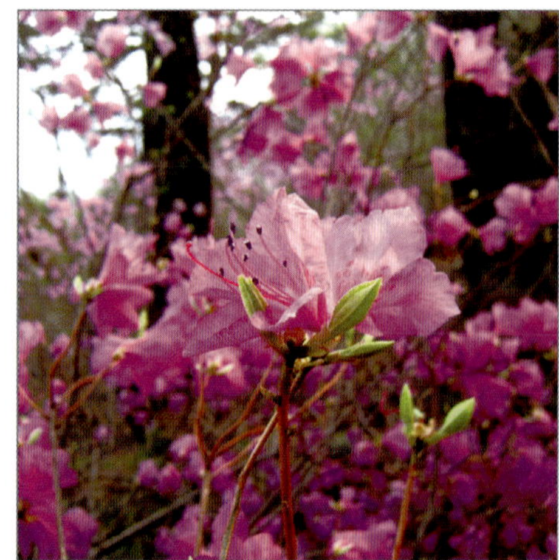

진달래는 '참꽃' 또는 '두견화'라고도 부른다.

진달래 ^{영산홍 迎山紅}

진달래과 • 낙엽 활엽 관목 • 키 3m 내외

학명 *Rhododendron mucronulatum* Turcz. var. *mucronulatum* **분포지** 우리나라 토종이며, 우리나라와 아시아의 산
개화 3~4월에 연분홍 꽃 **결실** 7~8월 **효능** 고혈압·관절염·만성 기관지염·기침·가래·두통·신경통·이질·풍습·토혈·타박상·허리 냉증에 좋다. 진통·해열·해독 작용을 한다.

봄이면 온 산을 붉게 물들이는 자랑스러운 우리 토종 꽃이다. '두견화'라고도 부르는데, 두견새가 밤새워 울며 토한 피가 꽃을 붉게 물들였다는 전설이 있다.

삼월 삼짇날 경치 좋은 곳에서 꽃을 보며 진달래꽃 화전花煎을 지져 먹으며 즐기던 '화전놀이'는 봄철에 빼놓을 수 없는 전통 놀이였다.

진달래꽃으로 담근 술을 '두견주杜鵑酒'라 하는데, 100일이 지나야 맛이 난다고 '백일주'라고도 한다.

진달래는 우리 민족의 정서가 곱게 담겨 있는 정겨운 꽃나무이다.

효소 담그기

금방 핀 진달래꽃과 설탕을 1:1 비율로 담근다. 2~3일에 한 번씩 잘 뒤집어 주고, 두 달쯤 후에 걸러 낸 뒤 1년 이상 숙성시켜서 먹는다. 유리 용기에 백설탕으로 담그면 진달래꽃의 예쁜 색깔을 볼 수 있다. 실내에서는 일주일 만에도 발효가 끝나므로 잘 지켜보면서 걸러 낸다.

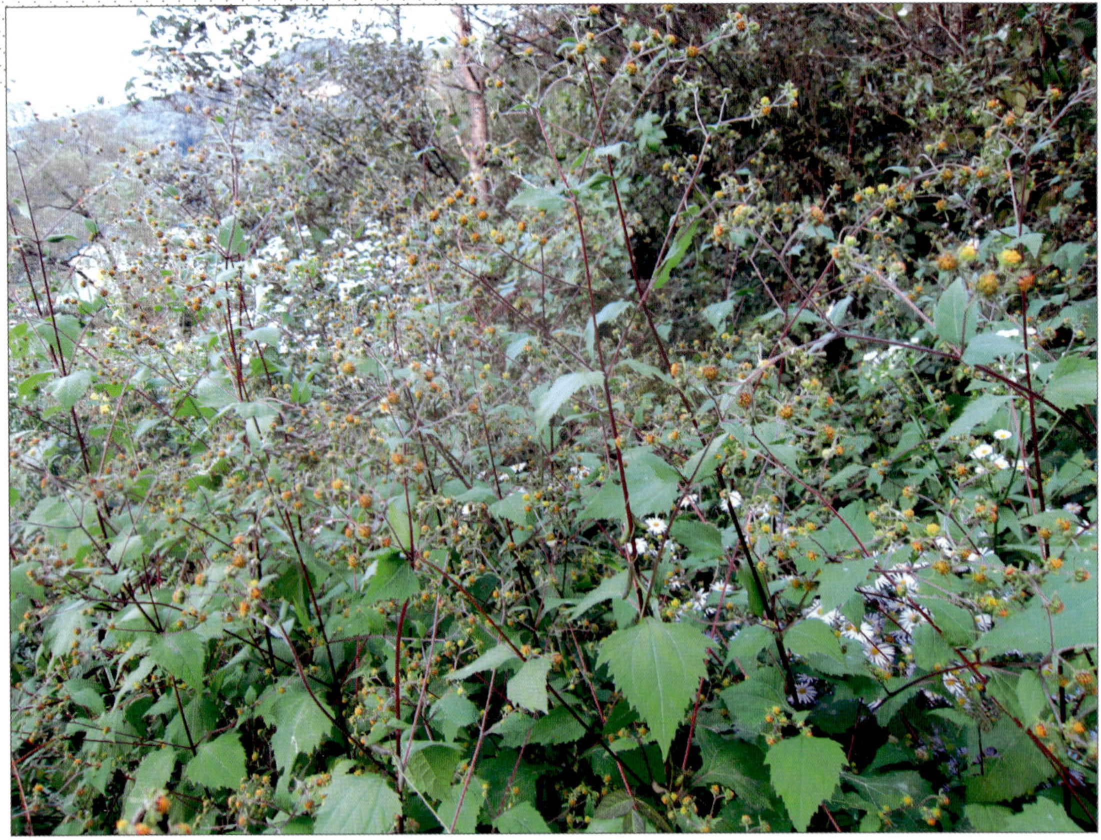

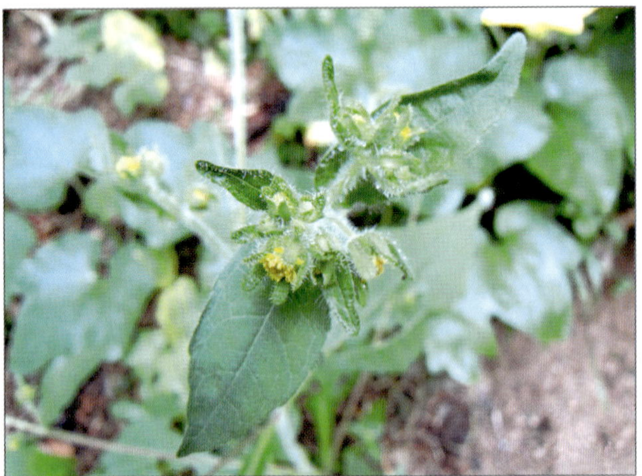

진득찰은 우리나라 들판과 산기슭에 지천으로 자란다.

진득찰은 고혈압에 효과가 있는 것으로 알려졌다.

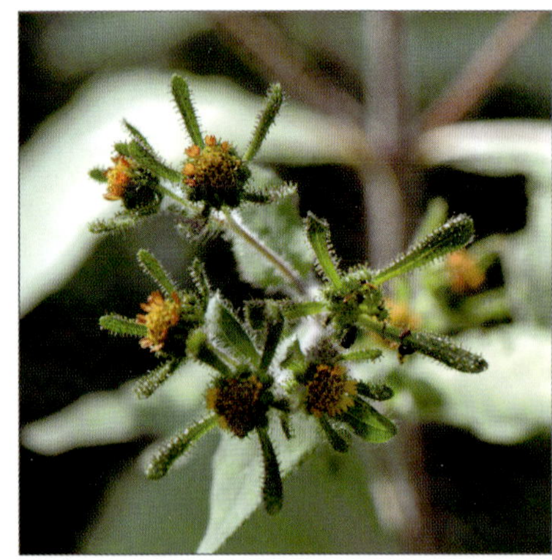

만지면 손이 진득거리기 때문에 '진득찰'이라고 부른다.

진득찰 ^{희첨稀簽}

국화과 • 한해살이풀 • 40~100㎝

학명 *Sigesbeckia glabrescens* Makino **분포지** 우리나라 토종이며, 우리나라와 아시아의 산·들 **개화** 9~10월에 노란 꽃 **결실** 10~11월 **효능** 중풍·고혈압·간염·관절염·좌골신경통·반신불수·안면 신경마비·황달에 좋다. 악창·사독·충독에도 쓰며, 항염 작용을 한다.

진득찰은 산과 들에 지천으로 자라는 우리나라 토종 산야초이다. 성질은 차갑고 쓴맛이 나며, 약간의 독성이 있다.

진득찰은 민간약으로 널리 써 왔는데, 최근 고혈압과 중풍에 효험이 있다고 알려지면서 국제적인 주목을 받으며 연구가 진행되고 있다.

진득찰 잎은 끈적이는 액체가 있어서 옷이나 다른 물체에 잘 달라붙는다. 씨앗도 잘 달라붙어서 멀리까지 종자를 퍼뜨려 번식시킬 수 있다. 털이 많은 털진득찰도 있다.

효소 담그기

전초를 다 사용해 설탕과 1:1 비율로 담근다. 2~3일에 한 번씩 뒤집어 주고 100일 정도 지나서 걸러 낸다. 1년 이상 숙성시킨 다음에 먹는다.

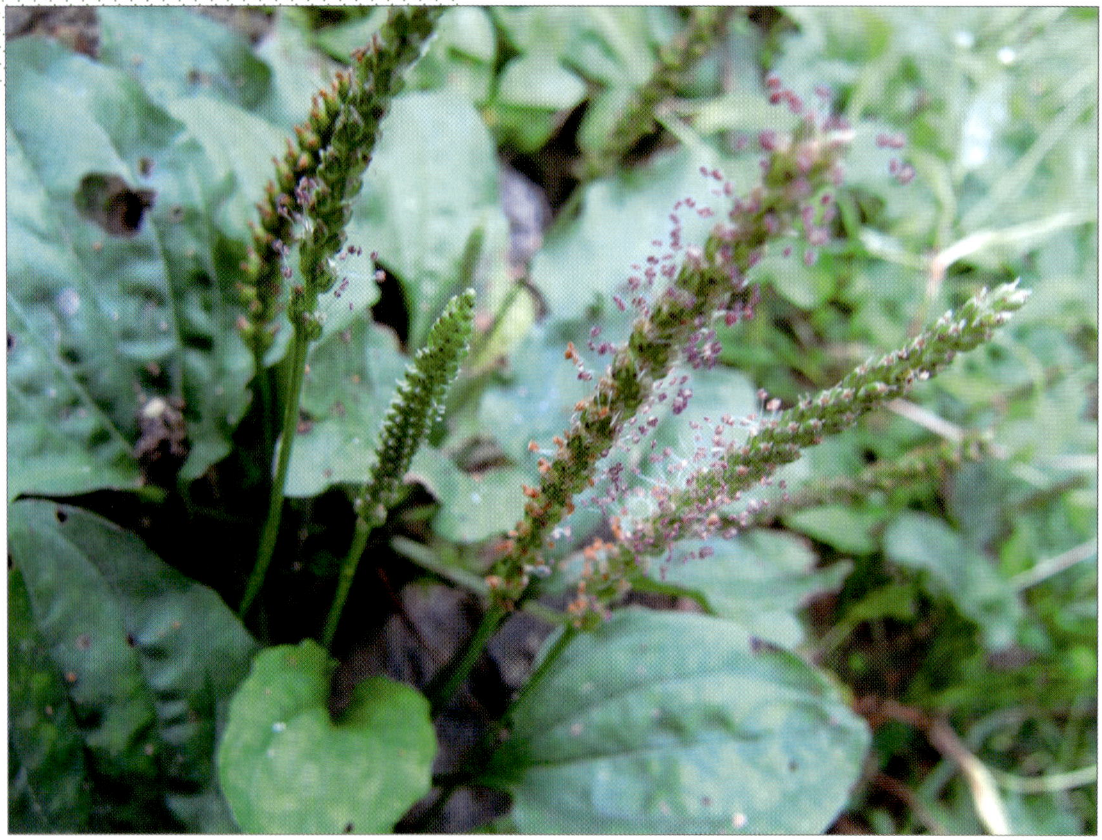

질경이는 어디서나 잘 자라며, 번식력도 강하다. 꽃은 6~8월에 이삭 모양의 하얀 꽃이 피는데, 드물게 보라색 꽃을 피우는 것도 있다.

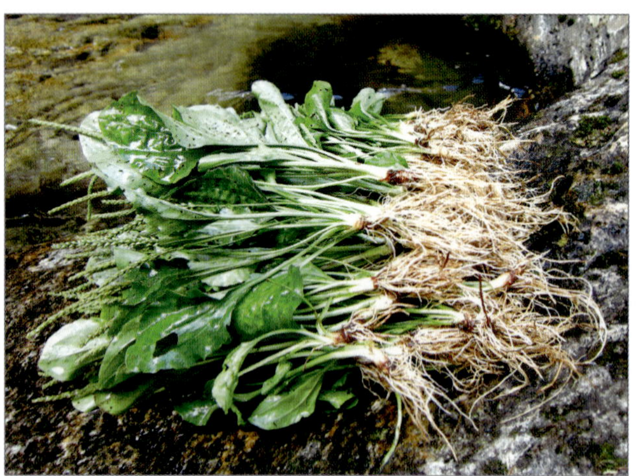

깨끗이 손질한 질경이. 전초를 약재로 쓴다.

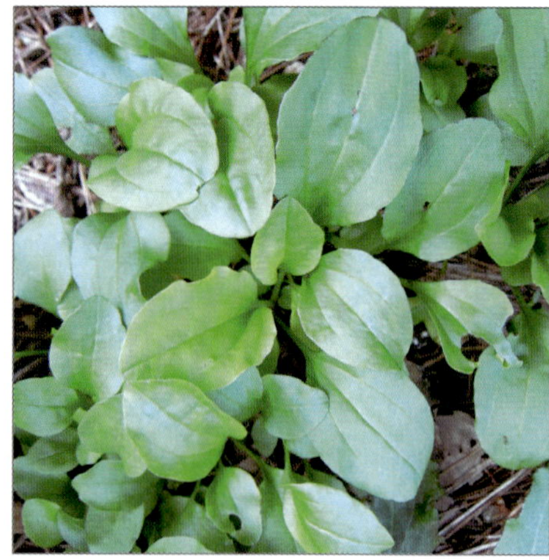

질경이 어린순

질경이 | 차전초 車前草

질경잇과 • 여러해살이풀 • 키 10~50cm

학명 *Plantago asiatica* L. **분포지** 우리나라와 아시아의 산·들·길가 **개화** 6~8월 **결실** 9~10월 **효능** 고혈압·늑막염·신장염·부종·만성 간염·만성 위염·두통·감기·기침·가래·설사·변비·구토에 좋다. 시력 회복·숙취 해소·알코올 중독에도 쓰고, 항암·강장·건위 작용을 한다.

밟혀도 밟혀도 질기게 잘 산다고 '질경이'라고 부른다.

중국 한나라의 '마무馬武'라는 장군이 전쟁터로 가는 길에 풍토병과 굶주림으로 많은 병사와 말들이 죽어 나갔다. 어차피 죽을병에 걸렸으므로 말들을 풀어 주었는데, 3일쯤 지나자 말들이 팔팔하게 살아서 돌아왔다. 잘 살펴보니 말들이 질경이를 뜯어먹는 것이 아닌가! 그래서 병든 병사들에게도 질경이로 국을 끓여 주었는데, 놀랍게도 모두 생기를 되찾았다고 한다. 이에 마무 장군은 수레바퀴 앞에서 말이 풀을 뜯었다고 '차전초'라는 이름을 붙였다.

질경이는 맛이 달고 짜며 성질은 차다. 무기질·단백질·비타민·당분이 풍부하게 들어 있으며, 어린잎은 나물로 먹고, 묵나물·튀김·국·쌈·김치로 다양하게 요리해 먹는다.

어디서나 잘 자라고 전초를 약으로 쓰는데, 효능이 뛰어나 만병에 쓴다. 또 질경이는 염색 재료로도 사용되는데, 옥사玉絲에 실경이 염색을 한 것은 해맑은 연둣빛이 나며 아름답다.

갯질경이·왕질경이·긴잎질경이·털질경이 등 우리나라에만 10여 종이 있다.

🫙 효소 담그기

질경이 전초를 쓴다. 뿌리에 붙은 흙은 흐르는 물에 여러 번 깨끗이 씻어야 한다. 담그기는 기본 방법과 같다.

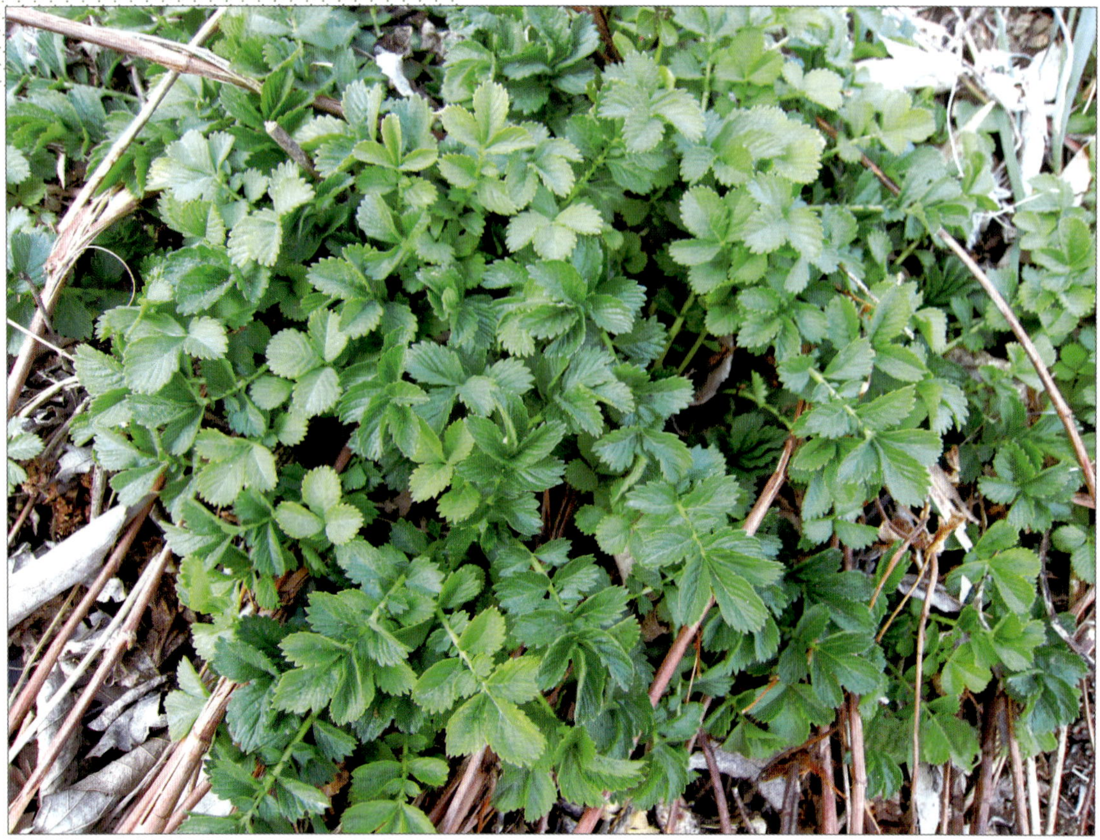

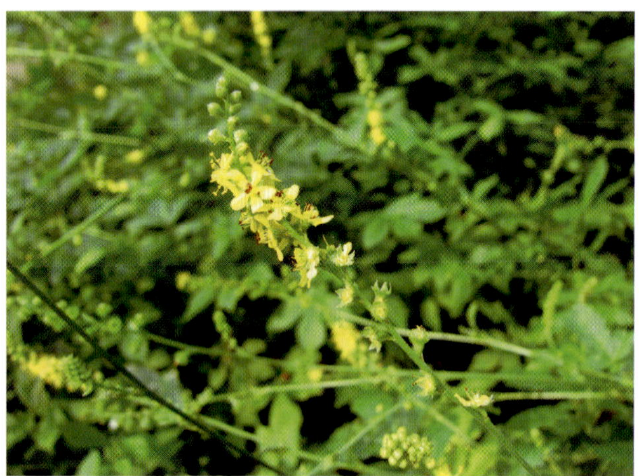

짚신나물 새순. 지난해 묵은 줄기가 남아 있는 것이 특징이다.

짚신나물 꽃은 6~8월에 노란색으로 핀다.

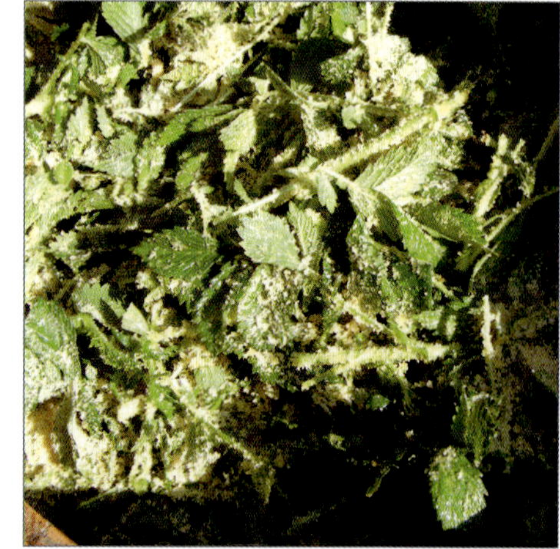

짚신나물을 효소로 담글 때는 전초를 다 쓴다.

짚신나물 선학초仙鶴草

장미과 • 여러해살이풀 • 키 30~100㎝

학명 *Agrimonia pilosa* Ledeb. **분포지** 우리나라·아시아·유럽의 산과 들 **개화** 6~8월에 노란 꽃 **결실** 8~9월 **효능**
모든 암에 쓴다. 당뇨·위궤양·장염·류머티즘·지혈·각혈·자궁출혈·혈뇨·혈변·빈혈·현기증·신경쇠약·식중독·이질·치
질·설사·옴·종창·아구창鵝口瘡·사독·영양실조에 좋다. 구충제·수렴제收斂劑로 쓰며 항암 작용을 한다.

짚신나물은 이파리의 모양이 용의 이빨을 닮아 '용아초龍牙草'라고도 한다. '선학
초'라고 불리는 데는 전설이 있다. 옛날에 한 선비가 과거 길에 나섰는데, 그만 병
이 나고 말았다. 그런데 학 한 마리가 날아와 선비에게 풀을 물어다 주었다. 선비
는 그 풀을 먹고 기력을 찾아 과거에 급제하였다고 한다. 그 풀이 짚신나물인데,
선학이 보내준 선초라고 해서 '선학초'라고도 한다. 아메리카 인디언들도 짚신나물
을 신약神藥으로 쓴다고 알려져 있다.

짚신나물은 그야말로 만병통치약이다. 온갖 암에 다 쓰고, 영양분도 뛰어나다.
단백질은 배추나 상추보다 4배 이상, 섬유질은 15배, 당질은 4배, 철분은 10배, 비
타민도 13배나 된다. 특히 탄닌·유기산·사포닌·비타민 K를 함유하고 있다. 부작
용이 없고 약성이 다양해서 옛날부터 민간에서 널리 사용해 왔다.

짚신나물을 나물로 해 먹으면 오장을 편안하게 하고 강장 효과가 있으며, 배탈이
나지 않고 구충제 역할도 한다. 성악가들이 짚신나물 달인 물로 입가심을 하면 성
대를 보호할 수 있다고 한다.

효소 담그기

전초를 다 쓴다. 설탕과 1:1 비율로 담그고, 2~3일에 한 번씩 뒤집어 준다. 100일 정도 지나서 걸러 내
고 1년 이상 숙성시킨 다음에 먹는다.

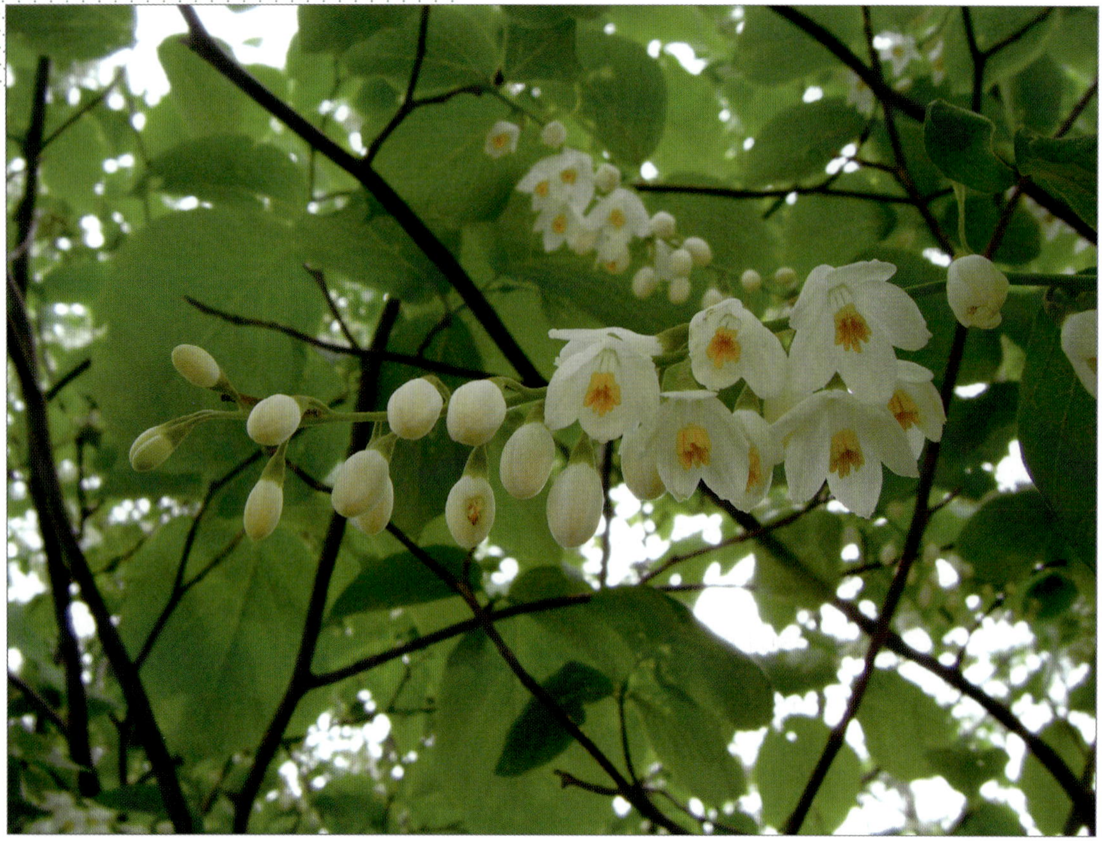

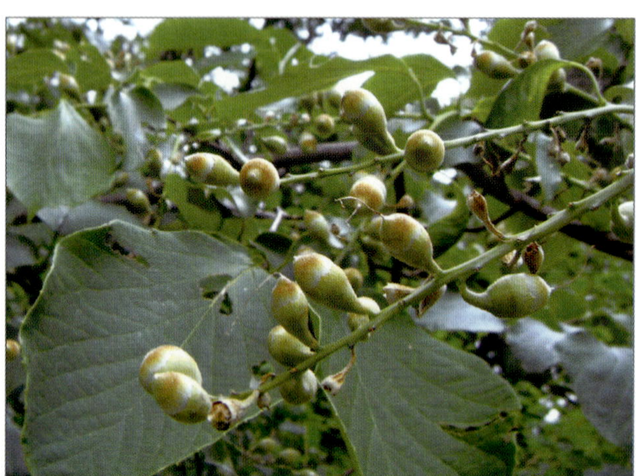

쪽동백나무는 하얀 꽃송이들을 달고 소담스럽게 피어난다.

쪽동백나무 열매는 기름을 짜서 머리에 바르기도 한다.

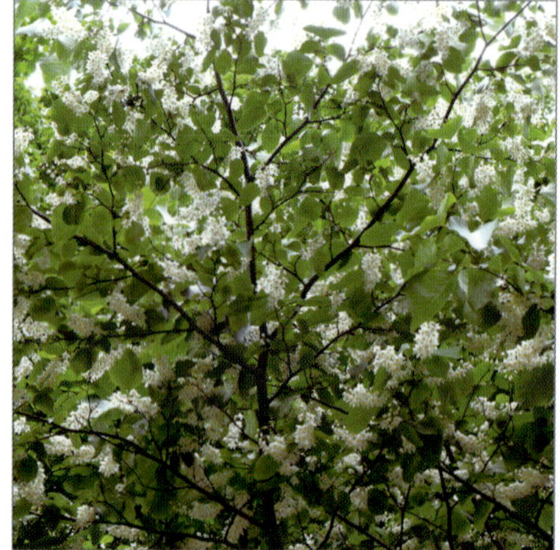

쪽동백나무 꽃이 활짝 피면 풍성한 느낌을 준다.

쪽동백나무 옥령화玉鈴花

때쭉나뭇과 • 낙엽 활엽 소교목 • 키 10m 내외

학명 *Styrax obassia* Siebold & Zucc. **분포지** 우리나라 토종이며, 우리나라와 아시아의 숲 속 **개화** 5~6월 **결실** 9~10월 **효능** 풍습·염증·관절염·기관지염·인후통·치통·악창에 좋다. 구충제·방부제로도 쓴다.

쪽동백나무는 아까시 꽃 진한 향기가 사라지고 숲이 녹음으로 짙어질 때, 널따란 이파리 사이로 소담스런 꽃송이들을 달고 숲을 하얗게 밝히는 나무이다. 향기는 또 얼마나 싱그러운지 덕유산 숨은 계곡 깊숙이 함박꽃과 함께 피어나면 선계가 따로 없다는 느낌이 든다. 산행에서 큰 기쁨을 주는 꽃이다.

이름도 정겨운 쪽동백나무는 우리 토종 나무로, '쪽'은 '작다', '동백'은 '기름 짜는 나무'라는 뜻을 갖고 있다. 이름처럼 열매는 기름을 짜 머리에 바르고, 목재는 결이 치밀하고 단단해서 쟁기의 멍에나 지게 작대기로 사용하며, 목공예 소재로도 으뜸이다. 또 쪽동백나무는 나이테가 보이지 않을 정도로 결이 곱고 깨끗해서 목재에 그림을 그리거나 글씨를 쓰기도 한다.

생활 속 깊숙이 우리의 정서가 녹아 있는 나무이다.

🫙 효소 담그기

꽃은 씻지 않고 담그고, 열매와 잎은 각각 따로 설탕과 1:1 비율로 담근다. 꽃은 두 달 후에, 열매와 잎은 100일 정도 이따가 걸러 준다. 2~3일에 한 번씩 뒤집어 주고 1년 이상 숙성시킨 다음에 먹는다.

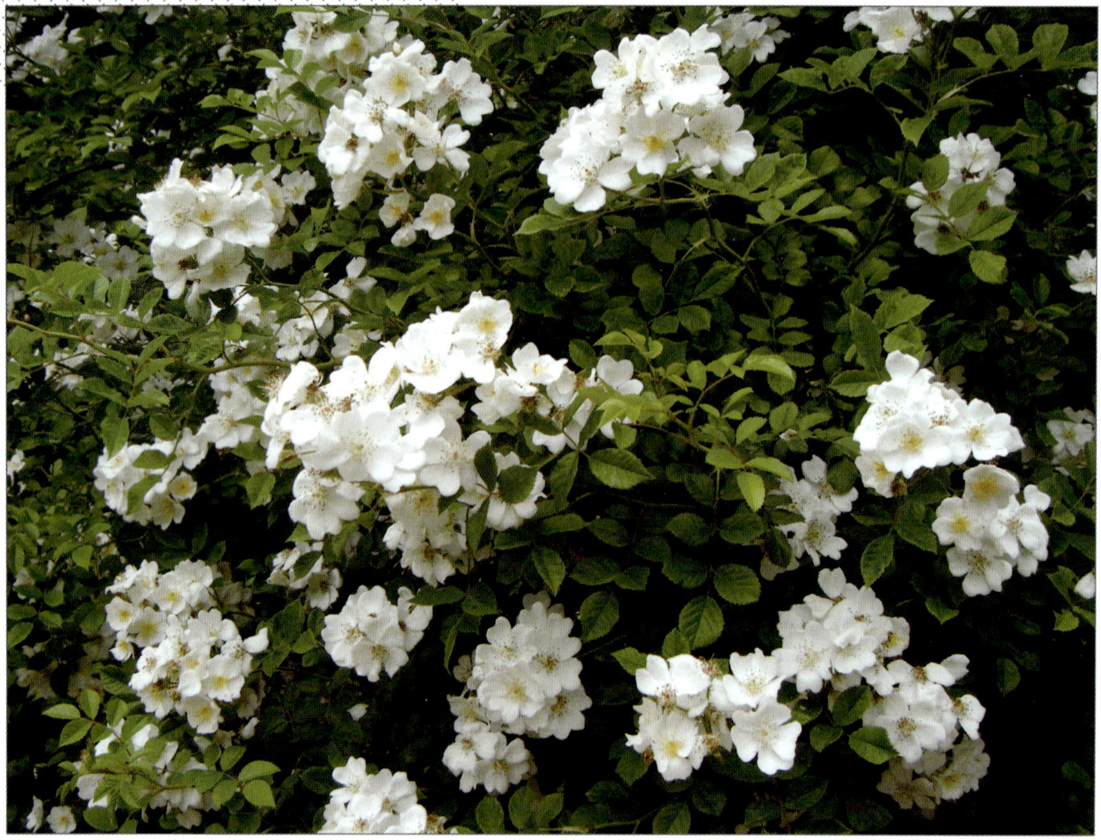

찔레꽃은 향기가 좋아서 향수의 재료로 쓰인다.

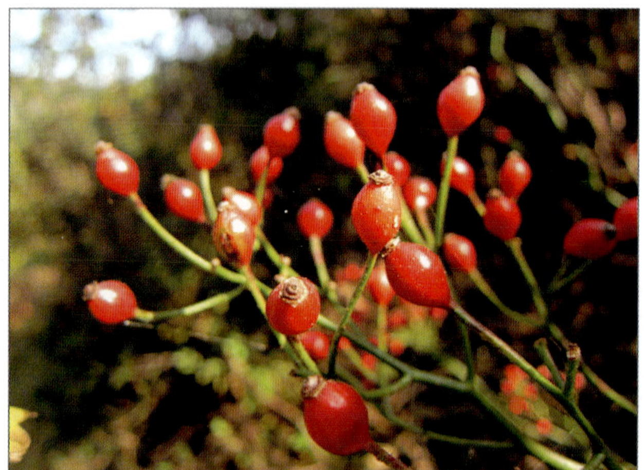

찔레꽃이 지고 나면 빨간 열매가 열린다.

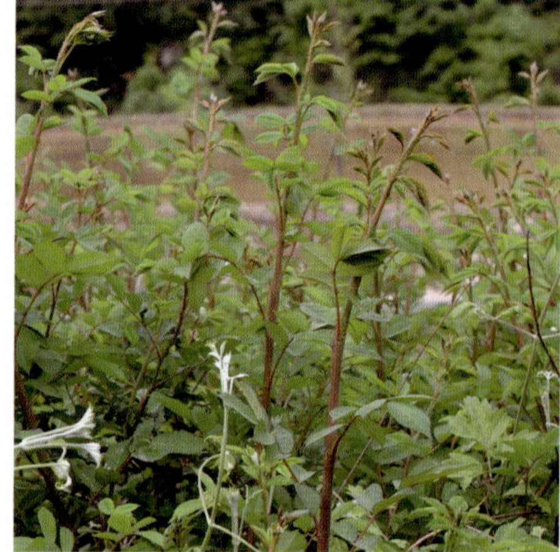

찔레 순을 꺾어 먹으면 단맛이 난다.

찔레꽃 석산호石珊湖·영실營實

장미과 • 낙엽 활엽 관목 • 키 2m 내외

학명 *Rosa multiflora* Thunb. var. *multiflora* **분포지** 우리나라 토종이며, 우리나라와 아시아의 산·들 **개화** 5~6월에 흰색과 붉은색 꽃 **결실** 9~10월에 빨간색 열매 **효능** 당뇨·신장병·관절염·방광염·산후풍·복통·생리통·각기병·부종·사독·창독·이질·어혈·변비·월경불순·혈액순환에 좋다. 어린이 성장 발육에도 쓰며, 해독 작용을 한다.

찔레꽃은 봄이 깊어지면 한 무더기씩 피어 온 산천을 향기로 적시는 우리 토종 꽃이다. 찔레꽃은 화장품이나 향수의 재료로도 많이 쓰이는데, 우리 선조들은 찔레꽃을 증류하여 화장수로 즐겼다. 이를 '꽃이슬'이라고 부르며 이것으로 몸을 씻으면 미인이 된다고 믿었다. 세계의 수많은 장미는 찔레꽃을 개량해서 만든 것이다. 가시나무라고 벨 것이 아니라 잘 활용해서 제품들을 개발하면 좋겠다는 생각을 해 본다.

나의 어린 시절, 찔레 순은 맛있는 간식이었다. 지금까지 내가 먹어 본 음식 중에서 가장 맛있는 것이 찔레 순이다. 찔레꽃은 전초를 약으로 쓰며, 뿌리에 기생하는 찔레버섯은 어린아이의 기침·경기·간질병에 최고의 묘약이며, 항암 효과 또한 뛰어나다고 밝혀졌다. 찔레꽃은 주로 하얀 꽃을 피우는데, 산속에서 연분홍으로 피는 것이 훨씬 아름답다.

효소 담그기

효소 재료로 찔레 순·꽃·열매를 쓴다. 꽃은 깨끗이 따서 씻지 않고 기본 방법으로 담그며, 꽃은 두 달, 순과 열매는 100일 정도 지나서 걸러 낸다.

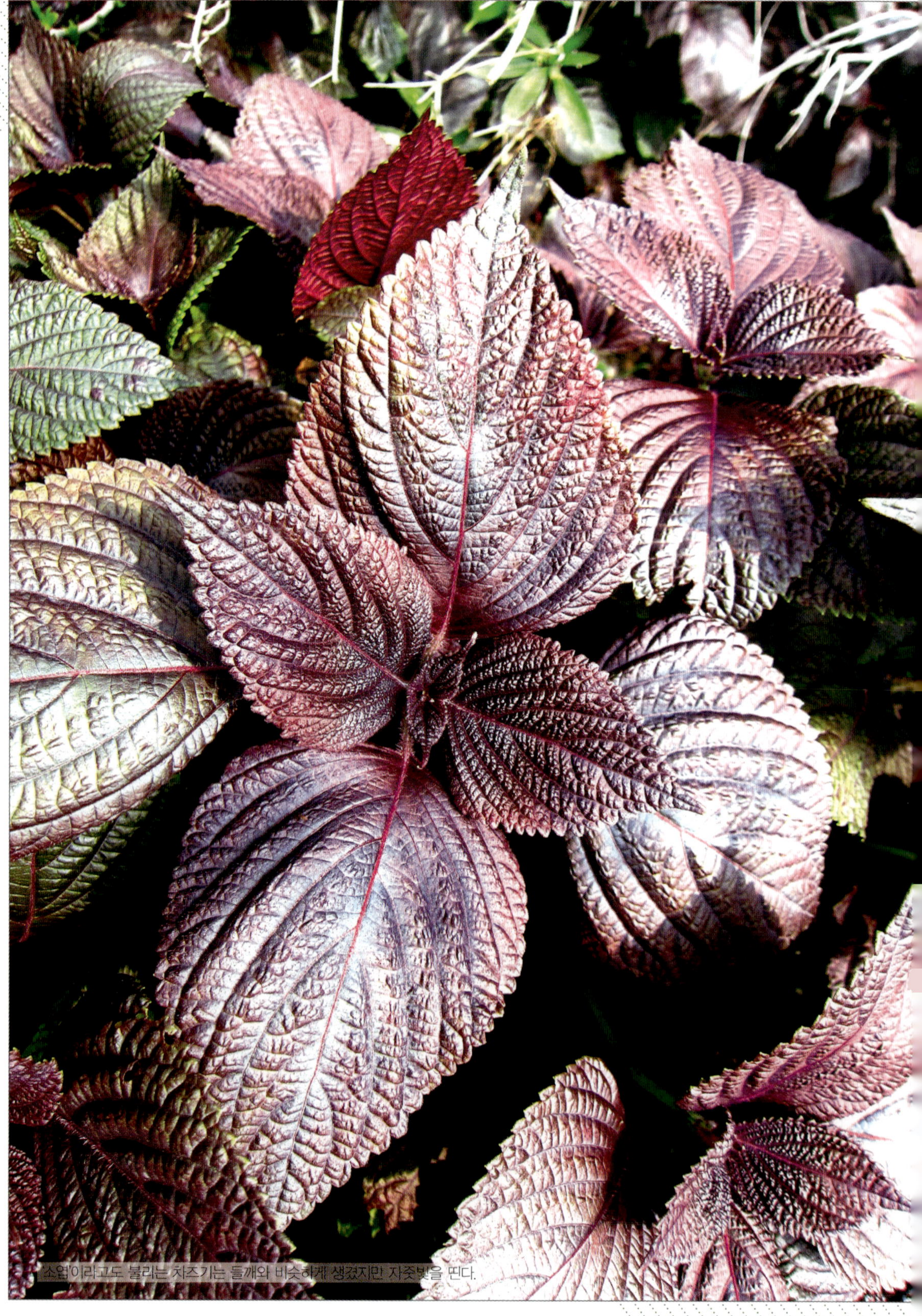

소엽'이라고도 불리는 차즈기는 들깨와 비슷하게 생겼지만 자줏빛을 띤다.

차즈기 [소엽] 자소紫蘇

꿀풀과 • 한해살이풀 • 키 20~80㎝

학명 *Perilla frutescens* var. *acuta* Kudo **분포지** 우리나라와 아시아의 밭과 들 **개화** 8~9월에 연자색 꽃 **결실** 10~11월 **효능** 당뇨·빈혈·기침·가래·불면증·신경쇠약에 좋다. 진통·발한·진정·건위·해독·방부 작용을 한다.

'소엽'이라고도 불리는 차즈기는 들깨와 흡사하게 생겼지만 자줏빛을 띠고 있다. 잎에는 안토시아닌 성분이 함유되어 있는데 사과산·구연산·주석산 등 신맛을 내는 산성 물질과 만나면 화학 반응을 일으켜 차츰 분홍색으로 변한다. 매실에 예쁜 색깔을 들일 때도 차즈기를 사용한다.

차즈기는 다른 채소들이 따르지 못할 정도로 단백질·당질·비타민·섬유소·회분·미네랄 등을 많이 갖고 있다. 방부 효과가 뛰어날 뿐 아니라 콜레스테롤을 제거하는 리놀산^{linolic acid}도 풍부하다.

차즈기에 들어 있는 자소유^{紫蘇油}는 항균성이 뛰어나고 주성분인 페릴라틴^{perillatine}은 설탕보다 200배나 더 감미가 있다. 게·생선·육류 등의 중독을 방지하고, 정신 불안을 해소하며, 진정 효과도 뛰어나다. 환자가 먹으면 기분이 좋아진다고 한다.

번식력도 좋고 햇빛 드는 곳이면 어디서나 잘 자라는 차즈기는 화분이나 마당 한편에 심어 두면 활용 가치가 높은 산야초이다.

🍶 효소 담그기

잎과 줄기, 설탕을 1:1 비율로 담근다. 2~3일에 한 번씩 뒤집어 주고 100일 정도 지나서 걸러 낸다. 1년 이상 숙성시킨 다음에 먹는다.

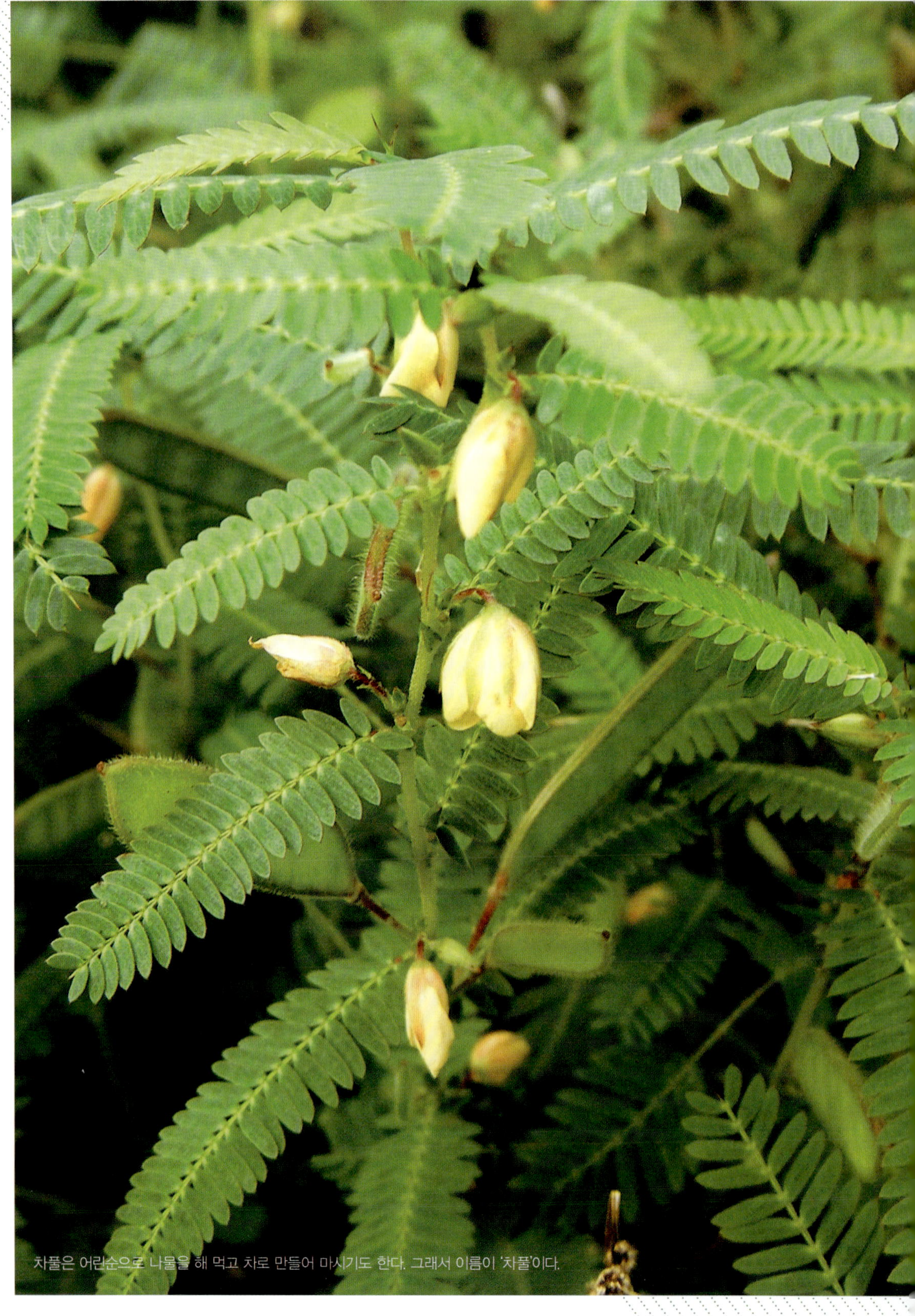

차풀은 어린순으로 나물을 해 먹고 차로 만들어 마시기도 한다. 그래서 이름이 '차풀'이다.

차풀 산편두山扁豆

콩과 • 한해살이풀 • 30~60㎝

학명 *Chamaecrista nomame* (Siebold) H. Ohashi **분포지** 우리나라와 아시아의 산지·냇가·습한 곳 **개화** 7~8월에 노란 꽃 **결실** 9~10월에 3㎝ 정도의 긴 꼬투리 **효능** 간암·간염·간 경화·위경련·폐옹肺癰·각기병·황달·토사·야맹증·소아감적小兒疳積·칠창漆瘡·어혈·부스럼·소변불통·사독에 좋다. 항암·건위 작용을 한다.

차풀은 여름과 가을에 노란 꽃이 피고, 열매는 밤색 털이 보송보송한 예쁜 꼬투리 모양이다. 밤에는 잎을 포개어 잠을 잔다.

차풀은 암세포를 죽이고, 위를 보호하며, 눈을 밝게 한다. 특히 간암·간염·간 경화 등 간 질환에 효험이 있으며, 만성 변비와 비만증에도 좋다. 어린순은 나물·국·튀김 등을 만들어 먹고 차로도 마시는데, 차풀로 만든 차는 고급 차이다. 그래서 이름도 '차풀'이다.

〈주의〉 임산부는 쓰지 않는다.

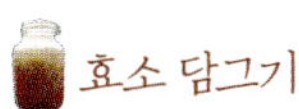 **효소 담그기**

꽃이 피었을 때 줄기째 잘라 설탕과 1:1 비율로 담근다. 2~3일에 한 번씩 뒤집어 주고, 100일 정도 지나서 걸러 낸다. 1년 이상 숙성시킨 다음에 먹는다.

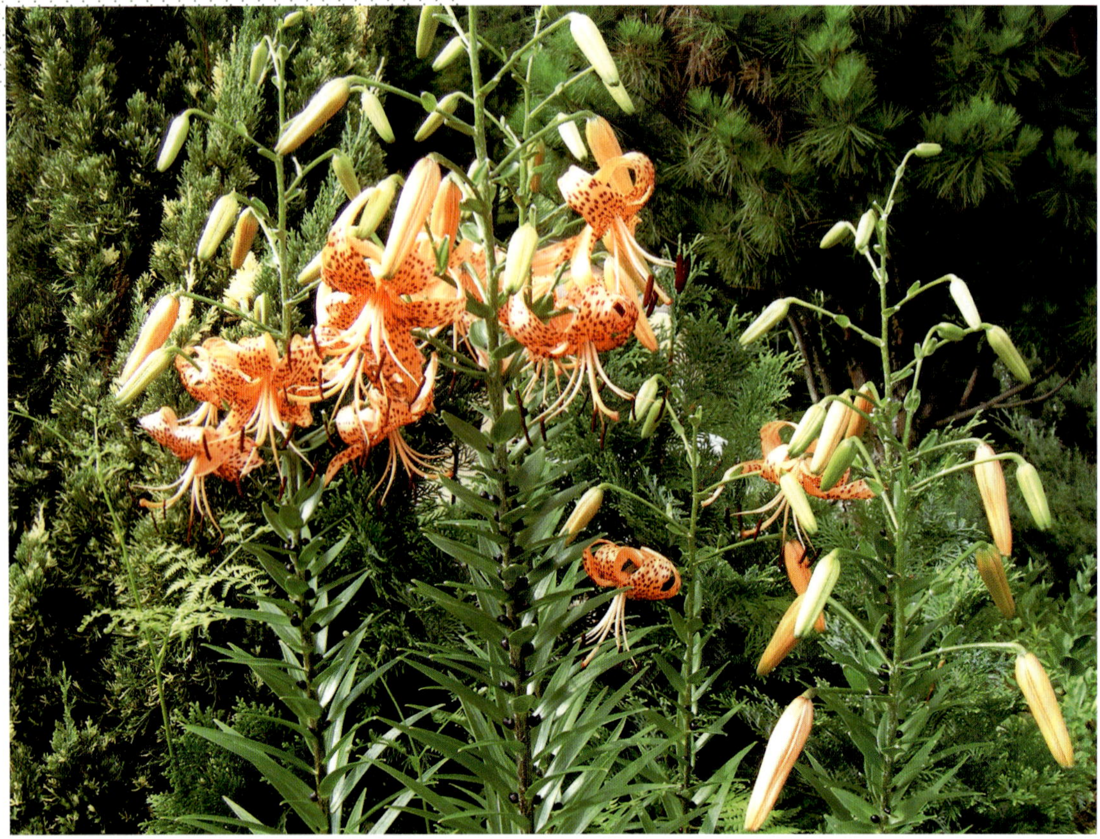

참나리 꽃. 꽃에 호랑이처럼 무늬가 있어 '호랑나리'라고도 부른다.

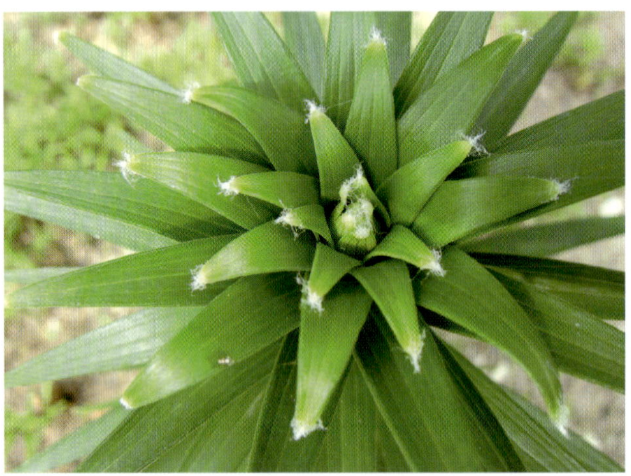

참나리 잎은 어긋나고 바소꼴이다.

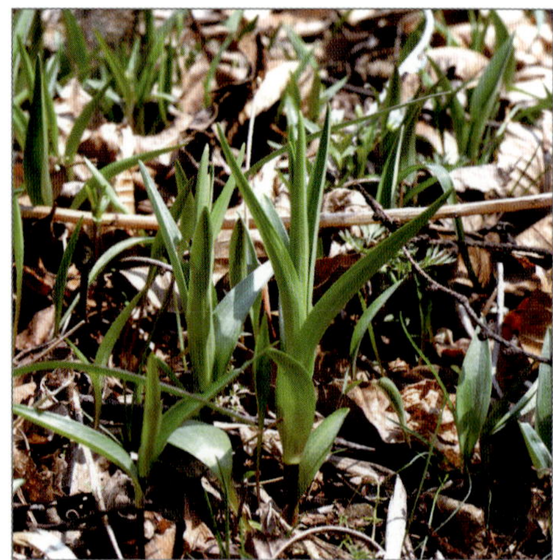

참나리 어린순

참나리 ^{백합百合}

백합과 • 여러해살이풀 • 키 1~2m

학명 *Lilium lancifolium* Thunb. **분포지** 우리나라와 아시아의 산과 들 **개화** 7~8월에 주황색 꽃 **결실** 9~10월 **효능**
폐암·결핵·해수·두통·유즙 불통·신경쇠약·비만에 좋다. 한열·진정·강장·진해·항균 작용을 한다.

한여름을 더욱 화려하게 장식하는 꽃이다. 매미 소리가 요란하면 참나리 얼굴은 더욱 화려해지는데, 큰 키에 얼굴 가득 당당하게 내민 수술은 무척 씩씩해 보인다.

웰빙 시대에 맞춰 참나리도 다양한 식품으로 개발되고 있다. 불포화지방산인 리놀레산^{linoleic acid}을 비롯하여 10여 종의 지방산을 함유하고 있어 쿠키·면류·발효주 등 많은 연구 개발이 기대되는 꽃이다.

참나리는 백합과의 식물인데, 백합은 100개의 비늘줄기가 합하여 알뿌리를 형성한다고 '백합^{百合}'이라고 한다. 백합과 마찬가지로 참나리도 꽃가루가 옷에 묻으면, 잘 지워지지 않는다.

꽃에는 호랑이 무늬가 있어 '호랑나리'라고도 부른다.

🫙 효소 담그기

전초를 다 쓴다. 설탕과 1:1 비율로 담그고 2~3일에 한 번씩 뒤집어 준다. 100일 정도 지나서 걸러 내고 1년 이상 숙성시킨 다음에 먹는다.

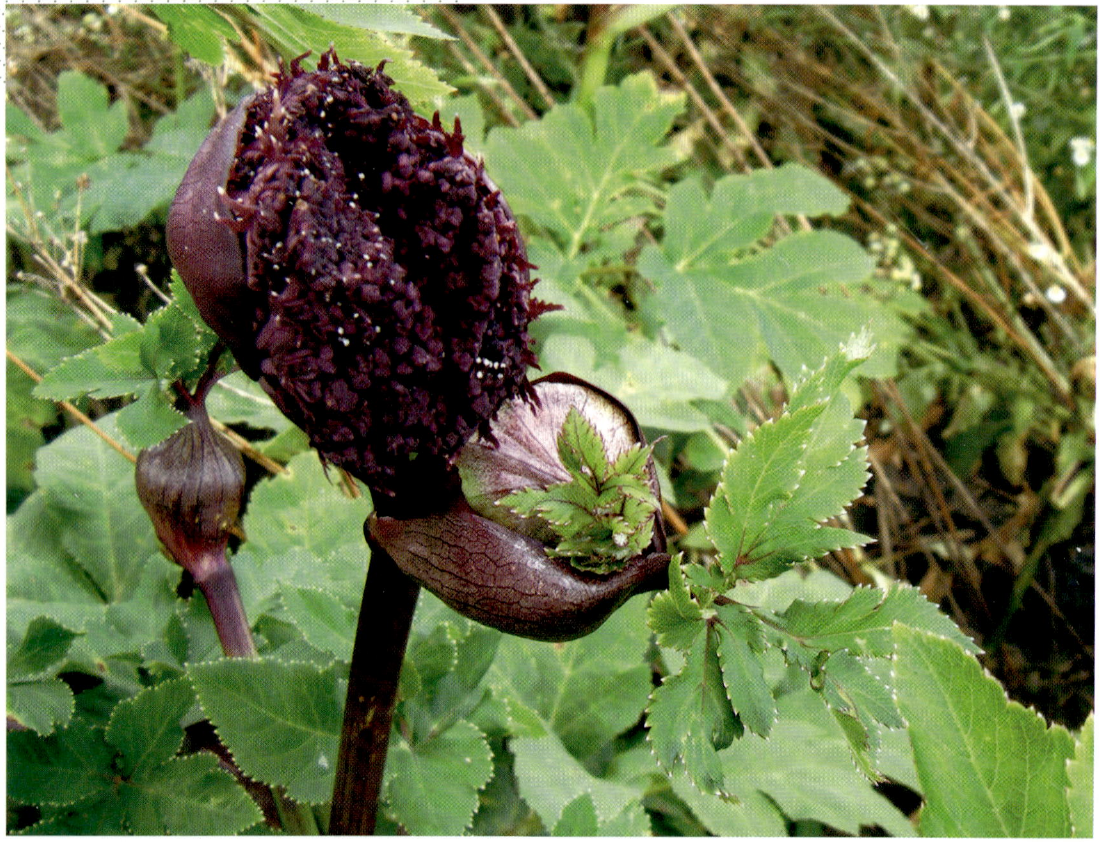

참당귀는 몸 전체에 자줏빛이 나고 꽃도 자주색이다.

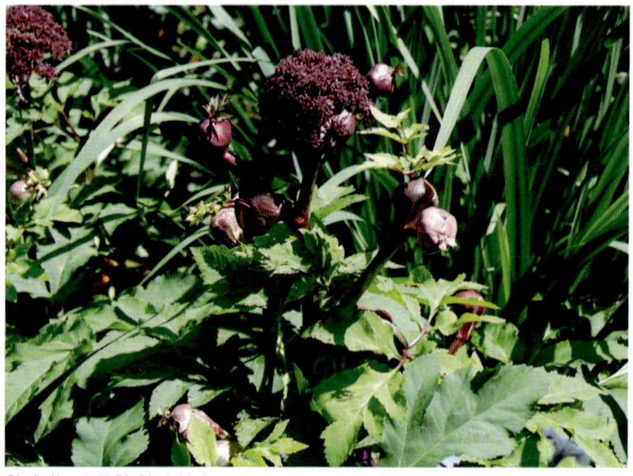

참당귀는 독특한 향이 있다.

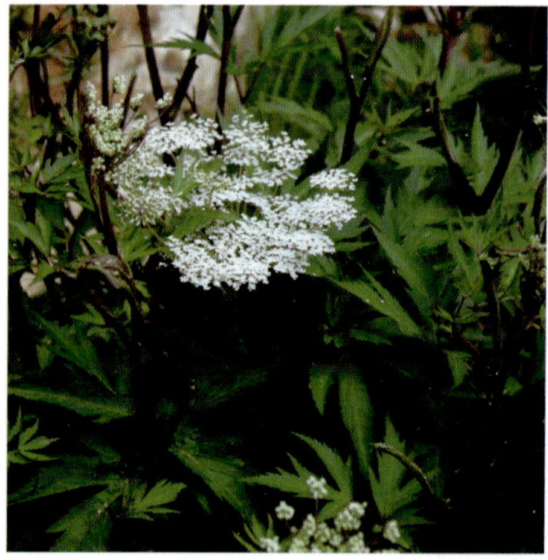

일당귀

참당귀 토당귀土當歸

산형과 • 여러해살이풀 • 키 1~2m

학명 *Angelica gigas* Nakai **분포지** 우리나라 토종이며, 우리나라·일본·중국의 양지 혹은 반그늘 **개화** 8~9월에 자색 꽃 **결실** 9~10월 **효능** 동맥경화·부인병·산후 복통·월경통·월경불순·자궁출혈·불임증·냉증·관절통·두통·어지럼증·어혈·변비에 좋다. 타박상과 삔 데, 혈류 정체에도 쓴다. 보혈·진통·건위·진정 작용을 한다.

한약재 중 보혈제補血劑의 대표적인 약초이다. 부인병의 예방 치료에 영약이며, 방향성芳香性 식물이다. 심산유곡 스님들이 있는 암자에서 자라는 약초라고 '승암초', '승검초' 라 부른다.

당귀의 종류로 참당귀·왜당귀·중국당귀가 있는데, 맛이나 향, 약효에 있어서 단연 으뜸인 것은 우리나라 토종 참당귀이다. 참당귀 학명의 'Angelica'는 천사라는 말에서 유래하였는데, 만병을 다스리는 천사 같은 약초로, 최근에는 참당귀가 콜레스테롤 감소에 효과가 있음이 입증되기도 하였다. 어린순은 나물로 먹고 쌈으로도 먹는다.

참당귀는 몸 전체에서 자색 빛이 나고 꽃도 자색이다. 꽃이 피면 힘차고 당당한 모습이어서 가히 만병을 다 물리칠 듯한 기세이다. 향기 또한 뛰어나서 정원에 심으면, 정원을 훨씬 아름답게 꾸며 준다.

참당귀는 잎의 모양이 바디나물과 비슷한데, 당귀속의 식물로서 꽃 색이 자줏빛인 것은 참당귀와 바디나물뿐이다. 약으로, 향으로, 꽃으로 우리를 행복하게 해 주는 토종 약초이다.

효소 담그기

봄에 싹이 한 뼘 정도 자랐을 때 전초를 쓴다. 담그기는 기본 방법과 같다. 거르고 난 참당귀는 장아찌로 활용할 수 있다.

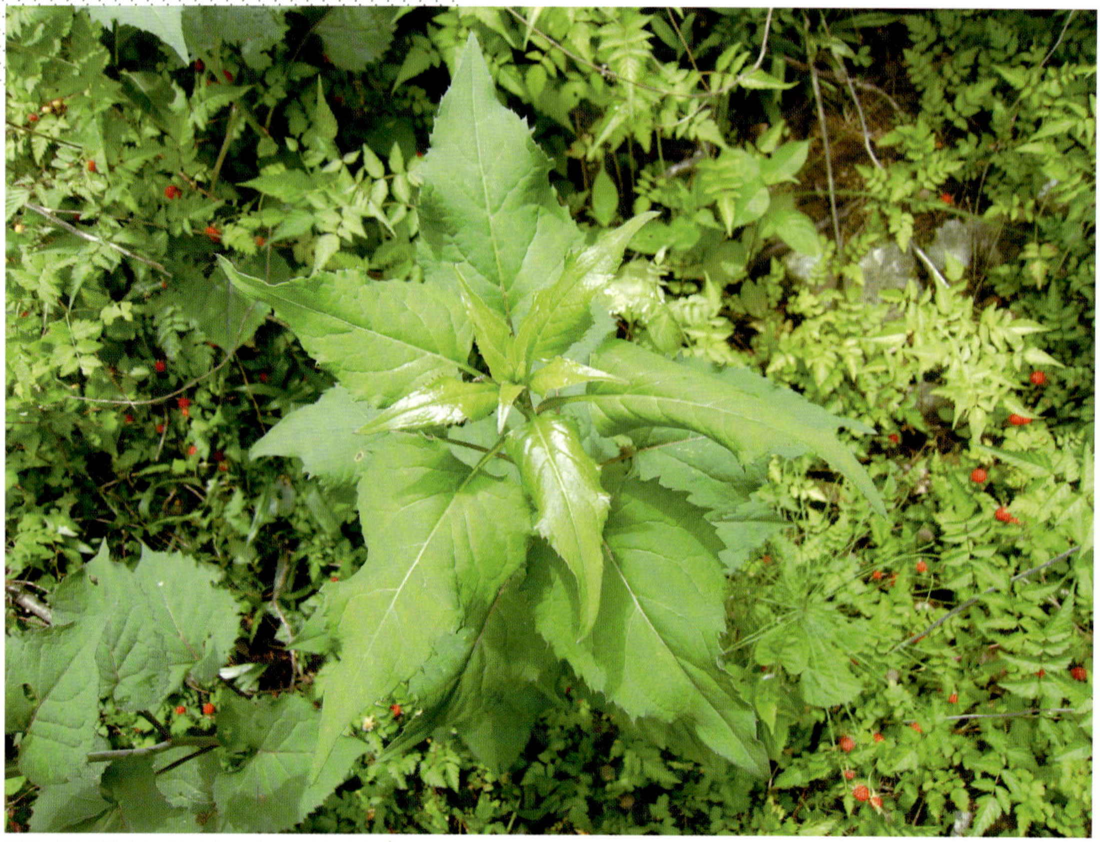

참취는 '취나물'이라고 불리며, 봄나물로 애용된다.

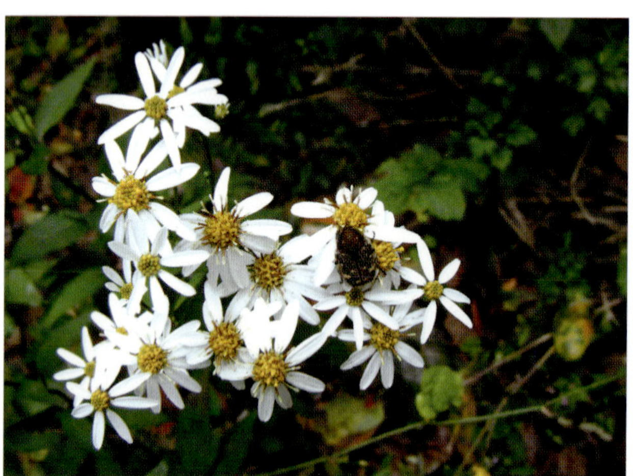

참취 꽃은 8~10월에 흰색으로 핀다.

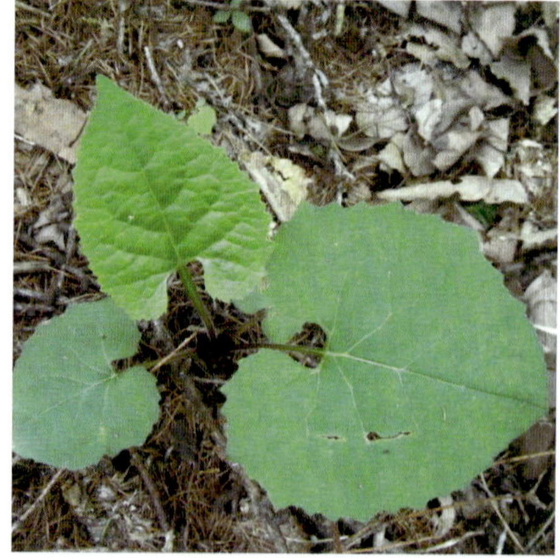

참취 어린순

참취 동풍채東風菜

국화과 • 여러해살이풀 • 키 1.5m 내외

학명 *Aster scaber* Thunb. **분포지** 우리나라 토종이며, 우리나라의 산 **개화** 8~10월에 흰 꽃 **결실** 10~11월 **효능** 간염·장염·인후염·요통·두통·황달·현기증·감기·타박상·사독에 좋다. 항암·진통 작용을 한다.

봄나물의 대표 격인 참취는 '취나물'이라고도 부른다. 취 종류는 세계적으로 100여 종이 있다. 우리나라에는 참취·개미취·각시취·미역취·곰취 등 60여 종이 있고, 그중 24종 정도는 먹을 수 있다.

취나물의 '취'자는 원래 '채菜'에서 유래된 말로, 나물로 이용 가능한 식물에 쓰이던 것이 특정한 나물에 붙여지게 된 것이다.

참취에는 비타민 C가 풍부한데, 상추보다 6배나 많고, 단백질과 칼슘·칼륨 등의 무기질도 다량 함유하고 있다.

최근 참취의 발암 억제 효과가 알려지면서 더욱 인기가 있다.

효소 담그기

한두 뼘 정도 자랐을 때 담근다. 곰취, 미역취 등의 순과 함께 담가도 된다. 담그기는 기본 방법과 같다.

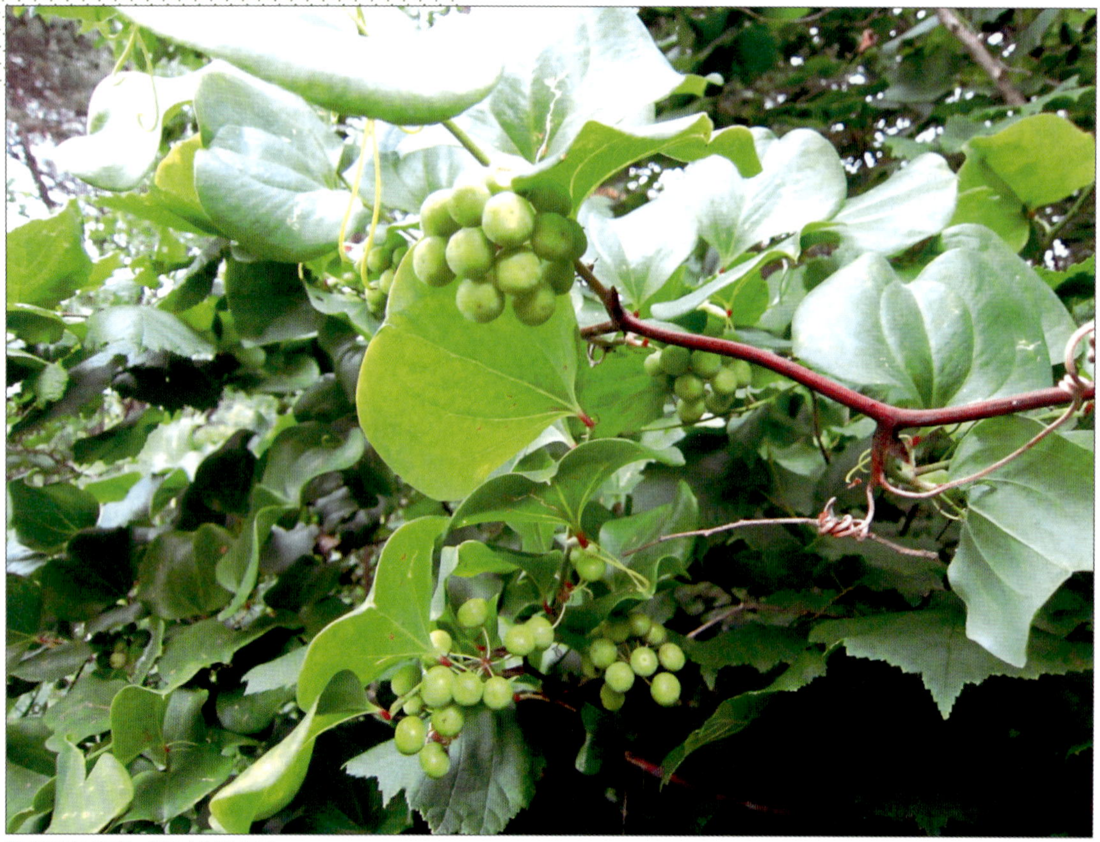

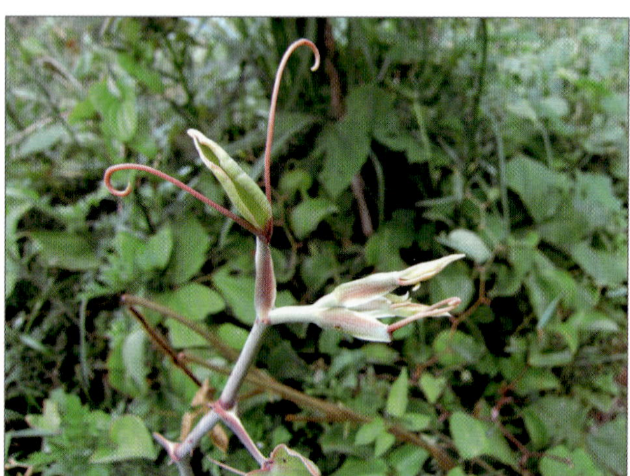

청미래덩굴 잎에는 방부 성분이 있다.

청미래덩굴 새순과 덩굴손

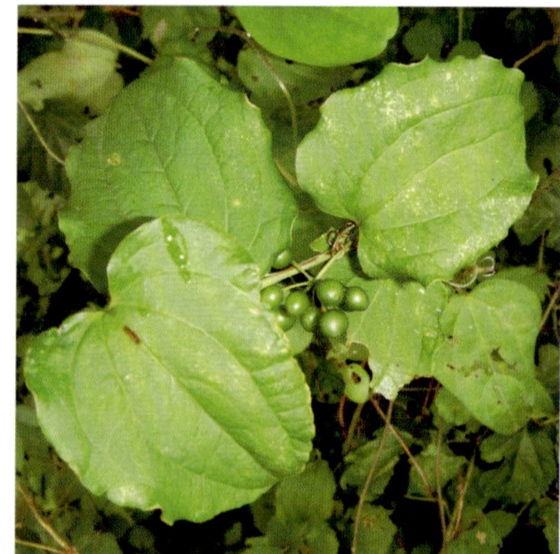

청미래덩굴과 비슷하게 생긴 청가시덩굴.

청미래덩굴 토복령土茯苓

백합과 • 낙엽 활엽 덩굴나무 • 키 2m 내외

학명 *Smilax china* L. **분포지** 우리나라와 아시아의 숲 **개화** 4~5월에 황록색 꽃 **결실** 9~10월 **효능** 매독과 임질에 특효가 있다. 위암·직장암·자궁암·간염·간 경화·지방간·신장염·관절염·관절통·신경통·만성 피부염·태독·악창·연주창·소화불량에 좋다. 수은 중독을 풀고 항암·소염 작용을 한다.

어린 시절, 청미래덩굴 열매를 먹고 목걸이를 만들어 놀던 생각이 난다. 청미래덩굴은 망개나무·명감나무·매발톱가시·참열매덩굴 등 여러 이름을 갖고 있다. 신선이 남겨 놓은 양식이라 해서 '선유량仙遺糧'이라고도 부르는데, 옛날에 나라가 망하여 산으로 도망간 선비들의 양식이 되기도 했다. 예부터 청미래덩굴 뿌리는 구황 식물로 썼는데, 녹말이 많이 들어 있어서 식량 대용으로 쓸 만하다.

어린순은 나물로 먹고, 샐러드로 먹어도 좋다. 청미래덩굴 잎 사이에 떡을 넣고 쪄 먹는 '망개떡'은 널리 알려져 있는데, 잎에 방부 성분이 있어서 여름에도 떡이 잘 상하지 않는다. 산행 중에 청미래덩굴 순을 따서 씹으면 입안이 개운해진다.

청미래덩굴은 항암 작용이 뛰어나고 수은 중독을 푸는 데 특효가 있으며, 강한 살균력이 있어서 중금속 오염에도 쓴다. 또한 녹농균과 대장균의 발육을 억제하고, 소염 작용이 강해 옴, 버짐 등 피부 질환에 좋다. 전초를 약으로 쓰고, 비슷하게 생긴 청가시덩굴은 열매가 까맣고 작다. 청미래덩굴의 빨간 열매는 예뻐서 꽃꽂이 재료로 사용된다.

효소 담그기

효소 재료는 잎과 순, 푸른 열매이며, 담그기는 기본 방법과 같다.

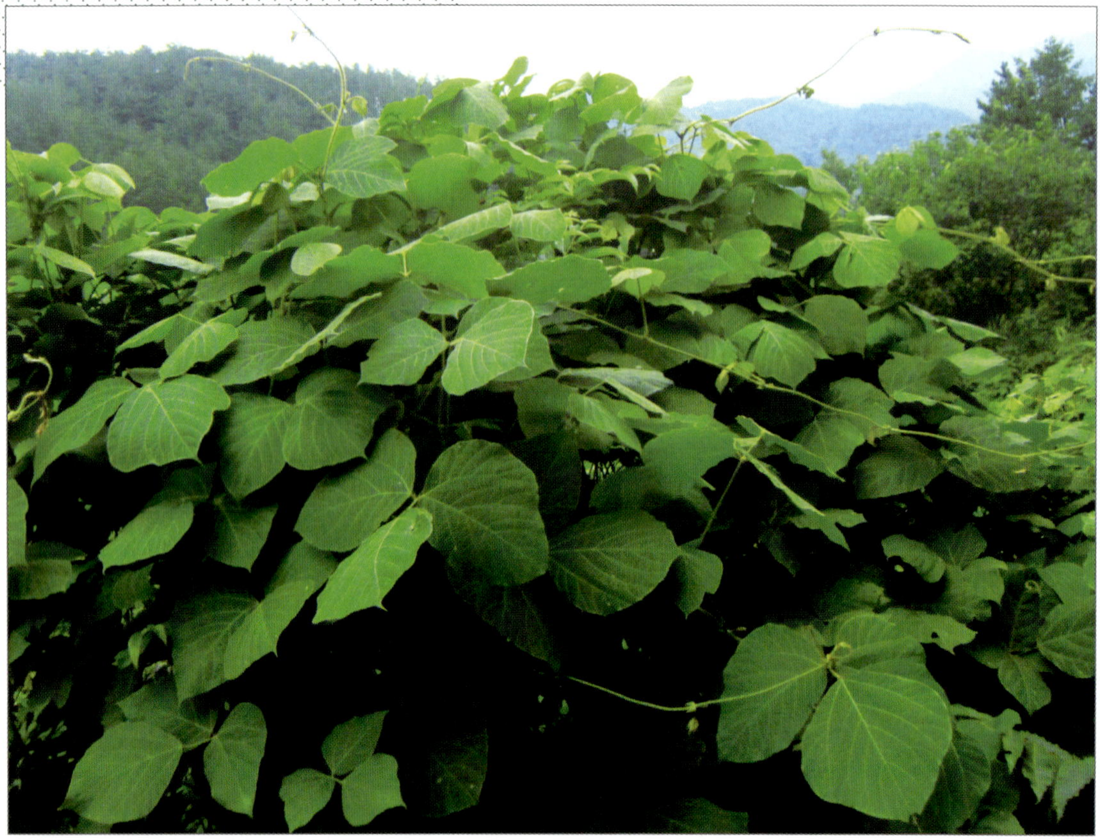

예전에는 칡 줄기로 나뭇단을 묶는 끈이나 신발을 만들어 신기도 했다.

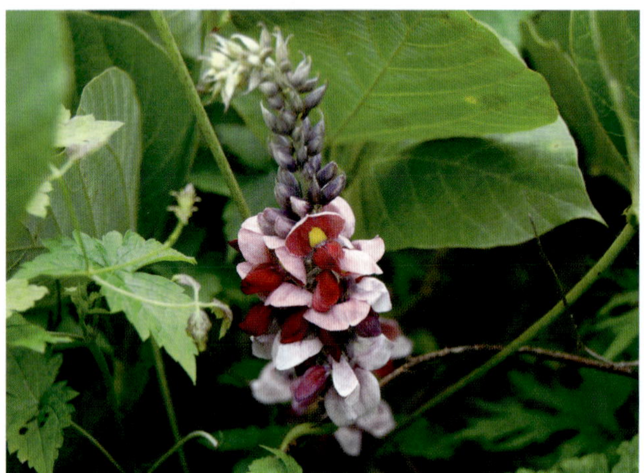

칡 꽃은 총상꽃차례를 이루며 많은 수가 달린다.

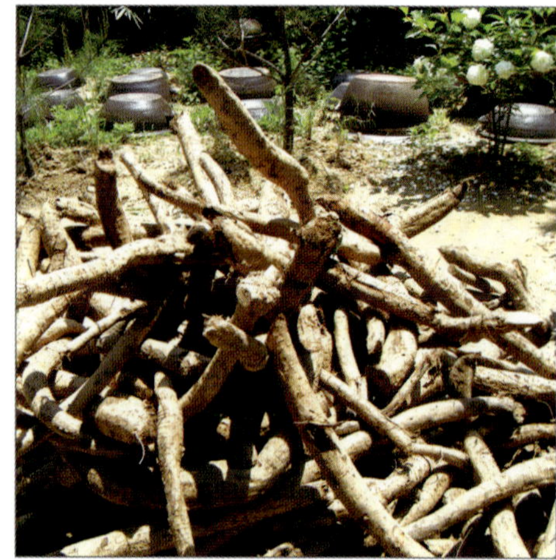

칡 뿌리 '갈근'은 영양분이 많아 약용과 식용으로 활용한다.

칡 갈근葛根

콩과 • 낙엽 활엽 덩굴식물 • 길이 10m 이상

학명 *Pueraria lobata* (Willd.) Ohwi **분포지** 우리나라와 아시아의 산지 **개화** 7~8월에 붉은 보랏빛 꽃 **결실** 9~10월
효능 당뇨·협심증·고혈압·동맥경화·고지혈증·골다공증·설사·혈액순환·아토피·여드름에 좋다. 갱년기 장애, 어린이
성장에도 쓰며, 강정·해열·진통 작용을 한다.

칡은 흙 속의 보물이라고 불릴 만큼 귀한 약재이며, 대표적인 구황식물이었다.
식물성 에스트로겐estrogen 함량이 대두보다 10배, 석류보다 625배나 들어 있어 갱년
기 장애 여성들에게 최고의 약이며, 탄수화물·무기질·비타민 C 등 각종 영양소를
다량 함유한 알칼리성 식품이다.

여름 숲에서 큰 나무를 감고 못 말리게 피워 대는 꽃은 아름답기 그지없고, 향
기도 좋아 차로도 쓴다.

효소 담그기

전초를 다 쓴다. 설탕과 1:1 비율로 담그고, 2~3일에 한 번씩 잘 저어 준다. 잎과 꽃은 100일 정도 지
나서, 뿌리는 1년 정도 지나서 걸러 낸다. 1년 이상 숙성시킨 다음에 먹는다.

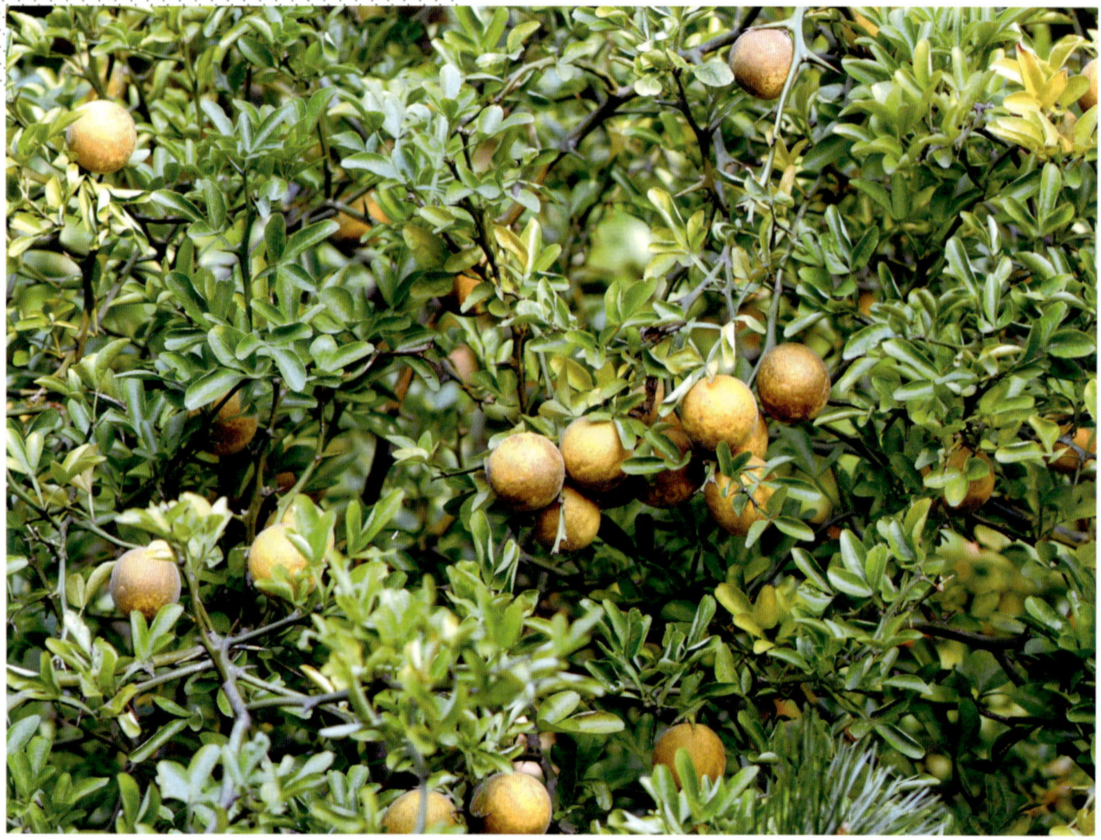

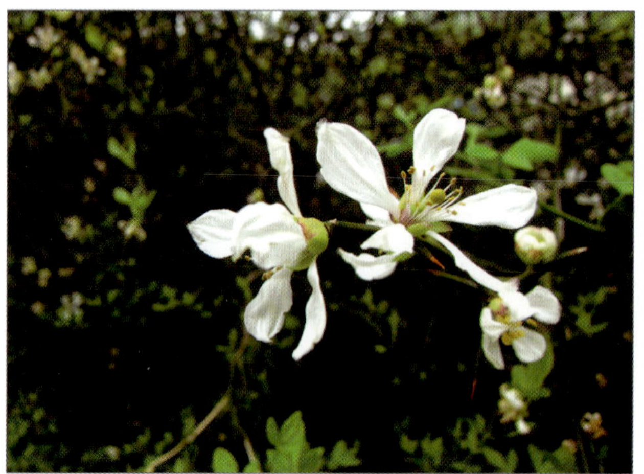

탱자나무의 노란 열매는 향기가 좋다.

꽃은 흰색으로 피고, 가지에는 억센 가시가 달린다.

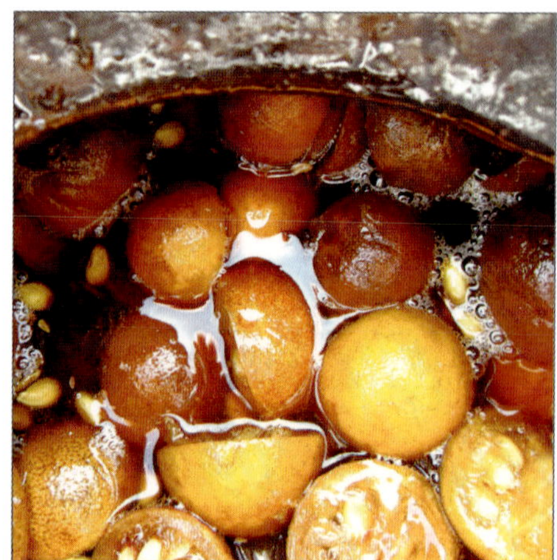

잘 익은 탱자를 골라 반으로 잘라서 효소로 담근다.

탱자나무 _{지실枳實}

운향과 • 낙엽 활엽 관목 • 키 3~4m

학명 *Poncirus trifoliata* Raf. **분포지** 우리나라와 아시아의 산과 들 **개화** 4~5월에 흰 꽃 **결실** 9~10월에 노란색 열매 **효능** 위하수·자궁하수子宮下垂·담적痰積·수종·식중독·피부 가려움증·아토피·탈항·변비에 좋다. 건위·거담·진통·이뇨 작용을 한다.

가을에 열린 탱자나무의 노란 열매는 향기가 개운하다. 처소 옆 산골짜기 제일 높은 마을 양지바른 곳에는 으름덩굴과 탱자나무가 무척 많다. 나는 해마다 이곳에서 탱자와 으름을 딴다.

탱자의 어린 푸른 열매 말린 것을 '지실'이라고 하여 옛날부터 속 아픈 데 썼으며, 아토피에도 특효가 있는 것으로 알려져 있다.

탱자나무는 가시가 억세서 예전에 울타리로 많이 심었으며, 외적의 침입에 대비해 심기도 했다. 경기도 강화군에는 천연기념물로 지정된 400년 된 탱자나무가 있다. 병자호란 때 적군의 침입에 대비해 심은 나무라고 한다.

〈주의〉 허약자, 임신부는 주의한다.

효소 담그기

잘 익은 탱자를 반으로 잘라 설탕과 1:1 비율로 담근다. 설탕이 밑으로 처지므로 설탕의 30% 이상은 윗부분에 부어야 한다. 2~3일에 한 번씩 잘 저어 주고, 100일 정도 지나서 걸러 낸다. 1년 이상 숙성시킨 다음에 먹는다.

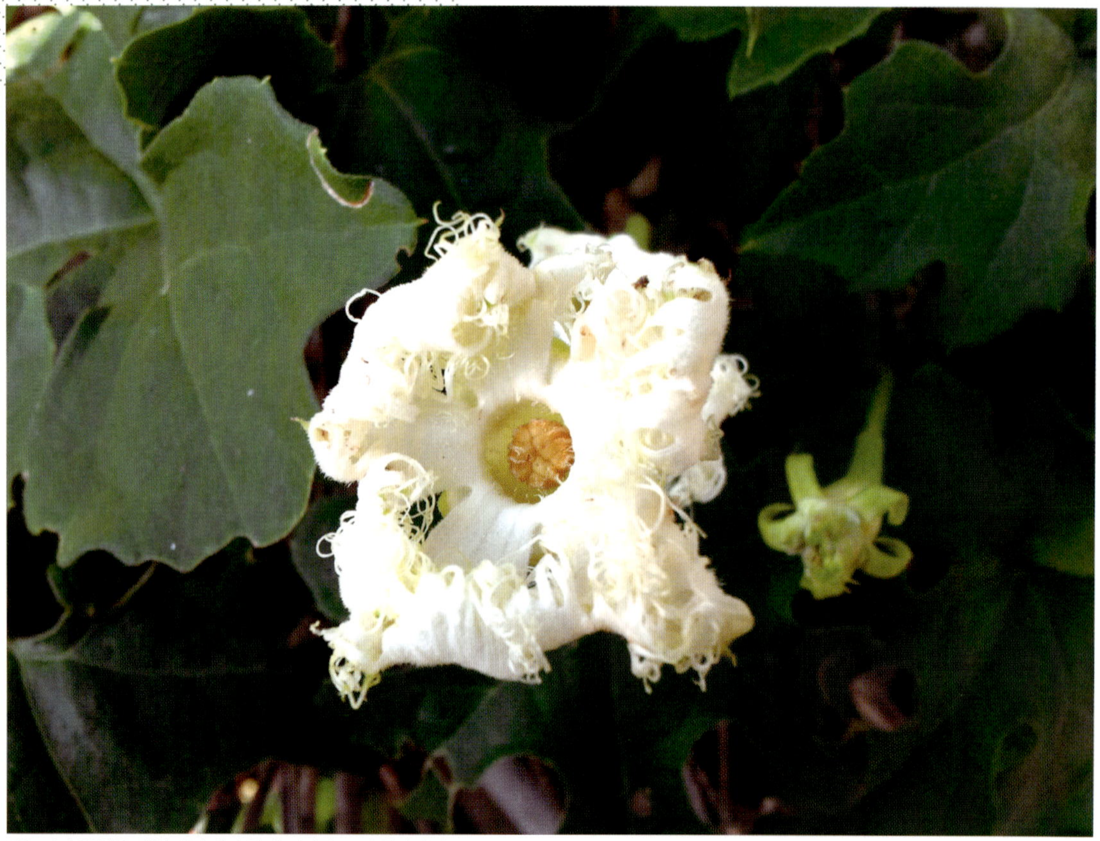

하늘타리 꽃잎은 하얀 실타래가 엉킨 것처럼 보여 화사하다.

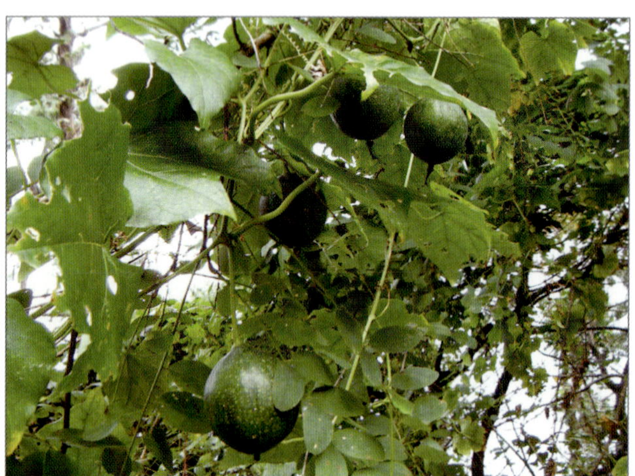

지름이 8cm나 되는 열매는 오렌지색으로 익는다.

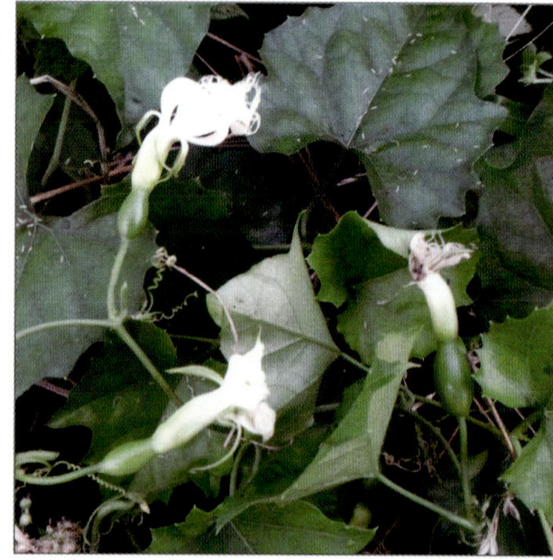

하늘타리 꽃이 지고 열매가 자라고 있다.

하늘타리 천화분天花粉

박과 • 여러해살이 덩굴식물 • 길이 3~5m

학명 *Trichosanthes kirilowii* Maxim. **분포지** 우리나라와 아시아의 산기슭과 들 **개화** 7~8월에 흰 꽃 **결실** 10~11월
효능 식도암·자궁경부암·당뇨·폐병·유선염·유즙 분비·황달·사지 통증·소갈·천식·기침·가래·변비·부스럼·염증·허열에 좋다. 자궁외임신·임신중절에도 쓰며, 항암·강장·거담·진해·해열·이뇨 작용을 한다.

하늘타리는 '하늘수박', '쥐참외', '과루'라고도 부른다.

여름이면 하얀 꽃을 피우는데, 끝이 실처럼 갈라져 특이하다. 가을이 되면 참외보다 작은 주황색 열매가 익고, 뿌리는 고구마처럼 굵다. 중부 이남에서 많이 자생하고, 남해엔 군락이 많다.

하늘타리는 줄기와 열매에 효능이 많다. 뿌리는 전분과 단백질이 풍부해 '과루근瓜蔞根'이라 해서 구황식물로 이용했다. 지금도 섬 지방에서는 봄이 되면 하늘타리 뿌리로 수제비나 떡을 해 먹는다. 꽃말은 '재롱둥이'다.

〈주의〉 임신 중에 쓰면 유산한다.

효소 담그기

잎이 무성할 때의 줄기와 열매를 쓰고, 뿌리는 초봄에 캐서 담근다. 설탕과 1:1 비율로 담그고, 2~3일에 한 번씩 뒤집어 준다. 100일 정도 이따가 걸러 내고, 1년 이상 숙성시킨 다음에 먹는다.

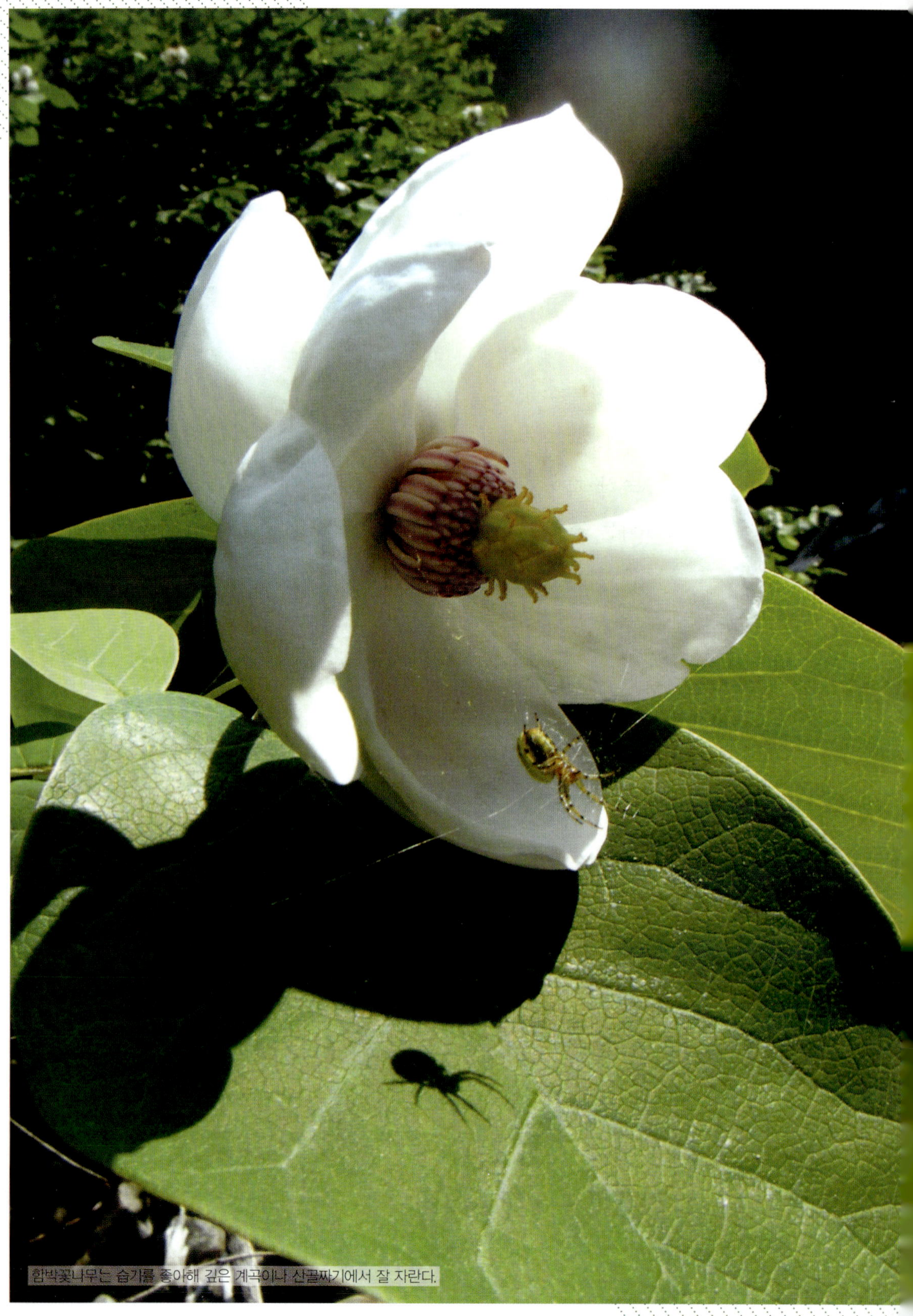

함박꽃나무는 습기를 좋아해 깊은 계곡이나 산골짜기에서 잘 자란다.

함박꽃나무 신이화辛夷花 · 천녀목란天女木蘭

목련과 • 낙엽 활엽 소교목 • 키 7m

학명 *Magnolia sieboldii* K. Koch **분포지** 우리나라와 아시아의 깊은 산골짜기와 습한 곳 **개화** 5~6월에 하얀 꽃 **결실** 9~10월 **효능** 축농증·비염·코막힘·치통·흉통·생리통·하혈·술병·피부병에 좋다. 건위·이뇨 작용을 한다.

진달래, 아까시 꽃이 지고 숲의 녹음이 짙어질 때 새로운 향기로 숲을 채우는 꽃이 함박꽃이다. 습기를 좋아해 깊은 계곡가에 조용히 피어난 함박꽃은 천상의 여인처럼 고귀하게 보여 '천녀화'라고도 부르고, '산목련'이라고도 부른다. 북한에서는 함박꽃을 나라꽃으로 정해 '목란'이라고 한다.

함박꽃나무는 지리산·기백산·덕유산의 계곡에 많이 자생한다. 덕유산 계곡에 함박꽃이 필 때면 나는 꽃을 보러 날마다 산으로 간다. 함박꽃나무 아래 바위에 가만히 앉아 물소리를 듣고 있으면, 시간이 멈춘 듯하다.

함박꽃나무는 축농증·비염 등 코 질환에 백목련보다 10배 이상의 효능이 있으며, 술로 인한 병에 좋다.

목련과 식물 중에서 잎이 나기 전 피는 것으로는 백목련·목련·별목련 등이 있고, 잎이 난 뒤 5~6월에 피는 것으로는 함박꽃나무·일본목련 등이 있다. 지구상의 목련과 식물은 500여 종이 있는데 그중 400여 종이 천리포수목원에 있다.

효소 담그기

함박꽃을 깨끗이 따서 씻지 않고 설탕과 1:1 비율로 담근다. 2~3일에 한 번씩 뒤집어 주고, 두 달 정도 이따가 걸러 낸다. 1년 이상 숙성시킨 다음에 먹는다.

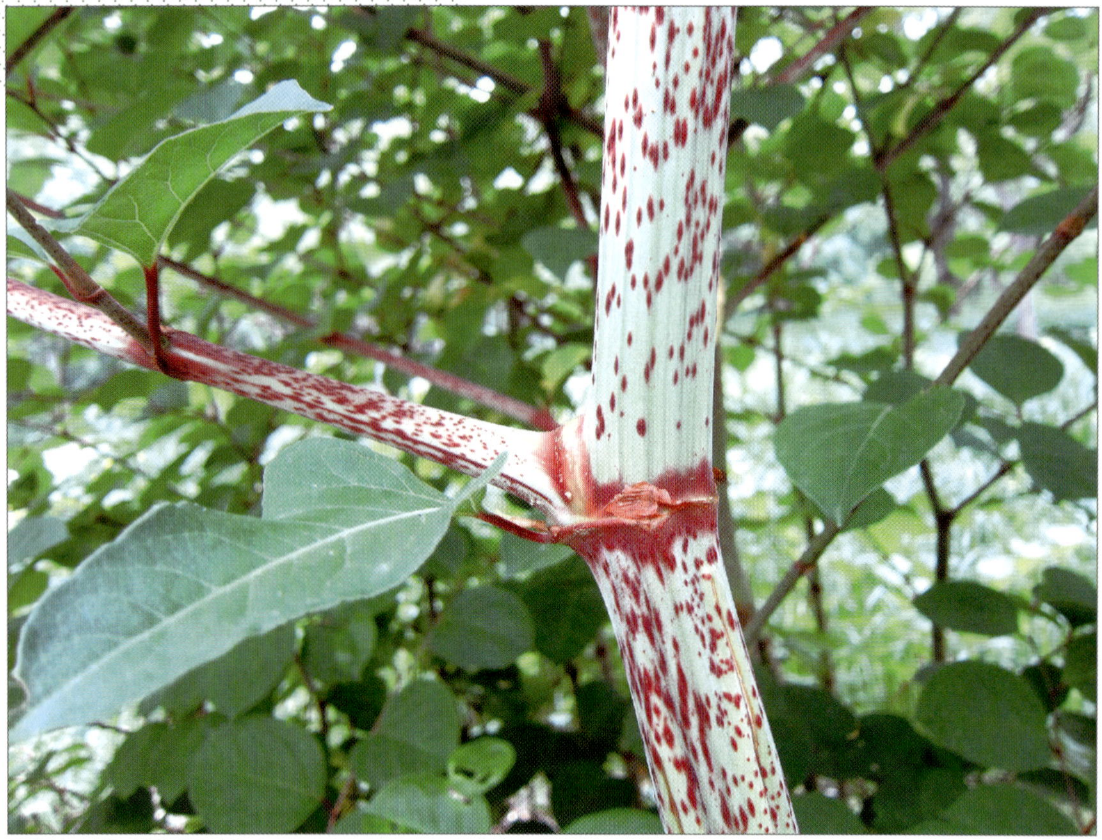

호장근 줄기에는 붉은 반점이 있다.

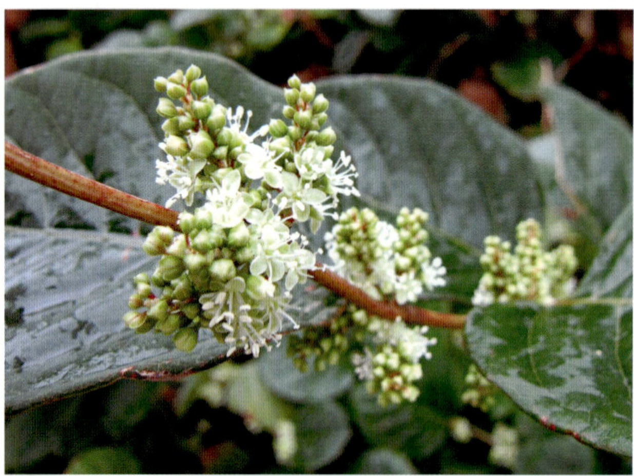

가지 끝과 잎겨드랑이에서 자잘한 꽃이 흐드러지게 핀다.

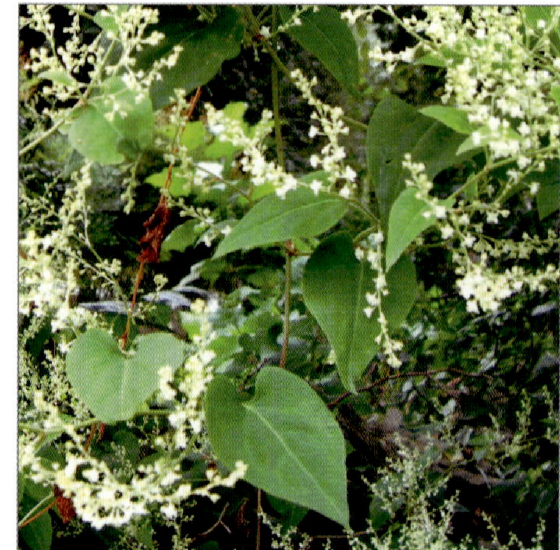

호장근 잎은 어긋나고, 난상 타원형이다.

호장근 호장근虎杖根

마디풀과 • 여러해살이풀 • 키 1~2m

학명 *Fallopia japonica* (Houtt.) RonseDecr.　**분포지** 우리나라와 아시아의 산기슭과 냇가　**개화** 6~8월　**결실** 9~10월
효능 관절통·신경통·황달·가려움증·산후 어혈·월경불순·통경通經에 좋다. 항균·항염·지혈·거풍·이뇨 작용을 한다.

　호장근은 우리나라에서 자생하는 마디풀과의 식물 중에서 가장 크다. 다 자랐을 때는 큰 나무처럼 보이지만 풀이다.

　굵은 줄기가 뭉쳐서 나고, 속은 비어 있다. 줄기에는 붉은 반점이 있는데, 호랑이 무늬를 연상케 해서 호랑이 막대기라는 뜻으로 '호장근虎杖根'이라고 불린다.

　호장근의 어린 줄기는 나물로 먹는다.

　〈주의〉 임산부는 쓰지 않는다.

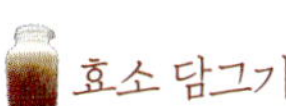

효소 담그기

　순과 뿌리를 쓴다. 설탕과 1:1 비율로 담그고 2~3일에 한 번씩 뒤집어 준다. 100일 정도 이따가 걸러 내고 1년 이상 숙성시킨 다음에 먹는다.

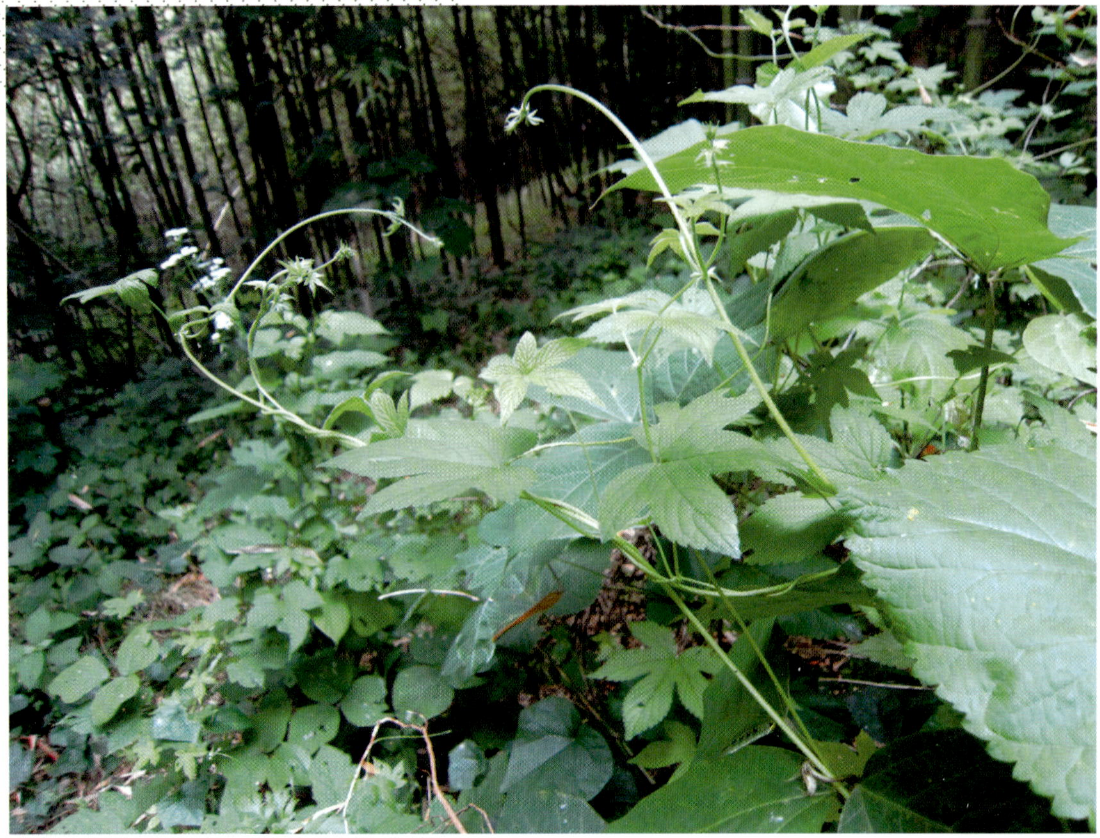

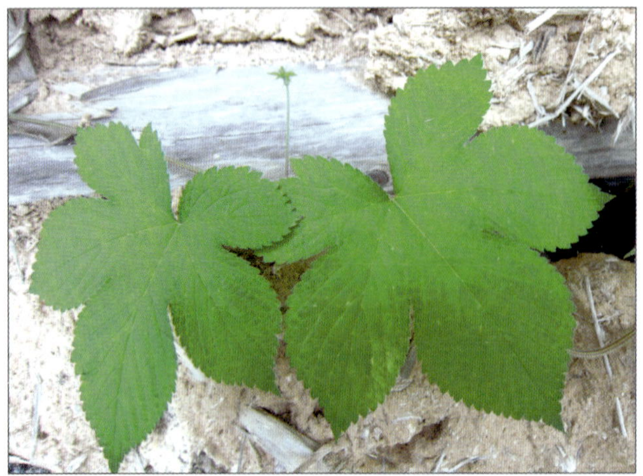

환삼덩굴 줄기에는 갈고리 모양의 가시가 있어서 다른 물체에 잘 붙는다.

손바닥 모양의 잎 가장자리에는 톱니가 있고, 양면에 거친 털이 나 있다.

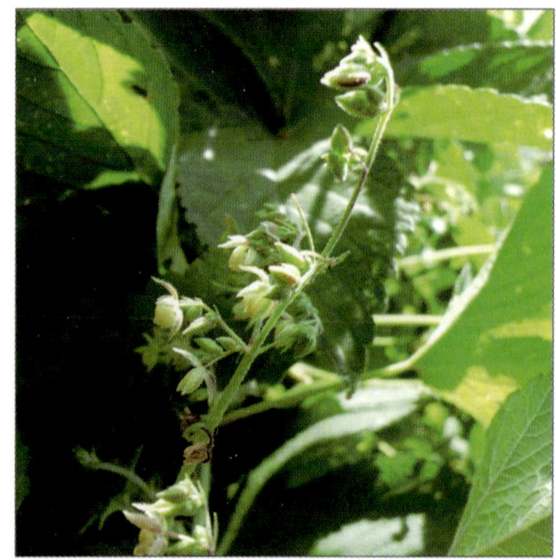

환삼덩굴 꽃

환삼덩굴 _{율초葎草}

삼과 • 한해살이 덩굴풀 • 길이 2∼3m

학명 *Humulus japonicus* Siebold & Zucc. **분포지** 우리나라와 아시아의 길가나 풀밭 **개화** 7∼8월 **결실** 9∼10월 **효능** 아토피에 특효가 있으며, 고혈압·결핵·폐렴·폐농양·나병·이질·치질·두통·옹종·입병·감기에 좋다. 건위·해독·이뇨 작용을 한다.

환삼덩굴은 사위질빵과 함께 성가실 정도로 아무데서나 마구 자라 잡초로 천대받아 왔다. 그러나 약효가 밝혀지면서 이제는 약초로 인정받는다. 이 질기디 질긴 생명력, 만고풍상을 이겨 낸 에너지가 우리 몸을 살리는 것이다.

환삼덩굴은 현대병의 대표 격인 고혈압에 탁월한 효과가 있다. 수면 장애·시력 장애·이명 등을 치료하고, 줄기를 말려서 우린 물로 목욕하면 아토피에 특효가 있다. 또 소주에 담가 두었다가 벌레나 모기 물린 데 바른다.

환삼덩굴은 독이 없어서 돼지나 토끼 등의 먹이로 사용해 왔다. 어린 줄기와 잎은 쌈이나 샐러드로 이용할 수 있다.

효소 담그기

환삼덩굴을 잘라서 설탕과 1:1 비율로 담근다. 2~3일에 한 번씩 잘 뒤집어 주고 100일 정도 지나서 걸러 낸다. 1년 이상 숙성시킨 다음에 먹는다.

생으로 먹을 수 있는 산야초들은 제철 과일과 곁들여 신선한 샐러드로 만들어 먹을 수 있다(날것으로 먹으면 맛있는 산야초의 종류는 23쪽 참고). 소스는 식성에 따라 각종 효소와 과일을 믹서에 갈거나, 고추장에 잣이나 호두, 땅콩 등 견과류를 섞거나, 식초·죽염·간장·참기름·들기름 등을 써서 다양하게 만들어 먹을 수 있다.

언제나 요리의 원칙은 첫째는 신토불이, 둘째는 청정지역의 재료를 쓴 제철 음식, 셋째는 오색오미의 음식이다. 이것을 지킨다면 영양 많고 신선하며 맛있는 요리를 만들 수 있다.

소개하는 몇 가지 산야초 샐러드를 참고로 하여 당근·파프리카·적채·가지·브로콜리·양파·무·순무·비트·차즈기·오미자·오디·백년초 열매 등 오색의 채소와 과일들을 응용해 생기 있는 식탁을 만들어 보자. 소스는 다음의 방법을 참고해서 다양한 과일·채소·견과류·죽염·간장·깨소금·참기름·들기름을 응용하여 만들면 아이들도 잘 먹을 것이다.(이 책에서 소개하는 샐러드는 산야초의 생생하고 예쁜 모습을 그대로 보여 주기 위해 소스를 뿌리지 않았다.)

● **초록색 소스를 만들고 싶을 때**

효소액 + 견과류 + 브로콜리·피망·참다래[키위] 등 + 양념

● **주황색 소스를 만들고 싶을 때**

효소액 + 견과류 + 당근·파프리카 등 + 양념

● **노란색 소스를 만들고 싶을 때**

효소액 + 견과류 + 파프리카·치자 등 + 양념

● **빨간색 소스를 만들고 싶을 때**

효소액 + 견과류 + 딸기·피망·비트 등 + 양념

● **보라색 소스를 만들고 싶을 때**

효소액 + 견과류 + 포도·적채·차즈기 등 + 양념

소스의 색과 맛은 그야말로 무궁무진하게 만들 수 있다. 취향에 따라 생과 일과 채소의 색을 응용한다.

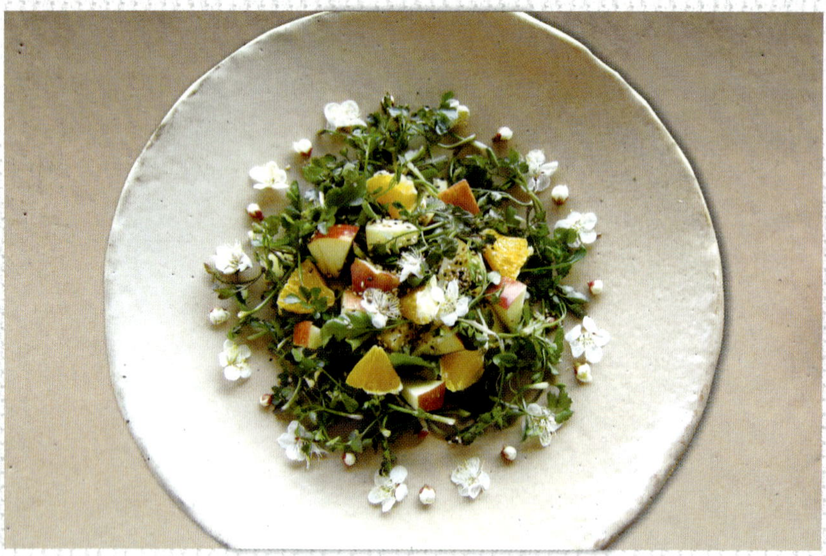

미나리를 아래에 깔고, 그 위에 사과와 귤 썬 것을 올린다. 주위에는 매화와 매화 꽃봉오리로 장식했다. 산야초 효소를 넣은 초고추장 소스를 뿌려 먹으면 상상 이상의 맛이다.

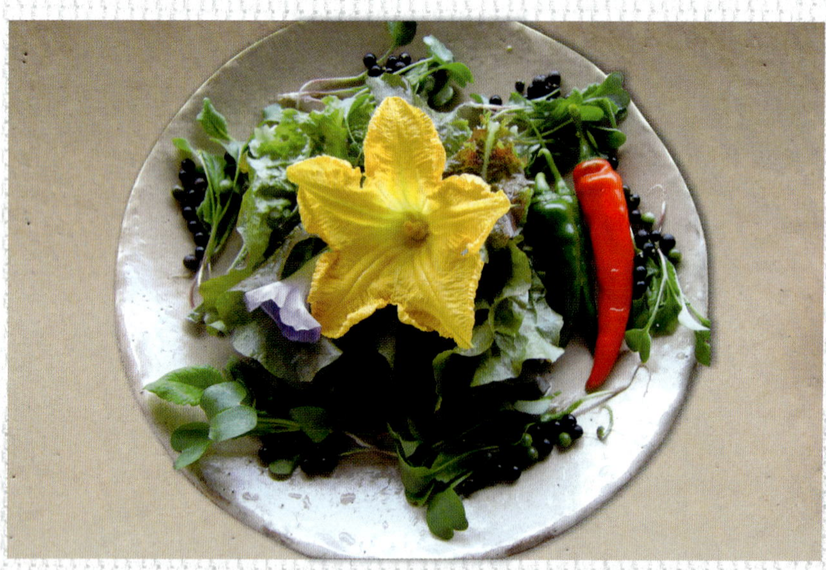

까마중·나팔꽃·호박꽃으로 꾸민 쌈 재료들. 까마중의 달콤한 맛이 입맛을 돋운다.

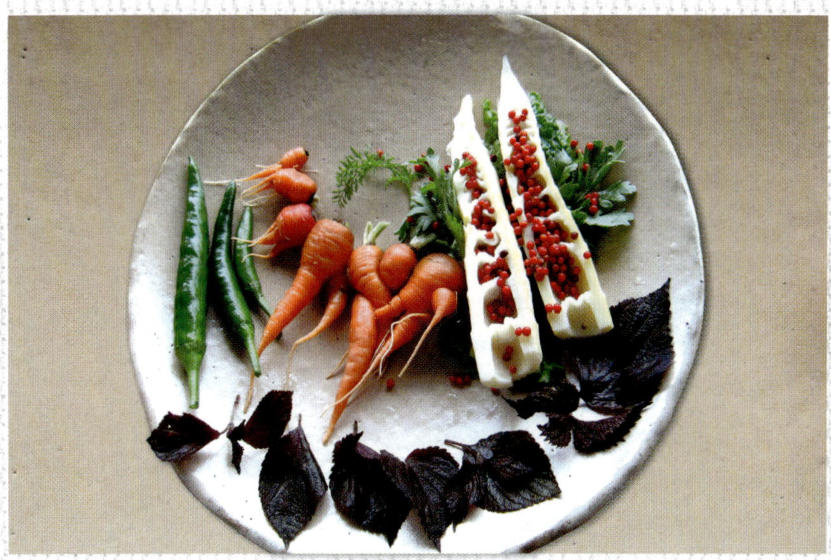

차즈기·고추·당근·죽순·딱총나무 열매·쑥갓 등으로 꾸민 쌈 재료들. 딱총나무 열매와 당근의 붉은빛이 입맛을 돋운다.

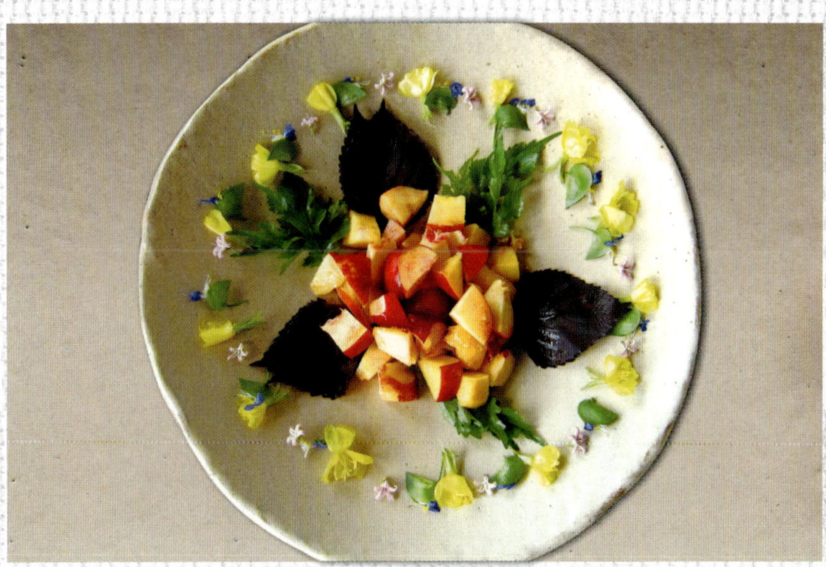

차즈기와 가새뽕나무 잎을 깔고, 그 위에 천도복숭아를 깍두기 크기로 썰어 먹기 좋게 담았다. 만다라를 그리듯 놓인 달맞이꽃과 귀엽고 작은 연보라색 박주가리 꽃, 파란 닭의장풀 꽃이 조화를 이루어 아름답다. 오색오미를 갖춘 채소는 우리 몸에 좋다.

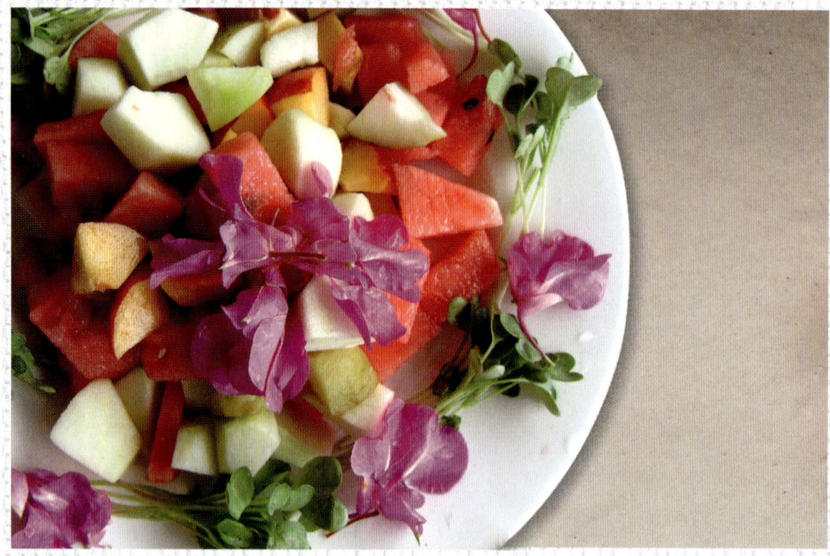

수박과 천도복숭아 등 좋아하는 과일을 먹기 좋은 크기로 썰어 담고, 봉선화 꽃잎과 푸른 열무 순으로 장식했다. 수박은 여름 더위를 식히고 다양한 영양소를 지니고 있는 열매채소이다.

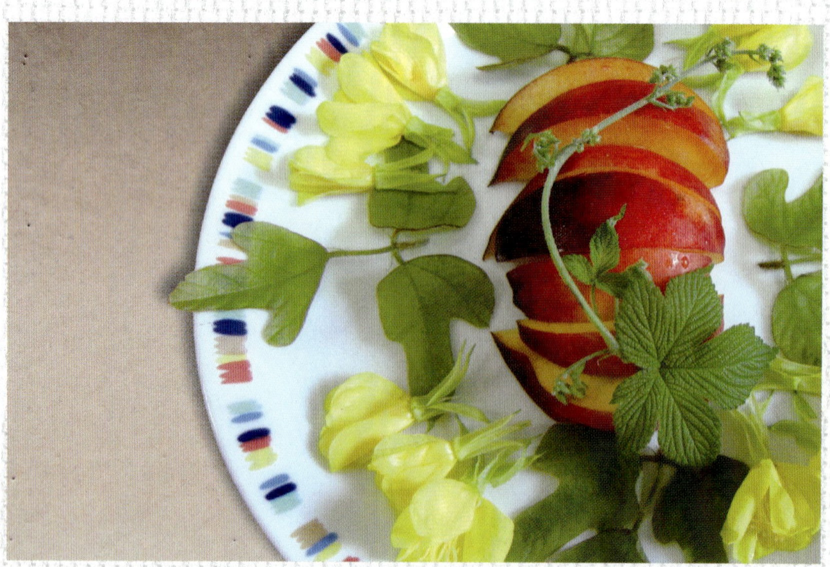

어린 칡잎과 새콤달콤한 천도복숭아를 가운데 담았다. 접시 주변은 달맞이꽃과 환삼덩굴로 환하고 풍성하게 장식했다.

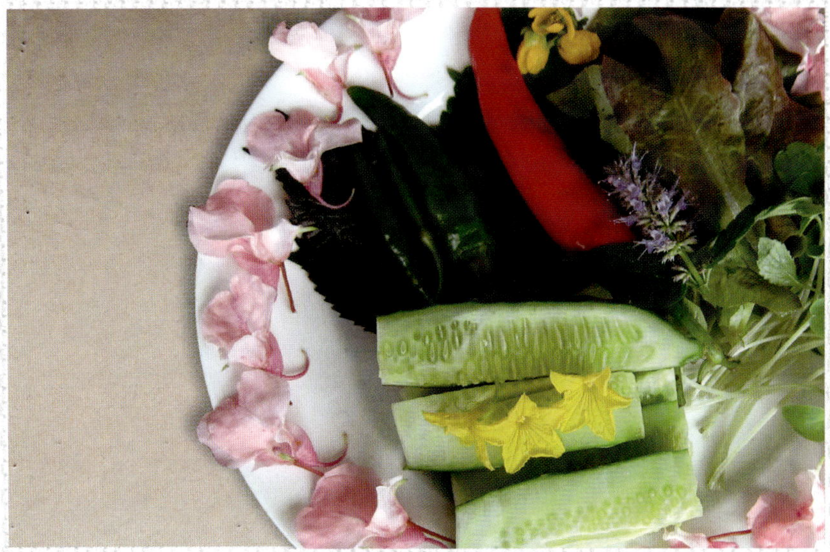

신선한 풋고추와 홍고추·오이·어린 상추 등 여름 채소와 방아꽃·오이꽃·봉선화꽃으로 장식한 쌈 재료.

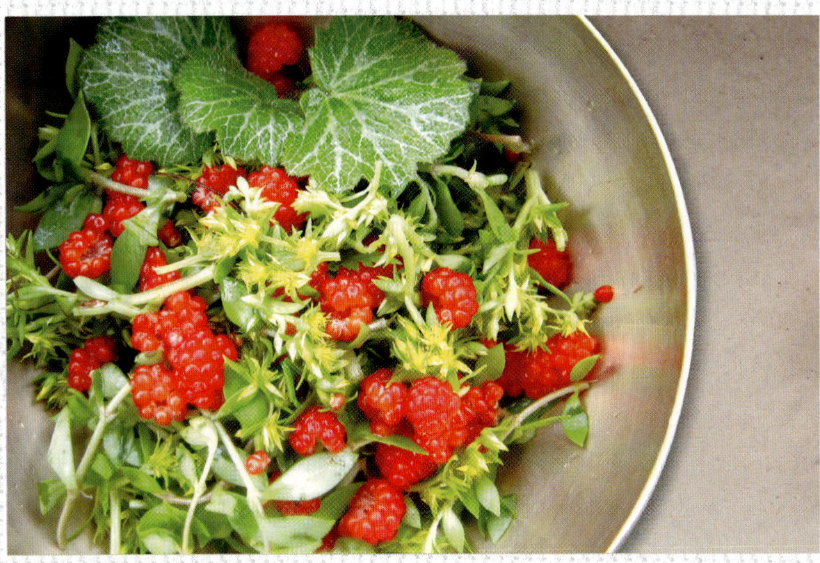

산딸기와 돌나물, 바위취에 양념장을 넣어 밥을 비벼 먹으면 눈도 즐겁고 색다른 맛을 선사한다.

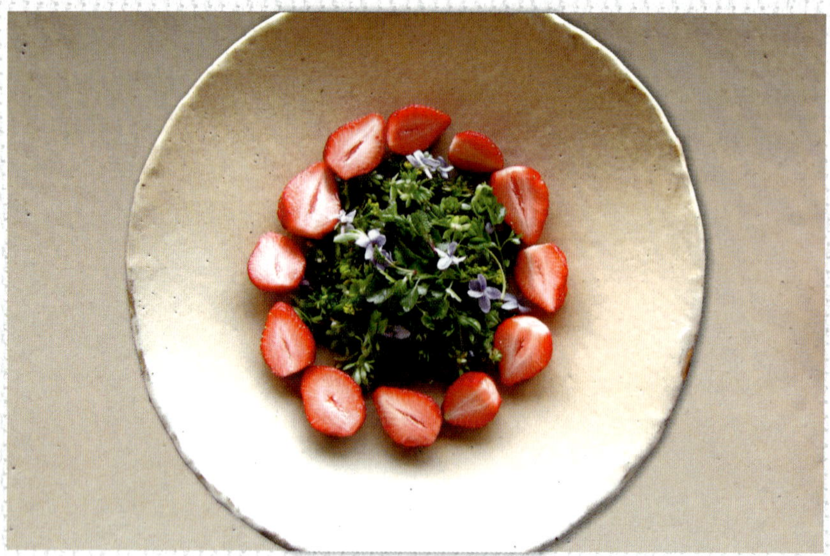

배암차즈기·돌나물·돌미나리·인동덩굴 순·제비꽃·으름덩굴 순으로 만든 샐러드. 둘레에는 새콤달콤한 딸기로 장식했다. 신선한 산야초와 딸기가 새봄의 입맛을 깨워 줄 것이다.

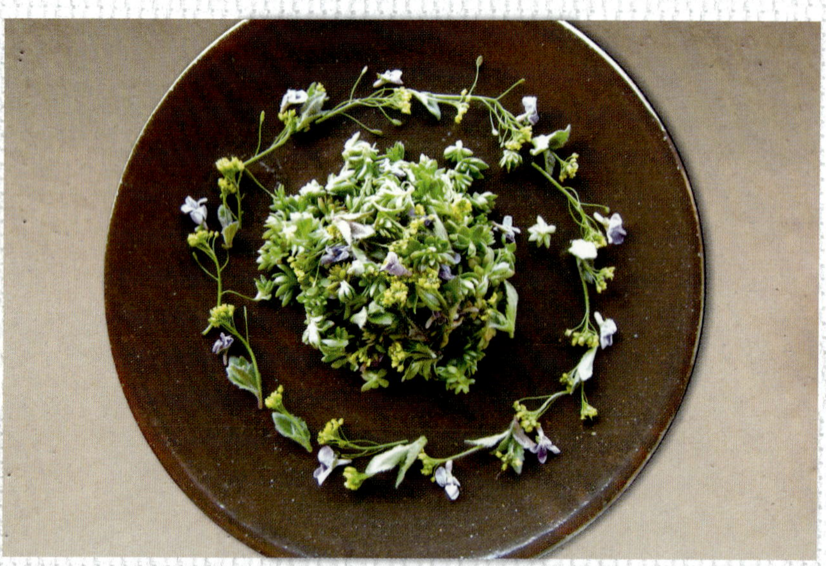

돌나물·제비꽃·꽃다지 꽃을 섞어 만든 산야초 샐러드. 돌나물은 수분이 많고 식감도 좋다. 기호에 따라 초고추장이나 과일 효소를 섞은 소스를 만들어 뿌려 먹는다.

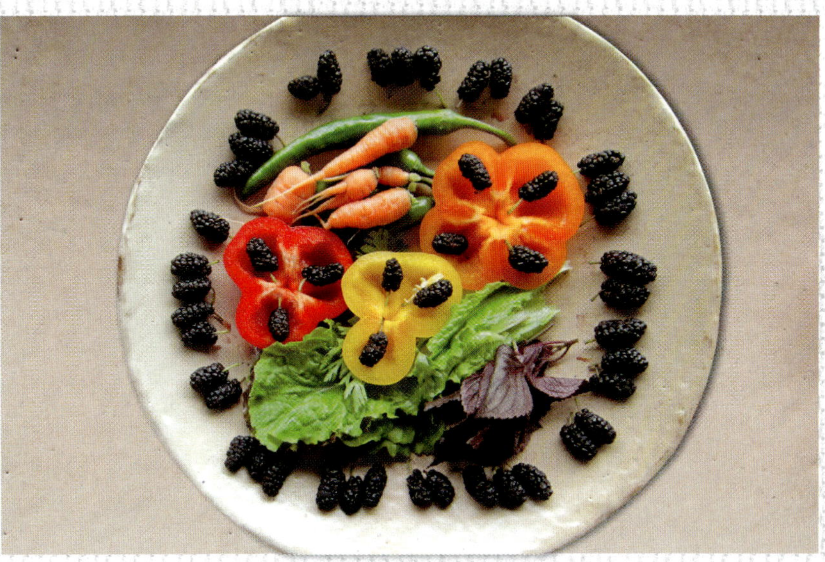

오디·차즈기·상추·쑥갓·파프리카·당근 등으로 꾸민 샐러드. 오색 채소들은 맛뿐 아니라 건강한 밥상을 차려 준다.

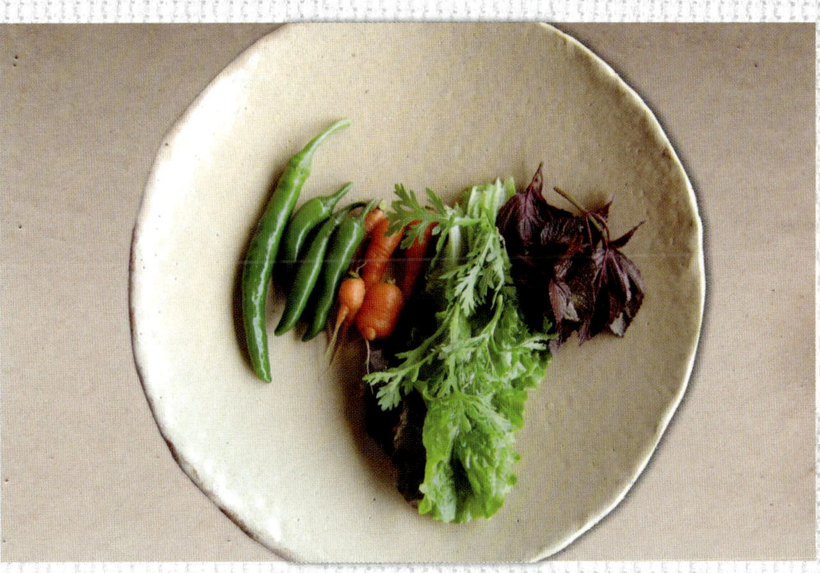

고추·당근·상추·쑥갓·차즈기. 소박하면서 건강도 챙겨 주는 쌈 채소들.

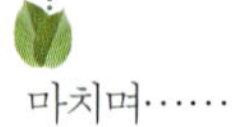

마치며……

2년 전 어느 날, 도서출판 아카데미북 사장님이 내가 사는 처소로 찾아와서 산야초 효소 책을 출간하자고 권유하였다. 어떻게 나를 찾아왔느냐고 물었더니 신문에 난 기사를 보았다고 하였다. 출판물이 쏟아지는 세상에 스님까지 가세할 필요가 있느냐고 하였더니, 그냥 처소에서 사는 모습 그대로 만들어 달라고 하였다.

이 책을 만들기 위해서 처음으로 디지털카메라와 노트북컴퓨터도 구입했다. 서툰 솜씨로 한 장 한 장 산야초의 모습을 담아 나가고, 컴퓨터를 켤 줄도 모르던 내가 이제는 인터넷 검색도 제법 하는 수준이 되었다. 사진 정리 작업을 하는 데 대구 오렌지스튜디오 남헌모 사진작가의 도움이 컸다. 바쁜 와중에 한 번도 귀찮아하지 않고 도와준 남 작가에게 깊은 감사를 드린다.

책에 쓸 사진을 찍으러 산으로 다니면서 더욱 자연과 교감할 수 있었고, 숲 속에 예쁘게 피어 있는 꽃들을 만나면서 참 감사하고 행복했다. 더 많은 꽃들을 만나게 해 준 도서출판 아카데미북 사장님께도 감사를 드린다. 처음 만지는 사진기라 서툴지만 아낌없이 주는 자연의 고마움과 아름다움을 전하려고 애썼다.

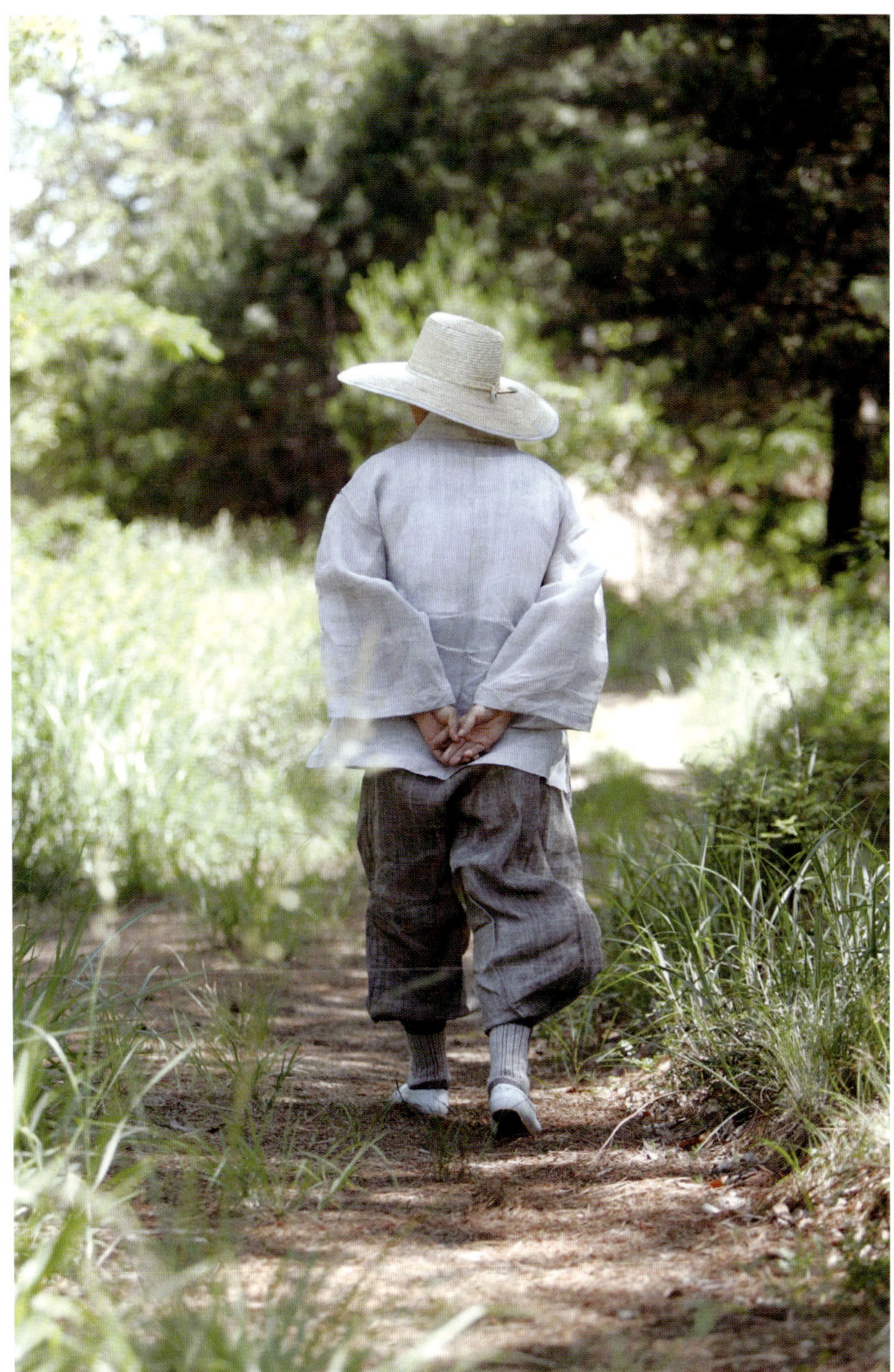